Ribes · Luna · Ros
Imaging diagnostico

R. Ribes · A. Luna · P.R. Ros (Eds.)

Imaging diagnostico

100 casi dalla pratica clinica

Con la collaborazione di

L. Alcala Mata · M. Alvarez Benito · F. Bravo-Rodriguez · J. Camps Herrero
P. Daltro · R. Diaz-Aguilera · S. Espejo · E. Feliu · L. C. Hygino Cruz Jr.
J. Lopez Mora · A. Luna Alcala · S. Mejia · R. do A. Nogueira · M. T. C. Porto
M. Potolicchio · A. C. Rebollo Aguire · R. Ribes · S. E. Rossi · P. Segui
J. A. Vallejo Casas · J. C. Vilanova

Edizione italiana a cura di
Carlo Catalano

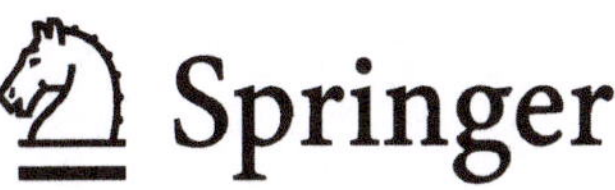

Springer

Ramon Ribes, MD, PhD
Interventional Radiology and MR Units
Reina Sofia University Hospital
14005 Cordoba
Spain

Antonio Luna, MD
Chief, MR Unit
Clinica Las Nieves Sercosa
23007 Jaen
Spain

Pablo R. Ros, MD, MPH
Chairman, Department of Radiology
Sant Pau Hospital
Autonomous University
08025 Barcelona
Spain
and
Professor, Department of Radiology
Harvard Medical School
Brigham & Women's Hospital
75 Francis St.
Boston MA 02115
USA

Edizione italiana a cura di
Prof. Carlo Catalano
Dipartimento di Scienze Radiologiche
Sapienza Università di Roma
Roma

Titolo dell'opera originale:
Learning Diagnostic Imaging: 100 Essential Cases. R. Ribes, A. Luna, P. R. Ros
© Springer-Verlag Berlin Heidelberg, 2008

Traduzione dall'inglese a cura di: vedi pag. XVII

ISBN 978-88-470-1509-8　　　　　　　　　　e-ISBN 978-88-470-1510-8

DOI 10.1007/978-88-470-1510-8

© Springer-Verlag Italia 2009

Layout grafico di copertina originale: Frido Steinen-Broo, eStudio Calamar, Spagna; modificato per l'edizione italiana da Simona Colombo, Milano

Impaginazione: Graphostudio, Milano
Stampa: Printer Trento S.r.l., Trento
Stampato in Italia nel mese di luglio 2009

Springer-Verlag Italia S.r.l., Via Decembrio 28, I-20137 Milano
Springer fa parte di Springer Science+Business Media (www.springer.com)

Alle mie figlie
Rosario e *Reyes*

Ramon Ribes

A tutti
i miei *insegnanti*
in particolare a quelli più stimolanti

Antonio Luna

A tutti
i miei *insegnanti* e *studenti,*
perché mi arricchiscono con energia ed
entusiasmo. Fra i miei insegnanti,
una menzione speciale ai
miei *genitori*
(per mio padre, alla sua memoria),
a mio *fratello*, ai miei *figli* e a mia *moglie*

Pablo R. Ros

Prefazione all'edizione italiana

Ho deciso di coordinare la traduzione di *Learning Diagnostic Imaging* perché, a mio avviso, è un libro che riesce a spiegare in poche pagine e con una serie di casi clinici ben selezionati ed esemplificativi cos'è la radiologia oggi.

I 100 casi scelti dimostrano come, partendo dalla storia clinica del paziente e sfruttando al meglio le tecniche di diagnostica per immagini, si possa giungere alla diagnosi evitando, nella maggior parte delle situazioni, indagini superflue o inutili e procedure invasive. L'imaging ricopre un ruolo sempre più importante nella pratica clinica quotidiana e il presente libro ne è un esempio.

L'importanza del testo è da rilevare nella dimostrazione agli specializzandi, ma anche ai docenti, di cosa e come bisognerebbe insegnare nel corso della specializzazione e cioè l'uso razionale delle diverse tecniche attualmente disponibili, senza dimenticare la clinica e le indicazioni ai differenti esami. Le conoscenze cliniche e anatomo-patologiche e la capacità di correlazione di queste con i reperti radiologici dovrebbero costituire le fondamenta per la professione del moderno radiologo, che deve essere in grado di rilevare anche i più piccoli segni patologici. Questo approccio alla radiologia e alla medicina in genere, di partenza dalle basi patologiche delle malattie, è tipico della cultura anglosassone, ma ancora poco diffuso in Europa e soprattutto in Italia. L'insegnamento integrato dovrebbe entrare sempre più nella pratica quotidiana, in modo che i nuovi radiologi possano essere parte fondamentale e integrante dell'approccio diagnostico al paziente, così da saper correlare i reperti patologici con quelli radiologici e quindi di percorrere in maniera corretta l'iter diagnostico, insieme ai colleghi specialisti di altre branche mediche.

Il libro è anche un esempio dell'attuale necessità della sub-specializzazione: se è importante una preparazione generica, è altrettanto vero che la vastità delle attuali conoscenze mediche e la diffusione delle moderne metodiche di diagnostica per immagini richiedono la formazione di radiologi d'apparato e, in alcuni casi, d'organo, in modo da utilizzare al meglio tutte le tecniche attualmente disponibili.

In ciascuno dei 10 capitoli sono stati accuratamente selezionati altrettanti casi. Tutti sono corredati della storia clinica del paziente, importante ai fini della diagnosi, dei reperti radiologici più tipici delle patologie e del commento alle immagini, peraltro di ottima qualità.

Ritengo quindi che questo testo possa essere estremamente utile ai giovani specializzandi e trasmettere loro, attraverso i casi esemplificativi, il corretto approccio alla diagnostica per immagini.

Roma, luglio 2009   Carlo Catalano

Prefazione all'edizione inglese

All'inizio della mia specializzazione in radiologia ero alla ricerca disperata di un libro su cui potessi cominciare a studiare la materia. Mi fu quindi consigliato un classico manuale di radiologia tradizionale del torace, lo stesso su cui aveva studiato anche il radiologo più anziano dell'ospedale. Purtroppo quel libro copriva meno del 5% delle attuali conoscenze radiologiche.

Learning Diagnostic Imaging è stato concepito per fornire agli studenti di medicina, agli specializzandi in radiologia e a tutti coloro interessati ad avvicinarsi alla radiologia uno strumento semplice, rapido e onnicomprensivo. In questo libro, scritto in un formato semplice, gli specializzandi, gli infermieri, i tecnici e gli studenti di medicina si confronteranno con le prime immagini radiologiche in una sorta di introduzione a quanto sarà la loro vita professionale futura.

Uno dei problemi principali durante il periodo di formazione è che gli specializzandi durante le turnazioni nelle differenti sezioni ricevono informazioni che hanno difficoltà ad apprendere, non possedendo spesso le basi necessarie. Per esempio, quando nel corso di una lezione di radiologia viene presentato un esame angiografico, lo specializzando senza un'adeguata preparazione in radiologia interventistica non riesce ad apprendere tutte le informazioni. Ogni qualvolta viene presentato un caso di mammografia, lo specializzando del primo anno, senza alcun precedente periodo di training in senologia ed essendo consapevole del fatto che non gli sarà richiesta una specifica competenza nel breve termine, non presta sufficiente attenzione e proietta la sua mente all'esposizione del caso successivo. Nella presentazione dei casi clinici il livello di concentrazione degli specializzandi è ottimale solo sugli argomenti di cui sono già a conoscenza.

Il presente libro può fornire agli specializzandi, indipendentemente dall'anno del corso di specializzazione, le fondamenta necessarie per frequentare i differenti turni nelle sezioni diagnostiche. Sebbene fosse stato inizialmente concepito per gli specializzandi in radiologia, il libro è utile sia per gli studenti in medicina, gli infermieri e i tecnici, che per i radiologi più anziani, gli specializzandi e i medici specialisti in altre branche mediche. Per esempio, il radiologo senologo potrebbe in poche pagine acquisire una visione di base della radiologia cardiologica, che altrimenti difficilmente apprenderebbe, dal momento che a tali specialisti non sono richieste conoscenze specifiche di cardioradiologia.

La scarsità di questo genere di libri è facilmente comprensibile, in virtù del fatto che la radiologia è suddivisa in molte subspecialità, ognuna delle quali costituisce una realtà a sé stante. Una visione globale dell'intera specializzazione è attualmente estremamente difficile e lo sarà ancora di più in futuro perchè, a causa della frammentazione della branca radiologica, le sessioni di dimostrazione dei casi clinici non coinvolgono più l'intera sezione di radiologia, ma sono condotte separatamente per ogni subspecialità.

Cordoba, 22 novembre 2007   RAMON RIBES

Indice

Elenco degli Autori

Lidia Alcala Mata
Radiology Resident
Department of Radiology
Ciudad de Jaen Hospital
Jaen
Spain

Marina Alvarez Benito
Chief, Breast Unit
Reina Sofia University Hospital
Cordoba
Spain

F. Bravo-Rodriguez
CT and MR Units
Reina Sofia University Hospital
Cordoba
Spain

Julia Camps Herrero
Chief, Radiology Department
Hospital de la Ribera
Alzira, Valencia
Spain

Pedro Daltro
CDPI
Pediatric Radiology
Rio de Janeiro
Brazil

Rocio Diaz-Aguilera
Radiology Department
Hospital Alto Guadalquivir
Jaen
Spain

Simona Espejo
CT and MR Unit
Radiology Department
Reina Sofia University Hospital
Cordoba
Spain

Eloisa Feliu
MR (Magnetic Resonance)
Inscanner
Alicante
Spain

L. Celso Hygino Cruz Jr.
Neuroradiology
CDPI
Rio de Janeiro
Brazil

Antonio Luna Alcala
Chief, MR (Magnetic Resonance)
Clinica Las Nieves
Sercosa
Jaen
Spain

Sergio Mejia
Chief, Cardiology Department
Xanit International Hospital
Benalmadena
Malaga
Spain

Joaquina Lopez Mora
Centro de Diagnostico Dr. E. Rossi
Affiliated to Buenos Aires University
Buenos Aires
Argentina

RENATA DO A. NOGUEIRA
Pediatric Radiology CDPI
Rio de Janeiro
Brazil

MIRIAM T. C. PORTO
Pediatric Radiology CDPI
Rio de Janeiro
Brazil

MARCELO POTOLICCHIO
Ultrasound Section
DADISA
Cadiz
Spain

ANGEL C. REBOLLO AGUIRRE
Nuclear Medicine Department
Virgen de las Nieves Hospital
Granada
Spain

RAMON RIBES
Interventional Radiology and MR Units
Reina Sofia University Hospital
Cordoba
Spain

SANTIAGO E. ROSSI
Centro de Diagnostico Dr. E. Rossi
Affiliated to Buenos Aires University
Buenos Aires
Argentina

PEDRO SEGUI
Ultrasound Unit
Radiology Department
Reina Sofia University Hospital
Cordoba
Spain

JUAN ANTONIO VALLEJO CASAS
Department of Nuclear Medicine
Reina Sofia Hospital
Cordoba
Spain

JOAN C. VILANOVA
Department of Magnetic Resonance
Clinica Girona
Girona
Spain

Collaboratori

SANDRA BALEATO
Department of Magnetic Resonance
Clinica Girona
Girona
Spain

MELCIOR SENTIS CRIVILLE
Breast and Gynecology Units
Fundacio Parc Tauli, Sabadell
Barcelona
Spain

MARIA MARTINEZ GALVEZ
Chief, Radiology Department
Hospital de Torrevieja
Alicante
Spain

LUISA MARIA MENA BARES
Resident, Nuclear Medicine Department
Reina Sofia Hospital
Cordoba
Spain

Elenco dei Traduttori

Tutti i traduttori lavorano presso il Dipartimento di Scienze Radiologiche, Sapienza Università di Roma, Policlinico Umberto I, Roma

Imaging senologico 1

MARINA ALVAREZ BENITO E JULIA CAMPS HERRERO
MELCIOR SENTIS CRIVILLE E MARIA MARTINEZ GALVEZ (COLLABORATORI)

Introduzione

Una sezione di senologia offre una grande varietà di tecniche diagnostiche e di procedure interventistiche imaging-guidate. La mammografia, l'ecografia, la galattografia e la risonanza magnetica (RM) sono alcune tra le metodiche più largamente utilizzate nell'imaging senologico. Le biopsie percutanee guidate mediante stereotassi, ecografia e RM, il posizionamento preoperatorio di reperi in lesioni non palpabili e l'iniezione di sostanze radioattive per la biopsia del linfonodo sentinella sono comuni procedure interventistiche radiologiche.

L'utilizzo diffuso della mammografia come metodo di screening per il tumore della mammella nelle donne asintomatiche ha portato numerosi miglioramenti, sia nella tecnica stessa, che nella capacità di refertazione dei radiologi. Le categorie BI-RADS (*Breast Imaging Reporting and Data System*) sono, a oggi, largamente utilizzate nell'interpretazione degli esami mammografici e nella refertazione, favorendone così l'uniformità e migliorando la comunicazione tra radiologi e clinici. L'edizione più recente include una sezione dedicata all'ecografia mammaria e alla RM, a testimonianza dell'utilizzo sempre più diffuso di queste indagini nell'imaging della mammella.

Nell'imaging senologico, l'ecografia è senza dubbio la tecnica maggiormente sfruttata: è l'unica modalità utilizzata nelle pazienti giovani ed è una metodica complementare alla mammografia in quelle adulte; allo stesso tempo, rappresenta una metodica cruciale nelle procedure imaging-guidate.

Alla RM è stata recentemente riconosciuta la sensibilità più elevata per la diagnosi di tumore della mammella. Le indicazioni principali per la RM della mammella sono lo staging locale nelle pazienti affette da neoplasie mammarie, la ricerca del tumore primitivo nei casi di neoplasie di origine sconosciuta, l'accertamento dell'integrità delle protesi mammarie, il monitoraggio della risposta alla chemioterapia neoadiuvante e lo screening in pazienti ad alto rischio. L'utilizzo di tale metodica da parte di specialisti ha dimostrato la sua influenza nell'approccio terapeutico nelle pazienti affette da carcinoma mammario.

Probabilmente una delle novità più importanti degli ultimi anni è l'introduzione di procedure bioptiche percutanee della mammella: queste rendono possibile l'esame istologico della lesione con costi inferiori e con ridotta morbilità rispetto alla biopsia chirurgica. Diversi sistemi e approcci consentono di prelevare campioni bioptici da quasi ogni tipo di lesione mammaria. Le procedure interventistiche non si limitano a ottenere campioni per la diagnosi istologica o al posizionamento di reperi chirurgici: l'escissione percutanea o l'ablazione dei tumori mammari in radiofrequenza sono tecniche promettenti attualmente in fase di sviluppo. I diversi approcci terapeutici al cancro della mammella, come la chirurgia conservativa, la biopsia del linfonodo sentinella o la chemioterapia sistemica, implicano importanti conseguenze per i radiologi, poiché è necessario fornire accurate informazioni circa la dimensione, il numero e la distribuzione dei tumori, l'eventuale coinvolgimento dei linfonodi regionali, come pure il risultato di terapie sistemiche o chirurgiche. L'imaging digitale pone nuovi traguardi e opportunità, consentendo ai medici di migliorare le diagnosi attraverso la migliore qualità delle immagini e l'introduzione di nuovi algoritmi.

In sostanza, il radiologo senologo integra tutte le modalità di imaging radiologico e ricopre un ruolo fondamentale nei processi diagnostici e terapeutici del tumore della mammella, collaborando con gli altri specialisti dedicati alla patologia mammaria.

Caso 1.1
■ Carcinoma duttale *in situ*

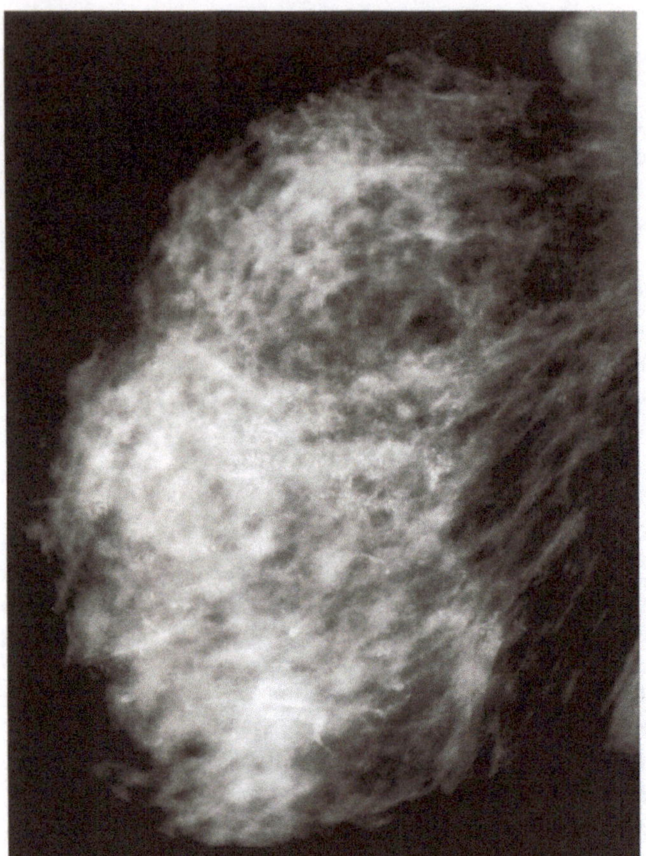

Fig. 1.1.1

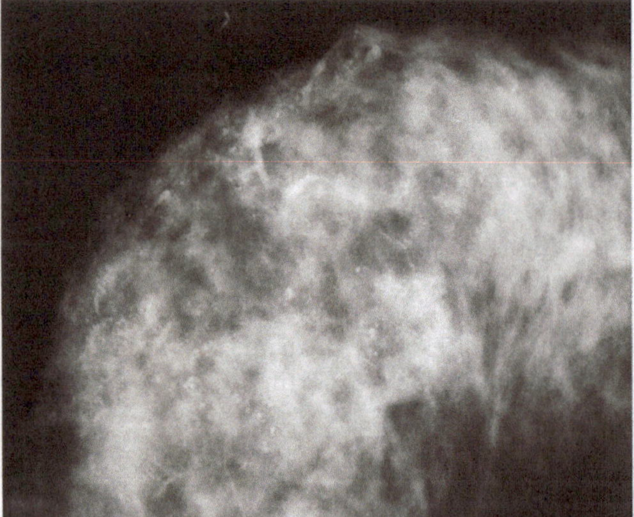

Fig. 1.1.2

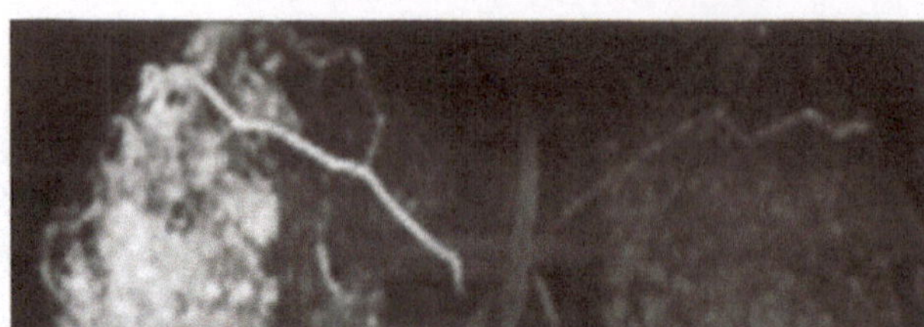

Fig. 1.1.3

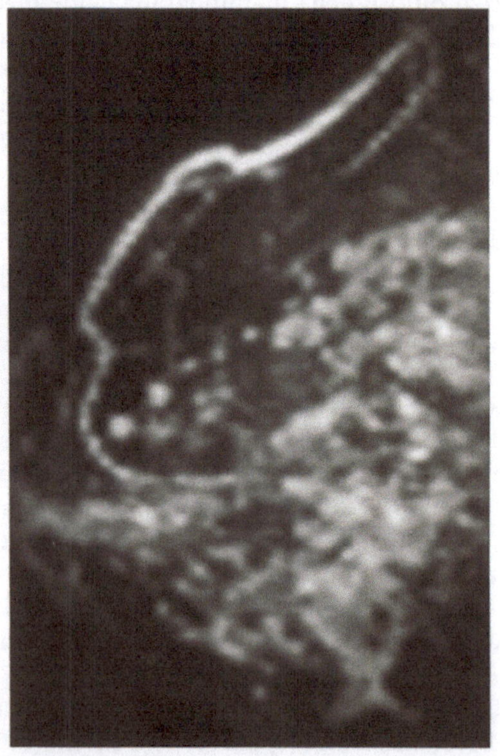

Fig. 1.1.4

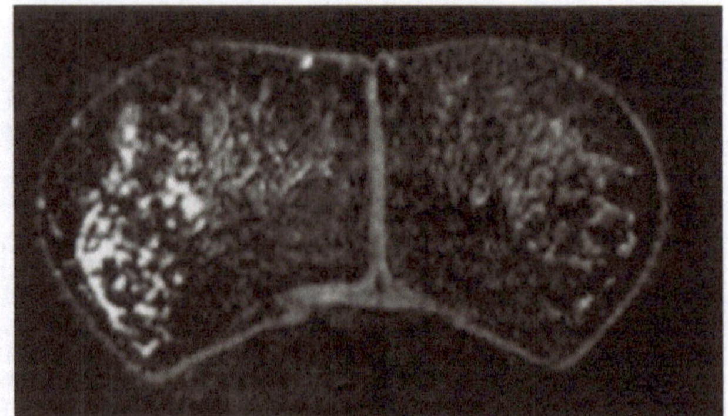

Fig. 1.1.5

Una donna di 57 anni presenta sanguinamento spontaneo dal capezzolo del seno destro e nessuna lesione palpabile. La paziente non ha familiarità per tumore della mammella e ha già raggiunto la menopausa, in assenza di terapia ormonale sostitutiva. L'esame mammografico ha mostrato diffuse microcalcificazioni in entrambi i quadranti esterni della mammella destra. L'ecografia ha evidenziato una diffusa area ipoecogena ed è stata effettuata una biopsia eco-guidata con un ago delle dimensioni di 14 gauge. L'esame istologico del tessuto prelevato ha rivelato la presenza di un carcinoma duttale *in situ* (DCIS) di alto grado. Non si sono rilevati linfonodi sospetti all'ecografia del cavo ascellare. È stata condotta una RM della mammella per la stadiazione, che ha messo in evidenza una progressione segmentale distribuita a entrambi i quadranti esterni, mentre il resto della ghiandola mammaria e quella controlaterale non hanno presentato alterazioni di segnale. La paziente è stata trattata con una mastectomia destra a causa della diffusa e multifocale distribuzione della malattia. L'esame istopatologico ha confermato la diagnosi di DCIS comedonico di alto grado esteso a tutti e quattro i quadranti, con linfonodo sentinella negativo (G3 pTis pN0 pMx).

Il carcinoma duttale DCIS è una proliferazione di cellule atipiche confinata all'interno del dotto dalla membrana basale. Si manifesta con una varietà di pattern istologici che possono essere genericamente divisi in comedonici (di alto grado) e non comedonici. Il termine comedonico fa riferimento all'aspetto *plug-like* del materiale necrotico che riempie il dotto coinvolto. Il residuo necrotico si apprezza col tipico aspetto ramiforme lineare dimostrato alla mammografia. Le microcalcificazioni granulari pleomorfiche non sono comuni nel DCIS comedonico. Quest'ultimo viene considerato il sottotipo più aggressivo e tende a presentarsi con caratteristiche citologiche e comportamentali più maligne del sottotipo non comedonico; ha, inoltre, una più alta probabilità di microinvasione. La mammografia è l'esame di scelta per la diagnosi di DCIS; questa metodica, infatti, consente di evidenziare microcalcificazioni bastoncelliformi, lineari, ramificate o rotondeggianti. Le microcalcificazioni possono essere aspecifiche, motivo per cui è opportuno eseguire una biopsia di tutte quelle sospette. La RM offre un valore aggiunto alla mammografia, in quanto consente di stabilire l'estensione della malattia ed è particolarmente utile per lo studio di mammelle dense; la RM ha una sensibilità relativamente alta (80-90%) per i DCIS di alto grado, mentre in quelli di grado lieve e moderato il miglioramento apportato alla diagnosi è variabile.

Le proiezioni obliqua mediolaterale e craniocaudale parziale mostrano un pattern da mammella densa e microcalcificazioni rotondeggianti diffuse e ramificate che si estendono ad ambedue i quadranti esterni (Figg. 1.1.1 e 1.1.2). Le ricostruzioni *Maximum Intensity Projections* (MIP) delle rispettive immagini RM (Figg. 1.1.3 e 1.1.4) nelle proiezioni cranio-caudale e laterale mostrano un diffuso enhancement in entrambi i quadranti esterni. L'immagine RM coronale sottratta (Fig. 1.1.5) evidenzia una zona di potenziamento a livello della mammella che mostra pattern morfologici nodulari e lineari fortemente suggestivi per DCIS.

Caso 1.2
■
Carcinoma duttale infiltrante stadiato con RM

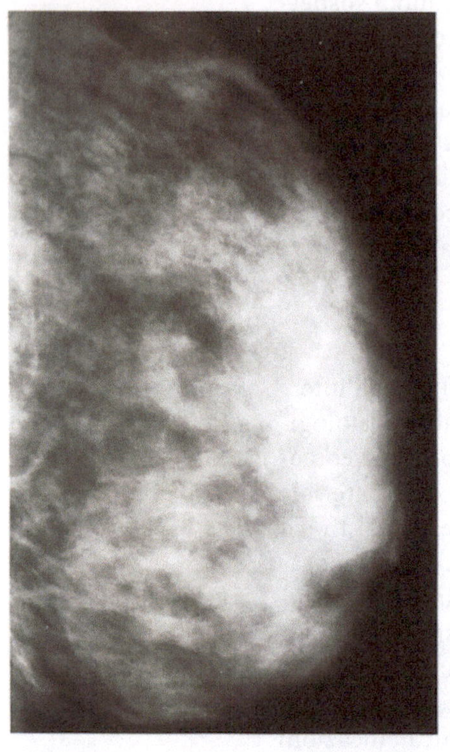

Fig. 1.2.1

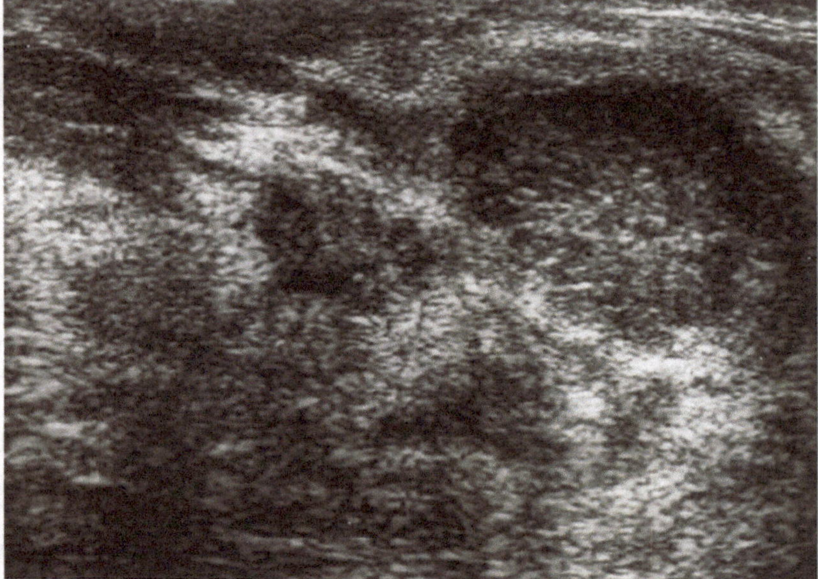

Fig. 1.2.2

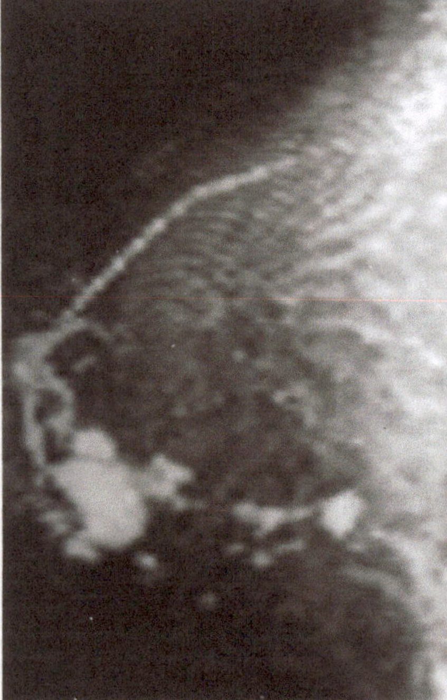

Fig. 1.2.3

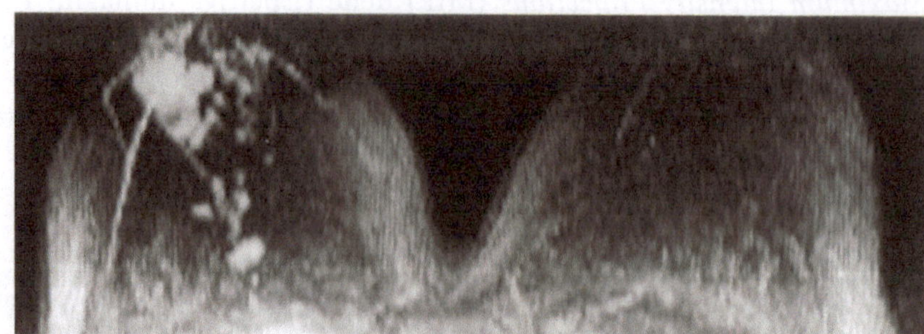

Fig. 1.2.4

Una donna di 32 anni senza familiarità per cancro mammario presenta un nodulo palpabile a livello del quadrante infero-esterno della mammella sinistra. Quattro mesi prima, un'ecografia mammaria aveva evidenziato un fibroadenoma nella stessa posizione, ma la paziente ha notato che il nodulo palpabile è divenuto di consistenza più dura ed è aumentato di dimensioni. In prima istanza, è stata eseguita un'ecografia che ha mostrato due lesioni solide micronodulari sfumate, sulle quali è stata praticata una biopsia con un ago da 14 gauge a causa della morfologia e della rapida crescita del nodulo palpabile. L'ecografia ascellare non ha mostrato linfonodi sospetti nel cavo ascellare sinistro. La mammografia ha rilevato una mammella densa, ma nessun altro reperto di rilievo. L'esame istologico del campione prelevato ha posto la diagnosi di Carcinoma Duttale Infiltrante (CDI). Quindi è stata condotta una RM della mammella per stadiare la malattia ed è stata riscontrata una distribuzione multifocale in entrambi i quadranti inferiori, con risparmio del complesso areola-capezzolo. La paziente ha subito un intervento di chirurgia conservativa sulla mammella. L'esame istologico del pezzo operatorio ha confermato la presenza di un CDI, non altrimenti specificato, di grado II (pT2, pN0, pMx), con i margini di resezione liberi da tumore per almeno 10 mm.

Il carcinoma invasivo (o infiltrante) della mammella può essere genericamente diviso nei sottotipi duttale e lobulare. Il carcinoma duttale infiltrante risulta l'istotipo più frequente (90%) dei carcinomi mammari invasivi e può essere ulteriormente suddiviso in tumori "Non Altrimenti Specificati" (NOS) e "di tipo speciale". I carcinomi mammari NOS comprendono il 50-75% delle forme di tumore invasivo. Il loro tipico aspetto mammografico è quello di una massa a margini spiculati, anche se in donne con mammelle dense i margini della lesione possono essere difficilmente identificati. La mammografia ha una sensibilità dell'85-90% per il tumore della mammella, anche se in caso di mammelle dense il valore scende al 40-60%. In questi casi la palpazione e l'ecografia giocano un ruolo determinante. All'esame ultrasonografico, il CDI si presenta come un'area di ipoecogenicità a margini irregolari. L'utilizzo della RM della mammella per stadiare i carcinomi invasivi è in continuo aumento, poichè la sua capacità di visualizzare l'angiogenesi tumorale non è influenzata dalla densità mammaria. In mani esperte, l'esame RM della mammella migliora la stadiazione del tumore e modifica l'approccio terapeutico iniziale pianificato solo sulla base della mammografia e dell'ecografia nel 18-30% dei casi.

La proiezione obliqua mediolaterale della mammella sinistra (Fig. 1.2.1) mostra una mammella densa nel cui contesto non sono apprezzabili noduli mammari. L'immagine ecografica (Fig. 1.2.2) mette in evidenza due lesioni solide a margini microlobulari. La presenza di due masse adiacenti suggerisce la possibilità che si tratti di una malattia multifocale, ma solo l'esame RM (Figg. 1.2.3 e 1.2.4) è in grado di dimostrare la distribuzione del tumore multifocale in corrispondenza del margine di ambedue i quadranti inferiori, fornendo informazioni più accurate per guidare l'escissione chirurgica.

Caso 1.3
■ Rottura di protesi mammaria

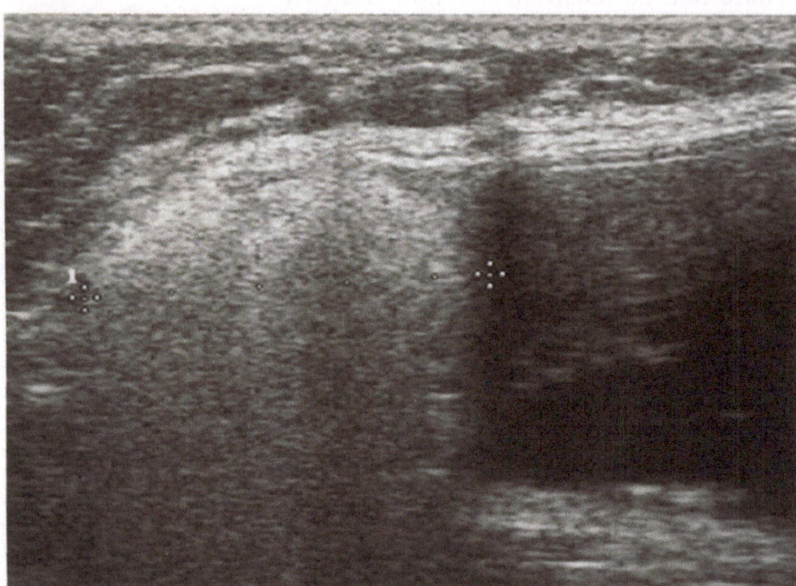

Fig. 1.3.1

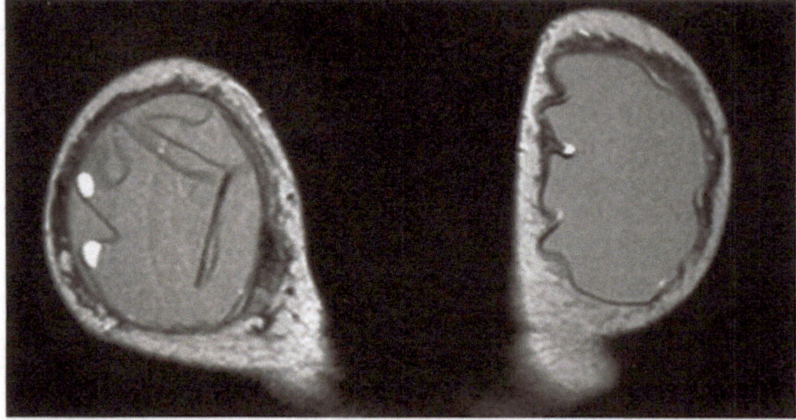

Fig. 1.3.2

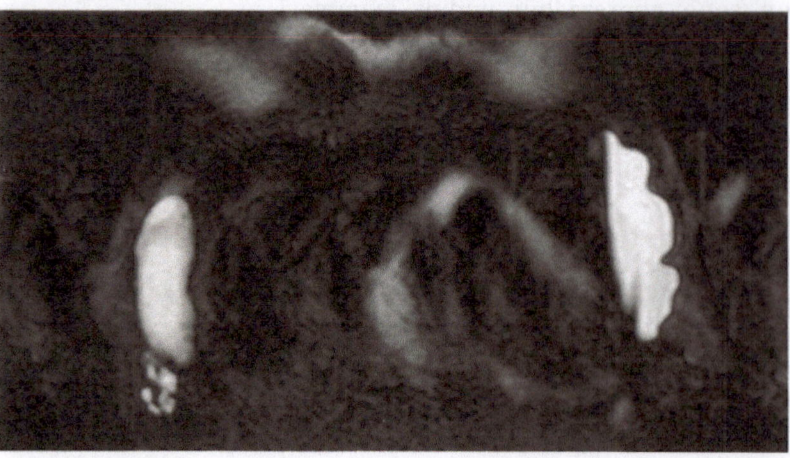

Fig. 1.3.3

Una donna di 42 anni presenta dolore e un nodulo palpabile ai quadranti inferiori della mammella destra. Ha effettuato 10 anni prima un intervento chirurgico di mastoplastica additiva bilaterale, con posizionamento delle protesi in silicone in sede retropettorale. L'esame ecografico della mammella ha messo in evidenza un'area sospetta per la presenza di silicone in sede extracapsulare. È stato successivamente condotto un esame RM della mammella, che ha confermato una rottura extracapsulare della protesi destra e dunque ne è stata impiantata una nuova.

Commenti

Le protesi mammarie, in base alla loro posizione anatomica, possono essere classificate in retroghiandolari e retropettorali. Invece, considerando la capsula di tessuto mammario che circonda l'impianto, le rotture della protesi mammaria si suddividono in intra- o extracapsulari. La capsula comincia a formarsi subito dopo l'intervento chirurgico come normale reazione dell'organismo alla presenza di un corpo estraneo. Le rotture intracapsulari lasciano intatta la capsula attorno all'impianto, senza fuoriuscita del contenuto protesico nella compagine del tessuto mammario e dei linfonodi. Al contrario, le rotture extracapsulari provocano uno stravaso di silicone o di soluzione fisiologica nel tessuto mammario circostante o ai linfonodi. Ha destato preoccupazione la possibilità che gli impianti protesici producano reazioni autoimmuni o neoplasie, ma ancora non vi sono evidenze scientifiche che sostengano questa ipotesi. Lo screening mammografico può essere condotto con minore difficoltà se le protesi sono retropettorali. L'esame RM della mammella viene comunemente riconosciuto come l'indagine d'elezione per valutare l'integrità delle protesi mammarie, con una sensibilità del 74-100% e una specificità del 63-100%, in relazione alla tecnica applicata e al tipo di rottura.

Reperti radiologici

La Figura 1.3.1 mostra il tipico aspetto ecografico "a tempesta di neve" causato dalla presenza di silicone in sede extracapsulare, adiacente alla protesi. La Figura 1.3.2, immagine RM T2 pesata, evidenzia il segno più indicativo di rottura intracapsulare che spesso accompagna la rottura extracapsulare: il segno "a spaghetto" dovuto al ripiegamento della capsula della protesi nel gel di silicone, spesso disposta parallelamente alla capsula fibrosa. Possono essere evidenziate piccole gocce iperintense intrappolate tra le pieghe della capsula della protesi fissurata; queste indicano anche segni di rottura negli impianti a doppia camera, in cui le gocce di soluzione fisiologica si mescolano con il gel di silicone. Nella Figura 1.3.3, una sequenza RM silicone specifica, le gocce di silicone appaiono iperintense, adiacenti ma esterne alla protesi della mammella destra, localizzata a ore sei. Questo è un sicuro segno di rottura di protesi.

Caso 1.4
■
Lesioni papillari

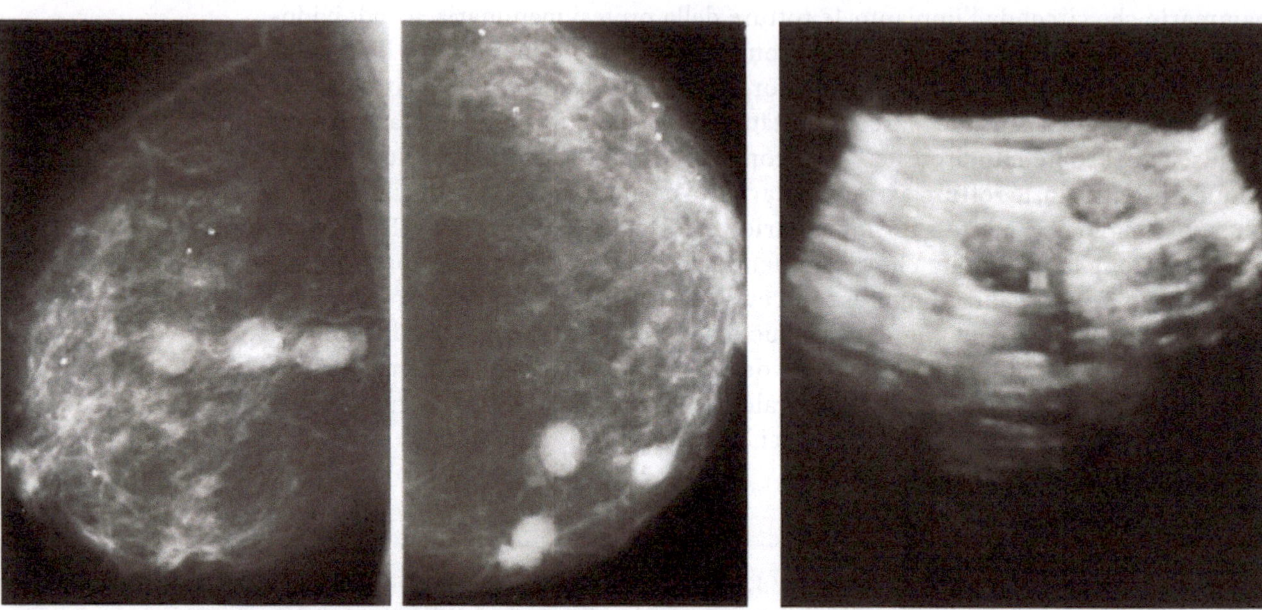

Fig. 1.4.1

Fig. 1.4.2

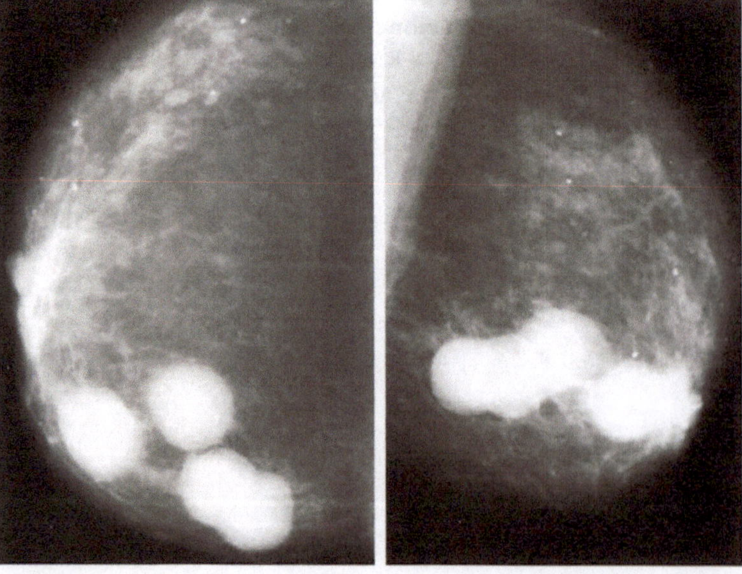

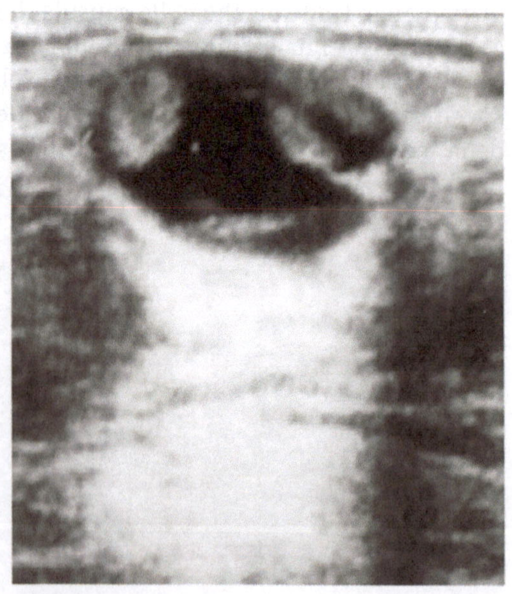

Fig. 1.4.3

Fig. 1.4.4

Una donna di 70 anni presenta una lesione della mammella destra adiacente al complesso areola-capezzolo.

L'esame obiettivo ha rivelato una massa ben circoscritta, mobile, di consistenza solida.

La mammografia bilaterale e l'ecografia mammaria hanno mostrato noduli solidi multipli a margini mal definiti a livello della mammella destra. L'esame istologico dei campioni ottenuti della biopsia percutanea ecoguidata ha posto la diagnosi di papilloma intraduttale, per cui si raccomandano controlli annuali.

Un anno dopo, al controllo mammografico ed ecografico è stato evidenziato un aumento delle dimensioni della lesione e la biopsia chirurgica ha confermato la presenza di un carcinoma papillare intracistico.

Commenti

Le lesioni papillari mammarie costituiscono un gruppo vario ed eterogeneo di lesioni che, tra le altre, includono i papillomi intraduttali, i carcinomi intracistici e il carcinoma papillare.

A eccezione dei papillomi intraduttali, che tendono a presentarsi clinicamente con secrezione dal capezzolo, le lesioni papillari periferiche compaiono in genere nella mezza età come entità singole o multiple, sia sincrone che metacrone. La mammografia caratteristicamente mostra una o più masse, che possono essere sia ben che mal definite; l'esame ecografico, inoltre, mette in evidenza lesioni miste con una componente solida e cistica.

L'uso della biopsia percutanea in questo tipo di lesioni è controverso poiché la neoplasia, con questa metodica, è spesso sottostimata: i falsi negativi sono probabilmente dovuti alla loro eterogeneità istologica. Sebbene la diagnosi di lesione papillare maligna dopo biopsia percutanea permetta di pianificare la terapia, bisognerebbe proporre una biopsia chirurgica anche nei casi in cui i reperti depongano per una lesione papillare benigna.

Alcuni Autori sostengono che le lesioni papillari possano evolvere trasformandosi in forme più aggressive e che pazienti con tali quadri presentino un'alta probabilità di sviluppare una neoplasia mammaria. Il carcinoma papillare ha una prognosi migliore degli altri tipi di carcinoma duttale.

Reperti radiologici

La mammografia effettuata alla prima visita (Fig. 1.4.1) evidenzia masse multiple rotondeggianti e ovalari, con margini parzialmente mal definiti nella mammella destra. L'ecografia mammaria (Fig. 1.4.2) conferma la loro natura solida.

Nei controlli eco- e mammografici a 12 mesi si può osservare l'aumento di dimensioni delle lesioni. I loro contorni mal definiti sono evidenziati nella mammografia (Fig. 1.4.3). L'immagine ecografica è caratteristica, mostrando lesioni miste con componenti solide e cistiche (Fig. 1.4.4).

Caso 1.5
■
Microcalcificazioni

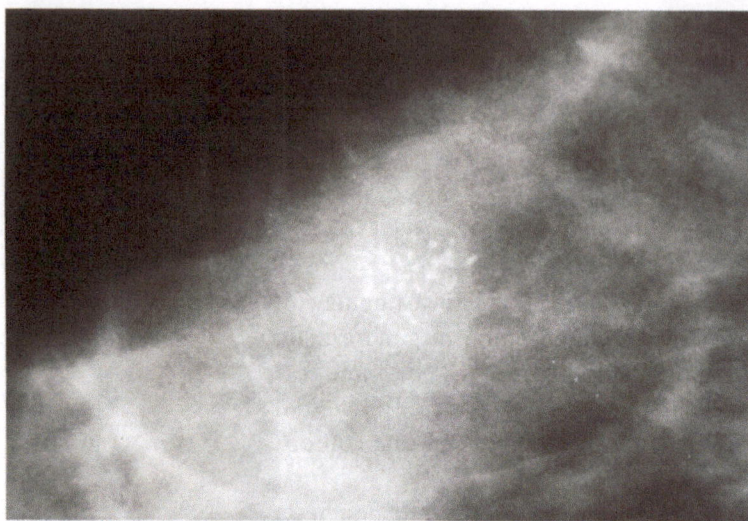

Fig. 1.5.1

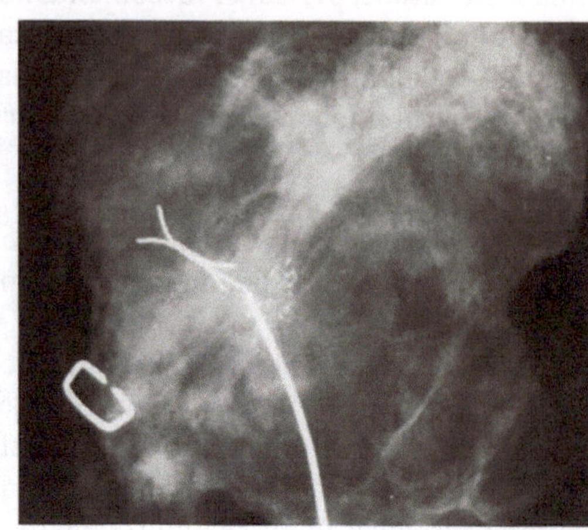

Fig. 1.5.4

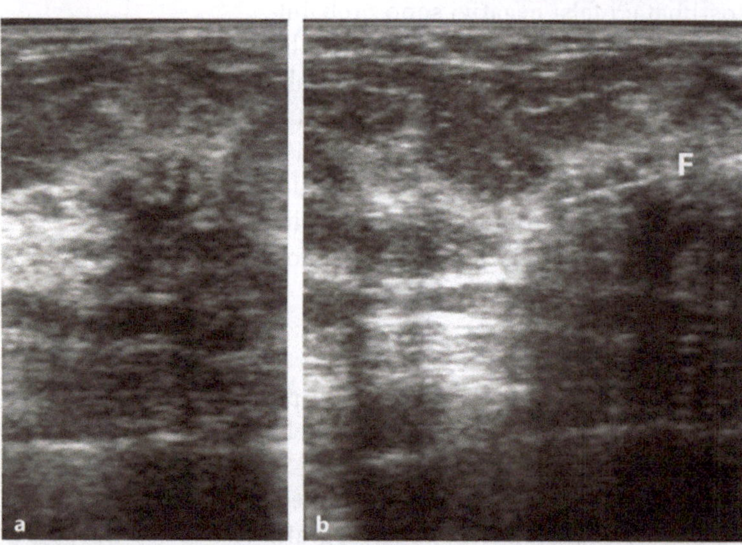

Fig. 1.5.2a,b

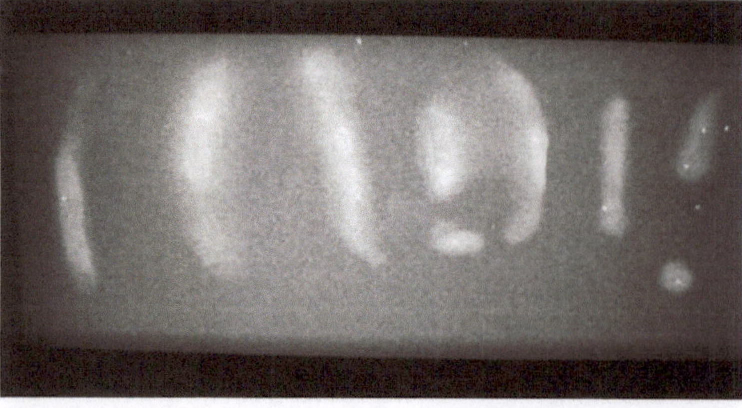

Fig. 1.5.3

Una donna di 55 anni senza storia clinica significativa si presenta nella sezione di senologia per l'evidenza, a un esame mammografico di screening, di un *cluster* di microcalcificazioni di nuova insorgenza rilevato nella mammella sinistra.

L'ecografia mammaria ha confermato la presenza delle microcalcificazioni nel quadrante supero-esterno della mammella sinistra, visibili come spot iperecogeni su uno sfondo ipoecogeno. L'esame istologico del campione ottenuto attraverso una biopsia percutanea ecoguidata ha rivelato la presenza di un carcinoma duttale infiltrante con una componente *in situ*. La paziente viene sottoposta a tumorectomia e biopsia selettiva del linfonodo sentinella. Lo stadio patologico definitivo è risultato stadio I (T1 N0 M0).

Commenti

I programmi di screening per la diagnosi precoce delle neoplasie mammarie hanno favorito l'individuazione di lesioni di piccole dimensioni senza interessamento linfonodale. Inoltre, avendo una prognosi più favorevole, queste lesioni permettono approcci terapeutici meno aggressivi, come la chirurgia conservativa, rispetto alla mastectomia radicale oppure la biopsia selettiva del linfonodo sentinella in alternativa allo svuotamento del cavo ascellare.

Le microcalcificazioni sono una delle forme di presentazione dei tumori e delle altre lesioni mammarie. Il sistema BI-RADS (*Breast Imaging Reporting And Data System*) consiglia di classificarle in base alla loro morfologia (tipicamente benigne, amorfe, eterogenee, pleomorfe, lineari o lineari e ramificate) e alla loro distribuzione (a *cluster*, segmentali, lineari, regionali o diffuse).

Le microcalcificazioni pleomorfe depongono per il sospetto di una natura maligna e sono spesso associate al carcinoma *in situ*. Solitamente si effettua la biopsia delle microcalcificazioni mammarie sotto guida stereotassica. All'esame ecografico, le microcalcificazioni pleomorfe viste su un fondo ipoecogeno possono segnalare la presenza di una componente invasiva, che rende necessaria una biopsia ecoguidata.

Reperti radiologici

L'ingrandimento del quadrante supero-esterno della mammella sinistra mostra un *cluster* di microcalcificazioni pleomorfe (Fig. 1.5.1). L'ecografia rileva multipli spot iperecogeni (Fig. 1.5.2a), che corrispondono alle microcalcificazioni su uno sfondo ipoecogeno. La Figura 1.5.2b evidenzia le calcificazioni attraversate da una linea iperecogena che rappresenta l'ago della biopsia (*F*).

È necessario effettuare una radiografia del campione bioptico per verificare la presenza delle microcalcificazioni al suo interno (Fig. 1.5.3). Inoltre, dovrebbe sempre essere eseguita una radiografia del campione operatorio, se viene condotta una chirurgia conservativa della mammella per lesioni non palpabili. La Figura 1.5.4 mostra il campione chirurgico contenente le lesioni, attraversate dal filo del *repere*; tutte hanno margini abbastanza evidenti e una è marcata con una clip chirurgica.

Caso 1.6
Distorsioni strutturali

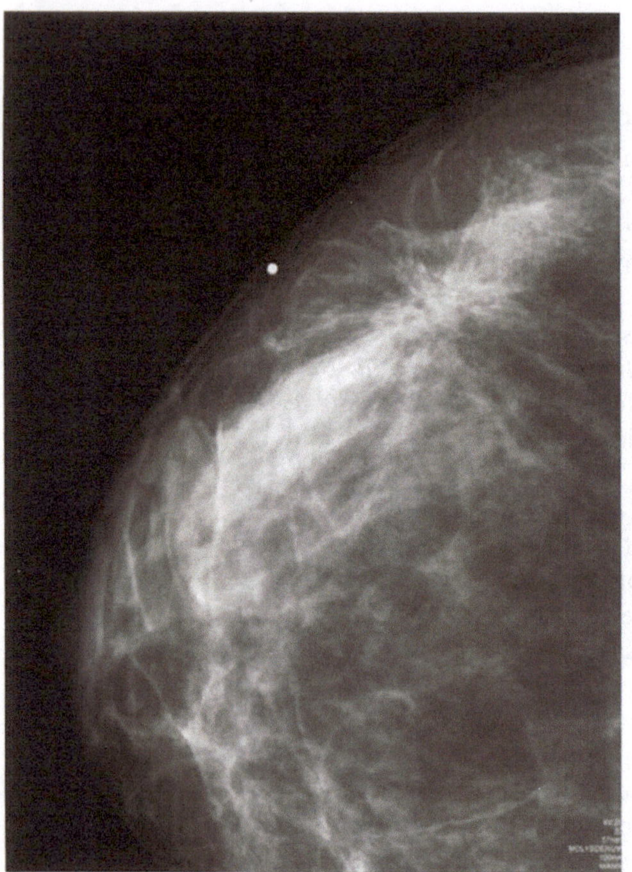

Fig. 1.6.1

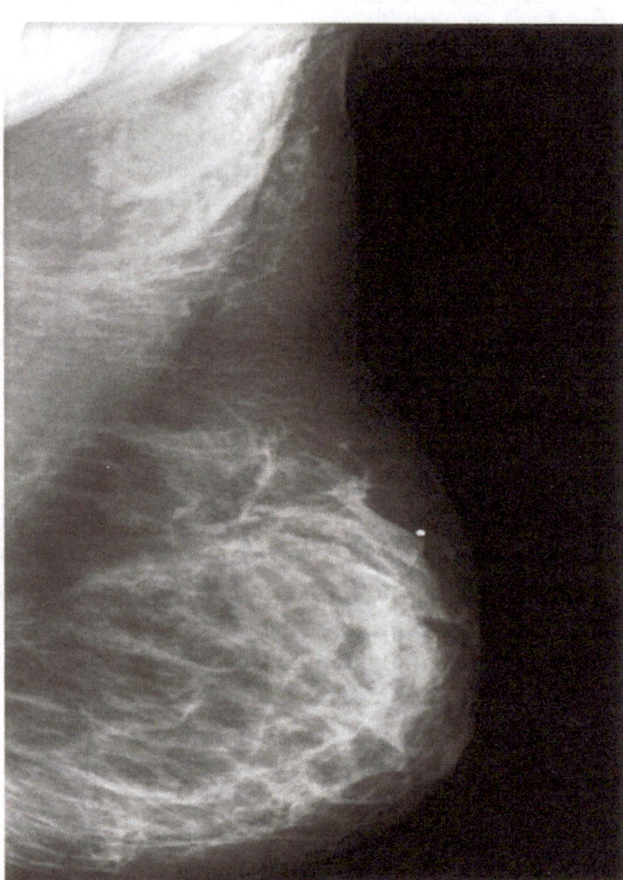

Fig. 1.6.2

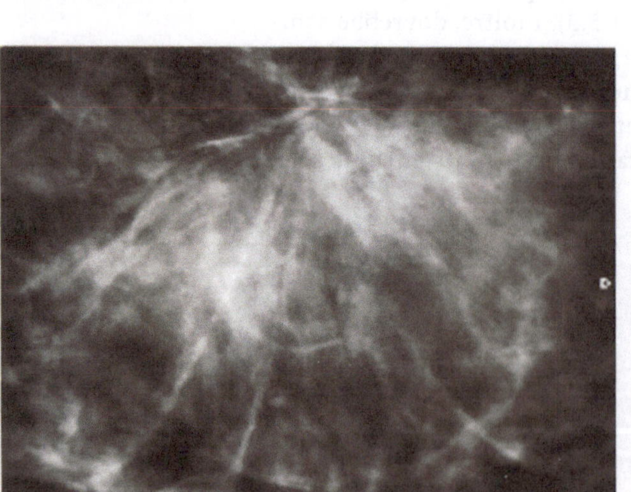

Fig. 1.6.3

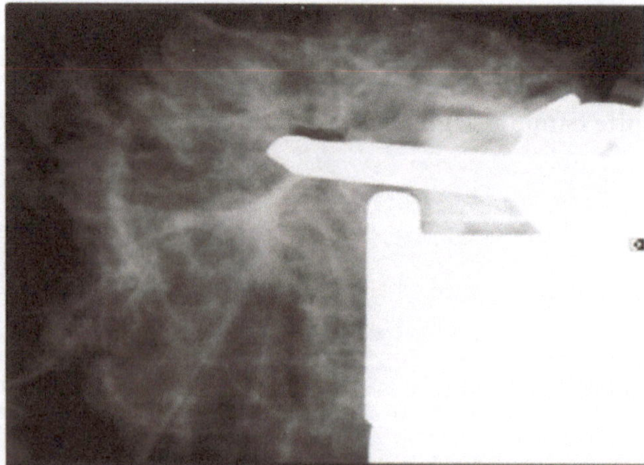

Fig. 1.6.4

Una donna di 25 anni si presenta con una massa retroareolare. Inizialmente è stata eseguita un'ecografia mammaria che ha messo in evidenza multiple formazioni solide bilaterali ben delimitate e un'area ipoecogena nel quadrante supero-esterno della mammella destra.

La valutazione diagnostica viene completata con la mammografia, per mezzo della quale è stato possibile osservare una distorsione architettonica nel quadrante supero-esterno della mammella destra. L'esame istologico del campione ottenuto attraverso una biopsia percutanea sotto guida stereotassica (*Vacuum Assisted Biopsy*, VAB) ha rivelato la presenza di una cicatrice di forma raggiata e tale reperto è stato confermato dalla successiva biopsia chirurgica condotta qualche settimana dopo.

In pazienti che hanno meno di 35 anni o meno di 30 con familiarità per tumore della mammella, l'ecografia mammaria dovrebbe essere il primo esame diagnostico da eseguire in presenza di una massa palpabile. L'ecografia dovrebbe essere seguita dalla mammografia, nel caso in cui non venga evidenziata alcuna anormalità o sia apprezzabile una lesione sospetta.

La distorsione architettonica è un tipo di presentazione mammografica delle patologie mammarie. È spesso un reperto fine, descritto come un rimaneggiamento del tessuto mammario in direzione eccentrica rispetto al capezzolo. Vi sono strie di tessuto convergenti verso un punto, che si organizzano in una tipica forma di "stella" o "vortice".

In genere, nel 50% dei casi sono maligne, ma è impossibile predirne la natura benigna o maligna sulla base delle sole indagini di imaging. La biopsia dovrebbe essere eseguita nei casi di distorsione dell'architettura mammaria in pazienti che non sono state precedentemente sottoposte a chirurgia o biopsia o abbiano subito traumi. Il ruolo diagnostico della biopsia in tali lesioni è tuttavia controverso, a causa della sottostima delle lesioni e dei falsi negativi che ne possono derivare.

Aghi con sezione maggiore, come quelli usati per le biopsie VAB, migliorano l'accuratezza della tecnica bioptica, rispetto agli aghi sottili. Alcuni Autori sostengono che quando si ottiene un minimo di 12 cilindri di tessuto, in assenza di atipie cellulari, si può evitare la biopsia chirurgica.

Le proiezioni mammografiche cranio-caudale e obliqua della mammella destra mostrano distorsioni architettoniche o alterazioni nella distribuzione del tessuto mammario nel quadrante supero-esterno; le strie lineari convergono verso un punto delineando la tipica forma di "stella" (Figg. 1.6.1 e 1.6.2).

Il particolare (Fig. 1.6.3) della biopsia percutanea stereotassica raffigura le strie lineari convergenti verso il punto centrale. La Figura 1.6.4 conferma il posizionamento dell'ago nel contesto della lesione.

Caso 1.7
Tumore della mammella nell'uomo

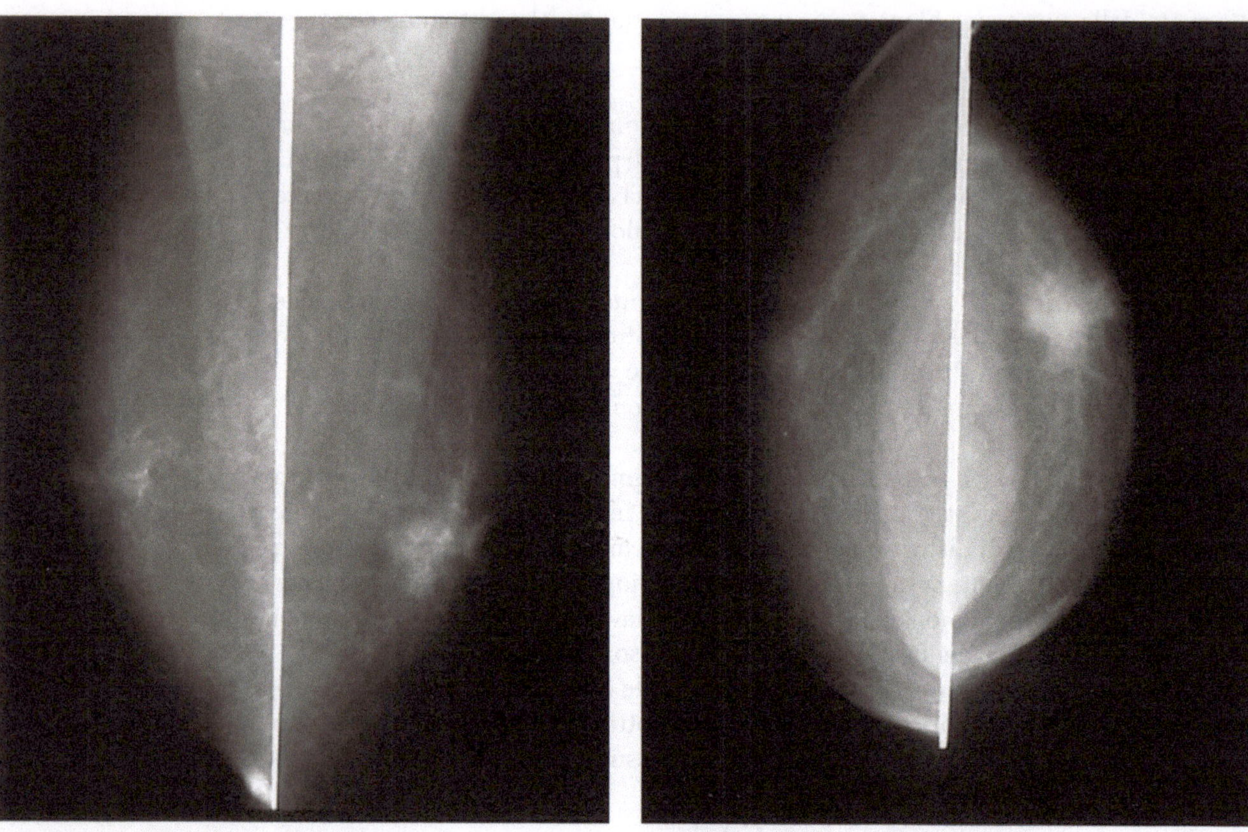

Fig. 1.7.1

Fig. 1.7.2

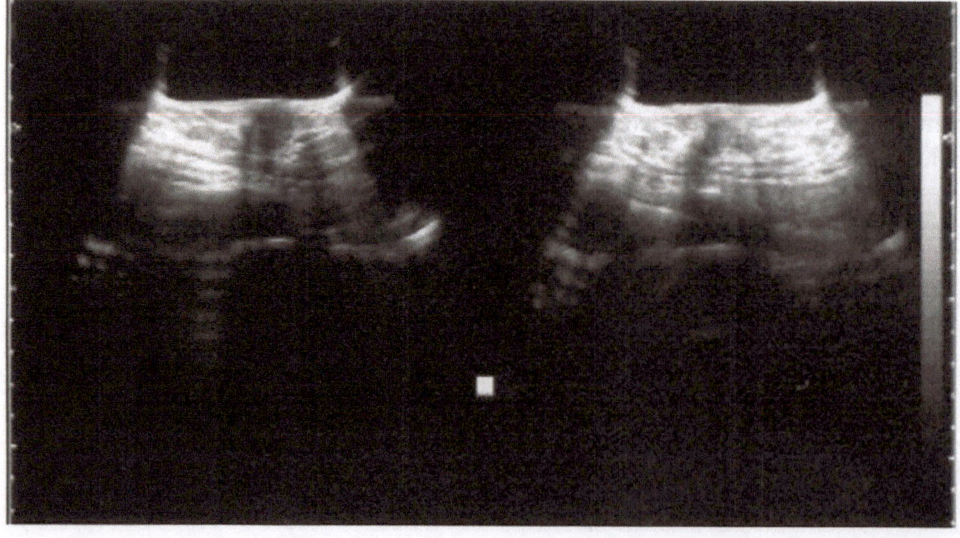

Fig. 1.7.3

Un uomo di 58 anni, senza una storia clinica familiare o personale significativa, presenta una massa nella mammella sinistra. L'esame obiettivo rivela la presenza di un nodulo di consistenza dura, non mobile, associata a retrazione del capezzolo.

La mammografia e l'ecografia mammaria confermano la presenza della lesione nella mammella sinistra, fortemente sospetta per essere di natura maligna. Si esegue una biopsia intraoperatoria, seguita da mastectomia e svuotamento ascellare. L'esame istologico rivela la presenza di un carcinoma duttale infiltrante esteso ai linfonodi ascellari.

Commenti

La patologia mammaria nell'uomo costituisce meno dell'1% di tutti gli esami senologici.

La ginecomastia è la patologia più frequente della mammella maschile. Presenta due picchi di incidenza, uno alla pubertà e l'altro tra la 6ª e la 7ª decade di vita. Si caratterizza clinicamente con un aumento diffuso del volume mammario mono- o bilateralmente o con una massa retroareolare di consistenza soffice. La mammografia mostra un aumento della ghiandola mammaria con morfologia triangolare, centrale in corrispondenza del capezzolo, senza segni di malignità.

Dopo la ginecomastia, il carcinoma mammario è la patologia più frequente negli uomini. Tale patologia costituisce meno dell'1% dei carcinomi mammari e dei tumori maligni del sesso maschile. Clinicamente, si presenta come una massa di consistenza dura, adesa ai tessuti circostanti; è eccentrica rispetto al capezzolo e può essere associata o meno ad altri segni di malignità. Alla mammografia, appare molto simile al tumore della mammella femminile, anche se presenta una minore varietà di forme. In relazione all'esiguo volume della mammella maschile, l'estensione della malattia al capezzolo e al muscolo pettorale è più frequente. L'infiltrazione del capezzolo favorisce l'invasione linfatica, evenienza considerata uno dei fattori che peggiorano notevolmente la prognosi.

Altre lesioni come cisti, ascessi o lipomi sono meno frequenti nel sesso maschile.

Reperti radiologici

Le proiezioni mammografiche obliqua (Fig. 1.7.1) e craniocaudale (Fig. 1.7.2) mostrano una massa a margini spiculati e retrazione del capezzolo, reperti fortemente sospetti per lesione maligna (categoria BI-RADS 5), nella regione retroareolare sinistra. Nella mammella destra è predominante la componente adiposa e si evidenzia qualche isolato residuo di tessuto fibroghiandolare o rudimentoduttale nella regione retroareolare.

L'ecografia mammaria conferma la presenza di un nodulo solido, di forma irregolare in questa sede (Fig. 1.7.3).

Caso 1.8
■
Tumore della mammella e cisti semplice

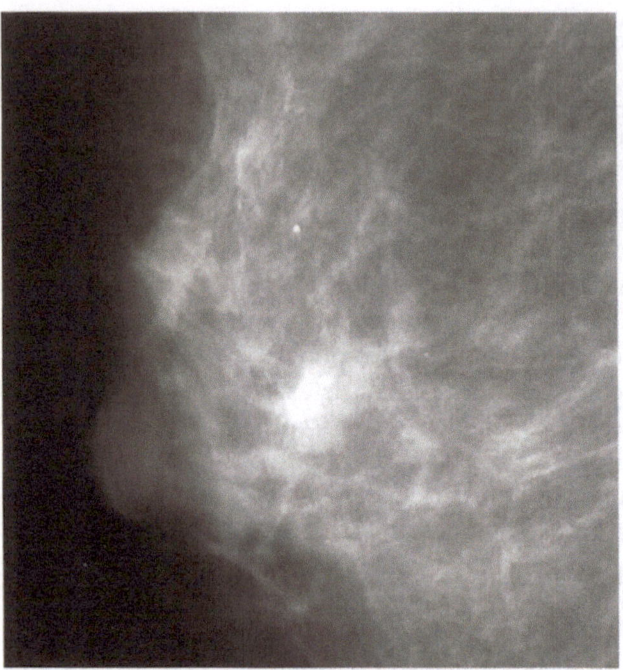

Fig. 1.8.1

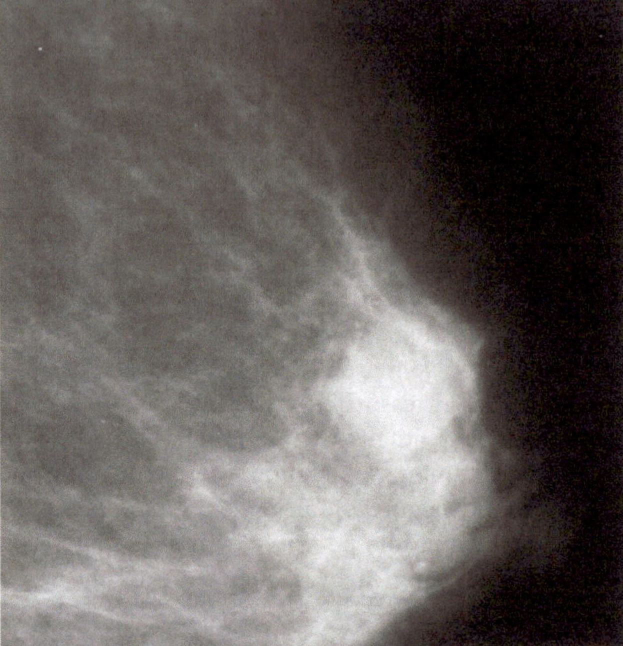

Fig. 1.8.2

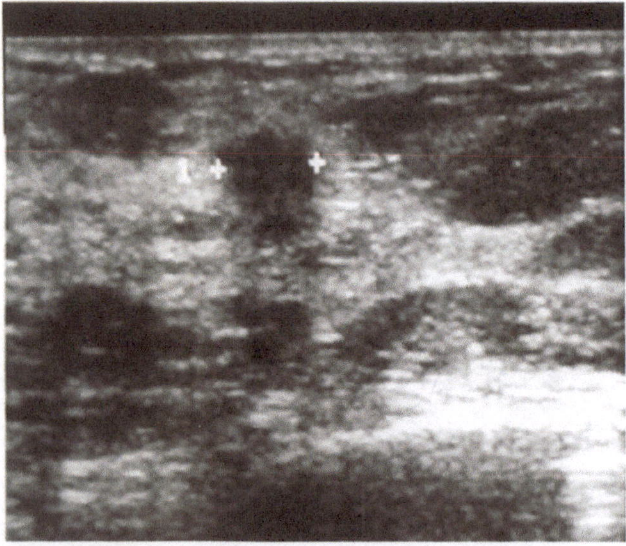

Fig. 1.8.3

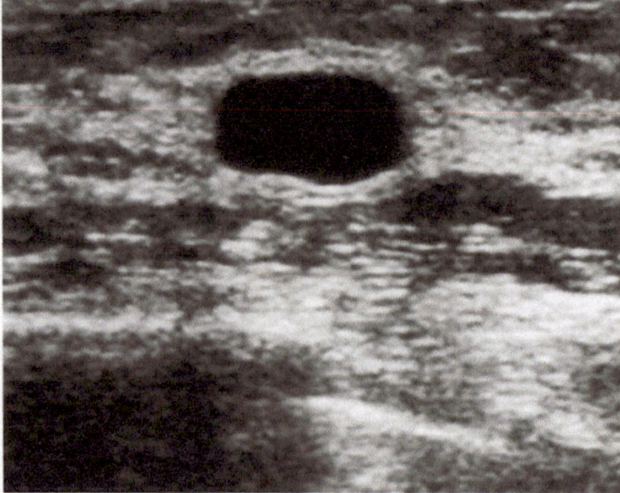

Fig. 1.8.4

Una donna di 64 anni presenta a uno screening mammografico con singolo lettore una massa retroareolare circoscritta nella mammella sinistra.

Le proiezioni di entrambe le regioni retroareolari e l'ecografia mammaria bilaterale mostrano una massa solida e irregolare nella regione retroareolare destra e una cisti semplice in quella sinistra.

La biopsia percutanea mammaria eco-guidata ha confermato la presenza di un carcinoma duttale infiltrante nella mammella destra. La paziente ha subito una mastectomia con svuotamento ascellare; lo stadio patologico definitivo della malattia è risultato stadio I (T1 N0 M0).

Commenti

La mammografia è l'unica metodica di provata efficacia per lo screening del tumore della mammella; infatti, negli ultimi anni il suo utilizzo tra le donne sane è aumentato grazie ai programmi di controllo condotti sulla popolazione. Questi hanno lo scopo di ridurre la mortalità da tumore della mammella e mirano a raggiungere la massima sensibilità (il più alto tasso di individuazione) mantenendo la morbilità delle donne che vi partecipano più bassa possibile. Alcuni programmi adottano una doppia lettura per migliorare la loro sensibilità.

Le linee guida europee raccomandano che un programma di screening dovrebbe ottenere una quota di partecipazione almeno del 70% della popolazione target e stabiliscono che il tasso di individuazione dovrebbe essere maggiore di 3 per 1000 donne che vi partecipano per la prima volta e maggiore di 1,5 ogni 1000 donne nei controlli successivi. Anche il tasso di *recall* (cioè la percentuale di donne richiamate per esami complementari) dovrebbe essere mantenuto entro limiti accettabili (meno del 7% per il primo controllo e meno del 5% per quelli successivi), poiché queste procedure provocano ansia e potrebbero influire sulla successiva partecipazione al programma.

Il caso presentato è stato inviato alla sezione di senologia da un singolo lettore. La lesione che ha richiesto il successivo follow-up si è rivelata una cisti semplice. Nella sezione di senologia, invece, è stato individuato un carcinoma nell'altra mammella.

Reperti radiologici

Il particolare dell'immagine mammografica mostra una massa di forma irregolare, a margini spiculati, nella regione retroareolare destra (BI-RADS 5) (Fig. 1.8.1) e un'altra ben definita nella regione retroareolare sinistra (BI-RADS 3) (Fig. 1.8.2).

L'ecografia mammaria ha confermato la presenza di un nodulo sospetto nella regione retroareolare destra (Fig. 1.8.3).

La lesione ben circoscritta della mammella sinistra è anecogena con rinforzo di parete posteriore: questi reperti sono tipici di una cisti semplice, quindi la lesione che ha suggerito il successivo controllo è benigna (BI-RADS 2) (Fig. 1.8.4).

Caso 1.9
Metastasi mammarie

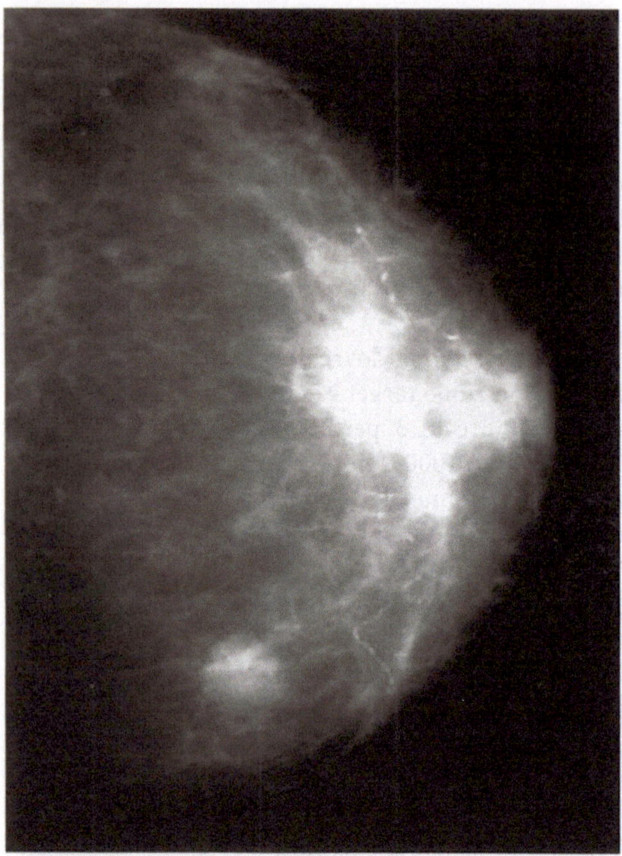

Fig. 1.9.1

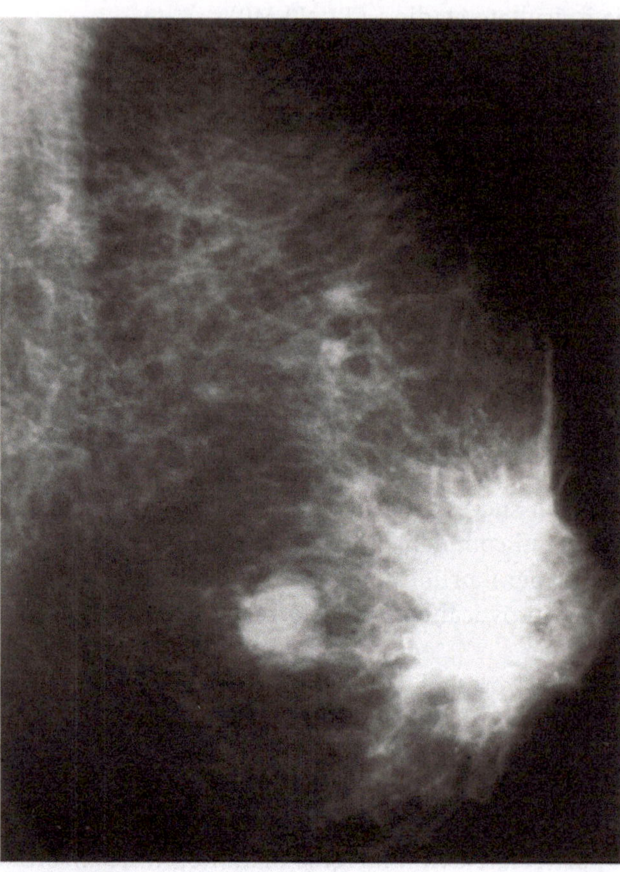

Fig. 1.9.2

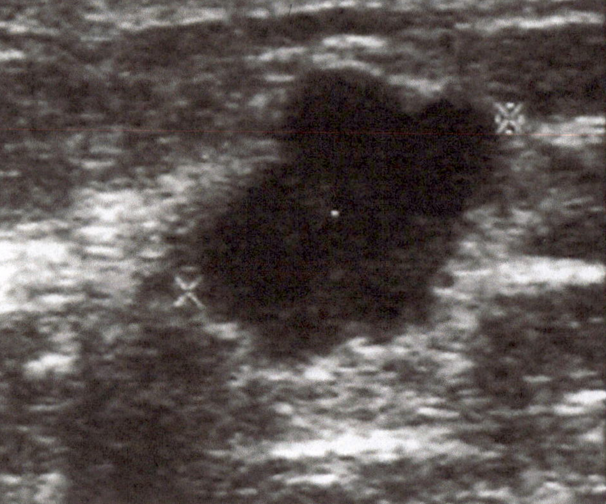

Fig. 1.9.3

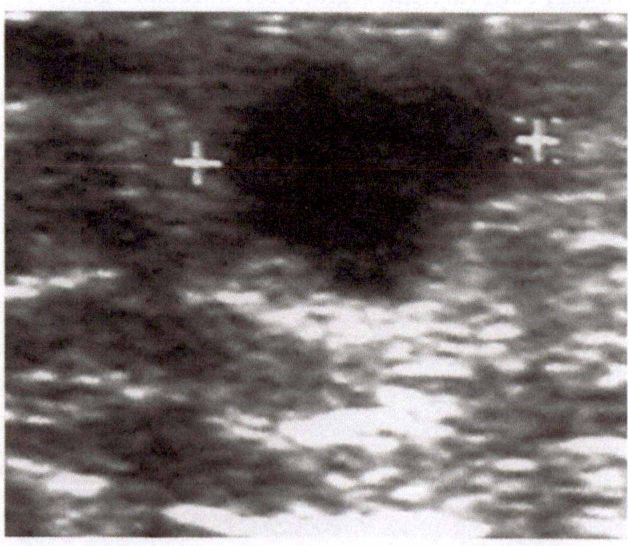

Fig. 1.9.4

Una donna di 61 anni, a cui era stato asportato un melanome cutaneo 6 anni prima, presenta un linfonodo ascellare omolateralmente al melanoma. La paziente è stata sottoposta a svuotamento dei linfonodi ascellari ed è stata confermata l'invasione linfonodale del melanoma.

Un anno dopo lo svuotamento ascellare, la donna presenta un nodulo mammario a destra e un linfonodo ascellare. La mammografia bilaterale ha confermato la presenza di un nodulo nella mammella destra. L'ecografia ha dimostrato la natura solida della lesione e ha rivelato il linfonodo ascellare destro.

La biopsia percutanea mammaria eco-guidata di entrambi i noduli mammari e del linfonodo ascellare ha rivelato la presenza di metastasi da melanoma all'esame istologico. La paziente ha subito una tumorectomia destra e l'asportazione del linfonodo ascellare ed è stata trasferita al reparto di oncologia per completare il trattamento.

Commenti

La ghiandola mammaria non è una sede frequente di metastasi. La prima segnalazione di metastasi mammarie risale al 1903 e fino al 1991 sono stati pubblicati solo 300 casi di differenti tumori metastatici alla ghiandola mammaria: leucemie, linfomi, neoplasie ovariche e sarcomi dei tessuti molli.

La diagnosi differenziale tra metastasi e neoplasie mammarie primitive dovrebbe essere effettuata per le implicazioni prognostiche e terapeutiche che ne derivano.

Alla mammografia, le lesioni metastatiche in genere appaiono come noduli singoli o multipli. Tendono a essere superficiali e possono presentare margini ben o mal definiti. L'ecografia viene utilizzata per confermare la natura solida delle lesioni, per migliorare la caratterizzazione e per guidare la biopsia.

Reperti radiologici

Nelle proiezioni mammografiche obliqua e cranio-caudale si osserva un nodulo ben delimitato, ad alta densità nel quadrante supero-esterno della mammella destra (Figg. 1.9.1 e 1.9.2).

L'esame ecografico condotto su entrambe le mammelle e nel cavo ascellare conferma la natura solida del nodulo mammario (Fig. 1.9.3). Inoltre, rivela la presenza di un altro linfonodo ascellare a destra con le medesime caratteristiche (Fig. 1.9.4).

Caso 1.10
■
Staging locoregionale

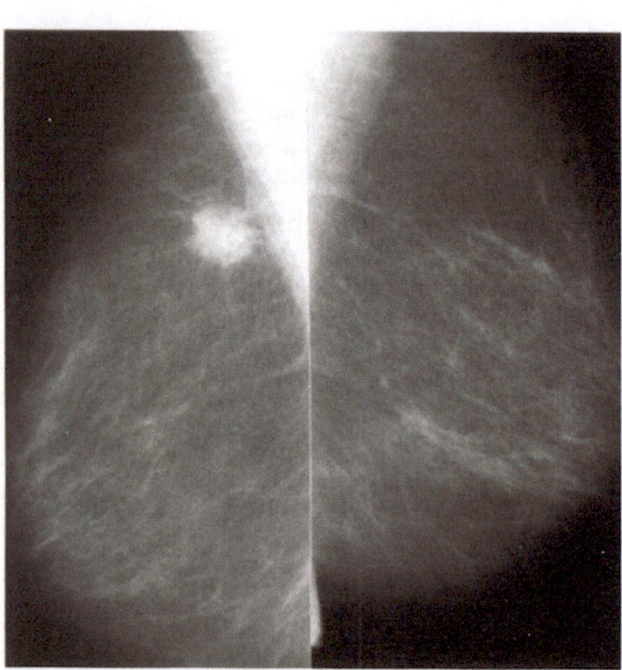

Fig. 1.10.1

Fig. 1.10.3

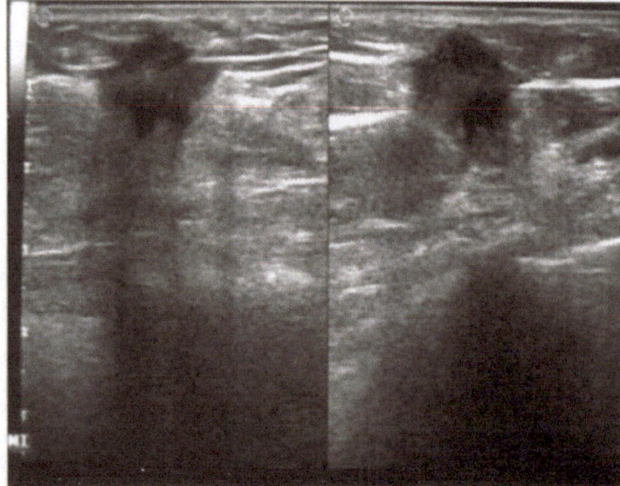

Fig. 1.10.2

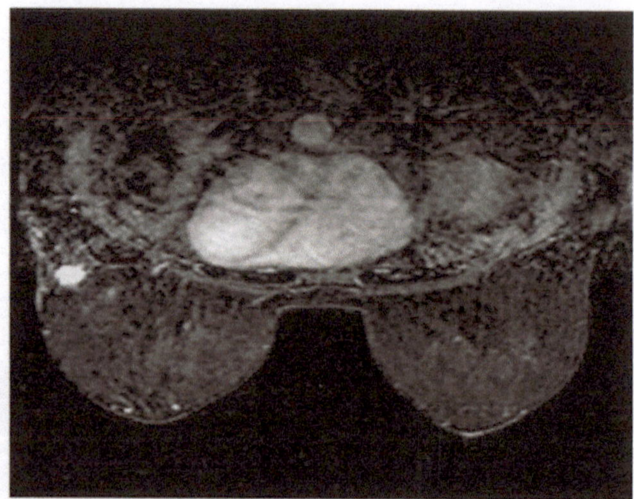

Fig. 1.10.4

Una donna di 56 anni, senza una precedente storia clinica significativa, si presenta con un nodulo nella mammella sinistra in evoluzione da qualche mese.

La mammografia bilaterale rivela la presenza di una massa a margini spiculati, iperdensa, nel quadrante supero-esterno della mammella sinistra, fortemente sospetta per essere di natura maligna (BI-RADS 5).

L'ecografia conferma la struttura solida della lesione e rivela la presenza di un linfonodo sospetto nel cavo ascellare sinistro.

Nella stessa seduta, si effettua una biopsia percutanea eco-guidata sia sulla mammella che sul linfonodo ascellare: l'esame istologico dei campioni pone la diagnosi di carcinoma duttale infiltrante con estensione linfonodale.

Si effettua un esame RM dinamico della mammella per escludere la presenza di ulteriori localizzazioni tumorali. La paziente subisce una tumorectomia e lo svuotamento ascellare: lo stadio patologico definitivo è II (T1 N1 M0).

Commenti

I noduli sono una delle più frequenti forme di presentazione del tumore della mammella. Il BI-RADS raccomanda la classificazione in base alla forma (rotondeggiante, ovale, lobulata o irregolare), al contorno (circoscritto, mal definito, microlobulato, scuro o spiculato) e alla densità (simile, uguale o superiore al parenchima mammario o a contenuto adiposo).

I noduli a margini spiculati presentano una più alta probabilità di essere maligni. La biopsia percutanea consente l'esame istologico della lesione con minori morbilità e costi rispetto alla biopsia chirurgica; inoltre, permette alla donna di partecipare alla scelta dell'approccio terapeutico.

La valutazione ecografica del cavo ascellare con biopsia delle linfoadenopatie sospette ricopre un ruolo di enorme importanza, consentendo la riduzione dei falsi negativi e la selezione dei casi in cui effettuare la biopsia selettiva sul linfonodo sentinella, evitando così anche la dissezione ascellare. La scomparsa della morfologia ovalare, dell'ilo adiposo, l'ispessimento focale o diffuso della corticale del linfonodo e l'aumento di volume sono considerati segni ecografici sospetti per infiltrazione neoplastica linfonodale.

Reperti radiologici

La proiezione mammografica obliqua (Fig. 1.10.1) mostra un nodulo rotondeggiante iperdenso, a margini spiculati, nel quadrante supero-esterno della mammella sinistra. L'ecografia conferma la natura solida e i margini angolati spiculati (Fig. 1.10.2).

L'ecografia, inoltre, individua un linfonodo sospetto. Anche se il linfonodo mantiene la forma ovalare e l'ilo adiposo, si rileva un ispessimento focale del polo inferiore della corticale (Fig. 1.10.3).

La RM (Fig. 1.10.4) conferma la presenza di un nodulo nella mammella sinistra e la somministrazione di un mezzo di contrasto paramagnetico ne migliora la visibilità. Non si rilevano altri noduli sospetti.

Letture consigliate

Libri

Americam College of Radiology. Breast Imaging Reporting and Data System. Reston VA; ACR, 2003

Breast Cancer – The Art and Science of Early Detection with Mammography. Tabar L, Tot T, Dean PB (2004). Thieme Medical Publishers. ISBN-13: 9781588902597

Breast Imaging. 3rd ed. Kopans DB (2006) Lippincott Williams & Wilkins. ISBN-13: 9780781747684

Breast Imaging Companion. Cardeñosa G (1997) Lippincott-Raven. ISBN-13: 9780397517787

Diagnostic Breast Imaging: Mammography, Sonography, Magnetic Resonance Imaging, and Interventional Procedures. 2nd ed. Heywang-Koebrunner S (2001) Thieme Medical Publishers. ISBN-13: 9781588900333

European guidelines for quality assurance in mammography screening. de Wolf CJ, Perry N (1996). European Communities / Union (EUR-OP/OOPEC/OPOCE). ISBN-13: 9789282774304

Practical Breast Pathology. Tot T, Tabar L, Dean PB (2002) Thieme Medical Publishers. ISBN-13: 9781588900913

Radiology: Diagnosis, Imaging, Intervention. Taveras JM, Ferrucci JT (2003) Lippincott Williams & Wilkins. ISBN- 13: 9780015342449

The Practice of Breast Ultrasound: Techniques, Findings, Differential Diagnosis. Madjar H (2000) Thieme Medical Publishers. ISBN-13: 9781588904485

Diagnosis of Diseases of the Breast. 2nd ed. Bassett LW, Jackson V, Fu K, Fu Y (1997) Saunders Company. ISBN-13 9780721695631

Americam College of Radiology. Breast Imaging Reporting And Data System. Reston VA; ACR, 2003

Breast Imaging. Kopans DB 2001. Lippincott-Raven

Siti Web

http://acr.org/s_acr/sec.asp?CID=549&DID=14210

http://emedicine.com/radio/BREAST.htm

http://guideline.gov/Compare/comparison.aspx?file=BRSCR EEN13.inc

http://imaginis.com/pro/teaching_files/

http://radiographics.rsnajnls.org/cgi/collection/breast_imaging

http://rad.washington.edu/breast/

http://radquiz.com/Breast%20Imaging.htm

http://rsna.org/education/archive/breast.cfm

http://sbi-online.org/sbi_home/education/fellowship_programs/breast_imaging__3

http://sprojects.mmi.mcgill.ca/mammography/cases.htm

Articoli

Adepoju LJ, Chun J, El-Tamer M, Ditkoff BA, Schnabel F, Joseph KA. The value of clinical characteristics and breast-imaging studies in predicting a histopathologic diagnosis of cancer or high-risk lesion in patients with spontaneous nipple discharge. Am J Surg 2005; 190(4):644–646

Adrales G, Turk P, Wallace T, Bird R, Norton HJ, Greene F. Is surgical excision necessary for atypical ductal hyperplasia of the breast diagnosed by Mammotome? Am J Surg 2000; 180(4):313–315

Agoff SN, Lawton TJ. Papillary lesions of the breast with and without atypical ductal hyperplasia: can we accurately predict benign behavior from core needle biopsy? Am J Clin Pathol 2004; 122(3):440–443

Al Sarakbi W, Worku D, Escobar PF, Mokbel K. Breast papillomas: current management with a focus on a new diagnostic and therapeutic modality. Int Semin Surg Oncol 2006; 3:1

Alleva DQ, Smetherman DH, Farr GH, Cederbom GJ. Radial scar of the breast: Radiologic-pathologic correlation in 22 cases. Radiographics 1999; 19:S27–S35

Alonso-Bartolomé P, Vega-Bolívar A, Torres-Tabanera M, Ortega E, Acebal-Blanco M, Garijo-Ayensa F, Rodrigo I, Muñoz-Cacho P. Sonographically guided 11-G directional vacuum-assisted breast biopsy as an alternative to surgical excision: Utility and cost study in probably benign lesions. Acta Radiológica 2004; 4:390–396

Baker KS, Davey DD, Stelling CB. Ductal abnormalities detected with galactography: frequency of adequate excisional biopsy. AJR Am J Roentgenol 1994; 162(4):821–824

Baum F, Fischer U, Vosshenrich R, Grabbe E. Classifi cation of hypervascularized lesions in CE MR imaging of the breast. Eur Radiol 2002; 12(5):1087–1092

Bedrosian I, Mick R, Orel SG et al. Changes in the surgical management of patients with breast carcinoma based on preoperative magnetic resonance imaging. Cancer 2003; 98:468–473

Berg WA. When is core breast biopsy or fi ne-needle aspiration not enough? Radiology 1996; 198:313–315

Berg WA, Arnoldus Ch L, Teferra E, Bhargavan M. Biopsy of amorphous breast calcifi cations: Pathologic outcome and yield at stereotactic biopsy. Radiology 2001; 221:495–503

Berube M, Curpen B, Ugolini P, Lalonde L, Ouimet-Olivia D. Level of suspicion of a mammographic lesion: use of features defi ned by BI-RADS lexicon and correlation with large-core breast biopsy. Can Assoc Radiol J 1998; 49(4):223–228

Brenner RJ. Strategies in the evaluation of breast asymmetries. Appl Radiol 1998; 27:15–20

Brenner RJ, Sickles EA. Surveillance mammography and stereotactic core breast biopsy for probably benign lesions: a cost comparison study. Acad Radiol 1997; 4:419–425

Ciatto S, Houssami N, Ambrogetti D, Bonardi R, Collini G, Del Turco MR. Minority report – false negative breast assessment in women recalled for suspicious screening mammography: imaging and pathological features, and associated delay in diagnosis. Breast Cancer Res Treat 2007; 105(1):37–43

Ciatto S, Morrone D, Catarzi S, Del Turco MR, Bianchi S, Ambrogetti D, Cariddi A. Radial scars of the breast: Review of 38 consecutive mammographic diagnoses. Radiology 1993; 187:757–760

Cohen MA, Sferlazza SJ. Role of sonography in evaluation of scars of the breast. AJR Am J Roentgenol 2000; 174:1075–1078

Costantini M, Belli P, Lombardi R, Franceschini G, Mule A, Bonomo L. Characterization of solid breast masses: use of the sonographic breast imaging reporting and data system lexicon. J Ultrasound Med 2006; 25(5):649–659

Dershaw DD, Morris EA, Liberman L, Abramson AF. Nondiagnostic stereotaxic core breast biopsy: Results of rebiopsy. Radiology 1996; 198:323–325

Diebold T, Hahn T, Solbach C, Rody A, Balzer JO, Hansmann ML, Marx A, Viana F, Peters J, Jacobi V, Kaufmann M, Vogl TJ. Evaluation of the stereotactic 8G vacuum-assisted breast biopsy in the histologic evaluation of suspicious mammography fi ndings (BI-RADS IV). Invest Radiol 2005; 40(7):465–471

Diebold T, Jacobi V, Krapfl E, von Minckwitz G, Solbach C, Ballenberger S, Hochmuth K, Balzer JO, Fellbaum M, Kaufmann M, Vogl TJ. The role of stereotactic 11G vacuum biopsy for clarifi cation of BI-RADS IV fi ndings in mammography. Rofo 2003; 175(4):489–494

Feig SA. Adverse effects of screening mammography. Radiol Clin N Am 2004; 42:807–819

Fine RE, Israel PZ, Walker LC, Corgan KR, Greenwald LV, Berenson JE, Boyd BA, Oliver MK, McClure T, Elberfeld J. A prospective study of the removal rate of imaged breast lesions by an 11-gauge vacuum-assisted biopsy probe system. Am J Surg 2001; 182(4):335–340

Frouge C, Tristant H, Guinebretiere JM, Meunier M, Conteso G, Paola R, Blery M. Mammographic lesions suggestive of radial scars: Microscopic fi ndings in 40 cases. Radiology 1995; 195:623–625

Gill HK, Ioffe OB, Berg WA. When is a diagnosis of sclerosing adenosis acceptable at core biopsy? Radiology 2003; 228:50–57

Govindarajulu S, Narreddy SR, Shere MH, Ibrahim NB, Sahu AK, Cawthorn SJ. Sonographically guided mammotome excision of ducts in the diagnosis and management of single duct nipple discharge. Eur J Surg Oncol 2006; 32(7):725–728

Graf O, Helbich TH, Fuchsjaeger MH, Hopf G, Morgun M, Graf C, Mallek R, Sickles EA. Follow-up of palpable circumscribed noncalcifi ed solid breast masses at mammography and US: Can biopsy be averted? Radiology 2004; 233:850–856

Guenin MA. Benign intraductal papilloma: Diagnosis and removal at stereotactic vacuum-assisted directional biopsyguided by galactography. Radiology 2001; 218:576–579

Gupta RK, Gaskell D, Dowle CS, Simpson JS, King BR, Naran S, Lallu S, Fauck R. The role of nipple discharge cytology in the diagnosis of breast disease: a study of 1948 nipple discharge smears from 1530 patients. Cytopathology 2004; 15(6):326–330

Harms SE. Breast magnetic resonance imaging. Semin Ultrasound CT MR 1998; 19:104–120

Harvey JA. Sonography of palpable breast masses. Semin Ultrasound CT MR 2006; 27(4):284–297

Helvie MA, Pennes DR, Rebner M, Adler DD. Mammographic follow-up of low suspicion lesions: Compliance rate and diagnostic yield. Radiology 1991; 178:155–158

Hendrick RE, smith RA, Rutlege JH, Smart CR. Benefi t of scree-

ning mammography in women aged 40-49: a new meta-analysis of randomized controlled trials. Monogr natl Cancer Inst 1997; 22:87–92

Hou MF, Huang TJ, Liu GC. The diagnostic value of galactography in patients with nipple discharge. Clin Imaging. 2001; 25(2):75–81

Huber S, Wagner M, Medl M, Czembirek H. Benign breast lesions: minimally invasive vacuum-assisted biopsy with 11-gauge needles-Patient acceptance and effect on followup imaging fi ndings. Radiology 2003; 226:783–790

Hunerbein M, Raubach M, Gebauer B, Schneider W, Schlag PM. Ductoscopy and intraductal vacuum assisted biopsy in women with pathologic nipple discharge. Breast Cancer Res Treat 2006; 99:301–307

Huynh PT, Jarolimek AM, Daye S. The false-negative mammogram. Radiographics 1998; 18:1137–1154

Jackman RJ, Nowelss KW, Rodriguez-Soto J, Marzoni FA, Finkelstein SL, Shepard MJ. Stereotactic, automated, Large-core needle biopsy of nonpalpable breast lesions: False-negative and histologic understimation rates after long-term follow-up. Radiology 1999; 210:799–805

Johnson AT, Henry-Tillman RS, Smith LF, et al. Percutaneous excisional breast biopsy. Am J Surg 2002; 184:550–554

Kerlikowske K, Grady D, Rubin SM, Sandrock C, Ernster VL. Effi cacy of screening mammography: a meta-analysis. JAMA 1995; 273:149–154

Kerlikowske K, Smith-Bindman R, Abraham LA, Lehman CD, Yankaskas BC, Ballard-Barbash R, Barlow WE, Voeks JH, Geller BM, Carney PA, Sickles EA. Breast cancer yield for screening mammographic examinations with recommendation for short-interval follow-up. Radiology 2005; 234:684–692

Kettritz U, Morack G, Decker T. Stereotactic vacuum-assisted breast biopsies in 500 women with microcalcifi cations: radiological and pathological correlations. Eur J Radiol 2005; 5(2):270–276

King TA, Scharfenberg JC, Smetherman DH, Farkas EA, Bolton JS, Fuhrman GM. A better understanding of the term radial scar. Am J Surg 2000; 180:428–433

Kirwan SE, Denton ERE, Nash RM, Humphreys S, Michell MJ. Multiple 14G Stereotactic core biopsies in the diagnosis of mammographically detected stellate lesions of the breast. Clin Radiol 2000; 55:763–766

Kuhl CK. MRI of breast tumor. Eur Radiol 2000; 10:46–58

Kuzmiak CM, Dancel R, Pisano E, Zeng D, Cole E, Koomen MA, McLelland R. Consensus review: A method of assessment of calcifi cations that appropriately undergo a six-month follow-up. Acad Radiol 2006; 13(5):621–629

Lacquement MA, Mitchell D, Hollingswotrth AB. Positive predictive value of the breast imaging reporting and data system. J Am Coll Surg 1999; 189(1):34–40

Lee Ch. Screening mammography: proven benefi t, continued controversy. Radiol Clin North Am 2002; 40(3):395–407

Lee CH, Philpotts LE, Horvath LJ, Tocino I. Follow-up of breast lesions diagnosed as benign with stereotactic coreneedle biopsy: Frequency of mammographic change and false-negative rate. Radiology 1999; 212:189–194

Lee JM, Orel SG, Czerniecki BJ, Solin LJ, Schnall MD. MRI before reexcision surgery in patients with breast cancer. AJR

Am J Roentgenol 2004; 182:473–480

Liberman L. Clinical management issues in percutaneous core breast biopsy. Radiol Clin North Am 2000; 38(4):791–806

Liberman L, Dershaw DD, Morris EA, Abramson AF, Thornton CM, Rosen PP. Clip placement after sterotactic vacuum-assisted breast biopsy. Radiology 1997; 205:417–422

Liberman L, Abramson AF, Squires FB, Glassman JR, Morris EA, Dershaw DD. The Breast Imaging and Reporting Data System: Positive predictive value of mammographic features and fi nal assessment categories. AJR Am J Roentgenol 1998; 171:35–40

Liberman L, Feng TL, Dershaw DD, Morris EA, Abramson AF. US-guided core breast biopsy: use and cost-effectiveness. Radiology 1998; 208(3):717–723

Liberman L, Bracero N, Vuolo MA, et al. Percutaneous largecore biopsy of papillary breast lesions. AJR Am J Roentgenol 1999; 172:331–337

Liberman L, Kaplan JB, Morris EA, Abramson AF, Menell JH, Dershaw DD. To excise or to sample the mammographic target: What is the goal of stereotactic 11-gauge vacuum-assisted breast biopsy? AJR Am J Roentgenol 2002; 179:679–683

Lindfors KK, O'Connor J, Acredolo CR, Liston SE. Short-interval follow-up mammography versus immediate core biopsy of benign breast lesions: Assessment of patient stress. AJR Am J Roentgenol 1998; 171:55–58

Litherland JC. Should fi ne needle aspiration cytology in breast assessment be abandoned? Clin Radiol 2002; 57:81–84

Lomoschitz FM, Helbich TH, Rudas M, Pfarl G, Linnau KF, Stadler A, Jackman RJ. Stereotactic 11-gauge vacuum-assisted breast biopsy: Influence of number of specimens on diagnostic accuracy. Radiology 2004; 232(3):897–903

Lorenzen J, Wedel AK, Lisboa BW, Loning T, Adam G. Diagnostic mammography and sonography: concordance of the breast imaging reporting assessments and fi nal clinical outcome. Rofo 2005; 177(11):1545–1551

Mandelblatt JS, Wheat ME, Monane M, Moshief RD, Hollenberg JP, Tang J. Breast cancer screening for elderly women with and without comorbid conditions: a decision analysis model. Ann Intern Med 1992; 116:722–730

Mendelson EB, harris KM, Doshi N, Tobon H. Infi ltrating lobular carcinoma: mammographic patterns with pathologic correlation. AJR Am J Roentgenol 1989; 153:265–271

Mendez A, Cabanillas F, Echenique M, Malekshamran K, Perez I, Ramos E. Mammographic features and correlation with biopsy fi ndings using 11-gauge stereotactic vacuum-assisted breast biopsy (SVABB). Ann Oncol 2003; 14:450–454

Mercado CL, Hamele-Bena D, Singer C, Koenigsberg T, Pile-Spellman E, Higgins H, Smith SJ. Papillary Lesions of the Breast: Evaluation with stereotactic directional vacuumassisted biopsy. Radiology 2001; 221:650–655

Morris EA. Breast cancer imaging with MRI. Radiol Clin North Am 2002; 40:443–466

Moy L, Slanetz PJ, Moore R, Satija S, Yeh FD, McCarthy KA, Hall D, Staffa M, Rafferty EA, Halpern E, Kopans DB. Specifi city of mammography and US in the evaluation of a palpable abnormality: Retrospective review. Radiology 2002; 225:176–181

Orel SG. MR imaging of the breast. Radiol Clin North Am 2000; 38:899–913

Orel SG, Schnall MD. MR Imaging of the breast for the detection, diagnosis, and staging of breast cancer. Radiology 2001; 220:13–30

Parker SH, Burbank F, Jackman RJ, et al. Percutaneous largecore breast biopsy: A multi-institutional study. Radiology 1994; 193:359–364

Parker SH, Jobe WE, Dennis MA, et al. US-guided automated large-core breast biopsy. Radiology 1993; 187(2):507–511

Paterok EM, Rosenthal H, Sabel M. Nipple discharge and abnormal galactogram. Results of a long-term study (1964–1990). Eur J Obstet Gynecol Reprod Biol 1993; 50:227–234

Pearson LK, Sickles EA, Frankel SD, Leung J. Effi cacy of step-oblique mammography for çconfi rmation and localization of densities seen on only one standard mammographic view. AJR Am J Roentgenol 2000; 174:745–752

Philpotts LE, Shaheen NA, Jain KS, Carter D, Lee CCH. Uncommon high-risk lesions of the breast diagnosed at stereotactic core-needle biopsy: Clinical importance. Radiology 2000; 216:831–837

Pijnappel M, Peeters HM, Hendriks HC and Mali Th M. Reproducibility of mammographic classifi cations for nonpalpable suspect lesions with microcalcifi cations. Br J Radiol 2004; 77:312–314

Puglisi F, Zuiani C, Bazzocchi M, Valent F, Aprile G, Pertoldi B, Minisini AM, Cedolini C, Londero V, Piga A, Di Loreto C. Role of mammography, ultrasound and large core biopsy in the diagnostic evaluation of papillary breast lesions. Oncology 2003; 65(4):311–315

Rahbar G, Sie AC, Hansen GC, et al. Benign versus malignant solid breast masses: US differentiation. Radiology 1999; 213:889–894

Rosen EL, Bentley RC, Baker JA, Soo MS. Imaging-guided core needle biopsy of papillary lesions of the breast. AJR Am J Roentgenol 2002; 179:1185–1192

Rosen EL, Blackwell KL, Baker JA, et al. Accuracy of MRI in the detection of residual breast cancer after neoadjuvant chemotherapy. AJR Am J Roentgenol 2003; 181:1275–1282

Samardar P, de Paredes SE, Grimes MM, Wilson JD. Focal asymmetric densities seen at mammography: US and pathologic correlation. Radiographics 2002; 22:19–33

Sardanelli F, Giusepetti G, Panizza P, et al. Sensitivity of MRI versus mammography for detecting foci of multifocal, multicentric breast cancer in fatty and dense breasts using the whole-breast pathologic examination as a gold standard. AJR Am J Roentgenol 2004; 183(4):1149–1157

Sauter ER, Schlatter L, Lininger J, Hewett JE. The association of bloody nipple discharge with breast pathology. Surgery 2004; 136(5):780–785

Shapiro S, Venet W, Strax P, Venet L, Rosser R. 10 to 14-year effect of screening on breast cancer mortality. J Natl cancer Inst 1982; 69:349–355

Shulman SG, March DE. Ultrasound-Guided Breast Interventions: Accuracy of biopsy techniques and applications in patient management. Sem Ultrasound CT MR 2006; 27(4):298–307

Sickles EA. Periodic mammographic follow-up of probably benign breast lesions: results in 3184 consecutive cases. Radiology 1991; 179:463–468

Sickles EA. Non-palpable circumscribed, non-calcifi ed solid masses: Likelihood of malignancy based on lesion size and age of patient. Radiology 1994; 192:439–442

Sickles EA. Management of probably benign breast lesions. Radiol Clin North Am 1995; 33:1123–1130

Sickles EA. Probably benign breast lesions: When should follow-up be recommended and what is the optimal followup protocol? Radiology 1999; 213:11–14

Sickles EA, Parker SH. Appropriate role of core breast biopsy in the management of probably benign lesions. Radiology 1993; 188:315

Simon JR, Kalbhen CL, Cooper RA, Flisak ME. Accuracy and complication guided vacuum-assisted core breast biopsy: Initial results. Radiology 2000; 215: 694–697

Simsir A, Waisman J, Thorner K, Cangiarella J. Mammary lesions diagnosed as "papillary" by aspiration biopsy: 70 cases with follow-up. Cancer 2003; 99(3):156-165

Smith DN, Rosenfi eld Darling ML, Meyer JE, et al. The utility of ultrasonographically guided large-core needle biopsy: results from 500 consecutive breast biopsies. J Ultrasound Med 2001; 20(1):43–49

Smith RA, Duffy SW, MPhil RG, Tabar L, Yen A, Chen T. The randomized trials of breast cancer screening: What have we learned? Radiol Clin North Am 2004; 42:793–806

Smith-bindman R, Kerlikowske K, Gebretsadik T. Is screening mammography effective in elderly women? Am J Med 2000: 108:112–119

Spencer NJB, Evans AJ, Galea M, et al. Pathological-radiological correlations in benign lesions excised during a breast screening programme. Clin Radiol 1994; 49:853–856

Thurfjell MG, Lindgren A, Thurfjell E. Nonpalpable breast cancer: Mammographic appearance as predictor of histologic type. Radiology 2002; 222:165–170

Varas X, Leborgne F, Leborgne JH. Non-palpable, probably benign lesions: role of follow-up mammography. Radiology 1992, 184:409–414

Varas X, Leborgne JH, Leborgne F, Mezzera J, Jaumandreu S, Leborgne F. Revisiting the mammographic follow-up of BI-RADS category 3 lesions. AJR Am J Roentgenol 2002; 179(3):691–695

Vargas HI, Vargas MP, Eldrageely K, González KD, Burla MI, Venegas R, Khalkhali I. Outcomes of surgical and sonographic assessment of breast masses in women younger than 30. Am Surg 2005; 71(9):716–719

Vizcaíno I, Gadea L, Andreo L, Salas D, Ruiz-perales F, Cuevas D, Herranz C, Bueno F. Short-term Follow-up Results in 795 Nonpalpable probably benign lesions detected at screening mammography. Radiology 2001; 219:475–483

Yasmeen S, Romano PS, Pettinger M, Chlebowski RT, Robbins JA, Lane DS, Hendrix SL. Frequency and predictive value of a mammographic recommendation for short-interval follow-up. J Natl Cancer Inst 2003; 95:429–436

Eloisa Feliu, Ramon Ribes e Sergio Mejia

Introduzione

Le patologie cardiovascolari rappresentano la principale causa di morte nei paesi sviluppati e costituiscono un serio problema sociale, economico e sanitario. In ambito cardiologico, l'approccio clinico era inizialmente supportato dalla radiologia tradizionale e dall'ECG. In seguito, è stata sviluppata la cardiologia interventistica. Successivamente, l'ecocardio color Doppler e le metodiche isotopiche hanno introdotto un cambiamento radicale, fornendo ai cardiologi dei validi strumenti diagnostici non invasivi da utilizzare in tutti i casi di patologia cardiaca, a eccezione della definizione dell'anatomia delle arterie coronarie. Lo sviluppo dei queste nuove tecniche di imaging non invasive utili nella diagnosi e nel follow-up delle patologie cardiovascolari è stata la grande rivoluzione degli ultimi due decenni.

Fino a quando i reparti di cardiologia hanno gestito il cateterismo cardiaco e l'ecocardiografia, i radiologi hanno giocato un ruolo minore nella diagnosi delle patologie cardiovascolari. Tuttavia, i recenti sviluppi della Tomografia Computerizzata (TC) e della Risonanza Magnetica (RM) hanno consentito di effettuare non solo studi di morfologia cardiaca e caratterizzazione tissutale, ma anche di valutare in modo qualitativo, semiquantitativo e quantitativo la funzionalità cardiaca. Ciò ha incrementato notevolmente l'interesse radiologico in questo ambito.

L'ecocardiografia è tuttora la metodica diagnostica di prima scelta nella diagnosi e nel follow-up di numerose patologie cardiache e, in genere, viene eseguita dai cardiologi.

Nelle due ultime decadi, la RM ha assunto un ruolo fondamentale in ambito cardiologico. Dal punto di vista strettamente tecnico, la RM offre alcuni vantaggi rispetto alle altre metodiche non invasive. In primo luogo, non utilizza radiazioni ionizzanti; quindi, fornisce informazioni aggiuntive sulle caratteristiche tissutali; infine, consente di ottenere immagini tridimensionali.

Una delle maggiori difficoltà tecniche è rappresentata dal continuo movimento del cuore; tale ostacolo è stato superato grazie allo sviluppo di nuove sequenze sincronizzate con i movimenti cardiaci e respiratori. Allo stato attuale, con la RM possono essere valutate non solo l'anatomia, ma anche la funzione, il metabolismo, la perfusione e, più recentemente, lo stato della porzione prossimale delle arterie coronarie. L'utilizzo del mezzo di contrasto, somministrato per via endovenosa, fornisce ulteriori informazioni sulla vitalità miocardica nel danno ischemico e consente l'identificazione di tessuto fibroso in molte altre cardiomiopatie. La Risonanza Magnetica Cardiaca (RMC) è una delle tecniche diagnostiche non invasive più promettenti per lo studio delle patologie cardiache congenite e acquisite.

La RMC è considerata complementare all'ecocardiografia, quando quest'ultima sia inconclusiva nella valutazione di una specifica patologia cardiaca o a causa di difficoltà di tipo tecnico; tuttavia, è la metodica di elezione per lo studio di particolari patologie cardiache. Dal momento in cui la RMC è stata introdotta nella pratica clinica, il numero di casi clinici per i quali risulta indicata è cresciuto notevolmente.

Lo studio angiografico delle arterie coronarie con la TC MultiDetettore (TCMD) appare oggi indispensabile per il completamento dello studio cardiovascolare. La stretta collaborazione tra cardiologi e radiologi è tuttavia necessaria per esplorare fino in fondo tutte le sue potenzialità.

Caso 2.1

Infarto acuto del miocardio

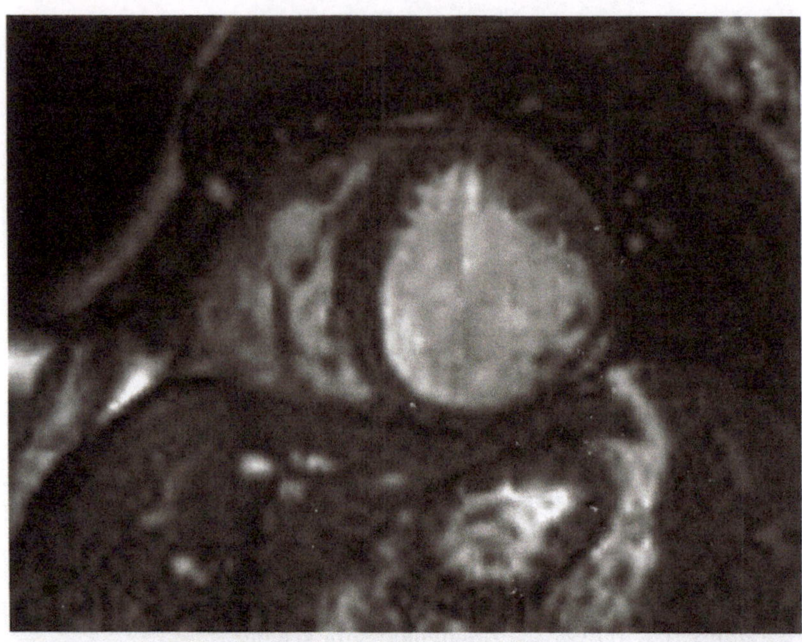

Fig. 2.1.1

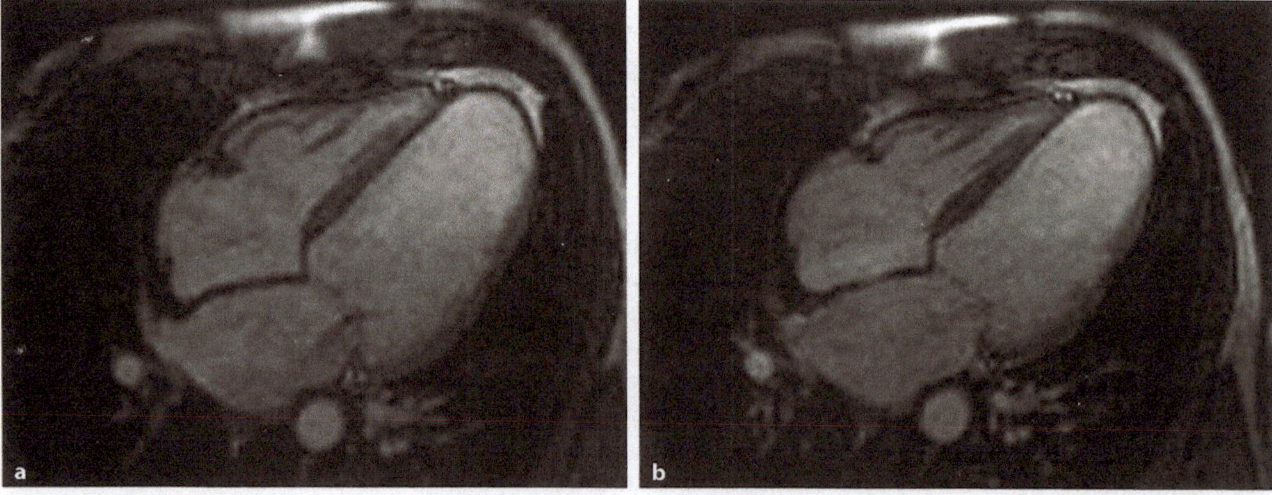

Fig. 2.1.2a,b

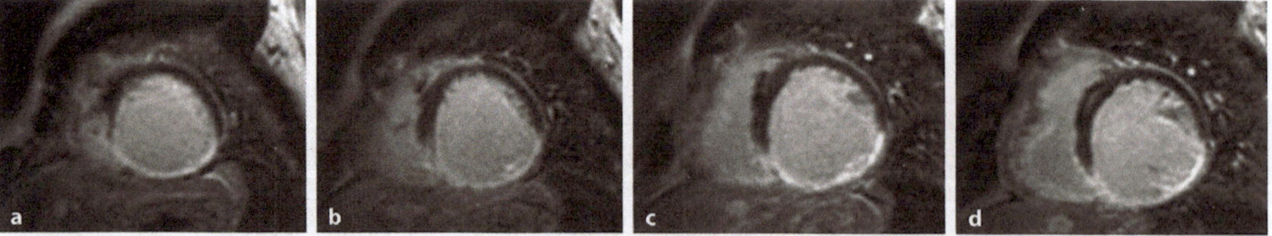

Fig. 2.1.3a–d

Un uomo di 57 anni, obeso e forte fumatore, con storia di infarto acuto inferiore avuto due anni prima, viene ricoverato per angina di recente insorgenza. La coronarografia evidenzia una grave stenosi dei rami discendente anteriore e marginale e occlusione totale della coronaria destra. Si esegue uno studio con RMC per valutare la possibilità di un'eventuale rivascolarizzazione.

L'Infarto Acuto del Miocardio (IMA) è la conseguenza dell'occlusione trombotica di un'arteria coronaria; l'assenza di flusso ematico nel territorio di irrorazione dei vasi ostruiti determina la necrosi del tessuto. Se l'ischemia dura per più di 4-6 ore, la necro-si miocardica è irreversibile, ma la riperfusione effettuata in questa finestra temporale può salvare il miocardio e ridurre la mortalità e la morbilità. L'IMA viene definito tran-smurale quando l'infarto coinvolge la parete a tutto spessore, in uno o più segmenti car-diaci, e subendocardico quando la necrosi non interessa l'intero spessore del segmento parietale cardiaco. Le regioni endocardiche e subendocardiche, essendo le ultime a esse-re perfuse, sono quelle più frequentemente sede di danno ischemico. I sintomi caratte-ristici dell'infarto del miocardio includono il dolore toracico, la dispnea, la nausea, il vomito e le palpitazioni, la sudorazione o la sensazione di morte imminente. Approssimativamente, circa 1/3 degli infarti è silente, senza dolore toracico o altri sinto-mi. L'Arteriografia Coronarica (AC) è la metodica di elezione per lo studio dell'albero coronarico. Essa non solo delinea una mappa anatomica delle arterie coronarie, identi-ficando la localizzazione, la natura della placca e l'entità della gravità della stenosi, ma anche informazioni sul vaso a valle della placca stessa, rendendo possibile la rivascola-rizzazione della lesione responsabile della stenosi; il cateterismo cardiaco del ventrico-lo sinistro consente inoltre la misurazione delle pressioni ventricolari e l'analisi visiva della cinesi parietale, con calcolo del volume diastolico e della Frazione di Eiezione (FE).

La valutazione accurata dell'estensione e del grado del danno miocardico è di cru-ciale importanza nei pazienti con infarto del miocardio acuto o cronico, per la stratifica-zione del rischio individuale e la programmazione del piano terapeutico. La differen-ziazione del miocardio salvabile da quello non recuperabile è un fattore predittivo per il successo della rivascolarizzazione (cioè il recupero della cinesi regionale) e soprattutto per la sopravvivenza. Le tecniche diagnostiche più comunemente utilizzate per questo scopo sono l'ecocardiografia, l'angiografia con radionuclidi e la SPECT. Tutte le metodi-che citate, usate in trial clinici con buona riproducibilità, nella pratica sono poco preci-se. La Risonanza Magnetica Cardiaca (RMC) offre maggiore sensibilità, riproducibilità e risoluzione. Le sequenze cine consentono la valutazione della morfologia e della fun-zione cardiaca; le sequenze di *Delayed Enhancement* (DE) consentono la caratterizzazio-ne dell'infarto acuto del miocardio attraverso due ben definiti pattern di potenziamen-to: (1) le sequenze di *first pass*, acquisite subito dopo la somministrazione di mezzo di contrasto (mdc), mostrano la presenza di aree non perfuse sul versante subendocardi-co, corrispondenti all'ostruzione microvascolare; (2) le immagini acquisite tardivamen-te, 15 minuti dopo la somministrazione del mdc, rivelano una o più regioni di aumenta-ta intensità del segnale, che corrispondono alle aree di necrosi.

Sequenze cine ottenute in asse corto (Fig. 2.1.1) e 4 camere in telediastole (Fig. 2.1.2a) e telesistole (Fig. 2.1.2b): le immagini in 4 camere mostrano una dilatazione del ventrico-lo sinistro con assottigliamento dei segmenti parietali postero-inferiori e apicali, che appaiono acinetici. Nella Figura 2.1.2b si osserva anche una lieve insufficienza della val-vola mitrale. Le immagini DE 3D T1 pesate *fast field echo* (Fig. 2.1.3), ottenute in asse corto, mostrano un'area di potenziamento che coinvolge i segmenti postero-inferiori, da riferire ad assenza di miocardio vitale. Sulla base di tali reperti, è stata effettuata la riva-scolarizzazione con angioplastica percutanea invece dell'intervento chirurgico.

Caso 2.2
■ Cardiomiopatia ipertrofica

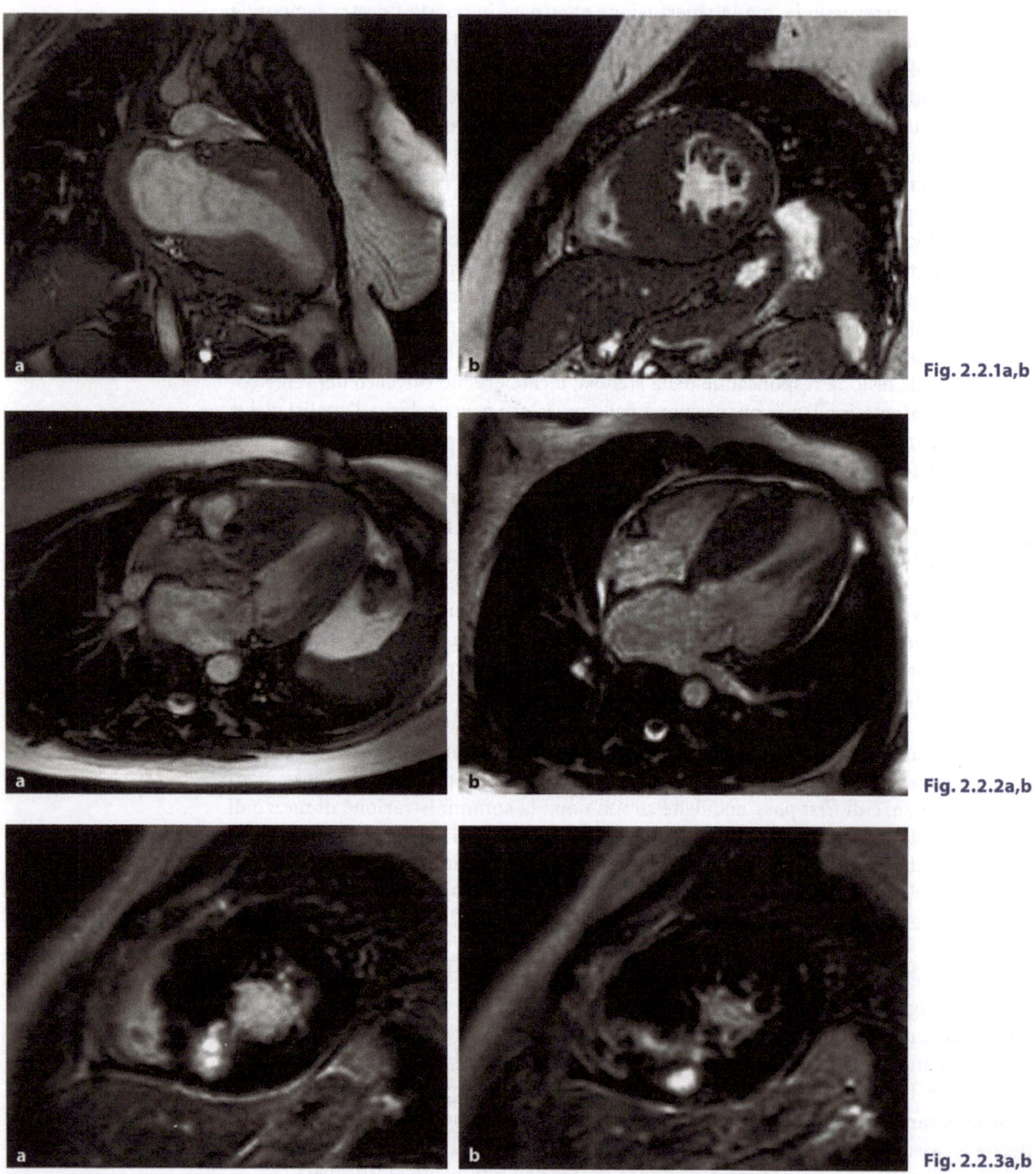

Fig. 2.2.1a,b

Fig. 2.2.2a,b

Fig. 2.2.3a,b

Un uomo di 45 anni, che ha presentato un episodio sincopale dopo sforzo fisico, viene ricoverato nella nostra unità di cardiologia. L'ECG mostra bradicardia sinusale, ipertrofia del ventricolo sinistro e inversione dell'onda T nelle derivazioni precordiali. L'esame ecocardiografico evidenzia un ispessimento delle pareti ventricolari con funzione sistolica del ventricolo sinistro (VS) conservata (FE = 55%). Si esegue pertanto una RMC per valutare la morfologia cardiaca e la presenza di fibrosi miocardica.

Commenti

La CardioMiopatia Ipertrofica (CMI) è una patologia primitiva miocardica caratterizzata da uno sproporzionato ispessimento delle pareti del ventricolo sinistro, senza dilatazione della camera ventricolare. La patologia ha una prevalenza che va dallo 0,02 allo 0,2% nella popolazione generale, ma è la causa più frequente di morte cardiaca improvvisa nei giovani. In circa il 50% dei casi è trasmessa con modalità autosomica dominante. Sebbene l'ipertrofia sia più frequentemente confinata ai segmenti settali antero-basali, può essere concentrica e interessare qualsiasi altro segmento del ventricolo destro.

Istologicamente, la CMI è caratterizzata da un diffuso sovvertimento strutturale miocardico (disallineamento delle miofibre) con fibrosi interstiziale, che può assumere diversi pattern. Inoltre, predispone i pazienti allo sviluppo di infarto del miocardio.

Dal punto di vista fisiopatologico, la CMI è caratterizzata dall'ostruzione del tratto di efflusso (cardiomiopatia ipertrofica ostruttiva), dalla ridotta performance regionale, dalla diminuzione della compliance cardiaca, dalla riduzione della riserva coronarica e da aritmie ventricolari. In relazione al grado di ostruzione all'efflusso del sangue, la CMI può essere definita ostruttiva o non ostruttiva. L'ostruzione dinamica del tratto di efflusso (quando presente) è in genere dovuta all'ispessimento del lembo anteriore della valvola mitrale durante la sistole, spesso aggravato dal *bulging* (rigonfiamento) dei segmenti medi del setto.

Il decorso clinico della CMI è variabile. Molti pazienti sono asintomatici o mediamente sintomatici. I sintomi della CMI includono la dispnea, il dolore toracico, le palpitazioni, il senso di svenimento, l'affaticamento, la sincope e la morte cardiaca improvvisa.

L'ecocardiografia è stata per molti anni la metodica di scelta per la diagnosi di CMI: è infatti possibile identificare spessori parietali di 15 mm o più e verificare se esiste o meno l'ostruzione del tratto di efflusso, definendo il grado e l'insufficienza mitralica. Tuttavia, i limiti dell'ecocardiografia sono la finestra acustica variabile, l'inadeguata visualizzazione delle pareti del ventricolo sinistro nelle aree più distanti e l'inadeguata valutazione della massa ventricolare sinistra in pazienti con ipertrofia asimmetrica. Al contrario, la RMC può definire con chiarezza le aree di ipertrofia miocardica, valutare la funzione globale e regionale del VS, visualizzare l'ostruzione del tratto di efflusso, il movimento del lembo mitralico anteriore e l'insufficienza mitralica, calcolare la massa del VS e individuare la fibrosi miocardica grazie alle sequenze di DE.

Reperti radiologici

Le sequenze cine ottenute in fase telediastolica in asse lungo (Fig. 2.2.1a) e in asse corto (Fig. 2.2.1b) mostrano un ispessimento asimmetrico del setto interventricolare; le immagini ottenute in 4 camere (Fig. 2.2.2a) rivelano l'ostruzione del tratto di efflusso del VS e l'insufficienza mitralica e dimostrano il prevalente ispessimento del setto e la dilatazione dell'atrio sinistro, dovuta all'insufficienza mitralica (Fig. 2.2.2 b).

Le sequenze T1 pesate DE 3D *fast field echo* (Fig. 2.2.3), ottenute in asse corto, mostrano la distribuzione a chiazze del potenziamento del setto, a livello della giunzione interventricolare (segmenti infero-settali) e della parete libera del ventricolo destro, indicando la sostituzione fibrosa del miocardio.

Il quadro RM è coerente con la precedente diagnosi di cardiomiopatia ipertrofica ostruttiva con coinvolgimento prevalente del setto e multipli foci di fibrosi miocardica.

Caso 2.3

■ Displasia aritmogena del ventricolo destro

Una donna di 45 anni viene ricoverata in cardiologia per dispnea e palpitazioni. L'ECG mostra una tachicardia ventricolare non continua, con blocco di branca sinistra. All'esame ecocardiografico si osserva modesta dilatazione e incremento della trabecolatura del ventricolo destro. L'angiografia coronarica risulta normale. Si procede con una RMC ai fini di porre una diagnosi differenziale della dilatazione del ventricolo destro.

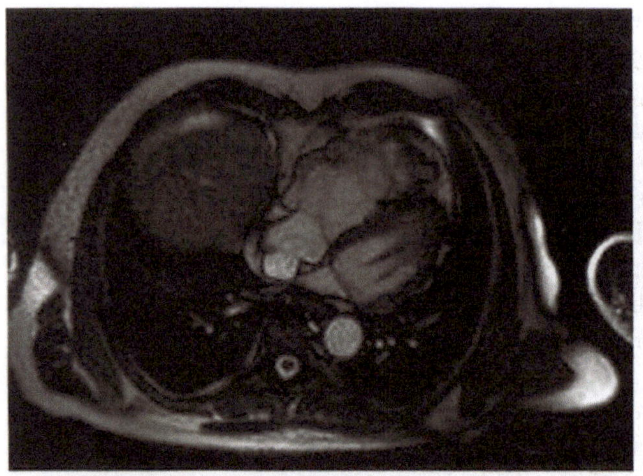

Fig. 2.3.1

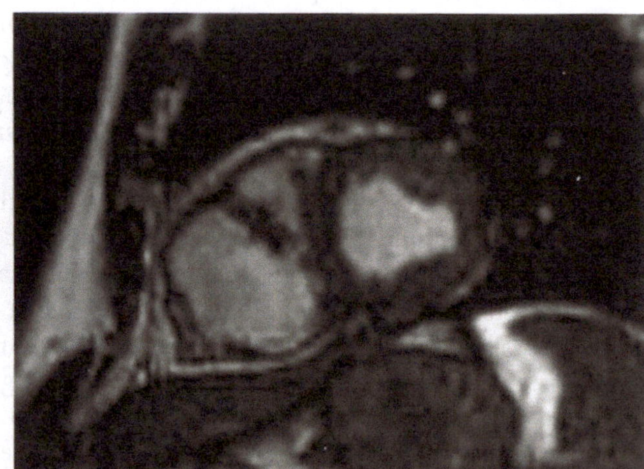

Fig. 2.3.2

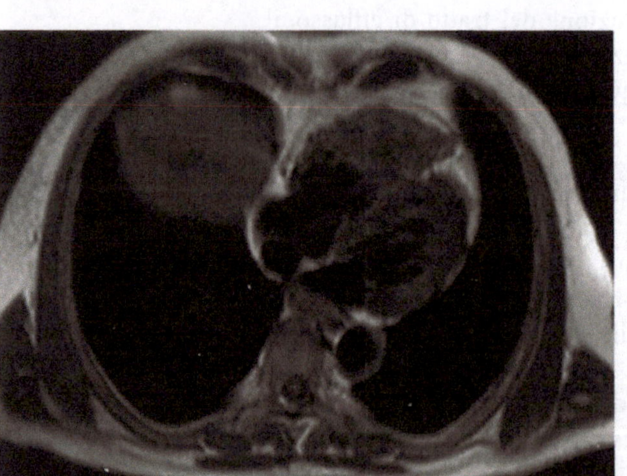

Fig. 2.3.3

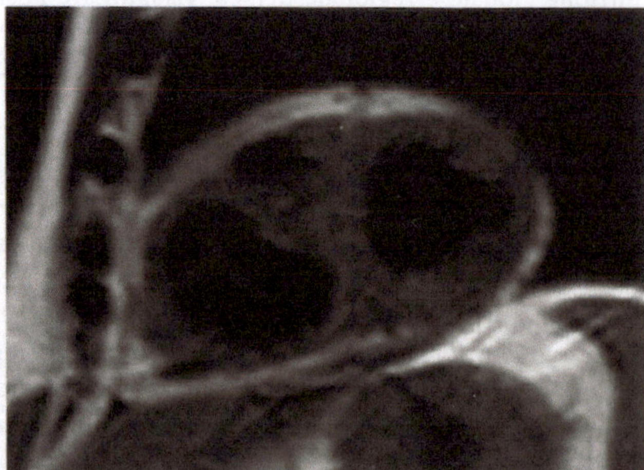

Fig. 2.3.4

La Displasia Aritmogena del Ventricolo Destro (DAVD) è caratterizzata dalla progressiva sostituzione delle fibrocellule miocardiche con tessuto fibrolipidico. Sebbene tale patologia interessi soprattutto il ventricolo destro, possono essere coinvolti anche il ventricolo sinistro e il setto. La displasia può provocare marcato assottigliamento delle pareti con organizzazione atipica delle trabecole, dilatazione o aneurismi delle camere cardiache con movimento sistolico paradosso e, in rari casi, infarto destro congestizio.

Sebbene non si conosca l'esatta prevalenza della DAVD, si pensa che si verifichi in un caso su 5000 nella popolazione generale. Molti studi suggeriscono l'esistenza di una predisposizione familiare in circa il 30-50% dei casi e che la patologia venga trasmessa con modalità autosomica dominante. Essa rappresenta la seconda causa di morte cardiaca improvvisa nei giovani dopo la cardiomiopatia ipertrofica, specialmente negli atleti.

I pazienti con DAVD sono in genere maschi con meno di 35 anni, che accusano dispnea o tachicardia. In alcuni casi la morte cardiaca improvvisa può essere la prima manifestazione.

La diagnosi di DAVD si basa sulla presenza di criteri maggiori e minori, che includono fattori genetici, elettrocardiografici, patofisiologici e istologici. In una percentuale che va dal 50 al 90% dei casi, le persone con DAVD possono presentare reperti caratteristici all'elettrocardiogramma a riposo (tachicardia ventricolare con blocco di branca destra, che originino dal ventricolo destro). Le metodiche di imaging utilizzate per valutare le anomalie del ventricolo destro includono l'angiografia convenzionale, l'ecocardiografia, l'angiografia con radionuclidi, la tomografia computerizzata e la risonanza magnetica.

L'angiografia del ventricolo destro è stata sempre considerata l'esame di riferimento per la diagnosi di DAVD, soprattutto perché consente di discriminare il *bulging* acinetico o discinetico delle regioni infundibolari, apicali o sottotricuspidali.

L'esame ecocardiografico può rilevare alterazioni della contrattilità cardiaca globale e regionale, dilatazione del ventricolo destro e disfunzione sistolica durante uno studio di routine. Tuttavia, lo studio è limitato dall'insufficiente visualizzazione dell'apice e del tratto di efflusso del ventricolo destro, dalla difficoltà di evidenziare le aree di assottigliamento parietale e dalla scarsa risoluzione spaziale che non consente la resa dettagliata della tipica infiltrazione adiposa e fibroadiposa del ventricolo destro.

La RM consente di visualizzare le cavità ventricolari e le pareti con eccellente definizione dell'anatomia cardiaca. Le sequenze cine valutano le alterazioni dell'attività cardiaca, come l'ipocinesia globale e regionale, i *bulging* diastolici precoci o le circoscritte estroflessioni saccate della parete. Le sequenze T1 sono in grado di visualizzare in alcuni casi il grasso intramiocardico. Le sequenze di DE possono evidenziare l'infiltrazione fibrosa della parete libera del ventricolo destro; grazie alla capacità della RM di rilevare anomalie funzionali e strutturali, i reperti positivi a tale metodica possono essere utilizzati come criteri addizionali per la diagnosi clinica di DAVD. La RM appare pertanto il *gold standard* per la diagnosi e il follow-up, nel sospetto clinico di DAVD.

Sequenze cine SSFP in 4 camere (Fig. 2.3.1) e in asse corto (Fig. 2.3.2) mostrano dilatazione marcata del ventricolo destro con associato assottigliamento parietale, aumento della trabecolatura, multipli *bulging* con aree discinetiche e grave disfunzione globale.

Le immagini T1 pesate a sangue nero, ottenute in 4 camere (Fig. 2.3.3) e in asse corto (Fig. 2.3.4) evidenziano l'assenza di infiltrazione fibrosa del miocardio.

Sulla base di tali reperti è stata posta diagnosi di DAVD, nonostante non fosse presente sostituzione fibrosa nello spessore della parete ventricolare miocardica.

Caso 2.4
■
Miocardite

Una donna di 35 anni, senza fattori di rischio rilevanti per patologie cardiovascolari, viene accompagnata presso il nostro pronto soccorso per dolore toracico di tipo oppressivo che dura da 5 ore, senza altri sintomi associati. Racconta di aver sofferto di una gastroenterite la settimana precedente, senza febbre. L'ECG mette in evidenza un sovraslivellamento di 2 mm del tratto ST, nelle derivate posteriori,

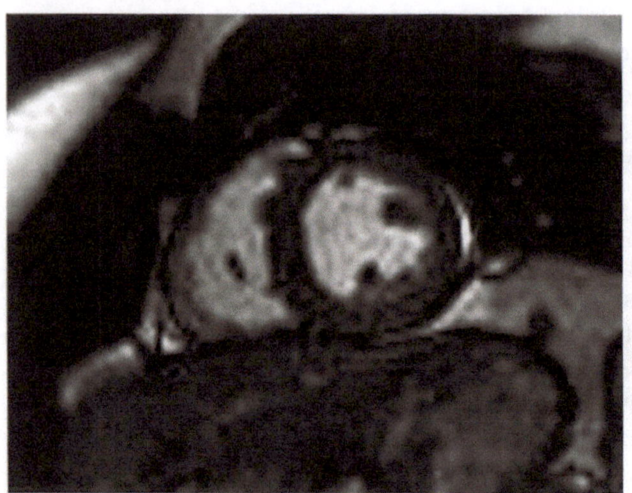

Fig. 2.4.1

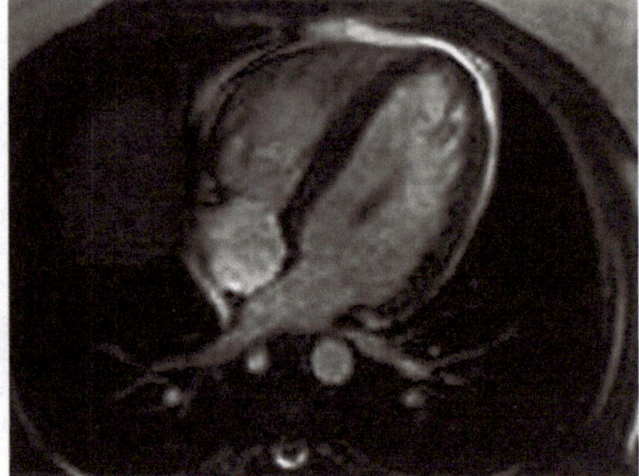

Fig. 2.4.2

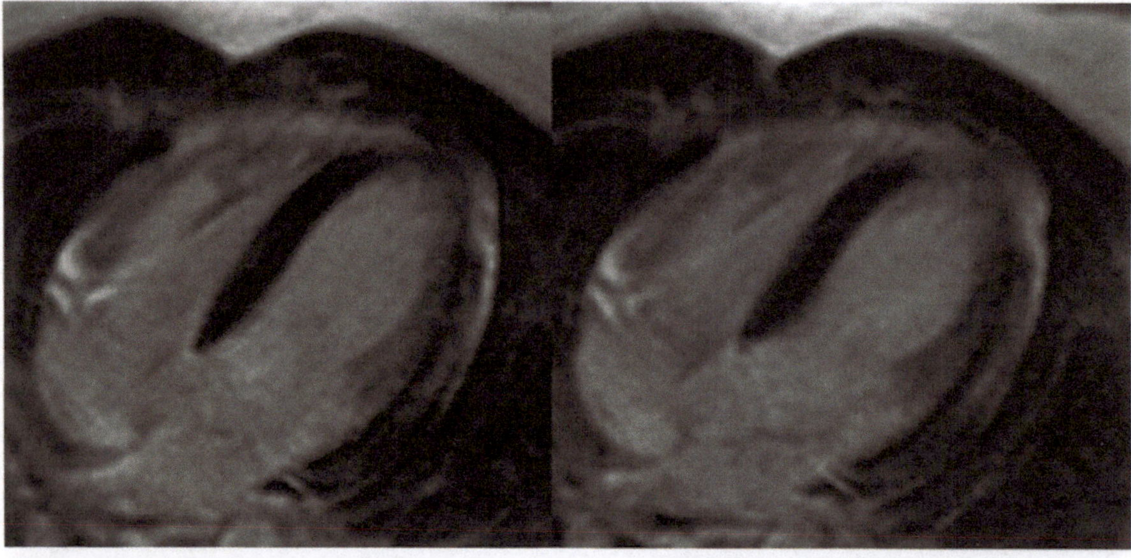

Fig. 2.4.3

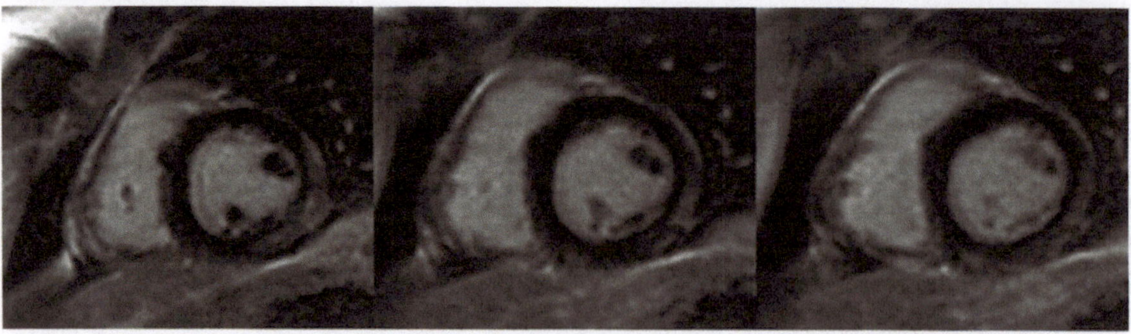

Fig. 2.4.4

inferiori e laterali. L'esame ecocardiografico eseguito in urgenza mostra modesta ipocinesia della parete infero-laterale. Non si evidenziano ispessimenti pericardici o versamento. Il dosaggio iniziale degli enzimi cardiaci mostra valori di Troponina I di 29,5 ng/mL (valori normali <0,4 ng/mL), di CK (creatininchinasi) di 2,585 U/L e di CK-MB di 389 ng/mL. Il dolore toracico persiste nonostante la somministrazione sublinguale di nitroglicerina e la paziente viene sottoposta a cateterismo cardiaco in urgenza. Si programma una RMC per valutare la morfologia e la funzionalità cardiaca e, per quanto possibile, le aree di infiammazione.

Commenti

La miocardite è un processo infiammatorio acuto che colpisce il miocardio, in risposta ad agenti infettivi (in genere virus), chimici o fisici.

Nella maggior parte dei pazienti la miocardite attiva è clinicamente silente, in assenza di segni o sintomi clinici che ne suggeriscano la diagnosi. L'indizio più ovvio per la diagnosi di miocardite è una precedente infezione virale. In alcuni casi, le caratteristiche cliniche sono limitate a segni di minore rilevanza come l'affaticamento, le palpitazioni e la debolezza nei giorni successivi a un episodio acuto di febbre o angina. A volte la miocardite acuta può mimare un quadro di infarto acuto del miocardio. Sebbene la maggior parte dei pazienti recuperi completamente, nel 5-10% dei casi può progredire verso la miocardite cronica e la cardiomiopatia dilatativa, conducendo occasionalmente alla morte improvvisa per miocardite disseminata.

La diagnosi è spesso presuntiva. I dati clinici e di laboratorio, l'ECG, l'esame ecocardiografico e la coronarografia assumono essenzialmente valore di esclusione di sindromi coronariche acute e la diagnosi finale è in genere effettuata dopo aver scartato le più comuni cause di patologia cardiaca. Sebbene la biopsia miocardica sia ancora considerata il *gold standard* diagnostico (nonostante la minore sensibilità se la patologia è focale), lo sviluppo di nuove tecniche di imaging, come la RMC, ha contribuito in modo sostanziale alla diagnosi di miocardite. Oltre a offrire un'ottima valutazione della morfologia e della funzionalità cardiaca, lo studio con RMC può quantificare l'infiammazione miocardica. Nelle sequenze di DE il contrasto si accumula nel miocardio come conseguenza della rottura delle membrane miocitarie, a seguito del processo infiammatorio. Il potenziamento in genere assume un pattern a chiazze per le due settimane successive all'evento acuto, per poi assumere progressivamente aspetto parcellare.

Questo quadro di enhancement a distribuzione mesocardica, con risparmio del versante subendocardico, è facilmente distinguibile dall'infarto acuto del miocardio in cui il potenziamento è tipicamente subendocardico. Se le aree che presentano potenziamento subiscono anche modificazioni nella cinesi, aumenta notevolmente il grado di accuratezza diagnostica. Inoltre, la RMC non solo definisce la localizzazione e l'estensione dell'infiammazione miocardica, ma è molto utile nella valutazione della progressione della patologia.

Reperti radiologici

Le sequenze cine SSFP in asse corto (Fig. 2.4.1) e 4 camere (Fig. 2.4.2) mostrano una modesta ipocinesia laterale.

Le immagini T1 pesate a sangue nero, ottenute 10 minuti dopo la somministrazione di gadolinio, in 4 camere (Fig. 2.4.3) e in asse corto (Fig. 2.4.4) rivelano un'area di potenziamento nei segmenti medi posteriori e laterali, con risparmio del versante subendocardico.

Tali reperti, unitamente ai dati clinico-laboratoristici, sono fortemente suggestivi di miocardite.

Caso 2.5
■
Coartazione aortica

Un uomo di 42 anni viene riferito per la valutazione di un'ipertensione refrattaria al trattamento. Al momento dell'esame clinico, la pressione arteriosa risulta di 175/95 mmHg in entrambe le estremità superiori e di 90/40 mmHg agli arti inferiori, con pulsazioni deboli in quest'ultima sede. All'auscultazione si percepiscono extrasistoli; all'ECG il ritmo è sinusale e appare compatibile con ipertrofia ventricolare destra. L'esame ecocardiografico conferma l'ipertrofia ventricolare grave, con normale frazione di eiezione, evidenziando un gradiente pressorio a livello dell'aorta discendente. Nel sospetto clinico di coartazione aortica viene dunque eseguita una RM.

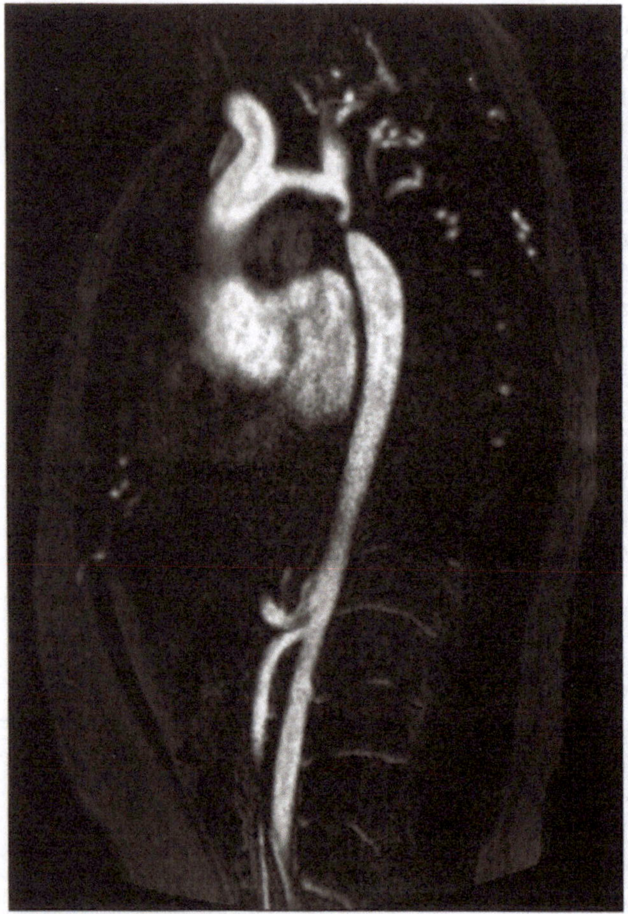

Fig. 2.5.1

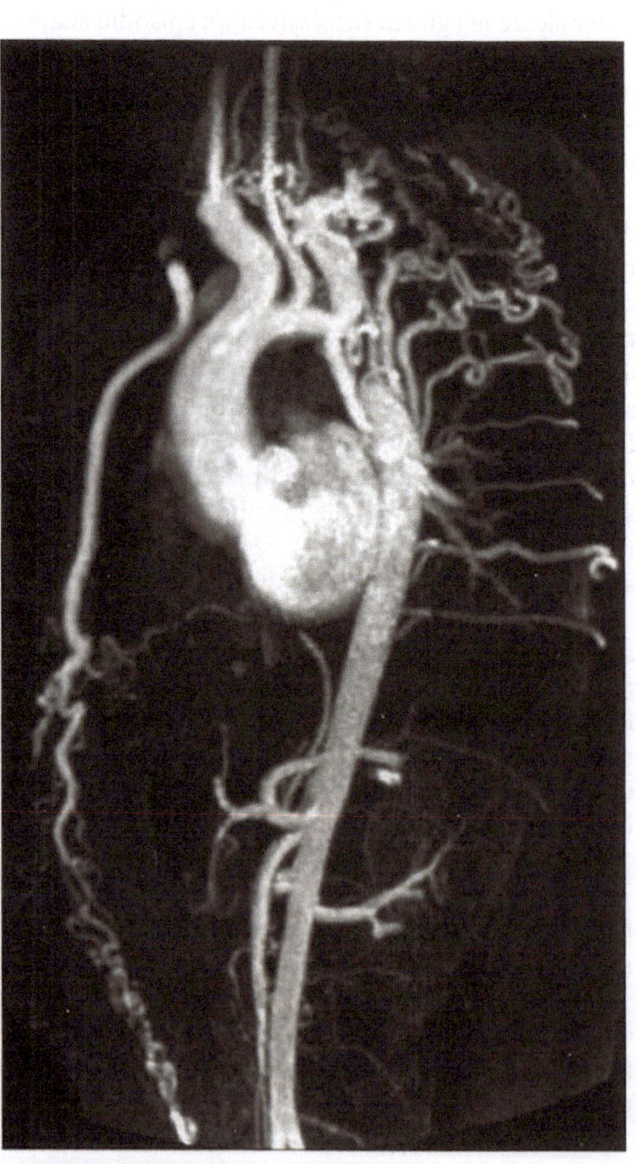

Fig. 2.5.2

La coartazione aortica è una malformazione caratterizzata dalla riduzione focale di calibro della porzione discendente dell'aorta toracica, localizzata comunemente subito a valle dell'origine dell'arteria succlavia di sinistra, nella regione del dotto arterioso (iuxtaduttale). La coartazione può presentarsi come una stenosi sia breve che estesa per un segmento maggiore.

La coartazione aortica si verifica soprattutto nel sesso maschile ed è relativamente comune, costituendo il 5-10% di tutte le patologie congenite. Spesso si verifica in associazione ad altri difetti cardiaci come, ad esempio, l'ipoplasia dell'arco e dell'istmo, la valvola aortica bicuspide (la più comune associazione, che si verifica in circa la metà dei pazienti), la pervietà del dotto arterioso, i difetti del setto interventricolare, l'atresia della tricuspide e le anomalie della valvole mitrale. Le patologie non cardiache associate includono gli aneurismi a bacca del poligono di Willis e la sindrome di Turner.

Nei bambini la coartazione si rileva a ridosso del dotto o in sede preduttale. Negli adolescenti e negli adulti è in genere distale al legamento arterioso (postduttale).

Alcuni pazienti possono presentare i sintomi tipici di una cardiopatia congestizia, come quelli pediatrici quando il dotto arterioso pervio viene chiuso; altri, per lo più adolescenti, sono asintomatici, sebbene una piccola parte di loro possa lamentare leggero affaticamento, dispnea e *claudicatio* durante la corsa. Gli adulti in genere presentano ipertensione e gradiente pressorio tra gli arti superiori e inferiori.

La diagnosi precoce di coartazione è importante per evitare l'insorgenza delle complicanze associate come gli aneurismi aortici, la dissezione e le endocarditi batteriche sulla sede della coartazione o a livello della valvola aortica bicuspide. I reperti più specifici di coartazione alla radiografia del torace sono il segno dell'aorta e le incisure delle superfici inferiori delle coste, legate all'effetto erosivo delle arterie intercostali dilatate che fungono da circoli collaterali.

L'ecocardiografia transtoracica è ideale per un inquadramento iniziale del paziente, in quanto consente la valutazione della funzione valvolare e ventricolare, in aggiunta al calcolo del gradiente pressorio attraverso la coartazione. Devono inoltre essere valutate le varianti anatomiche come, ad esempio, l'ipoplasia dell'istmo o dell'arco e la presenza e gravità di difetti eventualmente associati.

La RMC è oggi considerata la metodica diagnostica non invasiva di riferimento per la valutazione della coartazione aortica.

Le sequenze cine *phase-contrast* incluse le VENC (Velocity ENcoded Cine MR) misurano il picco di velocità attraverso la coartazione, consentendo in tal modo la stima del gradiente pressorio. Possono essere inoltre valutate le anomalie associate (ipoplasia, valvola aortica bicuspide, difetti del setto interventricolare). Le sequenze angiografiche di DE in 3D dopo somministrazione di gadolinio evidenziano la presenza di circoli collaterali e forniscono eccellenti immagini anatomiche dell'estensione della coartazione, consentendo la ricostruzione tridimensionale dei dati su multipli piani anatomici. La RM è anche indicata per studiare eventuali re-stenosi dopo intervento chirurgico e complicanze postoperatorie (pseudoaneurismi).

Le partizioni con orientamento sagittale obliquo (Fig. 2.5.1) e la ricostruzione MIP (*Maximum Intensity Projection*) (Fig. 2.5.2) della sequenza angiografica 3D con mdc, in apnea, mostrano una grave coartazione aortica postduttale, con sviluppo di estesi circoli collaterali e ipoplasia moderata dell'arco aortico.

Caso 2.6
■
Pericardite costrittiva

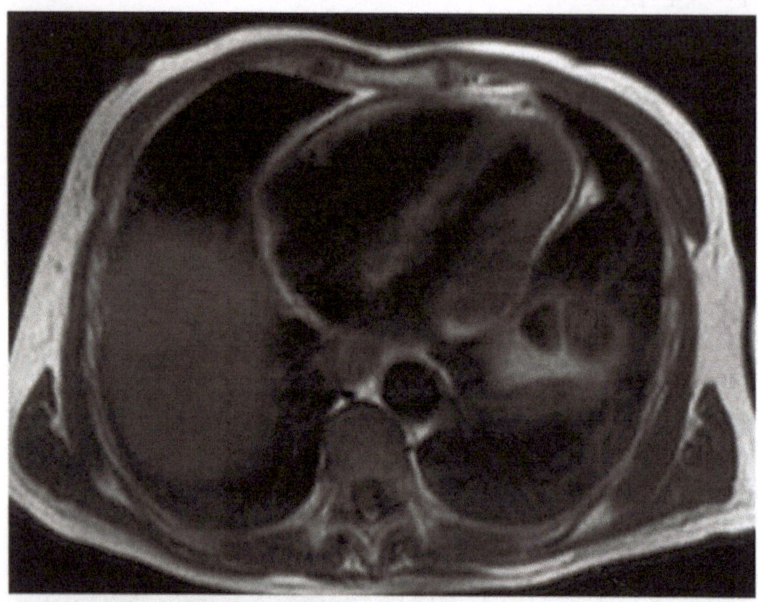

Fig. 2.6.1

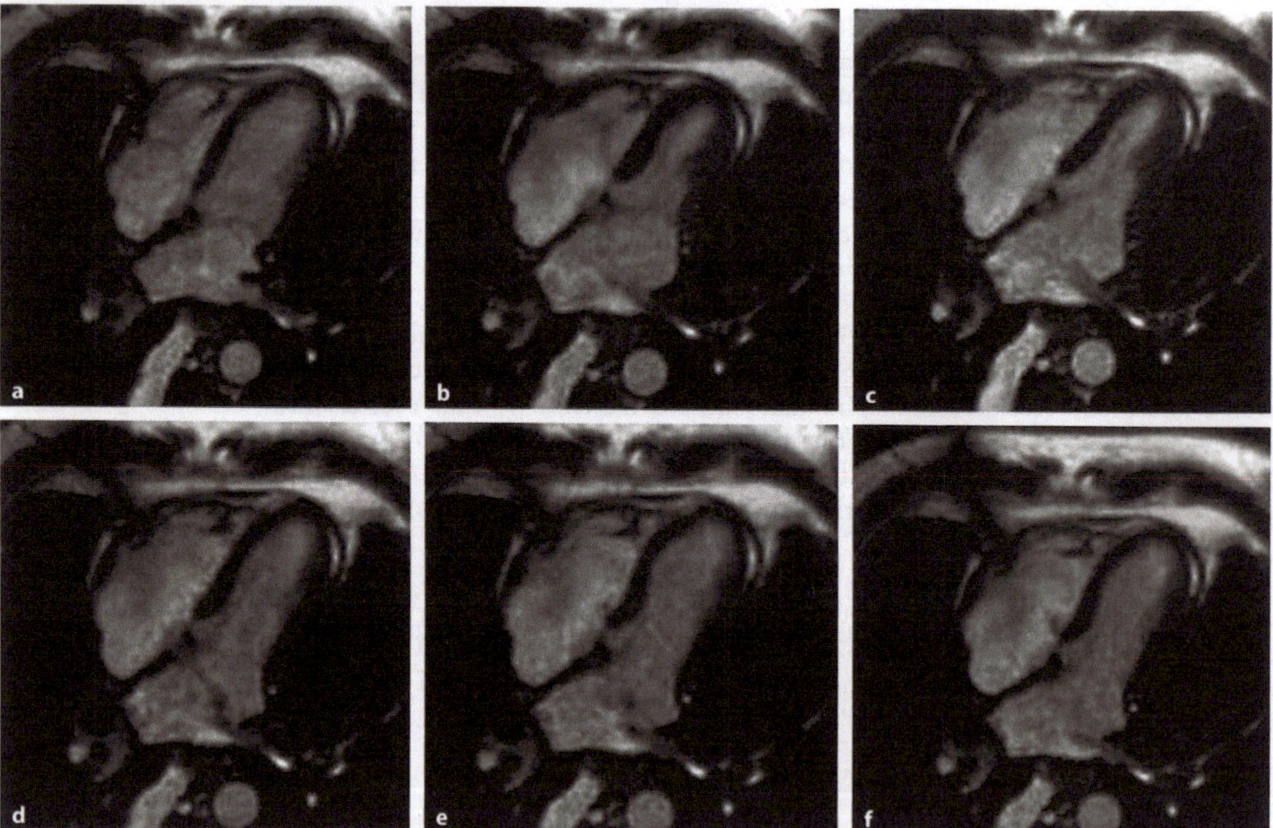

Fig. 2.6.2a–f

Un uomo di 62 anni, fumatore, con storia di tubercolosi in età giovanile, si rivolge al proprio cardiologo per episodi di dispnea durante l'esercizio fisico, tosse e ortopnea associati ad aumento della circonferenza addominale. All'esame obiettivo si osserva un aumento della pressione venosa ed epatomegalia. All'auscultazione si rilevano crepitii di fine inspirazione. La radiografia del torace mostra calcificazioni pericardiche e l'ECG mette in evidenza fibrillazione auricolare. I reperti ecocardiografici appaiono compatibili con ispessimento pericardico associato a dilatazione della vena cava inferiore. Viene quindi richiesta una RM per lo studio del pericardio.

La Pericardite Costrittiva (PC) è una infiammazione del pericardio che determina ispessimento fibroso e retrazione cicatriziale della sierosa. La più comune modalità di esordio è un episodio di pericardite acuta, non riconosciuta all'esame obiettivo. La patologia progredisce in modo silente verso uno stadio subacuto di riorganizzazione e riassorbimento dell'essudato infiammatorio; segue lo stadio cronico con formazione della cicatrice fibrosa e ispessimento dei foglietti sierosi, che limitano l'espansione diastolica di entrambi i ventricoli (*concretio cordis*). La successiva deposizione di calcio può contribuire all'ulteriore irrigidimento del pericardio.

In circa la metà dei casi la PC è idiopatica; tuttavia, con una minima ma ben definita incidenza, esiste la possibilità che la PC si verifichi come complicanza di interventi chirurgici su cuore e pericardio o di trattamenti radioterapici. Altre cause sono le infezioni (virali o tubercolari), le connettiviti, l'uremia e le neoplasie.

I pazienti con PC presentano sintomi di scompenso cardiaco, come la dispnea, l'ortopnea, l'affaticabilità e, occasionalmente, segni di epatomegalia e ascite.

Poiché anche le patologie che riducono la compliance cardiaca (come, ad esempio, la CardioMiopatia Restrittiva - CMR) determinano insufficiente riempimento ventricolare e manifestazioni cliniche molto simili a quelle della PC, appare di cruciale importanza distinguere le due entità: la PC, infatti, può essere risolta con la pericardiectomia tempestiva, mentre le CMR necessitano di un trattamento medico.

L'ecocardiografia transtoracica non è molto accurata nella valutazione dell'ispessimento dei foglietti pericardici; l'approccio transesofageo consente una migliore visualizzazione del pericardio, ma è comunque limitato dal campo visivo ristretto ed è una metodica invasiva. La TC e la RM permettono uno studio eccellente del pericardio. Uno spessore di 4 mm o più, accompagnato da sintomi suggestivi di scompenso cardiaco, è altamente suggestivo di PC. La TC consente, con ottima sensibilità, la visualizzazione delle calcificazioni pericardiche. La RM descrive perfettamente l'interdipendenza ventricolare, fenomeno per il quale la funzione di un ventricolo è alterata da modifiche del riempimento diastolico dell'altro ventricolo. Poiché nella PC il cuore si trova incarcerato in un sacco pericardico non estensibile, la posizione del setto interventricolare durante la diastole dipenderà dalle caratteristiche di riempimento di entrambi i ventricoli. I rapidi cambiamenti nelle pressioni ventricolari che si verificano nella PC determinano brusche alterazioni della posizione del setto, con sbandieramento o inversione settale (movimento paradosso).

L'immagine assiale T1 pesata a sangue nero (Fig. 2.6.1) mostra l'ispessimento del pericardio.

Le sequenze cine *fast field echo* in 4 camere (Fig. 2.6.2) evidenziano l'ispessimento del pericardio e il movimento paradosso del setto.

Commenti

Reperti radiologici

Caso 2.7
Cardiomiopatia restrittiva

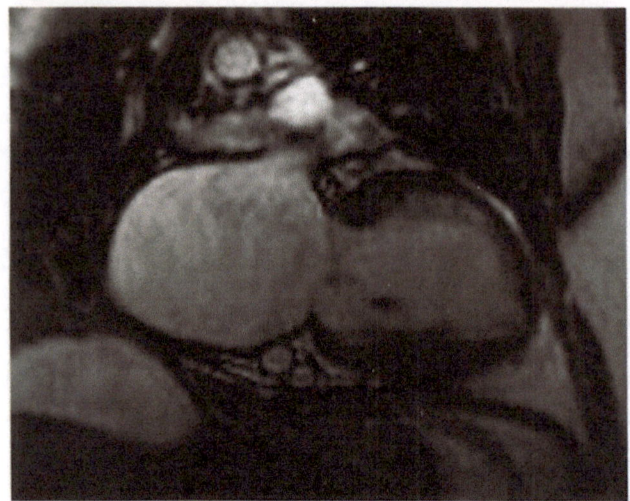

Fig. 2.7.1

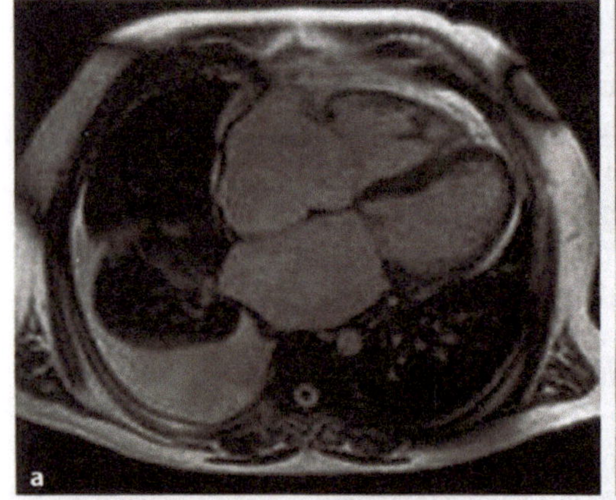

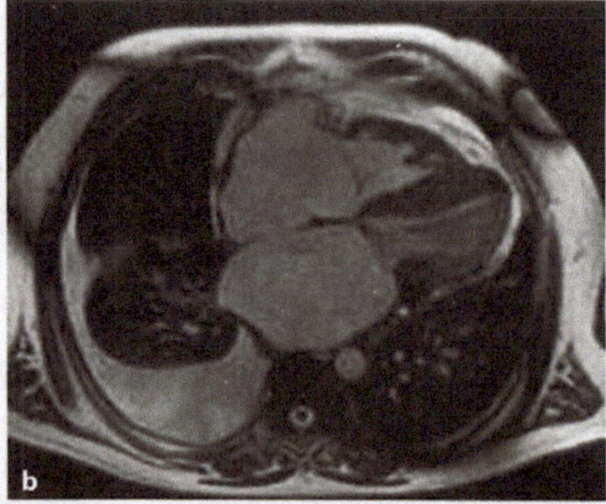

Fig. 2.7.2a,b

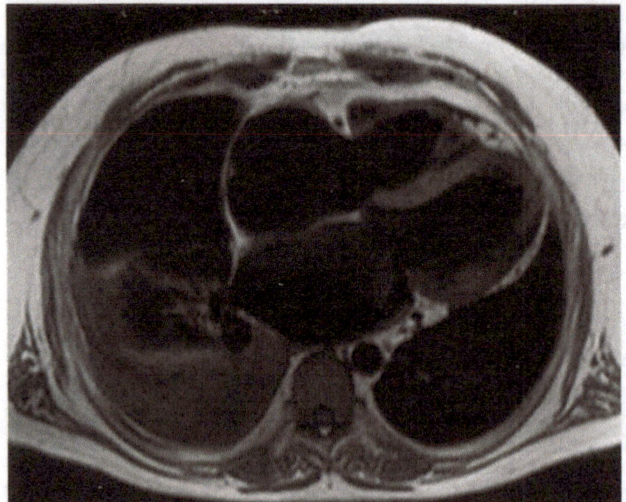

Fig. 2.7.3

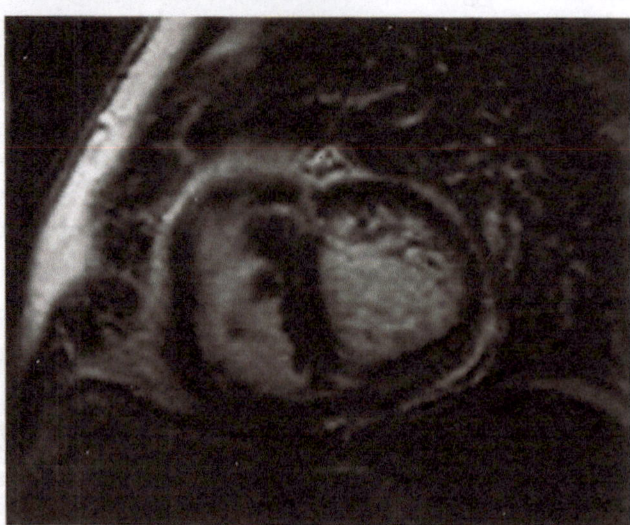

Fig. 2.7.4

Una donna obesa di 65 anni, con storia di scompenso cardiaco congestizio, si presenta per un peggioramento della sintomatologia, con dispnea per sforzi lievi, debolezza e grave edema alle estremità inferiori. All'esame fisico viene notato un notevole aumento della pressione venosa e una significativa epatomegalia. L'ECG mostra un abbassamento del complesso QRS in tutte le derivate. L'esame ecocardiografico evidenzia moderato aumento delle dimensioni di entrambi i ventricoli e dilatazione degli atri, con insufficienza mitralica e tricuspidale.

Commenti

La CardioMiopatia Restrittiva (CMR) è la meno comune tra le cardiomiopatie. Viene definita come una patologia miocardica caratterizzata da una riduzione primitiva della compliance ventricolare che esita nell'alterato riempimento ventricolare durante la diastole, con volume telediastolico conservato o diminuito in entrambi i ventricoli. La funzione contrattile è generalmente conservata, almeno all'inizio, e lo spessore parietale può essere normale o diminuito, in relazione alla causa.

La CMR può essere idiopatica oppure presentarsi in associazione a patologie infiltrative come l'amiloidosi, l'emocromatosi, la sindrome da ipereosinofilia, l'endocardite di Loeffler, la sarcoidosi, la fibrosi da radioterapia, l'alterazione del metabolismo del glicogeno e il morbo di Gaucher. Spesso si verifica anche dopo trapianto cardiaco.

I sintomi iniziali possono mimare quelli di uno scompenso cardiaco congestizio (dispnea, edema periferico e ascite) e aritmie. Più di 1/3 dei pazienti può presentare complicanze emboliche. Nei casi di malattia avanzata, sono presenti tutti i segni dello scompenso cardiaco congestizio eccetto la cardiomegalia. Questi reperti sono simili a quelli osservati nella pericardite costrittiva.

La diagnosi si fonda sui reperti osservati agli esami obiettivo, elettrocardiografico ed ecocardiografico. Le alterazioni ECG non sono abbastanza specifiche per porre una diagnosi. L'ecocardiografia può mostrare la dilatazione degli atri, una consistenza parietale ventricolare normale o simmetricamente aumentata, un riempimento diastolico precoce rapido e diastolico tardivo lento, un volume ventricolare e una funzione sistolica normali o lievemente ridotti.

La RMC può fornire ulteriori informazioni sulla struttura del cuore. Nelle immagini di DE, la visualizzazione di aree di potenziamento in pazienti con CMR suggerisce la presenza di fibrosi interstiziale. Per la diagnosi sicura è in genere necessario il cateterismo cardiaco, che consente di misurare le pressioni nelle camere ventricolari e di prelevare campioni bioptici.

Il sospetto di CMR deve essere posto in tutti i pazienti che presentano scompenso cardiaco senza evidenza di cardiomegalia o disfunzione diastolica. Sebbene la terapia non sia in genere soddisfacente, l'importanza di emettere una diagnosi precoce è legata alla necessità di distinguere la cardiomiopatia restrittiva dalla pericardite costrittiva, che può anche presentare una patofisiologia di tipo restrittivo, ma viene spesso curata chirurgicamente.

Reperti radiologici

L'immagine cine in asse lungo (Fig. 2.7.1) mostra la dilatazione dell'auricola sinistra.

Le sequenze cine *fast field echo* (Fig. 2.7.2) e T1 pesate a sangue nero (Fig. 2.7.3) in 4 camere mostrano la dilatazione di entrambi gli atri e l'insufficiente riempimento diastolico. Non si osserva ispessimento dei foglietti pericardici né versamento pericardico.

Nelle immagini T1 pesate a sangue nero, acquisite 15 minuti dopo la somministrazione di mezzo di contrasto in asse corto (Fig. 2.7.4), si osserva un'area di potenziamento a distribuzione mesocardica che coinvolge il setto ed è compatibile con fibrosi interstiziale.

Caso 2.8
Anomalie congenite delle coronarie

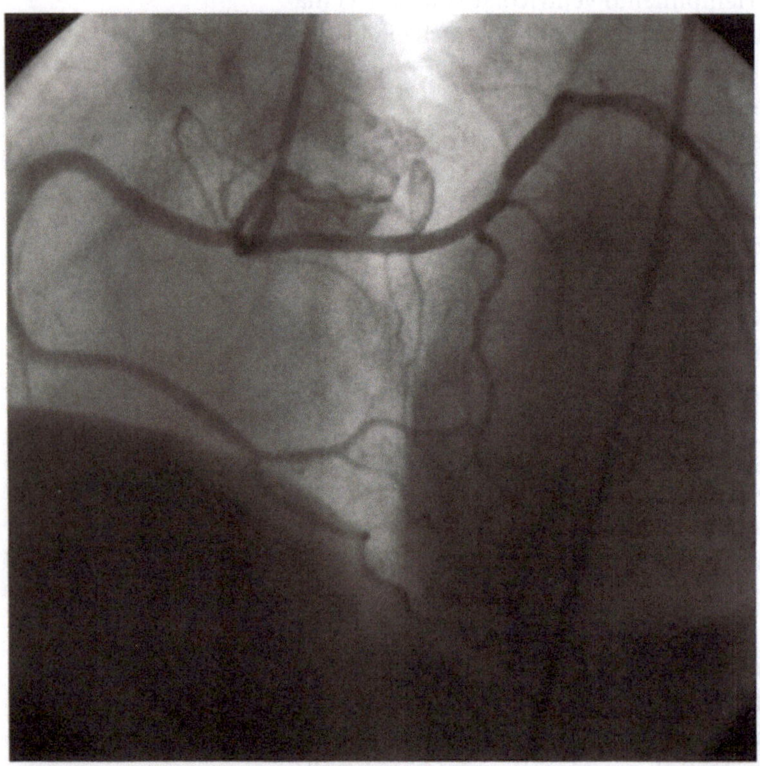

Fig. 2.8.1

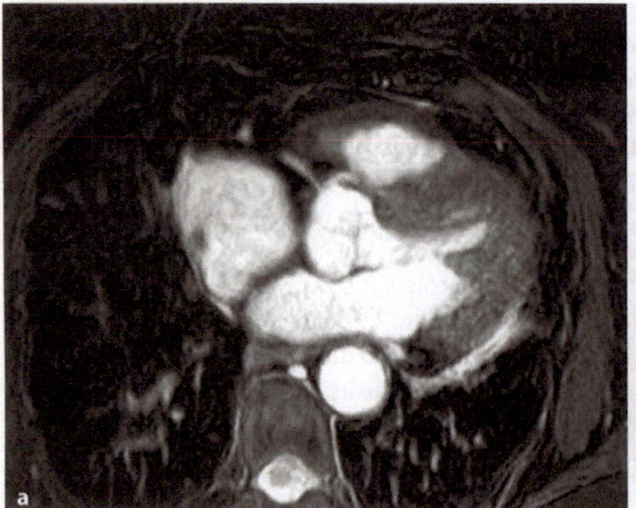
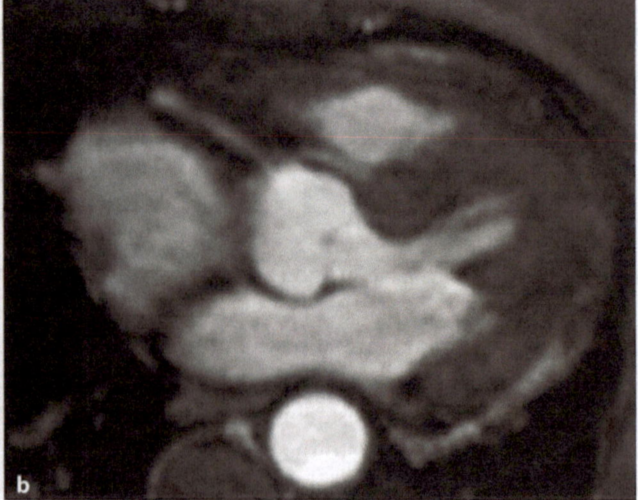

Fig. 2.8.2a,b

Una donna obesa di 71 anni, con storia di ipertensione, diabete mellito insulino-dipendente ed episodi di dolore toracico atipico viene trasportata al nostro pronto soccorso per dolore toracico di lunga durata con alterazioni dubbie all'ECG. Gli enzimi cardiaci risultano nella norma e il test da sforzo non mostra reperti significativi; viene pertanto richiesto il cateterismo cardiaco. All'angiografia si osserva l'origine anomala della coronaria di sinistra dal seno coronarico di destra, insieme alla coronaria di destra. Considerate le implicazioni diagnostiche e terapeutiche dello stato del paziente, si programma una RMC per determinare il decorso della coronaria anomala e i suoi rapporti con i grossi vasi.

Commenti

Con il termine Anomalie delle Arterie Coronarie (AAC) ci si riferisce a una vasta gamma di patologie congenite che coinvolgono l'origine, il decorso e la struttura delle arterie coronarie. Le AAC si riscontrano in circa l'1% di tutti i pazienti sottoposti ad angiografia e nello 0,3% delle autopsie. Sebbene le anomalie coronariche possano emergere come reperti occasionali durante l'esame autoptico, esse si verificano in persone giovani che muoiono durante esercizio fisico e spesso sono associate ad altri difetti cardiaci congeniti.

L'AAC può causare numerose alterazioni potenzialmente patologiche che si presentano clinicamente in modo variabile. Nella variante minore possono essere asintomatiche. Sintomi clinici vengono descritti in meno del 30% dei casi, prima che venga posta diagnosi di anomalie coronariche. Questi generalmente includono le palpitazioni, la dispnea durante l'attività fisica, l'angina, la sincope, l'affaticamento o la febbre, ma raramente inducono il sospetto clinico di anomalia delle arterie coronarie. Altri tipi di anomalie, quelle maggiori, sono più frequentemente fatali, in assenza di sintomi d'allarme: ciò accade in particolare nella variante, descritta come potenzialmente letale, in cui i segmenti prossimali della coronaria decorrono tra l'aorta e il tronco polmonare.

La metodica diagnostica di scelta per individuare le ACC è la coronarografia, che tuttavia permette solo la visione bidimensionale dell'albero coronarico, così che può risultare difficile distinguere il decorso delle arterie coronarie rispetto all'aorta e alle arterie polmonari. Inoltre, il vaso anomalo può essere erroneamente non riconosciuto o si può solo presumere che sia occluso se non selettivamente coinvolto.

Anche l'ecocardiografia transesofagea può visualizzare le anomalie coronariche, ma è una metodica troppo invasiva e costosa per essere utilizzata come procedura di screening in una popolazione di studio vasta. La TC potrebbe essere una valida alternativa, poiché offre un'eccellente risoluzione spaziale e identifica la maggior parte delle anomalie lungo il decorso dei vasi, ma utilizza radiazioni ionizzanti e mezzi di contrasto potenzialmente nefrotossici e allergenici. L'angiografia coronarica con RM è una tecnica recente, non invasiva, accurata nello studio della porzione prossimale delle arterie coronarie. La possibilità di acquisire le immagini su multipli piani coronarici è un vantaggio rispetto alle limitate possibilità di angolazione della coronarografia convenzionale. Inoltre, l'angiografia con RM è una tecnica tomografica che offre maggiori possibilità di studiare tridimensionalmente l'anatomia, rispetto a una tecnica di proiezione.

Il limite attuale maggiore della RM è la difficoltà nella visualizzazione dei segmenti distali delle arterie coronarie.

Reperti radiologici

L'angiografia coronarica, in proiezione obliqua anteriore sinistra (Fig. 2.8.1) mostra le coronarie di destra e di sinistra che originano dal seno coronarico destro.

Le immagini di angiografia acquisite con RM con sequenza 3D (Fig. 2.8.2) evidenziano la coronaria di sinistra (ACS) originare dal seno coronarico destro insieme alla coronaria di destra (ACD). Si può anche osservare il decorso anomalo dell'ACS tra l'aorta e le arterie polmonari.

Caso 2.9
■
Stenosi delle arterie coronarie

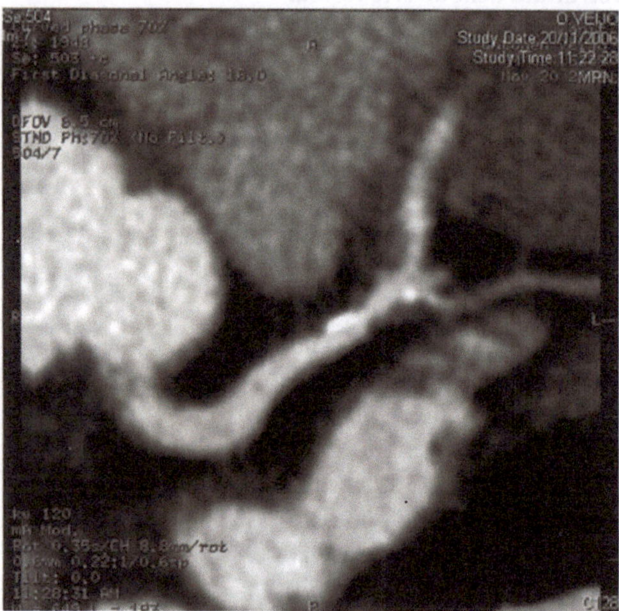

Fig. 2.9.1

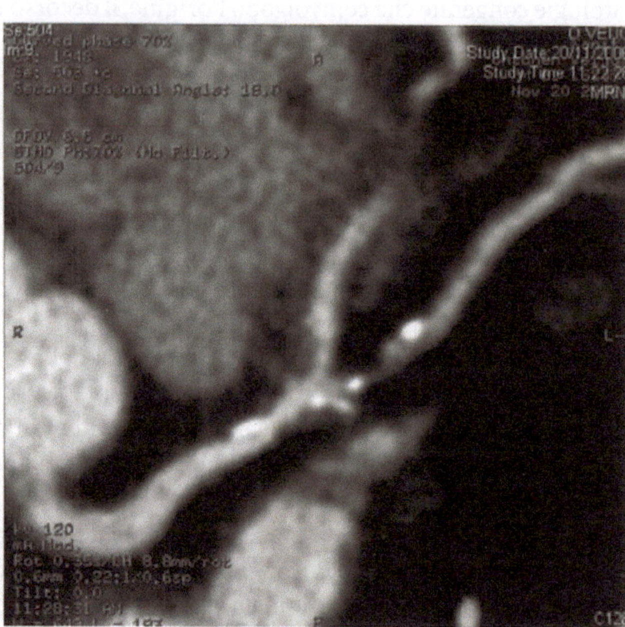

Fig. 2.9.2

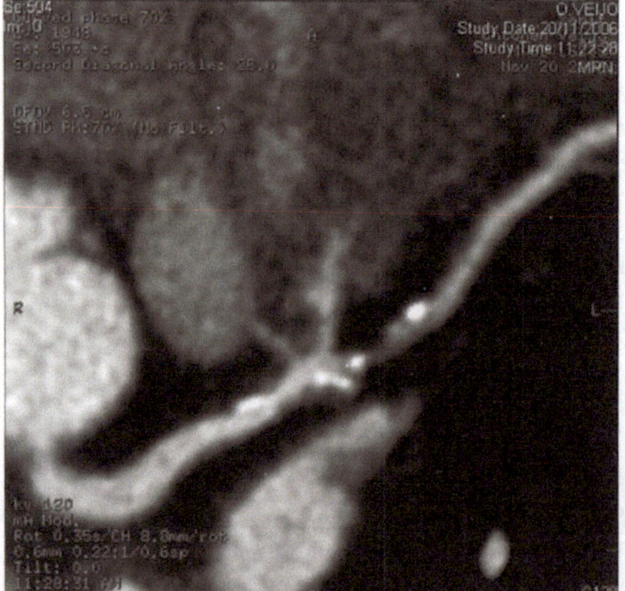

Fig. 2.9.3

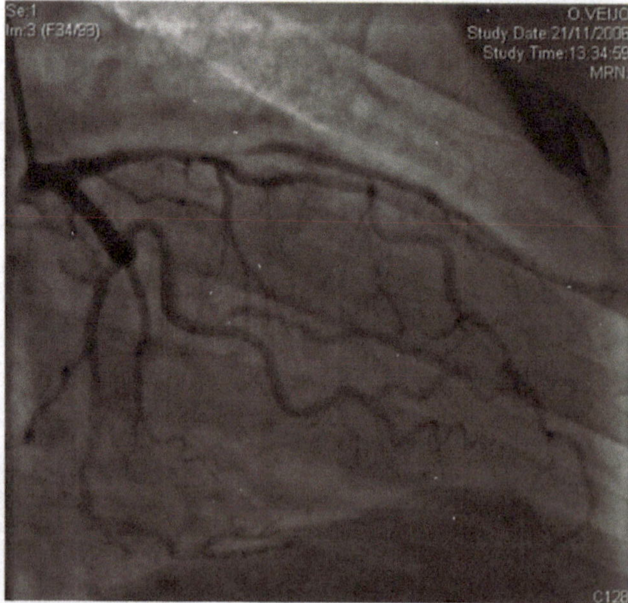

Fig. 2.9.4

Un uomo sessantunenne, forte fumatore fino a 24 anni prima, con storia clinica di ipertensione arteriosa, dislipidemia e familiarità per patologia ischemica, riferisce dolore toracico cha a volte è collegato con l'esercizio fisico e altre volte insorge a riposo, senza riportare altri sintomi. All'esame clinico viene misurata una pressione di 160/100 mmHg, senza altre alterazioni cardiovascolari. L'ECG mostra ritmo sinusale con deviazione dell'asse sinistro e soprasivellamento dell'onda T nelle derivate precordiali e picco del punto J.

L'ecocardiografia bidimensionale rileva camere cardiache di normali dimensioni e ipocinesia grave della parete laterale del ventricolo sinistro, con funzione sistolica globale conservata (FE = 50%). Le valvole cardiache appaiono anatomicamente normali senza alterazioni funzionali.

Commenti

L'accuratezza diagnostica della TC MultiDetettore (TCMD) per l'identificazione e la valutazione delle lesioni sulle coronarie native è molto elevata nei loro segmenti prossimali e medi. Sensibilità e specificità diminuiscono quando i segmenti distali o le diramazioni secondarie presentano calibro ridotto e appaiono poco opacizzate dal mdc.

Il tronco comune e l'arteria discendente anteriore sinistra (DAS) sono quelle meglio visualizzate, mentre l'accuratezza diagnostica della TCMD nella visualizzazione dell'arteria coronaria di destra e della circonflessa è inferiore.

Reperti radiologici

L'angiografia con TC delle coronarie mette in evidenza una stenosi ostiale significativa del primo ramo diagonale (Fig. 2.9.1) e un'altra di circa il 50% del tratto medio della DAS da parte di una placca non calcifica (Figg. 2.9.2 e 2.9.3). La coronaria destra e la circonflessa appaiono di calibro normale, esenti da stenosi.

Viene quindi eseguito con successo il cateterismo cardiaco (Fig. 2.9.4) con angioplastica coronarica. Due giorni dopo la procedura di rivascolarizzazione il paziente presenta dolore toracico atipico, senza segni di danno miocardico all'ECG. Il paziente viene pertanto dimesso con prescrizione di terapia anticoagulante e in buona salute.

Caso 2.10
■
Bypass aorto-coronarico

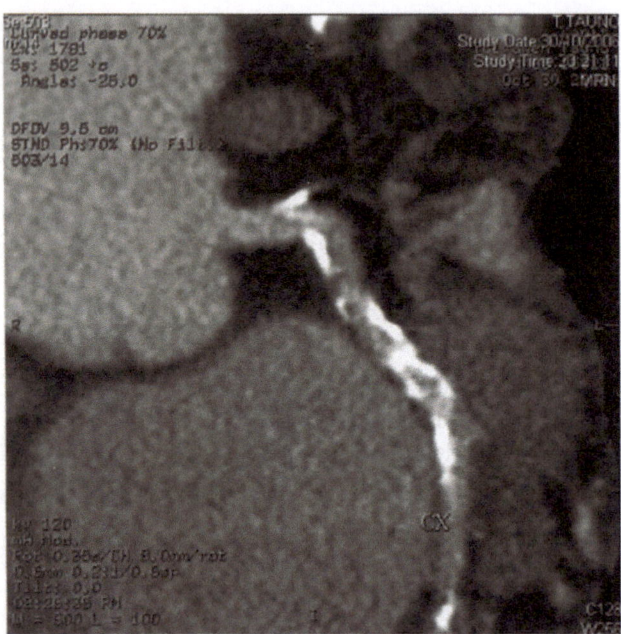

Fig. 2.10.1

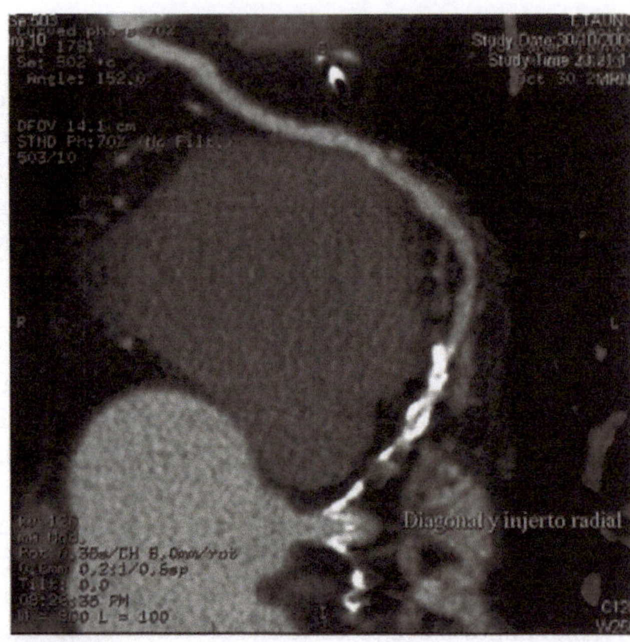

Fig. 2.10.2

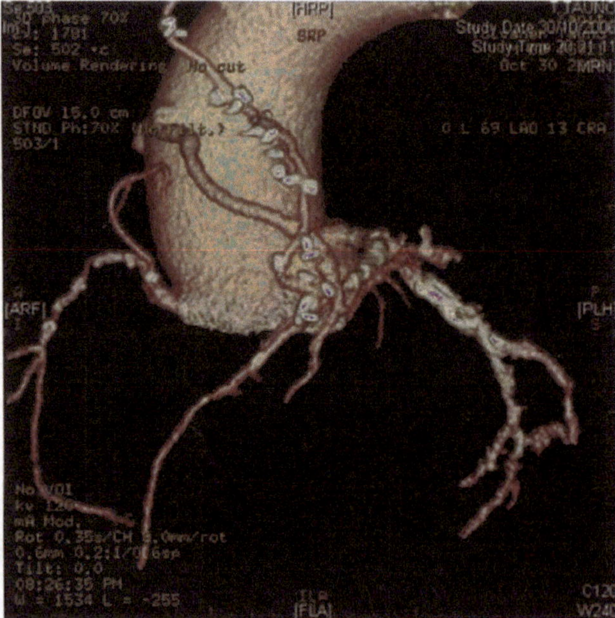

Fig. 2.10.3

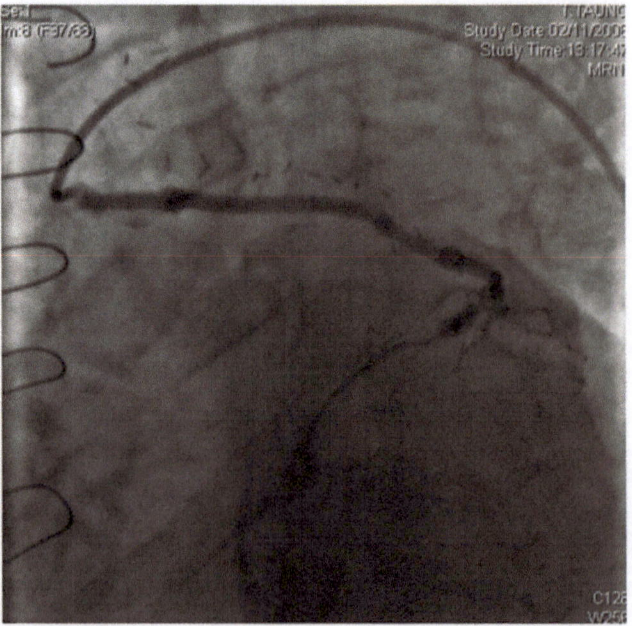

Fig. 2.10.4

Un uomo di 70 anni che riporta in anamnesi un intervento di bypass aorto-coronarico eseguito nel 1992 dopo infarto acuto del miocardio, viene sottoposto a visita cardiologica per forte dolore toracico (chiaramente collegato allo sforzo fisico e agli stress emozionali, ma presente talvolta anche a riposo) che dura da una settimana.

L'esame fisico appare nella norma. L'ECG mostra normale ritmo sinusale, con asse elettrico orizzontale, QS nelle derivate V1 e V2, soprastivellamento del tratto ST e inversione dell'onda T.

L'ecocardiografia bidimensionale mostra dilatazione del ventricolo sinistro con acinesia dei segmenti anteriori, ipocinesia di quelli inferiori e funzione sistolica depressa (FE = 30%). Concomita lieve insufficienza mitralica e tricuspidale. La pressione polmonare sistolica è di 43 mmHg.

Il paziente viene ricoverato nel reparto di terapia intensiva. Non si osserva movimento enzimatico né sintomatologia anginosa.

Commenti

I bypass aortocoronarici (CABG) sono molto ben dimostrabili all'esame di TCMD, anche meglio rispetto alle coronarie native, per il loro maggiore diametro e per i minori movimenti durante il ciclo cardiaco.

Sebbene le clip metalliche delle arterie mammarie interne e i graft con l'arteria radiale possano interferire con la visualizzazione delle lesioni, alcuni lavori sull'accuratezza diagnostica della TCMD nella valutazione dei CABG hanno dimostrato valori di specificità e sensibilità di oltre il 90% nell'identificazione delle stenosi.

Reperti radiologici

L'angiografia con TC dimostra importanti alterazioni a carico dell'arteria coronaria di destra (Fig. 2.10.1), occlusione dell'innesto della safena sul ramo marginale di sinistra (Fig. 2.10.2), pervietà dell'anastomosi della mammaria interna sinistra (AMIS) su DAS e del graft della safena sul ramo diagonale (Fig. 2.10.3).

Si procede alla coronarografia (Fig. 2.10.4) al fine di confermare questi reperti e valutare la possibilità di una rivascolarizzazione percutanea. L'aspetto angiografico della coronaria destra non è tale da giustificare una procedura di rivascolarizzazione e il paziente viene dimesso con prescrizione di farmaci antianginosi e antiaggreganti.

Letture consigliate

Libri

Atlas of Non-Invasive Coronary Angiography by Multidetector Computed Tomography. Pons-Lladó G, Leta-Petracca R (2006) Springer-Verlag, Berlin. ISBN-13: 9780387330440

Atlas of Practical Applications of Cardiovascular Magnetic Resonance (Developments in Cardiovascular Medicine). Pons-Lladó G, Carreras F (2005) Springer-Verlag, Berlin. ISBN-13: 9780387236322

Cardiac CT Imaging: Diagnosis of Cardiovascular Disease. Budoff MJ, Shinbane JS (2006) Springer, London. ISBN-13: 9781846280283

Cardiac CT Made Easy: An Introduction to Cardiovascular Multi-Detector Computed Tomography. Schoenhagen P, Stillman AE, White RD (2005) Informa Healthcare. ISBN-13: 9781841846187

Cardiovascular Magnetic Resonance. Manning WJ, Pennell DJ (2002) Churchill Livingstone, Philadelphia. ISBN-13: 9780443075193

Cardiovascular Magnetic Resonance: Established and Emerging Applications. Lardo AC, Fayad ZA, Chronos NAF, Fuster V (2003) Informa Healthcare. ISBN-13: 1841842028

Computed Tomography of the Coronary Arteries. de Feyter PJ, Krestin GP (2005) Informa Healthcare. ISBN-13: 9781841844398

CT of the Heart: Principles and Applications (Contemporary Cardiology). Schoepf UJ. Humana Press, New Jersey. ISBN-13: 9781588293039

MRI and CT of the Cardiovascular System. 2nd ed. Higgings CB, de Roos A (2005) Lippincott Williams & Wilkins. ISBN-13: 9780781762717

Pocket Atlas of Cardiac MRI (Radiology Pocket Atlas Series). 2nd ed. Woodard PK, Brown JJ, Higgins CB (2004) Lippincott Williams & Wilkins. ISBN-13: 9780781748704

Siti web

http://diagnosticimaging.com/cardiovascular/
http://emedicine.com/radio/CARDIAC.htm
http://gehealthcare.com/euen/ct/products/products_technologies/products/lsvct_index.html
http://mayoclinic.com/health/heart-disease/HB99999
http://medstudents.com.br/cardio
http://med.yale.edu/intmed/cardio/imaging/
http://radiographics.rsnajnls.org/cgi/collection/cardiac_radiology
http://scmr.org/
http://search.medscape.com/all-search?queryText=Coronary%20CT%20scan
http://theheart.org/search.do?searchString=Coronary+CT&x=29&y=5

Articoli

RMC

Abdel-Aty H, Boye P, Zagrosek A, Wassmuth R, Kumar A, Messroghli D, Bock P, Dietz R, Friedrich MG, Schulz-Menger J. Diagnostic performance of cardiovascular magnetic resonance in patients with suspected acute myocarditis: comparison of different approaches. J Am Coll Cardiol 2005; 45(11):1815–1822

Bogaert J, Kuzo R, Dymarkowski S, Janssen L, Celis I, Budts W, Gewillig M. Follow-up of patients with previous treatment for coarctation of the thoracic aorta: comparison between contrast-enhanced MR angiography and fast spin-echo MR imaging. Eur Radiol 2000; 10(12):1847–1854

Bogaert J, Goldstein M, Tannouri F, Golzarian J, Dymarkowski S. Late myocardial enhancement in hypertrophic cardiomyopathy with contrast-enhanced MR imaging. AJR Am J Roentgenol 2003; 180(4):981–985

Bucciarelli-Ducci C, Locca D, Barbeau G, Prasad SK. Value of cardiovascular magnetic resonance for determining cardiac involvement in systemic amyloidosis. Eur Heart J 2006; 28:1186. Epub 2006 Nov 22

Bunce NH, Pennell DJ. Magnetic resonance of coronary arteries. Eur Radiol 2001; 11(5):721–731

Cheng AS, Banning AP, Mitchell AR, Neubauer S, Selvanayagam JB. Cardiac changes in systemic amyloidosis: visualisation by magnetic resonance imaging. Int J Cardiol 2006; 113(1):E21–23

Cheong B, Huber S, Muthupillai R, Flamm SD. Evaluation of myocardial iron overload by T2* cardiovascular magnetic resonance imaging. Tex Heart Inst J 2005; 32(3):448–449

Chinnaiyan KM, Leff CB, Marsalese DL. Constrictive pericarditis versus restrictive cardiomyopathy: challenges in diagnosis and management. Cardiol Rev 2004; 12(6):314–320

Constantine G, Shan K, Flamm SD, Sivananthan MU. Role of MRI in clinical cardiology. Lancet 2004; 363(9427):2162–2171

Dall'armellina E, Hamilton CA, Hundley WG. Assessment of blood flow and valvular heart disease using phase-contrast cardiovascular magnetic resonance. Echocardiography 2007; 24(2):207–216

Debl K, Djavidani B, Buchner S, Lipke C, Nitz W, Feuerbach S, Riegger G, Luchner A. Delayed hyperenhancement in magnetic resonance imaging of left ventricular hypertrophy caused by aortic stenosis and hypertrophic cardiomyopathy: visualisation of focal fibrosis. Heart 2006; 92(10):1447–1451. Epub 2006 Apr 10

Desai MY, Lima JA, Bluemke DA. Cardiovascular magnetic resonance imaging: current applications and future directions. Methods Enzymol 2004; 386:122–148

Didier D, Saint-Martin C, Lapierre C, Trindade PT, Lahlaidi N, Vallee JP, Kalangos A, Friedli B, Beghetti M. Coarctation of the aorta: pre and postoperative evaluation with MRI and MR angiography; correlation with echocardiography and surgery. Int J Cardiovasc Imaging 2006; 22(3–4):457–475

Dodd JD, Ferencik M, Liberthson RR, Cury RC, Hoffmann U, Brady TJ, Abbara S. Congenital anomalies of coronary artery origin in adults: 64-MDCT appearance. AJR Am J Roentgenol 2007; 188(2):W138–W146

Dumont CA, Monserrat L, Soler R, Rodriguez E, Fernandez X, Peteiro J, Bouzas B, Pinon P, Castro-Beiras A. Clinical significance of late gadolinium enhancement on cardiovascular magnetic resonance in patients with hypertrophic cardiomyopathy. Rev Esp Cardiol 2007; 60(1):15–23

Finsterer J, Stollberger C. Cardiac involvement in primary myopathies. Cardiology 2000; 94(1):1–11

Francone M, Dymarkowski S, Kalantzi M, Bogaert J. Magnetic resonance imaging in the evaluation of the pericardium. A pictorial essay. Radiol Med (Torino) 2005; 109(1–2):64–74; quiz 75–76

Giorgi B, Mollet NR, Dymarkowski S, Rademakers FE, Bogaert J. Clinically suspected constrictive pericarditis: MR imaging assessment of ventricular septal motion and configuration in patients and healthy subjects. Radiology 2003; 228(2):417–424

Hancock EW. Differential diagnosis of restrictive cardiomyopathy and constrictive pericarditis. Heart 2001; 86(3):343–349

Hunold P, Schlosser T, Vogt FM, Eggebrecht H, Schmermund A, Bruder O, Schuler WO, Barkhausen J. Myocardial late enhancement in contrast-enhanced cardiac MRI: distinction between infarction scar and non-infarction-related disease. AJR Am J Roentgenol 2005; 184(5):1420–1426

Ichikawa Y, Sakuma H, Suzawa N, Kitagawa K, Makino K, Hirano T, Takeda K. Late gadolinium-enhanced magnetic resonance imaging in acute and chronic myocardial infarction. Improved prediction of regional myocardial contraction in the chronic state by measuring thickness of nonenhanced myocardium. J Am Coll Cardiol 2005; 45(6):901–909

Ingkanisorn WP, Rhoads KL, Aletras AH, Kellman P, Arai AE. Gadolinium delayed enhancement cardiovascular magnetic resonance correlates with clinical measures of myocardial infarction. J Am Coll Cardiol 2004; 43(12):2253–2259

Isbell DC, Kramer CM. The evolving role of cardiovascular magnetic resonance imaging in nonischemic cardiomyopathy. Semin Ultrasound CT MR 2006; 27(1):20–31

Keenan NG, Pennell DJ. CMR of Ventricular Function. Echocardiography 2007; 24(2):185–193

Kim SY, Seo JB, Do KH, Heo JN, Lee JS, Song JW, Choe YH, Kim TH, Yong HS, Choi SI, Song KS, Lim TH. Coronary artery anomalies: classification and ECG-gated multidetector row CT findings with angiographic correlation. Radiographics 2006; 26(2):317–333

Klessen C, Post F, Meyer J, Thelen M, Kreitner KF. Depiction of anomalous coronary vessels and their relation to the great arteries by magnetic resonance angiography. Eur Radiol 2000; 10(12):1855–1857

Krinsky GA, Rofsky NM, DeCorato DR, Weinreb JC, Earls JP, Flyer MA, Galloway AC, Colvin SB. Thoracic aorta: comparison of gadolinium-enhanced three-dimensional MR angiography with conventional MR imaging. Radiology 1997; 202(1):183–193

Kuijpers D. Diagnosis of coronary artery disease with dobutamine-stress MRI. Eur Radiol 2005; 15 Suppl 2:B48–51

Kwong RY, Falk RH. Cardiovascular magnetic resonance in cardiac amyloidosis. Circulation 2005; 111(2):122–124

Laissy JP, Hyafil F, Feldman LJ, Juliard JM, Schouman-Claeys E, Steg PG, Faraggi M. Differentiating acute myocardial infarction from myocarditis: diagnostic value of early-and delayed-perfusion cardiac MR imaging. Radiology 2005; 237(1):75–82

Liu PP, Yan AT. Cardiovascular magnetic resonance for the diagnosis of acute myocarditis: prospects for detecting myocardial inflammation. J Am Coll Cardiol 2005; 45(11):1823–1825

Lund GK, Stork A, Saeed M, Bansmann MP, Gerken JH, Muller V, Mester J, Higgins CB, Adam G, Meinertz T. Acute myocardial infarction: evaluation with first-pass enhancement and delayed enhancement MR imaging compared with ²⁰¹Tl SPECT imaging. Radiology 2004; 232(1):49–57

Luo AK, Wu KC. Imaging microvascular obstruction and its clinical significance following acute myocardial infarction. Heart Fail Rev 2006; 11(4):305–312

Mahrholdt H, Wagner A, Judd RM, Sechtem U. Assessment of myocardial viability by cardiovascular magnetic resonance imaging. Eur Heart J 2002; 23(8):602–619

Mahrholdt H, Wagner A, Deluigi CC, Kispert E, Hager S, Meinhardt G, Vogelsberg H, Fritz P, Dippon J, Bock CT, Klingel K, Kandolf R, Sechtem U. Presentation, patterns of myocardial damage, and clinical course of viral myocarditis. Circulation 2006; 114(15):1581–1590

Marcu CB, Nijveldt R, Beek AM, Van Rossum AC. Delayed contrast enhancement magnetic resonance imaging for the assessment of cardiac disease. Heart Lung Circ 2007; 16(2):70–78. Epub 2007 Feb 21

Masui T, Finck S, Higgins CB. Constrictive pericarditis and restrictive cardiomyopathy: evaluation with MR imaging. Radiology 1992; 182(2):369–373

Matsunaka T, Hamada M, Matsumoto Y, Higaki J. First-pass myocardial perfusion defect and delayed contrast enhancement in hypertrophic cardiomyopathy assessed with MRI. Magn Reson Med Sci 2003; 2(2):61–69

McConnell MV, Ganz P, Selwyn AP, Li W, Edelman RR, Manning WJ. Identification of anomalous coronary arteries and their anatomic course by magnetic resonance coronary angiography. Circulation 1995; 92(11):3158–3162

Mollet NR, Dymarkowski S, Volders W, Wathiong J, Herbots L, Rademakers FE, Bogaert J. Visualization of ventricular thrombi with contrast-enhanced magnetic resonance imaging in patients with ischemic heart disease. Circulation 2002; 106(23):2873–2876

Moon JC, Prasad SK. Cardiovascular magnetic resonance and the evaluation of heart failure. Curr Cardiol Rep. 2005; 7(1):39–44

Moon JC, McKenna WJ, McCrohon JA, Elliott PM, Smith GC, Pennell DJ. Toward clinical risk assessment in hypertrophic cardiomyopathy with gadolinium cardiovascular magnetic resonance. J Am Coll Cardiol 2003; 41(9):1561–1567

Moon JC, Mogensen J, Elliott PM, Smith GC, Elkington AG, Prasad SK, Pennell DJ, McKenna WJ. Myocardial late gadolinium enhancement cardiovascular magnetic resonance in hypertrophic cardiomyopathy caused by mutations in troponin I. Heart 2005; 91(8):1036–1040

Mulder BJ, van der Wall EE. Optimal imaging protocol for evaluation of aortic coarctation; time for a reappraisal. Int J Cardiovasc Imaging 2006; 22(5):695–697

Nishimura RA. Constrictive pericarditis in the modern era: a diagnostic dilemma. Heart 2001; 86(6):619–623

Oyama N, Oyama N, Komuro K, Nambu T, Manning WJ, Miyasaka K. Computed tomography and magnetic resonance imaging of the pericardium: anatomy and pathology. Magn Reson Med Sci 2004; 3(3):145–152

Paelinck BP, Lamb HJ, Bax JJ, Van der Wall EE, de Roos A. Assessment of diastolic function by cardiovascular magnetic resonance. Am Heart J 2002; 144(2):198–205

Pons-Llado G. Assessment of cardiac function by CMR. Eur Radiol 2005; 15 Suppl 2:B23–32

Post JC, van Rossum AC, Bronzwaer JG, de Cock CC, Hofman MB, Valk J, Visser CA. Magnetic resonance angiography of anomalous coronary arteries. A new gold standard for delineating the proximal course? Circulation 1995; 92(11):3163–3171

Rerkpattanapipat P, Gregory Hundley W. Dobutamine stress magnetic resonance imaging. Echocardiography 2007; 24(3):309–315

Rochitte CE, Tassi EM, Shiozaki AA The emerging role of MRI in the diagnosis and management of cardiomyopathies. Curr Cardiol Rep 2006; 8(1):44–52

Saeed M, Weber O, Lee R, Do L, Martin A, Saloner D, Ursell P, Robert P, Corot C, Higgins CB. Discrimination of myocardial acute and chronic (scar) infarctions on delayed contrast enhanced magnetic resonance imaging with intravascular magnetic resonance contrast media. J Am Coll Cardiol 2006; 48(10):1961–1968

Sipola P, Lauerma K, Jaaskelainen P, Laakso M, Peuhkurinen K, Manninen H, Aronen HJ, Kuusisto J. Cine MR imaging of myocardial contractile impairment in patients with hypertrophic cardiomyopathy attributable to Asp^{175}Asn mutation in the alpha-tropomyosin gene. Radiology 2005; 236(3):815–824

Soler R, Rodriguez E, Remuinan C, Bello MJ, Diaz A. Magnetic resonance imaging of primary cardiomyopathies. J Comput Assist Tomogr 2003; 27(5):724–734

Soler R, Rodriguez E, Monserrat L, Mendez C, Martinez C. Magnetic resonance imaging of delayed enhancement in hypertrophic cardiomyopathy: relationship with left ventricular perfusion and contractile function. J Comput Assist Tomogr 2006; 30(3):412–420

Stern HC, Locher D, Wallnofer K, Weber F, Scheid KF, Emmrich P, Buhlmeyer K. Noninvasive assessment of coarctation of the aorta: comparative measurements by two-dimensional echocardiography, magnetic resonance, and angiography. Pediatr Cardiol 1991; 12(1):1–5

Syed MA, Carlson K, Murphy M, Ingkanisorn WP, Rhoads KL, Arai AE. Long-term safety of cardiac magnetic resonance imaging performed in the first few days after bare-metal stent implantation. J Magn Reson Imag 2006; 24(5):1056–1061

Tarantini G, Razzolini R, Cacciavillani L, Bilato C, Sarais C, Corbetti F, Marra MP, Napodano M, Ramondo A, Iliceto S. Influence of transmurality, infarct size, and severe microvascular obstruction on left ventricular remodeling and function after primary coronary angioplasty. Am J Cardiol 2006; 98(8):1033–1040

Taylor AJ, Al-Saadi N, Abdel-Aty H, Schulz-Menger J, Messroghli DR, Friedrich MG. Detection of acutely impaired microvascular reperfusion after infarct angioplasty with magnetic resonance imaging. Circulation 2004; 109(17):2080–2085. Epub 2004 Apr 26

Vliegen HW, Doornbos J, de Roos A, Jukema JW, Bekedam MA, van der Wall EE. Value of fast gradient echo magnetic resonance angiography as an adjunct to coronary arteriography in detecting and confirming the course of clinically significant coronary artery anomalies. Am J Cardiol 1997; 79(6):773–776

Vogel-Claussen J, Rochitte CE, Wu KC, Kamel IR, Foo TK, Lima JA, Bluemke DA. Delayed enhancement MR imaging: utility in myocardial assessment. Radiographics 2006; 26(3):795–810

Wang ZJ, Reddy GP, Gotway MB, Yeh BM, Hetts SW, Higgins CB. CT and MR imaging of pericardial disease. Radiographics 2003; 23 Spec No:S167–S180

Waxman S, Eustace S, Hartnell GG. Myocardial involvement in primary hemochromatosis demonstrated by magnetic resonance imaging. Am Heart J 1994; 128(5):1047–1049

Wilson JM, Villareal RP, Hariharan R, Massumi A, Muthupillai R, Flamm SD. Magnetic resonance imaging of myocardial fibrosis in hypertrophic cardiomyopathy. Tex Heart Inst J 2002; 29(3):176–180

Yan AT, Gibson CM, Larose E, Anavekar NS, Tsang S, Solomon SD, Reynolds G, Kwong RY. Characterization of microvascular dysfunction after acute myocardial infarction by cardiovascular magnetic resonance first-pass perfusion and late gadolinium enhancement imaging. J Cardiovasc Magn Reson 2006; 8(6):831–837

TCMD

Beck T, Burgstahler C, Reimann A, Kuettner A, Heuschmid M, Kopp AF, Schroeder S. Technology insight: possible applications of multislice computed tomography in clinical cardiology. Nat Clin Pract Cardiovasc Med 2005; 2(7):361–368

Cademartiri F, Aldrovandi A, Palumbo A, Maffei E, Fusaro M, Tresoldi S, Messalli G, Rossi A, Rengo M, Pugliese F, Salamousas BV, Reverberi C, Meijboom WB, Mollet NR, Ardissino D, De Feyter PJ. Multislice computed tomography coronary angiography: clinical applications. Minerva Cardioangiol 2007; 55(5):647–658

Cademartiri F, Palumbo A, Maffei E, Casolo G, Mollet NR, Meijboom BW, Ligthart JM. Follow-up of internal mammary artery stent with 64-slice CT. Int J Cardiovasc Imaging 2007; 23(4):537–539

Cademartiri F, Schuijf JD, Pugliese F, Mollet NR, Jukema JW, Maffei E, Kroft LJ, Palumbo A, Ardissino D, Serruys PW, Krestin GP, Van der Wall EE, de Feyter PJ, Bax JJ. Usefulness of 64-slice multislice computed tomography coronary angiography to assess in-stent restenosis. J Am Coll Cardiol 2007; 49(22):2204–2210

de Feyter PJ, Mollet NR, Cadermartiri F, Nieman K, Pattynama P. MS-CT coronary imaging. J Interv Cardiol 2003; 16(6):465–468

de Feyter PJ, Meijboom WB, Weustink A, Van Mieghem C, Mollet NR, Vourvouri E, Nieman K, Cademartiri F. Spiral multislice computed tomography coronary angiography: a current status report. Clin Cardiol 2007; 30(9):437–442

Dewey M, Rutsch W, Schnapauff D, Teige F, Hamm B. Coronary artery stenosis quantification using multislice computed tomography. Invest Radiol 2007; 42(2):78–84

Ehara M, Surmely JF, Kawai M, Katoh O, Matsubara T, Terashima M, Tsuchikane E, Kinoshita Y, Suzuki T, Ito T, Takeda Y, Nasu K, Tanaka N, Murata A, Suzuki Y, Sato K, Suzuki T. Diagnostic accuracy of 64-slice computed tomography for detecting angiographically significant coronary artery stenosis in an unselected consecutive patient population: comparison with conventional invasive angiography. Circ J 2006; 70(5):564–571

Gilard M, Cornily JC, Pennec PY, Joret C, Le Gal G, Mansourati J, Blanc JJ, Boschat J. Accuracy of multislice computed tomography in the preoperative assessment of coronary disease in patients with aortic valve stenosis. J Am Coll Cardiol 2006; 47(10):2020–2024

Goldstein JA, Gallagher MJ, O'Neill WW, Ross MA, O'Neil BJ, Raff GL. A randomized controlled trial of multi-slice coronary computed tomography for evaluation of acute chest pain. J Am Coll Cardiol 2007; 49(8):863–871

Haberl R, Tittus J, Bohme E, Czernik A, Richartz BM, Buck J, Steinbigler P. Multislice spiral computed tomographic angiography of coronary arteries in patients with suspected coronary artery disease: an effective filter before catheter angiography? Am Heart J 2005; 149(6):1112–1119

Hoffmann MH, Shi H, Schmitz BL, Schmid FT, Lieberknecht M, Schulze R, Ludwig B, Kroschel U, Jahnke N, Haerer W, Brambs HJ, Aschoff AJ. Noninvasive coronary angiography with multislice computed tomography. JAMA 2005; 293(20):2471–2478. Erratum in: JAMA 2005; 294(10):1208

Mather R. Multislice CT: 64 slices and beyond. Radiol Manage 2005; 27(3):46–48, 50–52

Meijboom WB, van Mieghem CA, Mollet NR, Pugliese F, Weustink AC, van Pelt N, Cademartiri F, Nieman K, Boersma E, de Jaegere P, Krestin GP, de Feyter PJ. 64-slice computed tomography coronary angiography in patients with high, intermediate, or low pretest probability of significant coronary artery disease. J Am Coll Cardiol 2007; 50(15):1469–1475

Meijboom WB, van Pelt N, de Feyter P. Use of High-resolution Spiral CT for the Diagnosis of Coronary Artery Disease. Curr Treat Options Cardiovasc Med 2007; 9(1):29–36

Mollet NR, Cademartiri F, van Mieghem CA, Runza G, McFadden EP, Baks T, Serruys PW, Krestin GP, de Feyter PJ. High-resolution spiral computed tomography coronary angiography in patients referred for diagnostic conventional coronary angiography. Circulation 2005; 112(15):2318–2323

Motoyama S, Kondo T, Sarai M, Sugiura A, Harigaya H, Sato T, Inoue K, Okumura M, Ishii J, Anno H, Virmani R, Ozaki Y, Hishida H, Narula J. Multislice computed tomographic characteristics of coronary lesions in acute coronary syndromes. J Am Coll Cardiol 2007; 50(4):319–326

Nicol ED, Underwood SR. X-ray computed tomography coronary angiography-defining the role of a new technique. Int J Cardiovasc Imaging 2007; 23(5):615–616

Nikolaou K, Knez A, Rist C, Wintersperger BJ, Leber A, Johnson T, Reiser MF, Becker CR. Accuracy of 64-MDCT in the diagnosis of ischemic heart disease. AJR Am J Roentgenol 2006; 187(1):111–117

Pontone G, Andreini D, Quaglia C, Ballerini G, Nobili E, Pepi M. Accuracy of multidetector spiral computed tomography in detecting significant coronary stenosis in patient populations with differing pre-test probabilities of disease. Clin Radiol 2007; 62(10):978–985

Pundziute G, Schuijf JD, Jukema JW, de Roos A, van der Wall EE, Bax JJ. Advances in the noninvasive evaluation of coronary artery disease with multislice computed tomography. Expert Rev Med Devices 2006; 3(4):441–451

Raff GL, Gallagher MJ, O'Neill WW, Goldstein JA. Diagnostic accuracy of noninvasive coronary angiography using 64-slice spiral computed tomography. J Am Coll Cardiol 2005; 46(3):552–557

Ropers D. Multislice computer tomography for detection of coronary artery disease. J Interv Cardiol 2006; 19(6):574–582

Schuijf JD, Pundziute G, Jukema JW, Lamb HJ, van der Hoeven BL, de Roos A, van der Wall EE, Bax JJ. Diagnostic accuracy of 64-slice multislice computed tomography in the noninvasive evaluation of significant coronary artery disease. Am J Cardiol 2006; 98(2):145–148

Schussler JM, Grayburn PA. Non-invasive coronary angiography using multislice computed tomography. Heart 2007; 93(3):290–297

Shrivastava V, Vundavalli S, Mitchell L, Dunning J. Is cardiac computed tomography a reliable alternative to percutaneous coronary angiography for patients awaiting valve surgery? Interact Cardiovasc Thorac Surg 2007; 6(1):105–109

Soon KH, Kelly AM, Cox N, Chaitowitz I, Bell KW, Lim YL. Non-invasive multislice computed tomography coronary angiography for imaging coronary arteries, stents and bypass grafts. Intern Med J 2006; 36(1):43–50

Sun Z, Jiang W. Diagnostic value of multislice computed tomography angiography in coronary artery disease: a meta-analysis. Eur J Radiol 2006; 60(2):279–286

Van Mieghem CA, Cademartiri F, Mollet NR, Malagutti P, Valgimigli M, Meijboom WB, Pugliese F, McFadden EP, Ligthart J, Runza G, Bruining N, Smits PC, Regar E, van der Giessen WJ, Sianos G, van Domburg R, de Jaegere P, Krestin GP, Serruys PW, de Feyter PJ. Multislice spiral computed tomography for the evaluation of stent patency after left main coronary artery stenting: a comparison with conventional coronary angiography and intravascular ultrasound. Circulation 2006; 114(7):645–653

Vembar M, Walker MJ, Johnson PC. Cardiac imaging using multislice computed tomography scanners: technical considerations. Coron Artery Dis 2006; 17(2):115–123

Santiago E. Rossi e Joaquina Lopez Mora

La radiologia svolge un ruolo primario nell'identificazione e nella caratterizzazione delle condizioni patologiche a carico del parenchima polmonare e delle altre strutture della cavità toracica.

L'approfondita conoscenza della storia clinica del paziente è essenziale per un'ottimale esecuzione e interpretazione dell'esame radiologico, visto che ogni reperto può essere riferito a un ventaglio di possibilità diagnostiche estremamente ampio per ogni singolo caso.

Lo studio del torace include numerose tecniche radiodiagnostiche, che possono essere così elencate:

- Lo studio radiografico del torace rappresenta usualmente la metodica di primo livello e permette una visione d'insieme dettagliata del parenchima polmonare, delle strutture cardiache e delle pareti toraciche.
- La Tomografia Computerizzata (TC) viene generalmente effettuata secondariamente, quando è necessaria l'ulteriore caratterizzazione di un reperto riscontrato nell'esame radiografico standard. La TC con tecnica ad alta risoluzione apporta un contributo significativo nella valutazione delle patologie di carattere diffuso del parenchima polmonare.
- La Risonanza Magnetica (RM) ha un utilizzo limitato nello studio del torace: risulta però estremamente valida nella caratterizzazione di masse mediastiniche e pleuriche. Presenta, inoltre, il notevole vantaggio di non esporre il paziente a radiazioni ionizzanti.
- Gli studi scintigrafici di ventilazione-perfusione (V/Q) sono invece utilizzati nella valutazione della distribuzione del flusso sanguigno polmonare e della ventilazione alveolare.
- La PET-TC rappresenta uno strumento diagnostico in grado di unire le informazioni derivate dalle due metodiche (tomografia computerizzata e tomografia a emissione di positroni), effettuando una combinazione dei dati di tipo morfologico e metabolico dei reperti in studio. È di fondamentale ausilio soprattutto in campo oncologico, nello studio dei singoli noduli polmonari, nella stadiazione e ri-stadiazione del tumore del polmone e nella valutazione della risposta alla terapia.

Visto lo sviluppo di un numero sempre crescente di metodiche diagnostiche per lo studio del torace, il radiologo esperto in patologia toracica deve essere in grado di gestire e sfruttare al meglio le differenti tecnologie a disposizione e individuare il più adeguato approccio in ogni situazione clinica che gli si presenti. Il campo di applicazioni della radiologia toracica include la valutazione di diverse strutture: i polmoni e le vie aeree, il cuore e i grossi vasi, la parete toracica, il diaframma e il mediastino. In particolare, lo studio del cuore e dei grossi vasi rappresenta un'area di ricerca della radiologia toracica in grande espansione; lo sviluppo di tecniche dedicate all'analisi di queste strutture, sia in RM che in TC, ha esteso notevolmente il campo di interesse del radiologo toracico. Allo stesso modo, la recente introduzione della TC multistrato e della PET-TC ha influenzato in modo decisivo l'iter diagnostico-terapeutico dei pazienti.

Anche se questo capitolo è basato su una selezione di esami radiologici di diversi quadri patologici toracici, è necessario ricordare che anche la radiologia interventistica

Introduzione

svolge un ruolo di centrale importanza nella pratica clinica quotidiana. Oltre ad altre metodiche invasive diagnostiche e terapeutiche, i radiologi toracici sono in grado di praticare biopsie di noduli polmonari di incerto significato ed effettuare trattamenti di lesioni tumorali con l'utilizzo di tecniche ablative a radiofrequenza.

In conclusione, gli ambiti di ricerca e sviluppo della radiologia toracica sono in continua espansione, superando largamente la semplice lettura di una radiografia del torace. Secondo l'opinione degli Autori, la versatilità e la grande varietà di applicazioni della radiologia toracica ne fanno una delle più vive e interessanti specializzazioni della radiodiagnostica.

Caso 3.1

Polmonite Interstiziale Comune (PIC)

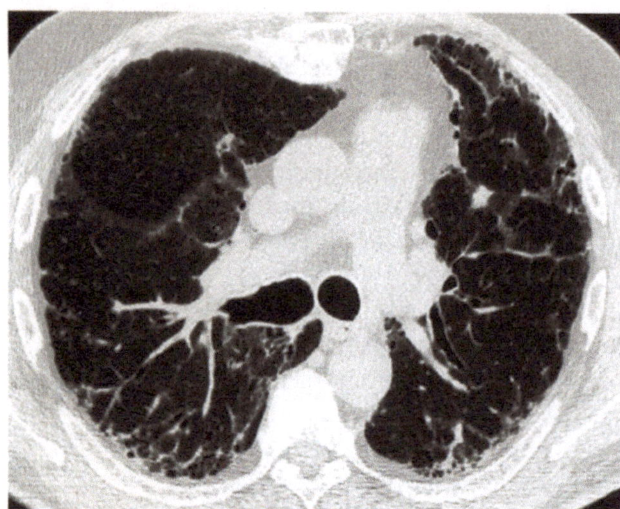

Fig. 3.1.1

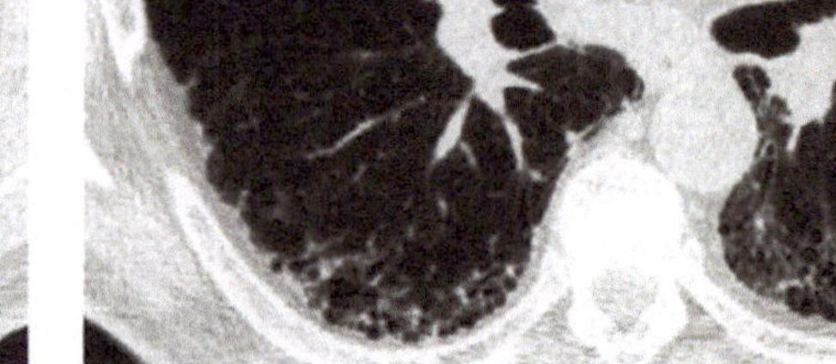

Fig. 3.1.2

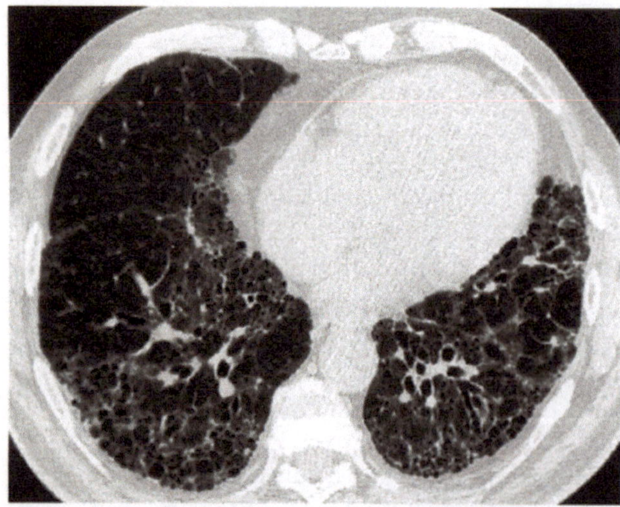

Fig. 3.1.3

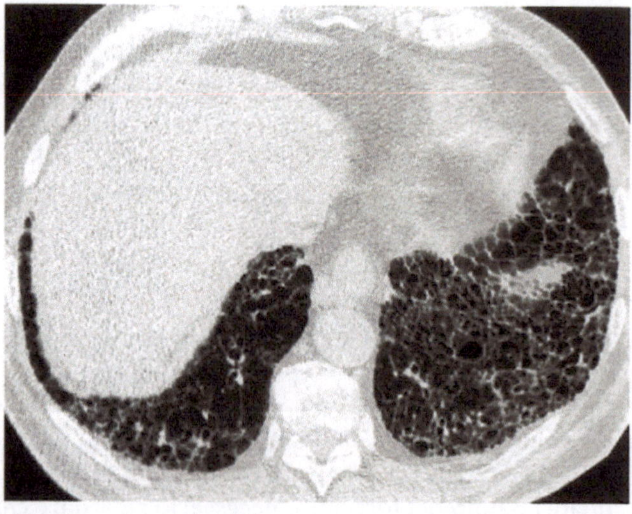

Fig. 3.1.4

Un uomo di 54 anni riferisce dispnea progressiva e tosse non produttiva. Vengono escluse, come possibili cause, reazioni di tossicità a farmaci, esposizione a fattori tossici ambientali e patologie vascolari o del connettivo. All'auscultazione sono evidenti rantoli e crepitii teleinspiratori.

I test di funzionalità respiratoria riportano un quadro restrittivo di moderata entità, una discesa dei valori di PO_2 e una diminuita capacità di diffusione polmonare del monossido di carbonio (DLCO).

Commenti

La Fibrosi Polmonare Idiopatica (FPI) è una sindrome clinica a eziopatogenesi ignota che si associa a un quadro di polmonite interstiziale. I reperti istopatologici mostrano caratteri sovrapponibili alla polmonite interstiziale comune.

Il *gold standard* per il raggiungimento di una diagnosi definitiva è rappresentato dalla biopsia polmonare. Le maggiori alterazioni patologiche colpiscono caratteristicamente il parenchima subpleurico e parasettale. Aree fibrotiche con quadri a "favo d'api" si alternano ad aree di tessuto relativamente indenne. È possibile evidenziare, inoltre, zone caratterizzate da alterazioni croniche che si affiancano ad aree di danno acuto, con foci di attiva proliferazione di fibroblasti e miofibroblasti. Il coinvolgimento infiammatorio dell'interstizio è moderato e generalmente si associa a fibrosi. Eterogeneità spaziali e temporali sono caratteristiche del quadro.

I pazienti affetti da FPI riportano una maggiore incidenza di cancro del polmone. Il quadro patologico presenta un andamento progressivo, con un tempo di sopravvivenza medio pari a 3 anni. Le possibilità terapeutiche sono rappresentate dalla somministrazione di corticosteroidi, azatioprina e dal trapianto di polmone.

Diagnosi differenziale:
- polmonite interstiziale aspecifica (predominanza di aree a vetro smeriglio, usualmente assenza di quadri a "favo d'api");
- asbestosi (strie subpleuriche e parenchimali);
- tossicità da farmaci (aree a vetro smerigliato e zone di consolidazione).

Reperti radiologici

La radiografia del torace rileva:
- opacità reticolari bilaterali;
- predominanza delle alterazioni a livello periferico e dei lobi inferiori;
- dilatazione cistica degli spazi aerei distali a "favo d'api";
- bronchiectasie da trazione.

La TC con tecnica ad alta risoluzione (HRCT) migliora la risoluzione spaziale, permettendo la visualizzazione in dettaglio delle strutture parenchimali fino al livello dei lobuli polmonari secondari.

La TC ad alta risoluzione dimostra:
- ispessimento dei setti interlobulari;
- aree di attenuazione a vetro smerigliato;
- bronchiectasie e bronchiolectasie da trazione;
- distorsione architetturale;
- zone a "favo d'api";
- predominanza periferica basale.

Caso 3.2
■
Linfangite carcinomatosa

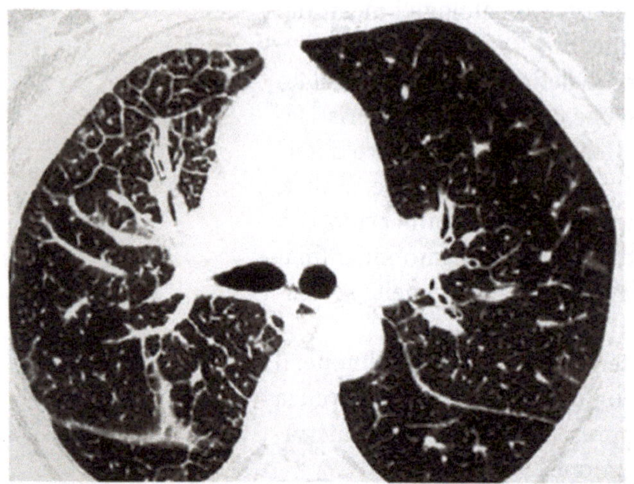

Fig. 3.2.1

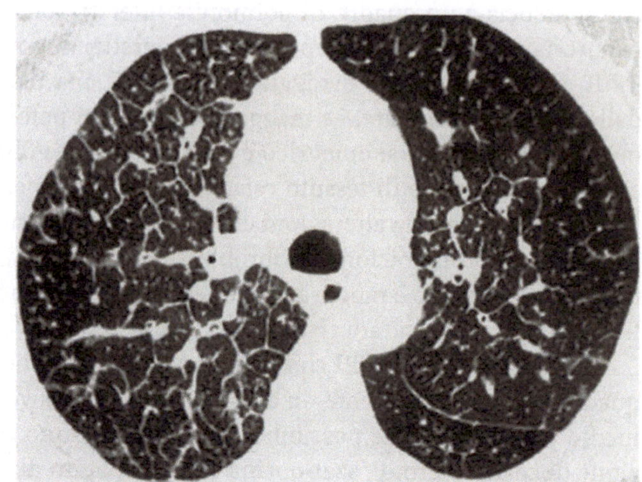

Fig. 3.2.2

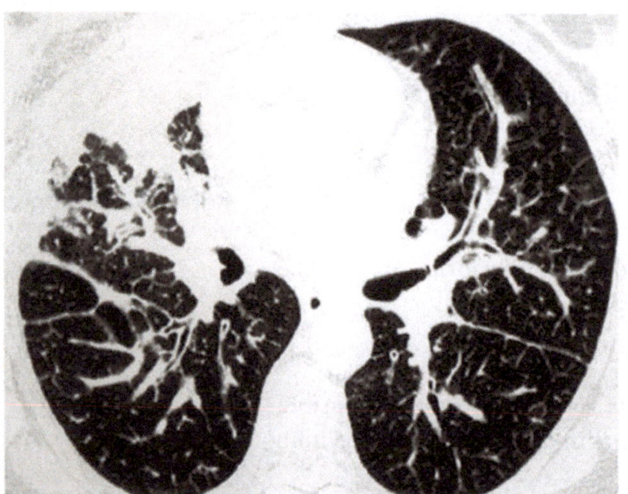

Fig. 3.2.3

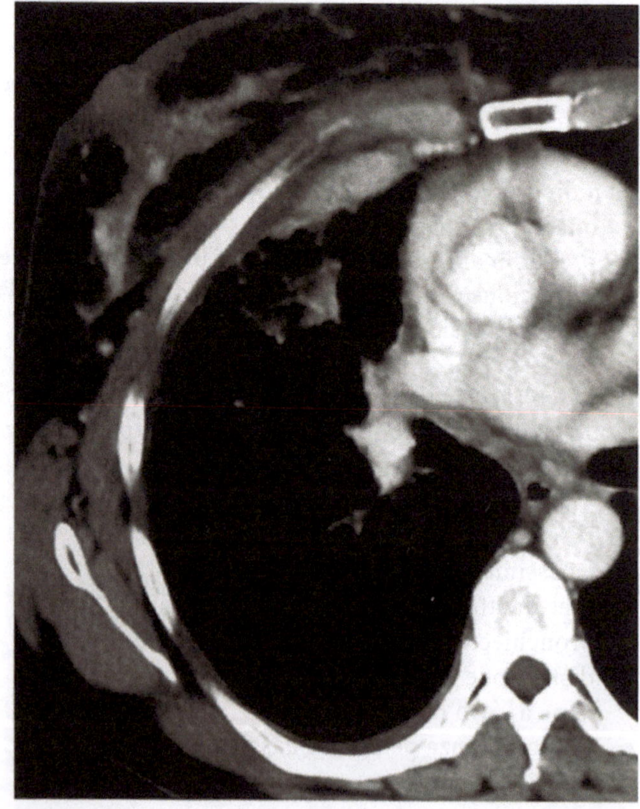

Fig. 3.2.4

Una donna di 59 anni, con una storia di fumo di circa 30 sigarette al giorno, si presenta con mancanza di respiro, tosse non produttiva, affaticamento e astenia. L'esame fisico dimostra tachipnea, tachicardia e cianosi. L'esame auscultatorio rivela rantoli fini basali e un quadro restrittivo. Viene riportato in anamnesi un carcinoma della mammella dieci anni prima. Dopo effettuazione di lavaggio broncoalveolare si identificano cellule neoplastiche e linfociti in numero elevato.

La linfangite carcinomatosa è dovuta alla diffusione intrapolmonare di neoplasie metastatiche attraverso la via linfatica e il tessuto connettivo adiacente. È un pattern piuttosto frequente di propagazione neoplastica a livello polmonare (35-55% dei casi). Le neoplasie maligne che causano più frequentemente questa evenienza includono il carcinoma della mammella, del polmone, dello stomaco, del pancreas, della cervice uterina e del colon. La maggior parte dei quadri può essere riferita a fenomeni di microembolizzazione. Altri potenziali meccanismi sono dovuti alla diffusione retrograda a partire da linfonodi sede di metastasi, estensione locale da una lesione tumorale primitiva a livello polmonare e a diffusione transdiaframmatica. Anche se l'architettura parenchimale appare conservata, i vasi linfatici si presentano distesi dalle cellule neoplastiche ed è comune un quadro di reazione fibrotica perilinfatica. Nei casi in cui la lesione primitiva sia ignota, la diagnosi si basa su prelievi istologici.

Diagnosi differenziale:
- edema polmonare (ispessimento dei setti interlobulari, non evidenza di noduli, aree a vetro smerigliato e zone di consolidazione);
- sarcoidosi (coinvolgimento bilaterale peribroncovascolare, predominanza a livello dei lobi superiori, distorsione dell'architettura polmonare);
- silicosi (predominanza a livello dei lobi superiori, presenza di masse e distorsione parenchimale);
- pneumoconiosi;
- polmoniti da ipersensibilità;
- linfomi e sarcoma di Kaposi.

La radiografia del torace dimostra:
- sovente un quadro di normalità (sensibilità del 25%);
- pattern reticolo-nodulare, più accentuato a livello dei lobi inferiori;
- linee B di Kerley (la presenza di linee B di Kerley in assenza di un'insufficienza cardiaca congestizia è molto suggestiva di linfangite carcinomatosa);
- versamento pleurico;
- adenopatie ilo-mediastiniche.

La TC ad alta risoluzione rileva:
- quadro multinodulare o reticolare irregolare e sfumato (a grani di rosario);
- distribuzione peribroncovascolare, centrolobulare, settale e subpleurica;
- distribuzione unilaterale, bilaterale o irregolare a chiazze;
- conservazione dell'architettura polmonare;
- volumi polmonari nella norma;
- versamento pleurico;
- adenopatie ilo-mediastiniche.

Caso 3.3
■
Tromboembolia polmonare

Una donna di 70 anni si presenta con dolore toracico di tipo pleurico che si irradia alla spalla destra, emottisi e mancanza di respiro a insorgenza improvvisa. Riferisce una storia di consumo di circa 20 sigarette al giorno, ipertensione arteriosa e obesità. La donna è stata immobilizzata per 20 giorni dopo un intervento di sostituzione d'anca ed è stata dimessa tre giorni prima. Al momento della visita si riscontra tachipnea, una saturazione d'ossigeno dell'80% e una diminuzione dell'afflusso d'aria basale destro con stridori pleurici.

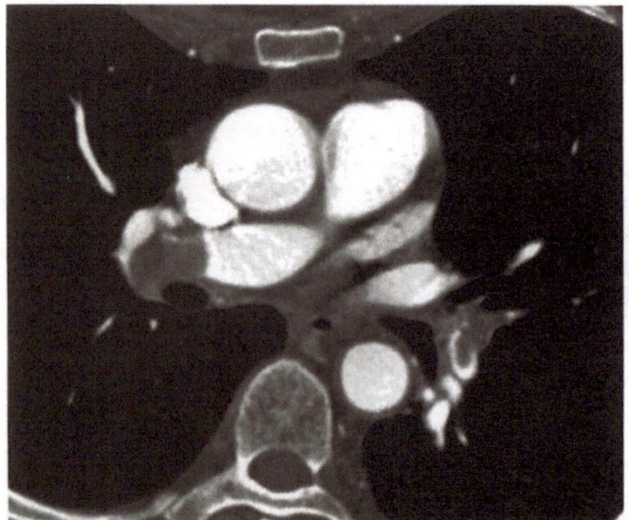

Fig. 3.3.1

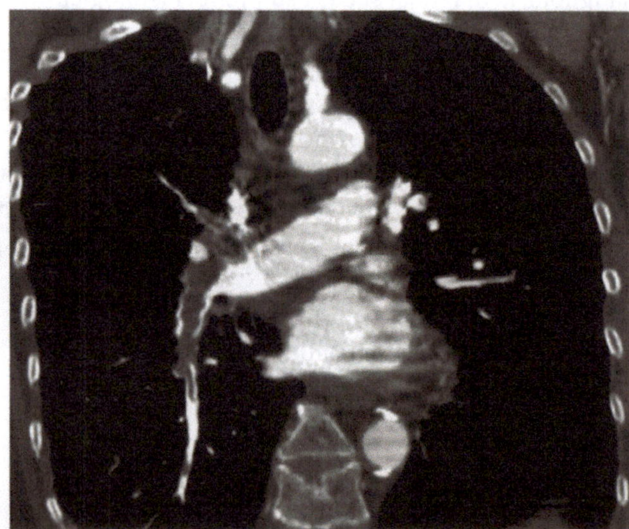

Fig. 3.3.2

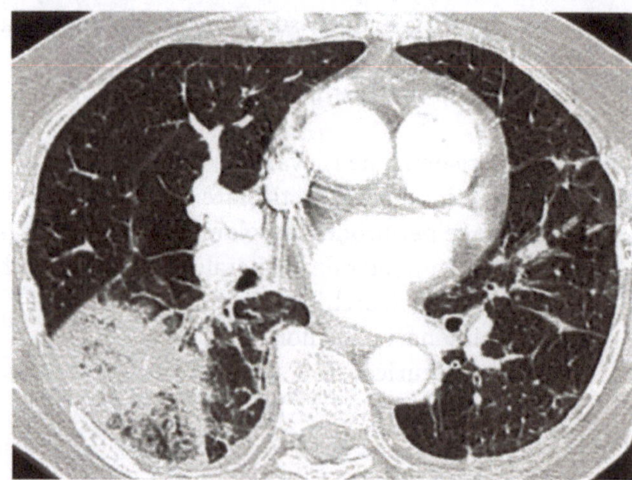

Fig. 3.3.3

La tromboembolia polmonare rappresenta la principale causa di morte nei pazienti ospedalizzati. Fattori predisponenti includono uno stato di ipercoagulabilità, interventi di chirurgia ortopedica, presenza di neoplasie e gravidanza. La maggior parte degli emboli ha origine dal sistema venoso profondo degli arti inferiori e si arresta a livello delle branche di diramazione delle arterie polmonari; altri ancora vanno a occupare la prima biforcazione dell'arteria polmonare principale. Gli effetti degli emboli sono naturalmente dovuti all'ostruzione del flusso sanguigno. L'ostruzione di un ramo arterioso polmonare e la liberazione di agenti vasoattivi aumentano le resistenze vascolari, incrementando la quota di spazio morto aereo alveolare e portando a una ridistribuzione del flusso ematico intraparenchimale. Inoltre, il riflesso di broncocostrizione aumenta, inducendo un ulteriore incremento della resistenza delle vie aeree; l'edema polmonare, invece, provoca una diminuzione della compliance polmonare e aumenta il post-carico a livello del ventricolo destro. Quadri di infarto polmonare da riferire a causa embolica si rilevano raramente (15% dei casi) e hanno luogo generalmente solo quando si presenta una combinazione di un difetto perfusionale, sia a carico della circolazione arteriosa bronchiale, che dei rami arteriosi polmonari (soprattutto quando sono coinvolti dei rami arteriosi periferici o è presente un infarto del miocardio). La causa principale di morte nell'embolia polmonare è il collasso circolatorio che segue a un'insufficienza cardiaca destra secondaria.

Diagnosi differenziale:

- embolia polmonare cronica: difetto eccentrico ad angolo ottuso con le pareti del ramo arterioso, immagine nodulare sulle pareti interne del vaso, restringimento improvviso del diametro del vaso, ricanalizzazione di rami trombizzati;
- embolia polmonare settica;
- embolia da idatidi;
- embolia grassa;
- embolia da liquido amniotico;
- embolia neoplastica;
- embolia gassosa.

L'esame RX del torace, per i suoi bassi valori di sensibilità e specificità, è generalmente eseguito in prima linea solo per escludere altre cause alla base del quadro clinico. I segni più caratteristici sono:

- dilatazione del ramo polmonare principale (segno di Fleischner);
- oligoemia polmonare a valle del ramo arterioso occluso (segno di Westermark);
- aree di consolidazione a livello pleurico bilateralmente (segno della gobba di Hampton);
- versamento pleurico;
- sollevamento dell'emidiaframma;
- atelettasie lineari.

La TC dopo somministrazione di mezzo di contrasto permette il riconoscimento di difetti di riempimento intraluminali nei rami arteriosi polmonari principali, lobari, segmentari e subsegmentari:

- difetto di riempimento totale che occlude completamente il lume arterioso, che può presentarsi di diametro aumentato;
- difetto di riempimento parziale (immagine a "mentina polo" nelle acquisizioni su un piano perpendicolare all'asse maggiore del vaso o segno a "binario" in quelle ottenute sul piano longitudinale del vaso);
- difetto di riempimento intraluminale periferico che forma un angolo acuto con le pareti del ramo arterioso;
- infarti (aree triangolari periferiche o di iperattenuazione);
- strie lineariformi;
- dilatazione del ventricolo destro o deviazione del setto interventricolare.

Gli studi scintigrafici di ventilazione-perfusione (V/Q) vengono effettuati per valutare la distribuzione del flusso sanguigno e della ventilazione alveolare. Nell'embolia polmonare la perfusione sanguigna si presenta alterata, mentre il parenchima polmonare si mantiene indenne e i livelli di ventilazione conservati. Un difetto di ventilazione che si sovrappone a un'area di alterata perfusione è riscontrabile quando all'episodio embolico segue un quadro di infarto polmonare.

Caso 3.4
■
Metastasi

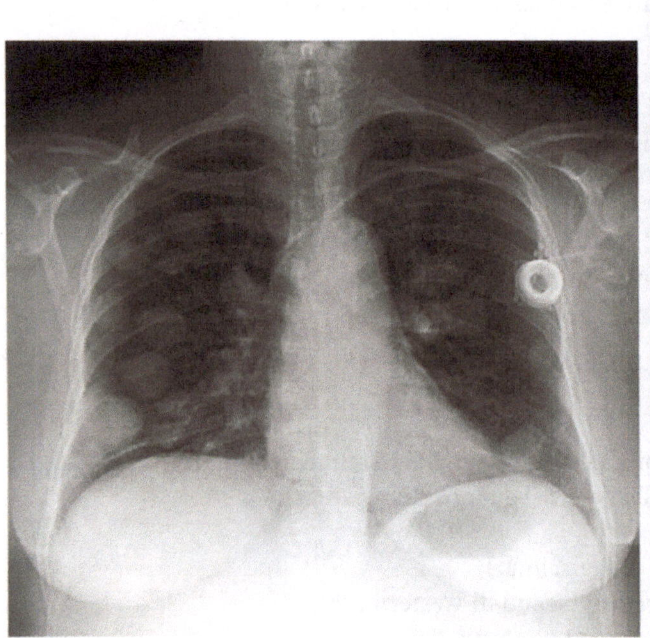

Fig. 3.4.1

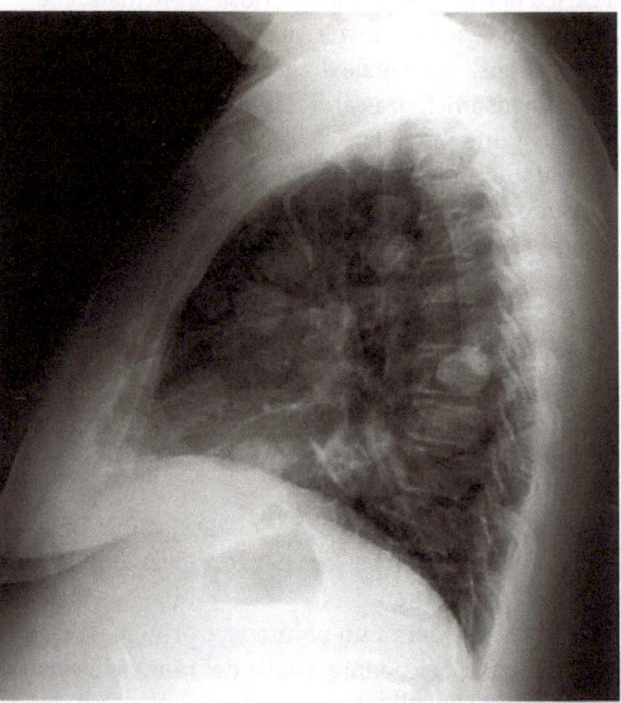

Fig. 3.4.2

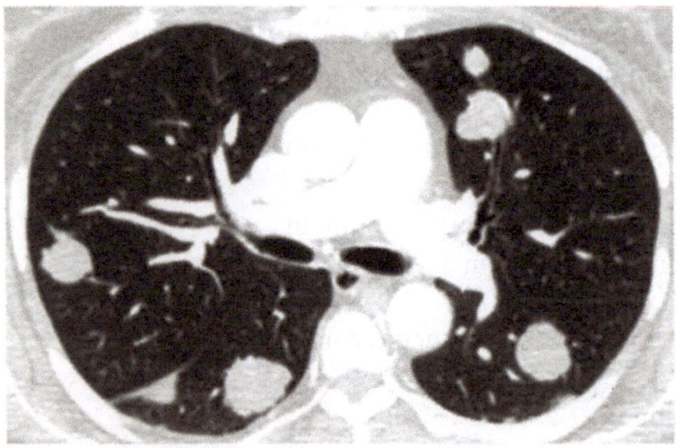

Fig. 3.4.3

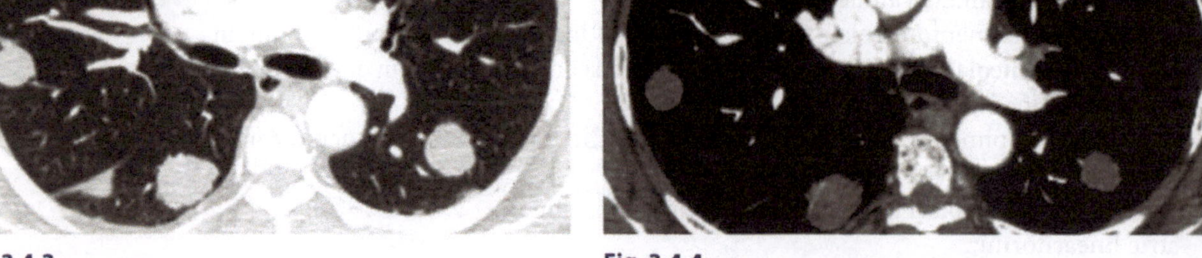

Fig. 3.4.4

Una donna di 63 anni riferisce una storia di carcinoma del colon.

In sede autoptica si rilevano metastasi polmonari nel 20-50% dei pazienti con carcinoma del colon. Le principali sorgenti neoplastiche di diffusione metastatica sono rappresentate da colon, mammella, rene, prostata, cranio e tumori del collo.

Altri tumori con alta incidenza di metastasi polmonari sono il coriocarcinoma, l'osteosarcoma, il melanoma e il carcinoma tiroideo. La diagnosi precoce di metastasi polmonari è di cruciale importanza nella pianificazione terapeutica e nella valutazione della risposta alla terapia.

I meccanismi di disseminazione più frequenti a livello polmonare sono di tipo: ematogeno (noduli), linfatico (quadro interstiziale), diffusione endobronchiale ed emboli neoplastici.

La radiografia del torace dimostra:
- noduli periferici;
- noduli solitari o multipli;
- variabilità dimensionale;
- coinvolgimento bilaterale;
- localizzazione periferica (terzo esterno del parenchima polmonare o sede subpleurica);
- zone centrali e basali dei polmoni.

L'esame TC evidenzia:
- noduli di forma ovalare o sferica;
- solitari o multipli;
- limiti netti, irregolari o sfumati;
- densità dei tessuti molli;
- visualizzazione di vasi afferenti alla lesione.

Reperti radiologici atipici:
- cavitazioni: metastasi da neoplasie della cervice, del colon, della testa e del collo;
- calcificazioni: osteosarcoma, condrosarcoma, carcinoma della mammella, dell'ovaio, del colon, della tiroide o metastasi trattate;
- disseminazione miliariforme: metastasi da neoplasie tiroidee o renali;
- pneumotorace spontaneo: sarcoma;
- attenuazione con aspetto a vetro smerigliato che circonda la massa (*halo sign*): metastasi da coriocarcinoma o angiosarcoma;
- masse solitarie: metastasi da melanoma, sarcoma, colon, testicolo, mammella o rene.

Caso 3.5
■
Neurofibroma toracico

Un uomo di 34 anni affetto da neurofibromatosi di tipo I si presenta con dolore radicolare a localizzazione toracica che coinvolge l'emitorace di sinistra dalla parete posteriore del torace fino allo sterno.

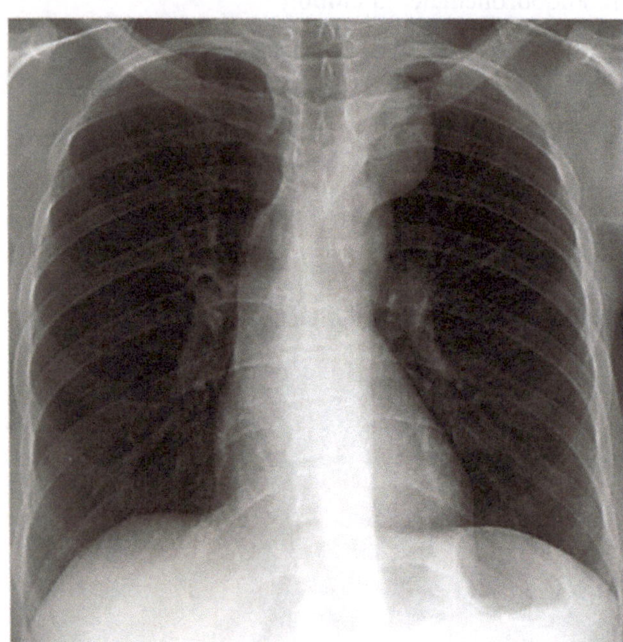

Fig. 3.5.1

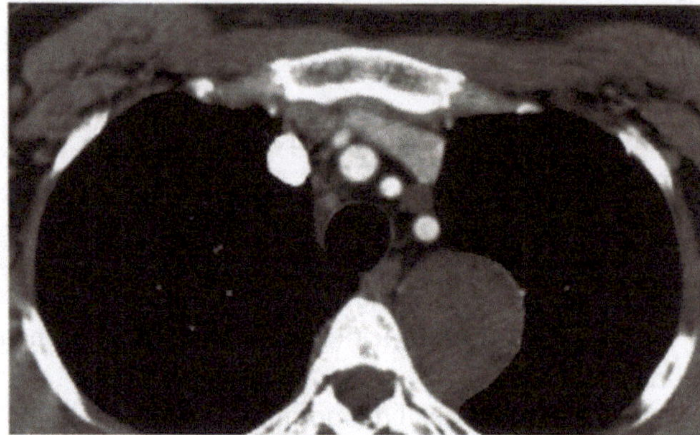

Fig. 3.5.2

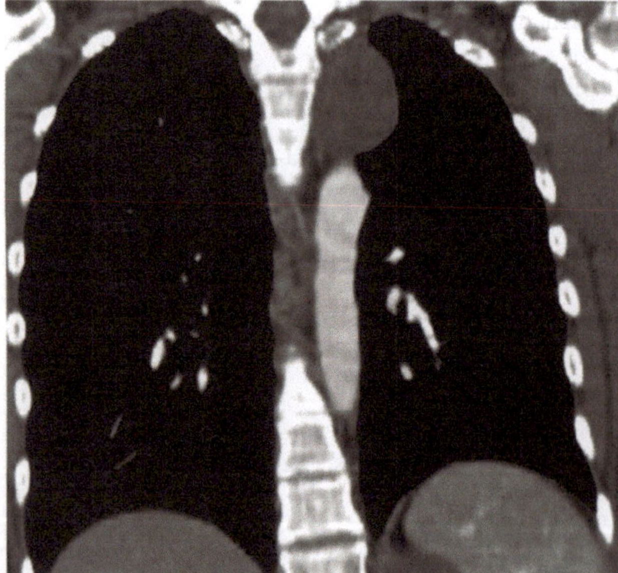

Fig. 3.5.3

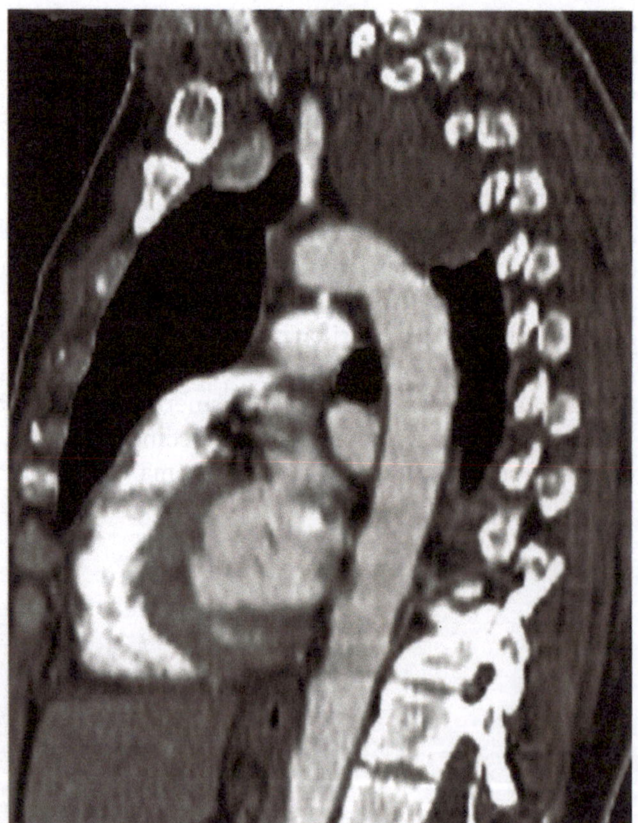

Fig. 3.5.4

I tumori a origine neuronale sono la causa di circa il 9% delle masse mediastiniche non metastatiche negli adulti e del 30% dei tumori mediastinici nei bambini. I neurofibromi sono neoplasie a pattern di crescita lento, che originano dalle guaine di rivestimento neuronali e derivano da una degenerazione delle cellule di Schwann. Vengono riscontrati più comunemente in pazienti di età compresa tra i 20 e i 30 anni. Nella maggior parte dei casi hanno comportamento benigno, ma si può saltuariamente assistere a una degenerazione maligna (fino al 25% dei casi). Nella quasi totalità insorgono dai nervi intercostali o da rami del sistema simpatico, in prossimità del midollo. Sono generalmente non capsulati. Nei neurofibromi si rileva una proliferazione delle cellule di rivestimento dei rami nervosi, che risultano disperse tra bande collagenasiche, con diversi gradi di degenerazione mixoide e calcificazioni.

Diagnosi differenziale:
- altre patologie neurogeniche come lo schwannoma, il neuroblastoma, il ganglioneuroma;
- adenopatie (linfoma, tubercolosi, sarcoidosi o metastasi);
- ematopoiesi extramidollare;
- cisti neuro-enteriche;
- tumore di Pancoast.

Lo studio radiografico della colonna può dimostrare:
- ampliamento dei forami nervosi;
- scoliosi focale;
- anomalie delle coste.

La radiografia del torace può rilevare:
- masse ben definite;
- contorni sfumati o lobulati;
- forma circolare o ovalare;
- dimensioni variabili;
- localizzazione nel mediastino posteriore o crescita lungo il decorso dei nervi intercostali.

L'esame TC evidenzia:
- massa omogenea;
- densità tissutale omogenea alternata a focali aree di ipodensità;
- calcificazioni (non comuni) e di aspetto fine;
- potenziamento irregolare dopo somministrazione di mezzo di contrasto;
- erosioni ossee costali o vertebrali: la corticale appare conservata e ispessita;
- degenerazione maligna: densità eterogenea, invasività locale, distruzione ossea e metastasi pleuriche o polmonari.

L'esame di RM mostra:
- intensità di segnale intermedia nelle immagini T1 pesate;
- intensità di segnale eterogenea nelle immagini T2 pesate, dovuta alla presenza di aree ricche di collagene e tessuto fibroso (segnale di bassa intensità) e aree con tessuto mixoide e degenerazioni cistiche (segnale di alta intensità);
- "immagine a bersaglio": la porzione centrale mostra un'intensità di segnale maggiore in T1 e le zone periferiche un segnale maggiore in T2 (fenomeno dovuto all'elevata concentrazione cellulare della zona centrale e all'abbondanza di stroma nella zona periferica);
- la risonanza magnetica è l'esame migliore nella dimostrazione di estensione intraspinale;
- neurofibroma plessiforme: massa a estensione fusiforme con comportamento infiltrativo che tende a circondare i vasi mediastinici con perdita di piani di grasso.

Caso 3.6
Linfoma di Hodgkin

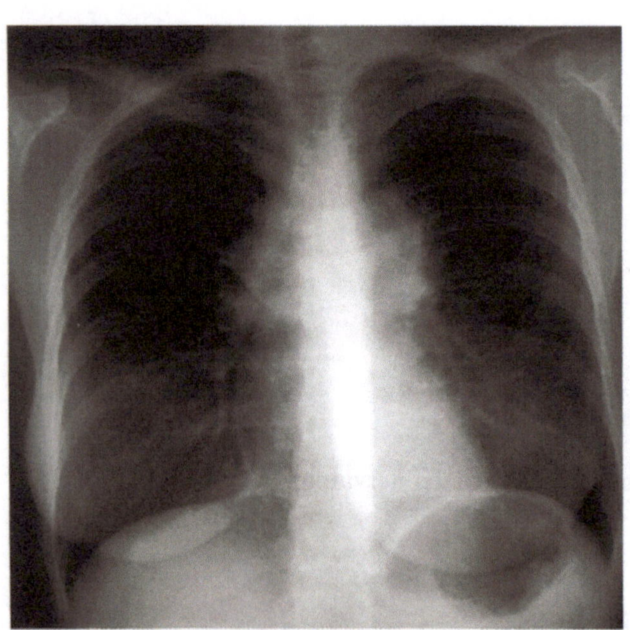

Fig. 3.6.1

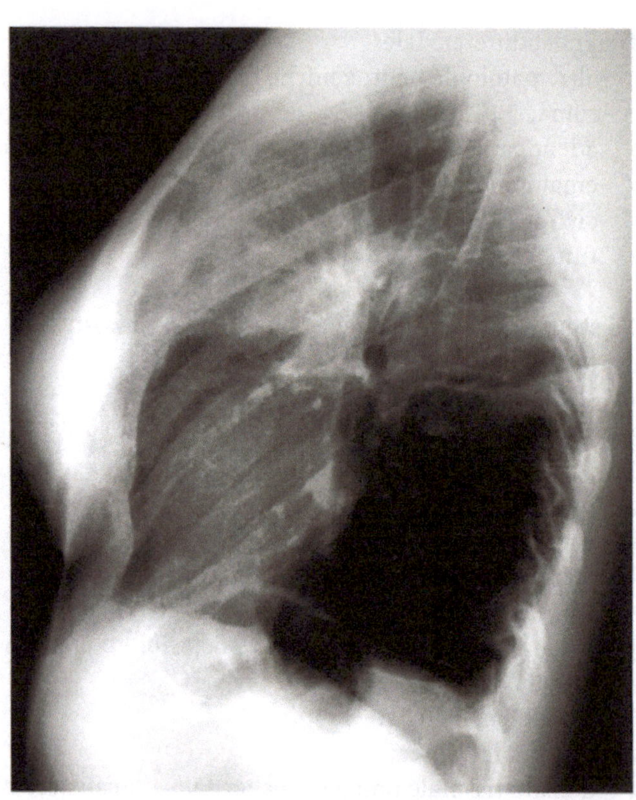

Fig. 3.6.2

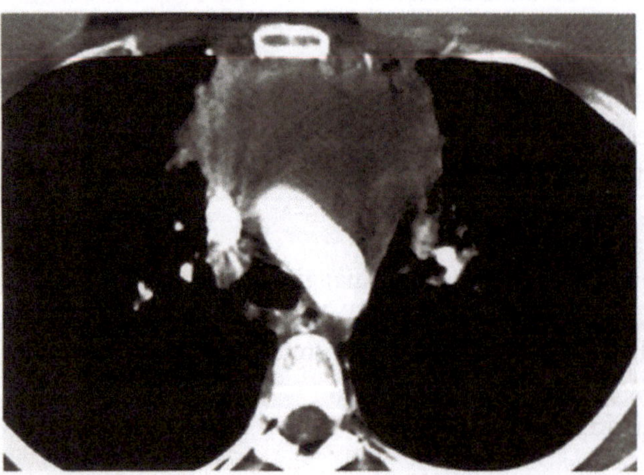

Fig. 3.6.3

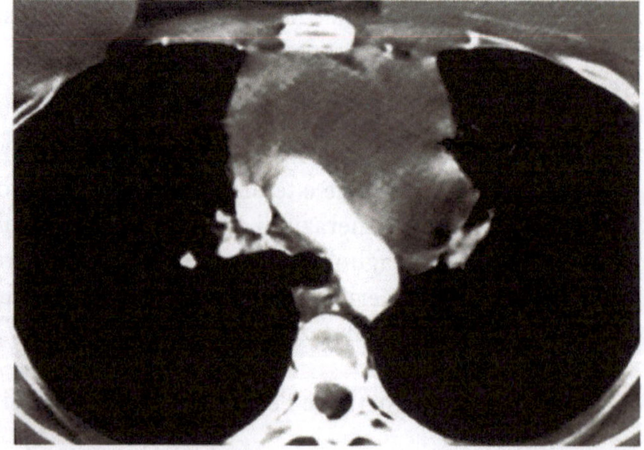

Fig. 3.6.4

Una donna di 30 anni riferisce ingrandimento dei linfonodi del collo che perdura da circa un mese, perdita di peso, febbre e sudorazioni notturne. La sua storia clinica precedente non riporta elementi significativi.

I linfomi si suddividono in linfomi di Hodgkin e linfomi non Hodgkin. Il linfoma di Hodgkin è una neoplasia linfocitaria originante dalla linea B, caratterizzata dalla presenza delle cellule di Reed-Sternberg. Il linfoma di Hodgkin a sclerosi nodulare rappresenta la variante a localizzazione mediastinica anteriore più frequente e colpisce generalmente pazienti di età compresa tra i 20 e i 50 anni. Insorge prevalentemente a livello del mediastino anteriore e in sede paratracheale. Al momento della diagnosi, si riscontrano spesso gruppi linfonodali già coinvolti. La disseminazione procede in modo caratteristico lungo il decorso delle linee linfatiche, colpendo in successione i linfonodi contigui. Il coinvolgimento ilare isolato dovrebbe suggerire un altro tipo di diagnosi. Elementi per la stadiazione del linfoma di Hodgkin comprendono il grado di coinvolgimento linfonodale, la presenza di patologia extralinfonodale e il quadro sintomatologico del paziente.

Diagnosi differenziale:

- seminoma: aspetto eterogeneo, pazienti più giovani;
- timoma: frequente riscontro di calcificazioni;
- metastasi: storia di neoplasia della testa o del collo;
- gozzo: maggiori livelli di attenuazione, estensione a livello del collo (ghiandola tiroidea);
- sarcoidosi: adenopatie ilari e paratracheali di aspetto simmetrico.

La radiografia del torace dimostra:

- masse di forma circolare e lobulate;
- limiti sfumati;
- ingrossamento mediastinico o ilare;
- aumento dell'opacità restrosternale nello studio laterale;
- calcificazioni dopo trattamento;
- versamento pleurico monolaterale (15%);
- coinvolgimento polmonare (10%).

Aspetto TC:
- ingrandimento linfonodale: diametro minore >1 cm;
- massa o adenopatia a densità tissutale;
- potenziamento dopo somministrazione di mezzo di contrasto da debole a moderato;
- noduli necrotici (ipodensi centralmente) nel 20-45% dei casi;
- presenza di calcificazioni dopo terapia: irregolari, a guscio d'uovo o con pattern diffuso;
- coinvolgimento polmonare: noduli, aree di consolidazione, infiltrazione interstiziale.

Aspetto RM:
- intensità di segnale intermedia nelle immagini T1 pesate;
- elevata intensità di segnale nelle immagini T2 pesate;
- dimostrazione di invasione o compressione vascolare.

Caso 3.7
■
Tumore del polmone

Un uomo di 50 anni riferisce dolore nella parte superiore del dorso e dispnea progressiva; riferisce un consumo di 30 sigarette al giorno. All'esame fisico presenta segni di calo ponderale e sibili espiratori all'auscultazione.

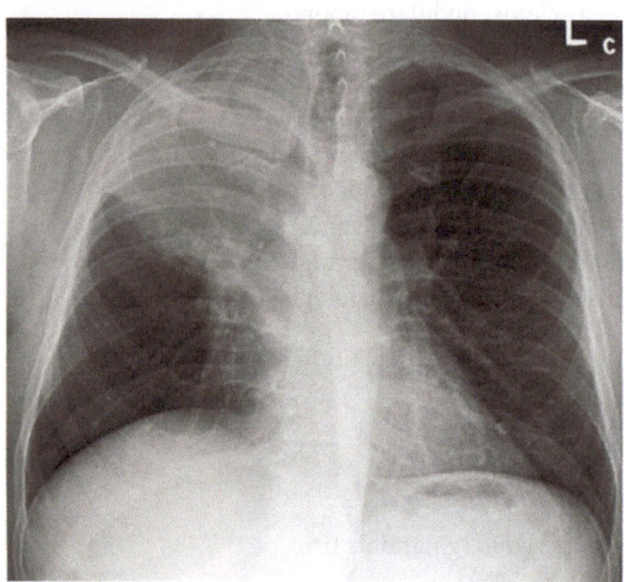

Fig. 3.7.1

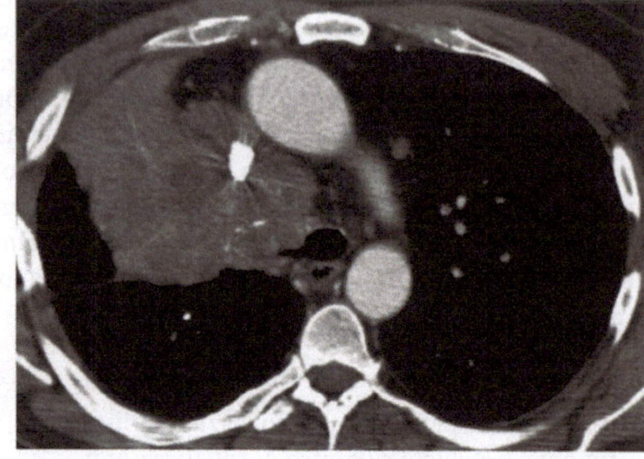

Fig. 3.7.2

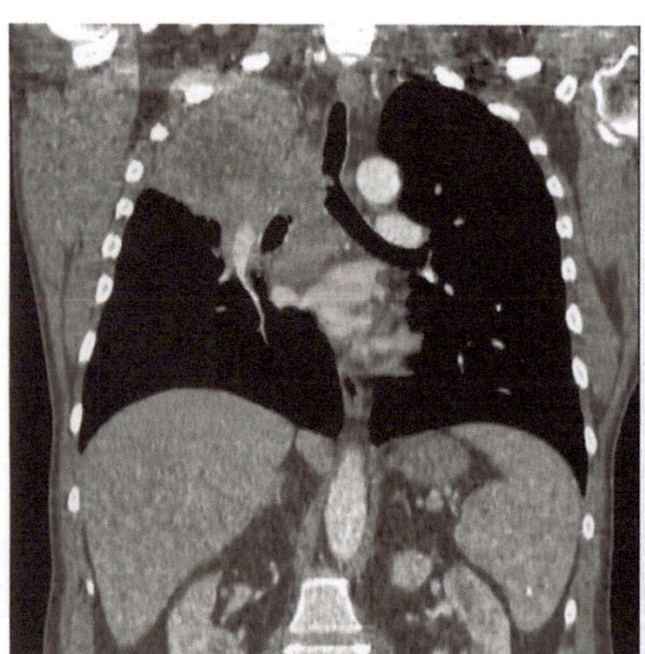

Fig. 3.7.3

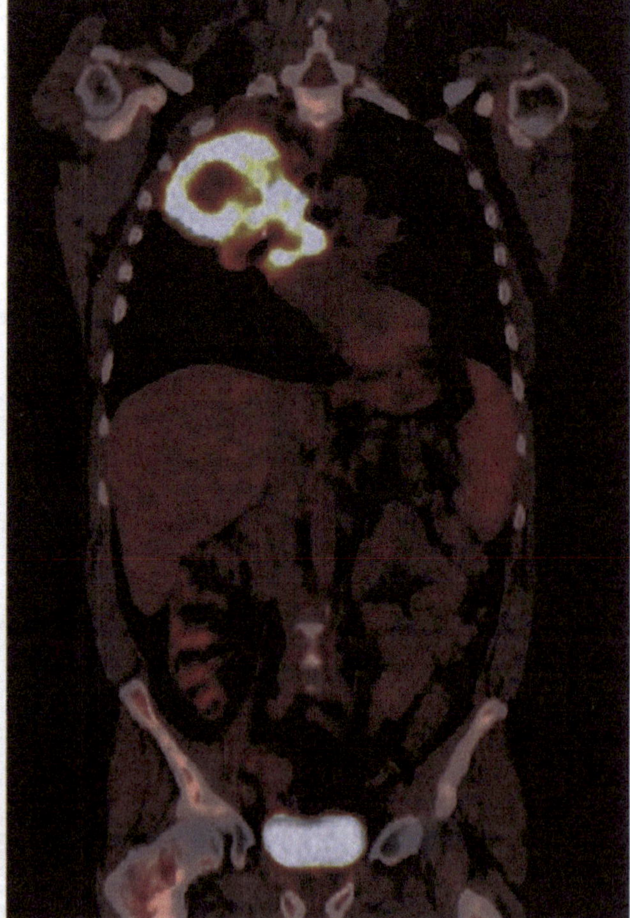

Fig. 3.7.4

Il carcinoma broncogeno è la causa più comune di morte dovuta a patologie neoplastiche, sia negli individui di sesso maschile che femminile. Dal punto di vista istologico, si distinguono quattro principali tipologie: l'adenocarcinoma (il più comune), il carcinoma a cellule squamose, il carcinoma a piccole cellule e il carcinoma a grandi cellule.

Adenocarcinoma:
- a seconda dell'estensione, la sintomatologia può includere dispnea, tosse o dolore di tipo pleurico;
- interessamento maggiore dei lobi superiori, in sede periferica e a livello subpleurico;
- metastasi localizzate ai surreni, cervello, osso e fegato;
- riscontro radiografico di un nodulo o di una massa polmonare con limiti ben delineati, lobulati, irregolari o scarsamente definiti.

Carcinoma a cellule squamose:
- i sintomi includono tosse ed emottisi;
- localizzazione centrale con componente endobronchiale;
- estensione diretta ai linfonodi locoregionali;
- tasso di crescita più lento;
- reperto radiografico di una massa ilare associata o meno a quadri atelettasici o bronco-pneumonici;
- in tumori di grosse dimensioni è comune un'area di necrosi centrale e la presenza di cavitazioni centrali nel 15% dei casi;
- può manifestarsi come tumore di Pancoast (tumore del solco superiore): riscontro di invasione a livello pleurico e costale con dolore alla spalla o coinvolgimento del plesso brachiale che conduce a un quadro algico con parestesie a livello dell'arto superiore.

Diagnosi differenziale:
- carcinoide bronchiale: calcificazioni, potenziamento post-contrastografico, allargamento del bronco;
- metastasi solitarie;
- sarcoma polmonare primitivo;
- piccoli noduli polmonari di natura benigna come l'amartoma (grasso/calcificazioni), granulomi, malformazioni artero-venose.

La radiografia del torace dimostra:
- un nodulo o una massa;
- adenopatie o masse ilo-mediastiniche;
- versamento pleurico;
- quadri di ostruzione: atelettasia, polmoniti, tappi di muco.

La TC rileva:
- un nodulo o una massa;
- morfologia: sferica o ovale, a margini lobulati o spiculati;
- densità: densità tissutale, calcificazioni amorfe, cavitazioni con pareti ispessite;
- entità del potenziamento post-contrastografico correlato con il grado di angiogenesi;
- valutazione del tasso di crescita (tempo di raddoppiamento);
- presenza di atelettasia o aree di consolidazione parenchimale;
- linfoadenopatie ilari o mediastiniche;
- invasione del mediastino o delle pareti toraciche.

La PET-TC è una tecnica diagnostica che integra dati di natura anatomica e morfologica con gli aspetti metabolici della lesione in studio. Può essere di ausilio nella diagnosi, stadiazione, identificazione di recidiva e monitoraggio della risposta terapeutica.

Commenti

Reperti radiologici

Caso 3.8
■
Bronchiectasie

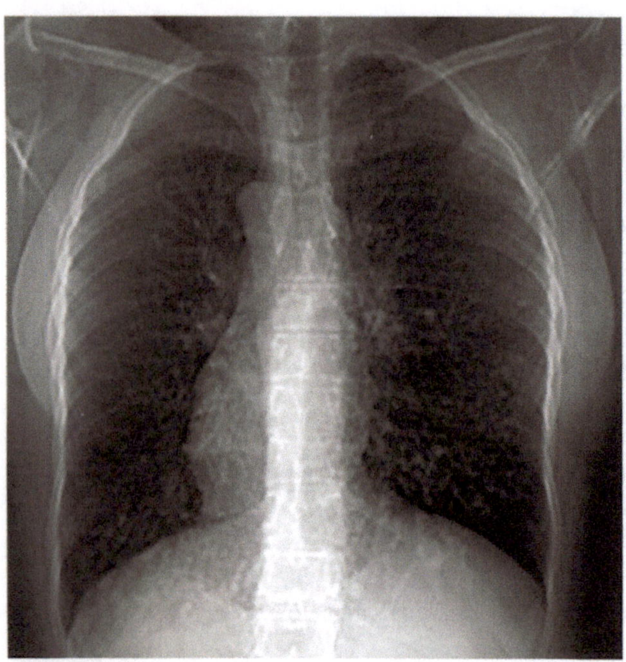

Fig. 3.8.1

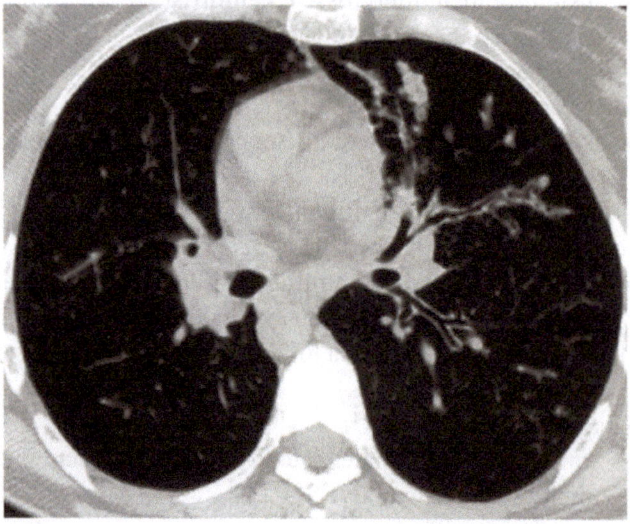

Fig. 3.8.2

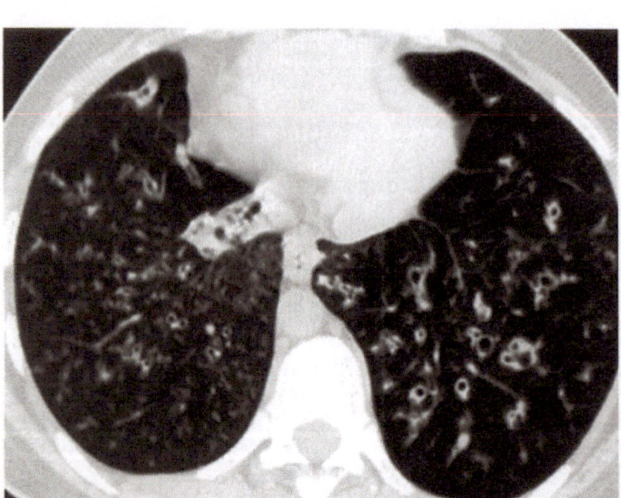

Fig. 3.8.3

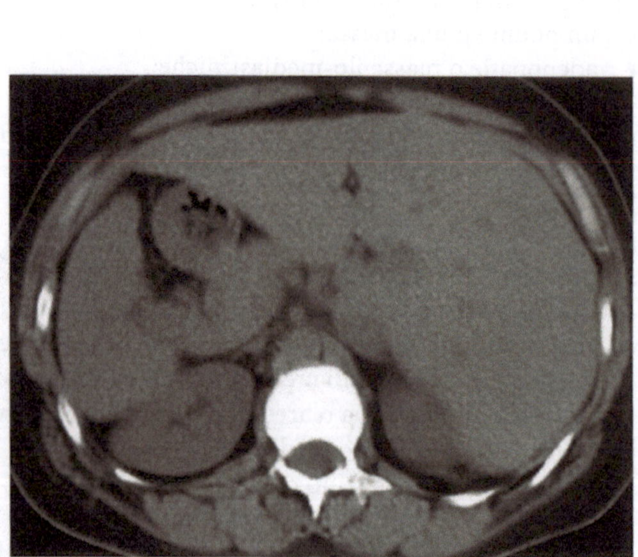

Fig. 3.8.4

Una ragazza di 15 anni lamenta sinusite cronica e tosse produttiva in assenza di rialzo febbrile. All'esame obiettivo si repertano ronchi diffusi.

Le bronchiectasie sono caratterizzate da una dilatazione permanente dei bronchi con distruzione delle strutture elastiche e muscolari delle pareti bronchiali. Sono generalmente causate da quadri infettivi acuti o cronici. I sintomi principali sono rappresentati da tosse cronica e produzione di espettorato. Le colonizzazioni microbiche e le infezioni recidivanti conducono a un danno progressivo delle vie aeree colpite.

La liberazione di mediatori che segue allo stato di infiammazione cronica porta al deterioramento delle componenti elastiche e muscolari delle pareti dei rami bronchiali affetti, che si dilatano a causa della trazione esercitata dal tessuto polmonare circostante.

Le bronchiectasie sono anche associate a incremento della proliferazione vascolare arteriosa e a un aumento di incidenza di malformazioni artero-venose, che predispongono all'insorgenza di emottisi ricorrente in alcuni pazienti. Le bronchiectasie possono avere una distribuzione localizzata o diffusa.

La sindrome di Kartagener è caratterizzata da una triade clinico-patologica costituita da *situs inversus*, sinusite cronica e bronchiectasie che si instaura in circa la metà dei pazienti portatori di un difetto primario della motilità ciliare. Si tratta di un disordine a trasmissione genetica autosomica-recessiva associato a un difetto strutturale e di funzione delle ciglia.

Diagnosi differenziale:
- fibrosi cistica;
- Aspergillosi Bronco-Polmonare Allergica (ABPA);
- infezione da complesso del *Mycobacterium Avium*;
- fibrosi polmonare;
- ostruzione bronchiale.

La radiografia del torace dimostra:
- vie aeree dilatate e con pareti ispessite (aspetto ad anello dei rami bronchiali visualizzati al loro termine o a "rotaia di tram" per i rami posizionati perpendicolarmente al fascio di raggi X);
- polmonite focale;
- opacità irregolari e frastagliate;
- atelectasie.

La TC ad alta risoluzione evidenzia:
- ispessimento delle pareti bronchiali;
- dilatazione bronchiale;
- il bronco appare più largo del corrispettivo ramo arterioso polmonare adiacente (segno dell'anello con sigillo);
- i bronchi sono ancora visualizzabili fino a 1 cm dalla pleura;
- bronchiectasie cilindriche (con dilatazione longitudinale della parete bronchiale);
- bronchiectasie variciformi (con aspetto a filo di perle);
- bronchiectasie cistiche (con livelli idro-aerei nelle cavità bronchiali dilatate);
- tappi di muco (aspetto ad "albero in fiore");
- aree di atelettasia a valle delle ostruzioni da muco;
- aree di intrappolamento aereo distalmente alle ostruzioni da muco.

Caso 3.9
■
Mesotelioma maligno

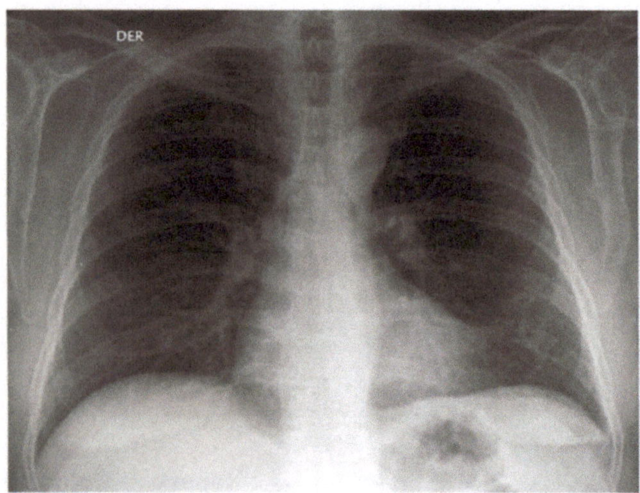

Fig. 3.9.1

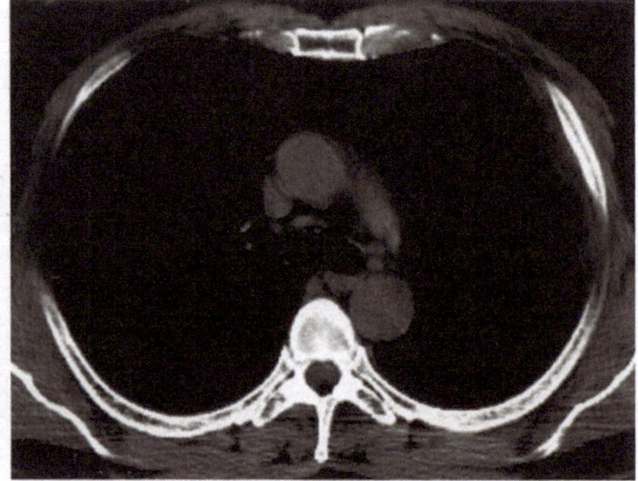

Fig. 3.9.2

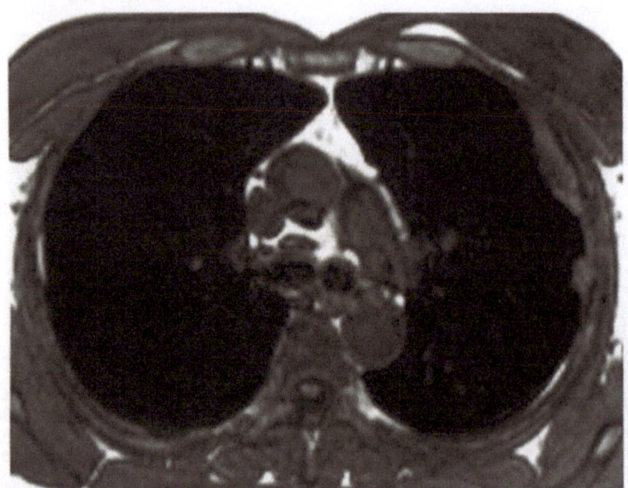

Fig. 3.9.3

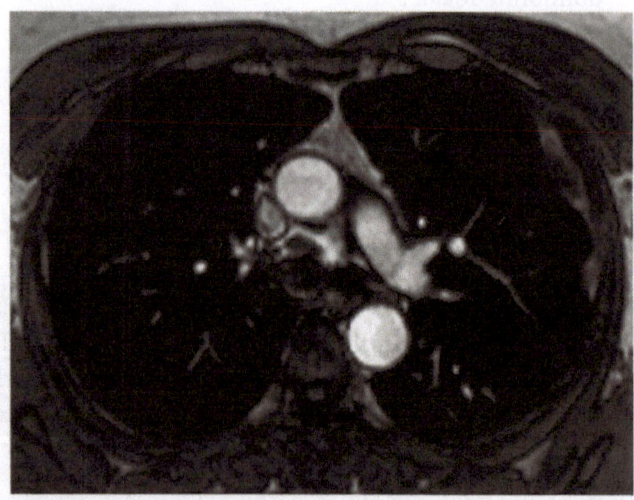

Fig. 3.9.4

Un uomo di 64 anni si presenta con mancanza di respiro, dolore pleurico e perdita di peso. Il paziente riferisce inoltre di essere stato sottoposto al drenaggio di un versamento pleurico due anni prima e di aver lavorato in un'industria specializzata in produzione di impianti elettrici. Nega consumo di tabacco.

Il mesotelioma maligno è la più frequente neoplasia primitiva della pleura. È strettamente correlato a una storia di esposizione all'asbesto, con tempo di latenza pari a circa 35-40 anni. Il tempo medio di sopravvivenza dopo la diagnosi è compreso tra 12 e 15 mesi. I principali tipi istologici sono rappresentati dalle forme epiteliale, sarcomatosa e mista. Ha un comportamento localmente invasivo, con una frequente diffusione alle pareti toraciche, al mediastino e al diaframma. Metastasi ai linfonodi ilari e mediastinici sono comuni al momento della diagnosi. Le metastasi a distanza si localizzano più frequentemente a livello dei polmoni, del fegato, dei reni e delle ghiandole surrenali.

Diagnosi differenziale:
- adenocarcinoma;
- linfoma;
- timoma (metastasi a goccia);
- patologie pleuriche benigne correlate all'asbesto;
- infezioni.

La radiografia del torace dimostra:
- versamento pleurico;
- ispessimento pleurico circonferenziale;
- noduli o masse polmonari.

La TC evidenzia:
- versamento pleurico monolaterale;
- ispessimento pleurico "a lenzuolo" e con lobulazioni;
- ispessimento dei setti interlobari;
- rivestimento del polmone con aspetto a "corteccia d'albero";
- retrazione dell'emitorace coinvolto con slittamento omolaterale del mediastino, spazi intercostali ridotti ed elevazione dell'emidiaframma dello stesso lato;
- diffusione alla parete toracica: obliterazione dei piani di tessuto connettivo, infiltrazione dei muscoli intercostali, invasione delle coste con separazione degli estremi costali, distruzione dell'osso;
- invasione del mediastino: obliterazione dei piani occupati da tessuto adiposo-connettivale o infiltrazione diretta da parte del tumore del cuore, dei grossi vasi, dell'esofago e della trachea.

Lo studio RM fornisce un'elevata risoluzione di contrasto dei tessuti molli, dimostrando:
- isointensità con il muscolo o debole iperintensità nelle immagini T1 pesate;
- iperintensità nelle immagini T2 pesate;
- potenziamento dopo somministrazione di mezzo di contrasto.

La PET-TC rileva:
- una diffusione di malattia più estesa;
- individuazione di un sito per il prelievo bioptico che garantisca la maggiore probabilità di risultati positivi;
- metastasi a distanza occulte.

Caso 3.10
■
Tubercolosi

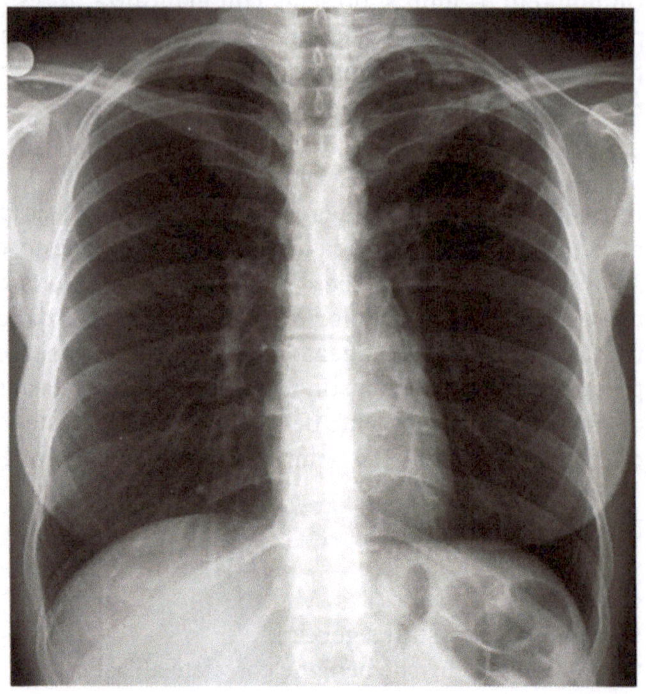

Fig. 3.10.1

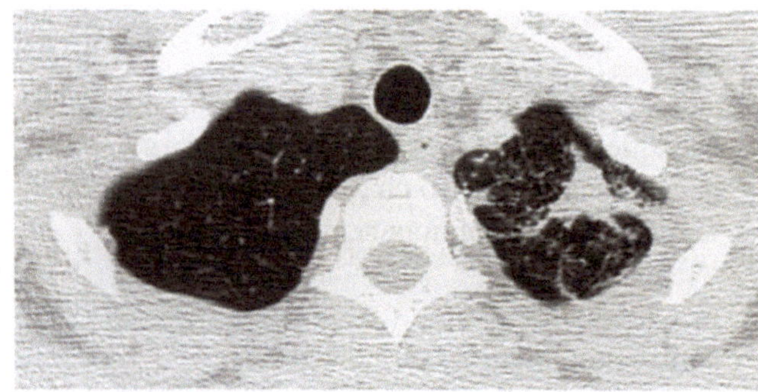

Fig. 3.10.2

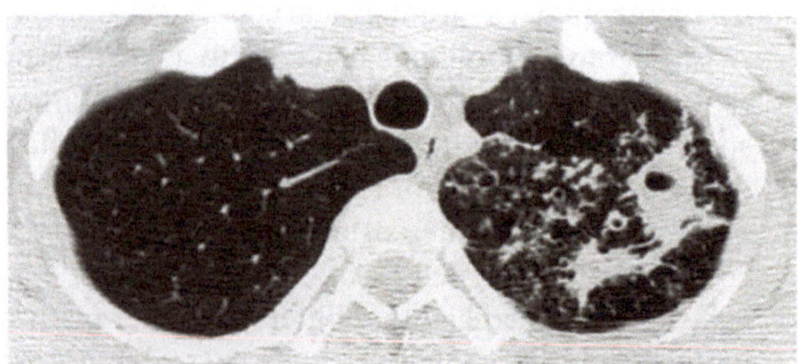

Fig. 3.10.3

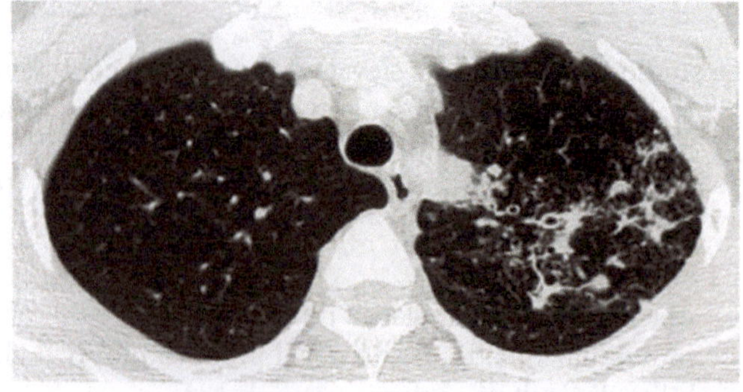

Fig. 3.10.4

Una donna di 35 anni riferisce una storia di tosse non produttiva che perdura da tre mesi, febbricola, anoressia, sudorazioni notturne e perdita di peso. Le analisi di laboratorio riportano un aumento della conta linfocitaria nel sangue periferico e anemia in assenza di anticorpi anti-HIV.

La tubercolosi polmonare è causata dall'inalazione di goccioline disperse nell'aria cariche di bacilli del ceppo *Mycobacterium tuberculosis*. Il sito di prima colonizzazione più comune è rappresentato dai lobi polmonari medio e inferiori. Il decorso della malattia dipende strettamente dall'interazione tra ospite e agente patogeno e dal grado di virulenza di quest'ultimo. La tubercolosi primaria appare tipicamente come un'area di consolidamento dello spazio aereo a livello dei lobi inferiori associata a linfoadenopatie ilari e mediastiniche e versamento pleurico. La tubercolosi post-primaria si sviluppa a partire dal sito di infezione pregressa, per lo più in pazienti affetti da un certo grado di immunodeficienza acquisita, e generalmente si presenta con aree nodulari o lineari di aumentata opacità o attenuazione degli apici polmonari. Lo stato di attività o inattività di malattia può essere adeguatamente dimostrato solo radiologicamente, con la valutazione dell'evoluzione temporale delle lesioni.

Malattia primaria:
- linfoadenopatie: sono maggiormente coinvolti i linfonodi paratracheali di destra e quelli ilari;
- aree centrali di bassa attenuazione con potenziamento periferico (soprattutto in casi con HIV);
- consolidazione parenchimale: a carattere omogeneo, irregolare, lineare o nodulare; distribuzione segmentaria o lobare;
- atelettasia da ostruzione, più frequente a destra;
- versamento pleurico unilaterale;
- quadro radiografico normale (15% dei casi).

Malattia post-primaria:
- quadro patologico con interessamento parenchimale e cavitazioni: opacità disomogenee nei segmenti apicali e posteriori dei lobi superiori e nei segmenti superiori dei lobi inferiori;
- cavitazioni: generalmente multiple, a pareti sottili e lisce o spesse e irregolari. Possibile presenza di livelli idro-aerei;
- tubercoloma: massa solitaria circolare a limiti definiti con calcificazioni interne;
- diffusione bronchiale: noduli centrolobulari di 4 mm e opacità ben definite lineariformi ramificate (aspetto "ad albero in fiore");
- versamento pleurico;
- malattia fibroproliferativa: perdita di volume dei lobi superiori con atelettasie post-cicatriziali, distorsione architetturale e bronchiectasie da trazione.

Complicanze:
- micetoma: masse intracavitarie mobili, immagine aerea a falce;
- bronchiectasie da trazione;
- cavità residue;
- aneurisma di Rasmussen: pseudoaneurisma di una arteria polmonare;
- broncolitiasi: noduli calcifici peribronchiali.

Letture consigliate

Libri

Chest Radiology: Plain Film Patterns and Differential Diagnosis, 5th ed. Reed JC (2003) Philadelphia, Pa: Elsevier Science. ISBN-13: 9780323026178

CT and MR Imaging of the Whole Body, 4th ed, 2 vols. Haaga JR, Lanzieri CF (2003) St Louis, Mo: Mosby-Elsevier Science. ISBN-13: 9780323011334

Computed Tomography and Magnetic Resonance of the Thorax. 4th ed. Naidich D, Webb WR, Muller NR, Vlahos I, Krinsky GA (2007) Lippincott Williams & Wilkins. ISBN-13: 9780781757652

Diagnosis and Diseases of the Chest. 4th ed. Fraser RS, Muller NL, Colman N, Paré PD (1999) Philadelphia, Pa: Saunders. ISBN-13: 9780721661940

Diffuse Lung Diseases. Maffessanti M, Dalpiaz G (2006) Springer, Berlin. ISBN-13: 9788847004290

Felson's Principles of Chest Roentgenology. 2nd ed. Goodman LR (1999) Philadelphia, Pa: Saunders. ISBN-13: 9780721676852

High-resolution CT of the Lung. 2nd ed. Webb WR, Müller NL, Naidich DP (1996) Philadelphia, Pa: Lippincott-Raven. ISBN-13: 9780781702171

Imaging of Diseases of the Chest. 4th ed. Hansell D, Armstrong P, Lynch D, McAdams HP (2005) Elsevier Mosby. ISBN-13: 9780723433231

Radiology of the Chest and Related Conditions (2002) Wright FW. London, England: Taylor & Francis. ISBN13: 9789058232298

Thoracic Imaging: Pulmonary and Cardiovascular Radiology. Higgins CB, Webb WR (2004) Philadelphia, Pa: Lippincott Williams & Wilkins. ISBN-13: 9780781741194

Siti web

http://ajronline.org
http://chestjournal.org
http://content.nejm.org
http://erj.ersjournals.com
http://jcat.org
http://radiographics.rsnajnls.org
http://radiology.rsnajnls.org
http://springerlink.com
http://thoracicrad.org
http://thorax.bmj.com

Articoli

Althoff Souza C, Müller N, Flint J, Wright J, Churg A. Idiopathic pulmonary fibrosis: Spectrum of high-resolution CT findings. AJR Am J Roentgenol 2005; 185:1531–1539

Blachere H, Latrabe V, Montaudon M, Valli N, Couffinhal T, Raherisson C, Leccia F, Laurent F. Pulmonary embolism revealed on helical CT angiography: comparison with ventilation-perfusion radionuclide lung scanning. AJR Am J Roentgenol 2000; 174:1041–1047

Boiselle PM, Patz EF, Vining DJ, Weissleder R, Shepard JA, McLoud TC. Imaging of mediastinal lymph nodes: CT, MR, and FDG PET. Radiographics 1998; 18:1061–1069

Brown K, Mund DF, Aberle DR, Batra P, Young DA. Intrathoracic calcifications: radiographic features and differential diagnoses. Radiographics 1994; 14:1247–1261

Burk DL, Brunberg JA, Kanal E, Latchaw RE, Wolf GL. Spinal and paraspinal neurofibromatosis: surface coil MR imaging at 1.5 T1. Radiology 1987; 162:797–801

Carpenter BL, Merten DF. Radiographic manifestations of congenital anomalies affecting the airway. Radiol Clin North Am 1991; 29:219–240

Cartier Y, Kavanagh PV, Johkoh T, Mason AC, Muller NL. Bronchiectasis: accuracy of high-resolution CT in the differentiation of specific diseases. AJR Am J Roentgenol 1999; 173:47–52

Chong S, Lee KS, Chung MJ, Han J, Kwon OJ, Kim TS. Pneumoconiosis: comparison of imaging and pathologic findings. Radiographics 2006; 26:59–77

Chooi WK, Matthews S, Bull MJ, Morcos SK. Multislice helical CT: the value of multiplanar image reconstruction in assessment of the bronchi and small airways disease. Br J Radiol 2003; 76:536–540

Coche E, Verschuren F, Keyeux A, Goffette P, Goncette L, Hainaut P, Hammer F, Lavenne E, Zech F, Meert P, Reynaert MS. Diagnosis of acute pulmonary embolism in outpatients: Comparison of thin-collimation multi-detector row spiral CT and planar ventilation-perfusion scintigraphy. Radiology 2003; 229:757–765

Corcoran HL, Renner WR, Milstein MJ. Review of high-resolution CT of the lung. Radiographics 1992; 12:917–939

Crow J, Slavin G, Kreel L. Pulmonary metastases: a pathologic and radiologic study. Cancer 1981; 47:2595–2602

Cymbalista M, Waysberg A, Zacharias C, Ajavon Y, Riquet M, Rebibo G, Grenier P. CT demonstration of the 1996 AJCC-UICC regional lymph node classification for lung cancer staging. Radiographics 1999; 19:899–900

Davis SD. CT evaluation for pulmonary metastases in patients with extrathoracic malignancy. Radiology 1991; 180:1–12

Erasmus JJ, Connolly JE, McAdams HP, Roggli VL. Solitary pulmonary nodules: Part I. Morphologic evaluation for differentiation of benign and malignant lesions. Radiographics 2000; 20:43–58

Erasmus JJ, McAdams HP, Patz EF, Goodman PC, Coleman RE. Thoracic FDG PET: state of the art. Radiographics 1998; 18:5–20

Fishman EK, Kuhlman JE, Jones RJ. CT of lymphoma: spectrum of disease. Radiographics 1991; 11:647–669

Fedullo PF, Tapson VF. Clinical practice: the evaluation of suspected pulmonary embolism. N Engl J Med 2003; 349(13):1247–1256

Fortman BJ, Kuszyk BS, Urban BA, Fishman EK. Neurofibromatosis type 1: A diagnostic mimicker at CT. Radiographics 2001; 21:601–612

Foster WL, Gimenez EI, Roubidoux MA, Sherrier RH, Shannon RH, Roggli VL, Pratt PC. The emphysemas: radiologic-pathologic correlations. Radiographics 1993; 13:311–328

Franquet T, Giménez A, Rosón N, Torrubia S, Sabaté JM, Pérez C. Aspiration diseases: findings, pitfalls, and differential diagnosis. Radiographics 2000; 20:673–685

Fraser RS, Muller NL, Colman N, Paré PD. Diagnosis and diseases of the chest. 4th ed. Saunders, 1999

Frazier AA, Galvin JR, Franks TJ, Rosado-de-Christenson ML. From the archives of the AFIP: Pulmonary vasculature: hypertension and infarction. Radiographics 2000; 20:491–524

Ghaye B, Ghuysen A, Bruyere PJ, D'Orio V, Dondelinger RF. Can CT pulmonary angiography allow assessment of severity and prognosis in patients presenting with pulmonary embolism? What the radiologist needs to know. Radiographics 2006; 26:23–39

Giménez A, Franquet T, Erasmus JJ, Martínez S, Estrada P. Thoracic complications of esophageal disorders. Radiographics 2002; 22:247–258

Grippi MA. Clinical aspects of lung cancer. Semin Roentgenol 1990; 25:5–11

Goodman LR. Felson's Principles of Chest Roentgenology. Philadelphia, Pa: Saunders, 1999

Gross BH, Glazer GM, Bookstein FL. Multiple pulmonary nodules detected by computed tomography: diagnostic implications. J Comput Assist Tomogr 1985; 9:880–885

Gross TJ, Hunninghake GW. Medical progress: Idiopatic pulmonary fibrosis. N Engl J Med 2001; 345:517–525

Haaga JR, Lanzieri CF, Gilkeson RC. CT and MR imaging of the whole body. 4th ed, 2 vols. St Louis, Mo: Mosby–Elsevier Science, 2003

Han D, Lee KS, Franquet T, Muller NL, Kim TS, Kim H, Kwon OJ, Byun HS. Thrombotic and nonthrombotic pulmonary arterial embolism: Spectrum of imaging findings. Radiographics 2003; 23(6):1521–1539

Hansell D, Armstrong P, Lynch D, McAdams HP. Imaging of diseases of the chest. Elsevier Mosby 2005

Harisinghani MG, McLoud TC, Shepard JA, Ko JP, Shroff MM, Mueller PR. Tuberculosis from head to toe. Radiographics 2000; 20:449–470

Hartman TE, Primack SL, Lee KS, Swensen SJ, Muller NL. CT of bronchial and bronchiolar diseases. Radiographics 1994; 14:991–1003

Hayashi K, Aziz A, Ashizawa K, Hayashi H, Nagaoki K, Otsuji H. Radiographic and CT appearances of the major fissures. Radiographics 2001; 21:861–874

Halvorsen RA, Fedyshin PJ, Korobkin M, Foster WL, Thompson WM. Ascites or pleural effusion? CT differentiation: four useful criteria. Radiographics 1986; 6:135–149

Helbich TH, Heinz-Peer G, Eichler I, Wunderbaldinger P, Götz M, Wojnarowski C, Brasch RC, Herold CJ. Cystic fibrosis: CT assessment of lung involvement in children and adults. Radiology 1999; 213:537–544

Hunninghake GW, Lynch DA, Galvin JR, et al. Radiologic findings are strongly associated with a pathologic diagnosis of usual interstitial pneumonia. Chest 2003; 124:1215–1223

Isabela C, Silva S, Colby TV, Müller NL. Asthma and associated conditions: High-resolution CT and pathologic findings. AJR Am J Roentgenol 2004; 183:817–824

Jeung MY, Gasser B, Gangi A, Bogorin A, Charneau D, Wihlm JM, Dietemann JL, Roy C. Imaging of cystic masses of the mediastinum. Radiographics 2002; 22:79–93

Jong PA, Muller NL, Pare PD, Coxson HO. Computed tomographic imaging of the airways: relationship to structure and function. Eur Respir J 2005; 26(1):140–152

Jung JI, Kim HH, Park SH, Song SW, Chung MH, Kim HS, Kim KJ, Ahn MI, Seo SB, Hahn ST. Thoracic manifestations of breast cancer and its therapy. Radiographics 2004; 24:1269–1285

Kawashima A, Fishman EK, Kuhlman JE, Nixon MS. CT of posterior mediastinal masses. Radiographics 1991; 11:1045–1067

Kazama T, Faria SC, Varavithya V, Phongkitkarun S, Ito H, Macapinlac HA. FDG PET in the evaluation of treatment for lymphoma: Clinical usefulness and pitfalls. Radiographics 2005; 25:191–207

Kazerooni EA. High-resolution CT of the lungs. AJR Am J Roentgenol 2001; 177:501–519

Kim EA, Lee KS, Primack SL, Yoon HK, Byun HS, Kim TS, Suh GY, Kwon OJ, Han J. Viral pneumonias in adults: Radiologic and pathologic findings. Radiographics 2002; 22:137–149

Kim HY, Song KS, Goo JM, Lee JS, Lee KS, Lim TH. Thoracic sequelae and complications of tuberculosis. Radiographics 2001; 21:839–858

Kuhlman JE, Deutsch JH, Fishman EK, Siegelman SS. CT features of thoracic mycobacterial disease. Radiographics 1990; 10:413–431

Kuhlman JE, Singha NK. Complex disease of the pleural space: radiographic and CT evaluation. Radiographics 1997; 17:63–79

Koh DM, Burke S, Davies N, Padley SPG. Transthoracic US of the chest: Clinical uses and applications. Radiographics. 2002; 22:e1

Koyama T, Ueda H, Togashi K, Umeoka S, Kataoka M, Nagai S. Radiologic manifestations of sarcoidosis in various organs. Radiographics 2004; 24:87–104

Leung AN, Muller NL, Miller RR. CT in differential diagnosis of diffuse pleural disease. AJR Am J Roentgenol 1990; 154:487–492

Lucidarme O, Coche E, Cluzel P, Mourey-Gerosa I, Howarth N, Grenier P. Expiratory CT scans for chronic airway disease: correlation with pulmonary function test results. AJR Am J Roentgenol 1998; 170:301–307

Lynch D, Travis WD, Müller NL, Galvin JR, Hansell DM, Grenier PA, King TE. Idiopathic interstitial pneumonias: CT Features. Radiology 2005; 236:10–21

Maffessanti M, Dalpiaz G. Diffuse lung diseases. Springer 2006

McAdams HP, Erasmus J, Winter JA. Radiologic manifestations of pulmonary tuberculosis. Radiol Clin North Am 1995; 33:655–678

McAdams HP, Samei E, Dobbins J, Tourassi GD, Ravin CE. Recent advances in chest radiography. Radiology 2006 241:663–683

McCarville MB, Lederman HM, Santana VM, Daw NC, Shochat SJ, Li CS, Kaufman RA. Distinguishing benign from malignant pulmonary nodules with helical chest CT in children with malignant solid tumors. Radiology 2006; 239:514–520

McGuinness G, Naidich DP. CT of airways disease and bronchiectasis. Radiol Clin North Am 2002; 40:1–19

Meziane MA, Hruban RH, Zerhouni EA, Wheeler PS, Khouri NF, Fishman EK, Hutchins GM, Siegelman SS. High resolution CT of the lung parenchyma with pathologic correlation. Radiographics 1988; 8:27–54

Miller BH, Rosado-de-Christenson ML, Mason AC, Fleming MV, White CC, Krasna MJ. From the archives of the AFIP. Malignant pleural mesothelioma: radiologic-pathologic correlation. Radiographics 1996; 16:613–644

Miller WT, Miller WT Jr. Tuberculosis in the normal host: radiological findings. Semin Roentgenol 1993; 28:109–118

Milne EN, Pistolesi M, Miniati M, Giuntini C. The radiologic distinction of cardiogenic and noncardiogenic edema. AJR Am J Roentgenol 1985; 144:879–894

Mitlehner W, Friedrich M, Dissman W. Value of computed tomography of the lung in the management of primary spontaneous pneumothorax. Am J Surg 1991; 162:39–42

Morgan-Parkes JH. Metastases: mechanisms, pathways, and cascades. AJR Am J Roentgenol 1995; 164:1075–1082

Mueller-Mang C, Grosse C, Schmid K, Stiebellehner L, Bankier A. What every radiologist should know about idiopathic interstitial pneumonias. Radiographics 2007; 27:595–615

Müller NL, Colby TV. Idiopathic interstitial pneumonias: high resolution CT and histologic findings. Radiographics 1997; 17:1016–1022

Munk PL, Muller NL, Miller RR, Ostrow DN. Pulmonary lymphangitic carcinomatosis: CT and pathologic findings. Radiology 1988; 166:705–709

Naidich DP, Webb WR, Müller NL, Vlahos I, Krinsky GA, Kim EE. Computed tomography and magnetic resonance of the thorax. J Nucl Med 2007; 48(12):2088

Nishino M, Ashiku SK, Kocher ON, Thurer RL, Boiselle PM, Hatabu H. The thymus: A comprehensive review. Radiographics 2006; 26:335–348

Noh HM, Fishman EK, Forastiere AA, Bliss DF, Calhoun PF. CT of the esophagus: spectrum of disease with emphasis on esophageal carcinoma. Radiographics 1995; 15:1113–1134

Patel S, Kazerooni EA. Helical CT for the evaluation of acute pulmonary embolism. AJR Am J Roentgenol 2005; 185:135–149

Raoof S, Amchentsev A, Vlahos I, Goud A, Naidich DP. Pictorial essay: Multinodular disease: a high-resolution CT scan diagnostic algorithm. Chest, Mar 2006; 129:805–815

Reed JC. Plain film patterns and differential diagnosis. Chest Radiology: 5th ed. Philadelphia, Pa: Elsevier Science, 2003

Remy-Jardin M, Remy J, Farre I, Marquette CH. Computed tomographic evaluation of silicosis and coal worker's pneumoconiosis. Radiol Clin North Am 1992; 30:1155–1176

Ribet ME, Cardot GR. Neurogenic tumors of the thorax. Ann Thorac Surg 1994; 58:1091–1095

Roach HW, Davies GJ, Attanoos R, Crane M, Adams H, Phillips S. Asbestos: when the dust settles an imaging review of asbestos-related disease. Radiographics 2002; 22:167–184

Rosado-de-Christenson ML, Templeton PA, Moran CA. Bronchogenic carcinoma: radiologic-pathologic correlation. Radiographics 1994; 14:429–446

Rosado-de-Christenson ML, Abbott GF, Kirejczyk WM, Galvin JR, Travis WD. From the archives of the AFIP: thoracic carcinoids: Radiologic-pathologic correlation. Radiographics 1999; 19:707–736

Rosen MJ. Chronic cough due to bronchiectasis: ACCP evidence-based clinical practice guidelines. Chest 2006; 129:122S–131S

Schoder H, Gonen MJ. Screening for cancer with PET and PET/CT: Potential and limitations. Nucl Med 2007; 48:4S–18S

Schoepf UJ, Bruening RD, Hong C, Eibel R, Aydemir S, Crispin A, Becker C, Reiser MF. Multislice helical CT of focal and diffuse lung disease: Comprehensive diagnosis with reconstruction of contiguous and high-resolution CT sections from a single thin-collimation scan. AJR Am J Roentgenol 2001; 177:179–184

Seo JB, Im JG, Goo JM, Chung MJ, Kim MY. Atypical pulmonary metastases: Spectrum of radiologic findings. Radiographics 2001; 21:403–417

Sharma A, Fidias P, Hayman LA, Loomis SL, Taber KH, Aquino SL. Patterns of lymphadenopathy in thoracic malignancies. Radiographics 2004; 24:419–434

Sider L, Weiss AJ, Smith MD, VonRoenn JH, Glassroth J. Varied appearance of AIDS-related lymphoma in the chest. Radiology 1989; 171:629–632

Sider L, Gabriel H, Curry DR, Pham MS. Pattern recognition of the pulmonary manifestations of AIDS on CT scans. Radiographics 1993; 13:771–784

Sivit CJ, Schwartz AM, Rockoff SD. Kaposi's sarcoma of the lung in AIDS: radiologic-pathologic analysis. AJR Am J Roentgenol 1987; 148:25–28

Sokhandon F, Sparschu RA, Furlong JW. Best cases from the AFIP: Bronchogenic squamous cell carcinoma. Radiographics 2003; 23:1639–1643

Stein MG, Mayo J, Muller N, Aberle DR, Webb WR, Gamsu G. Pulmonary lymphangitic spread of carcinoma: appearance on CT scans. Radiology 1987; 162:371–375

Stern EJ, Frank MS. CT of the lung in patients with pulmonary emphysema: diagnosis, quantification, and correlation with pathologic and physiologic findings. AJR Am J Roentgenol 1994; 162:791–798

Sullivan EJ. Lymphangioleiomyomatosis: a review. Chest 1998; 114:1689–1703

Tateishi U, Gladish GW, Kusumoto M, Hasegawa T, Yokoyama R, Tsuchiya R, Moriyama N. Chest wall tumors: Radiologic findings and pathologic correlation: Part 1. benign tumors. Radiographics 2003; 23:1477–1490

Tocino IM, Miller MH, Fairfax WR. Distribution of pneumothorax in the supine and semirecumbent critically ill adult. AJR Am J Roentgenol 1985; 144:901–905

Van Hise ML, Primack SL, Israel RS, Muller NL. CT in blunt chest trauma: indications and limitations. Radiographics 1998; 18:1071–1084

Wang ZJ, Reddy GP, Gotway MB, et al. Malignant pleural mesothelioma: Evaluation with CT, MR imaging, and PET. Radiographics 2004; 24:105–119

Wernecke K, Diederich S. Sonographic features of mediastinal tumors. AJR Am J Roentgenol 1994; 163:1357–1364

Whitten CR, Khan S, Munneke GJ, Grubnic S. A diagnostic approach to mediastinal abnormalities. Radiographics 2007; 27:657–671

Winer-Muram HT. The solitary pulmonary nodule. Radiology 2006; 239: 34–49

Wittram C, Mark E, McLoud T. CT-histologic correlation of the ATS/ERS 2002 classification of idiopathic interstitial pneumonias. Radiographics 2003; 23:1057–1071

Wittram C, Maher MM, Yoo AJ, Kalra MK, Shepard JAO, McLoud TC. Angiography of pulmonary embolism: Diagnostic criteria and causes of misdiagnosis. Radiographics 2004; 24(5):1219–1238

Imaging dell'apparato gastrointestinale e patologie di fegato, pancreas, milza e vie biliari

Antonio Luna Alcala, Lidia Alcala Mata e Ramon Ribes

Introduzione

Il peritoneo è una complessa membrana sierosa che divide l'addome in multipli spazi potenzialmente comunicanti l'uno con l'altro. Alcuni degli organi addominali, come il fegato e la maggior parte degli altri dell'apparato gastrointestinale, sono completamente coperti dal peritoneo, mentre altri visceri, come la milza, i reni, i surreni e il pancreas, hanno una sede retroperitoneale. È di grande importanza per il radiologo conoscere la complessa anatomia e le relazioni dinamiche tra i differenti spazi retroperitoneali e gli organi addominali. L'intero apparato epato-bilio-pancreatico e la maggior parte dell'apparato gastrointestinale si trovano nell'addome superiore e, in molte condizioni cliniche, sono coinvolti nelle stesse diagnosi differenziali. Tale complessità rende necessario orientare l'imaging in base al quadro clinico, in considerazione del singolo caso specifico. Per esempio, in caso di dolore acuto all'ipocondrio destro, l'ecografia risulta la procedura più appropriata per diagnosticare una calcolosi della colecisti, un'ostruzione biliare o una pancreatite acuta; allo stesso modo, nel sospetto di un'ernia iatale o di un'ulcera peptica, dovrebbe essere eseguito uno studio con mezzo di contrasto baritato del tratto gastrointestinale superiore. Dunque, un largo spettro di tecniche di imaging è utile nello studio dell'addome. Può così essere riassunto, in maniera semplice, il ruolo delle differenti procedure diagnostiche nella radiologia addominale:

- Rx addome: per diagnosticare un'ostruzione gastrointestinale e per individuare calcoli radiopachi nella colecisti e nel sistema urinario.
- Pasto baritato e studio seriato del tratto superiore dell'apparato gastrointestinale: per l'analisi dell'esofago, dello stomaco e del duodeno. Più comunemente usati in caso di ulcera o reflusso gastrico.
- Clisma opaco: per lo studio del retto e del colon. Più comunemente indicato per studiare il transito intestinale, i dolori addominali di natura aspecifica, il sanguinamento rettale oppure nel sospetto di una massa o di un polipo.
- Ecografia addominale (US): di solito è la procedura di imaging di primo livello, in quanto consente di studiare adeguatamente il fegato, il pancreas, le vie biliari e la milza.
- Tomografia Computerizzata (TC): di solito è una procedura di imaging di secondo livello, praticata per studiare un problema specifico, anche se rappresenta un eccellente test di screening radiografico di pronto soccorso, poiché permette di esaminare rapidamente il maggior numero di organi addominali in un singolo esame.
- Risonanza magnetica (RM): di importanza crescente negli ultimi anni, ha il vantaggio di non usare le radiazioni ionizzanti. La sua grande flessibilità la rende adatta a studiare la maggior parte degli organi addominali e di risolvere specifici quesiti diagnostici. È particolarmente utile nello studio delle vie biliari mediante l'uso della ColangioPancreatografia-RM (CPRM).

In conclusione, coloro che si occupano di radiologia addominale necessitano di esperienza in un'ampia varietà di tecniche radiologiche e, allo stesso tempo, dell'approfondita conoscenza di un vasto spettro di patologie che possono interessare i differenti organi addominali. La radiologia addominale è in rapida evoluzione e ha molto da offrire a specializzandi avventurosi e giovani radiologi che non temono di affrontare quesiti diagnostici stimolanti.

Caso 4.1

Colecistite acuta e coledocolitiasi con pancreatite secondaria e ascesso epatico

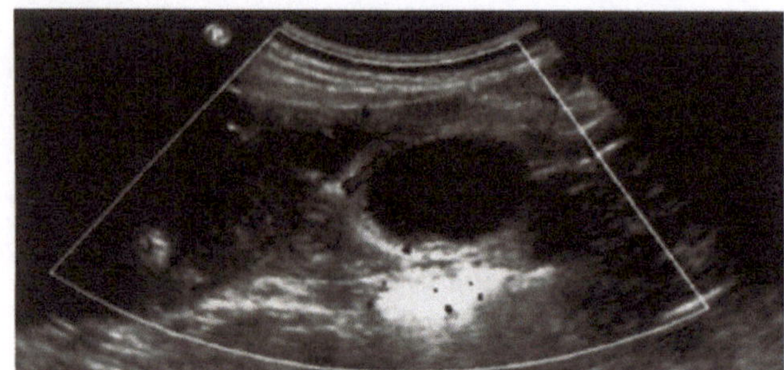

Fig. 4.1.1

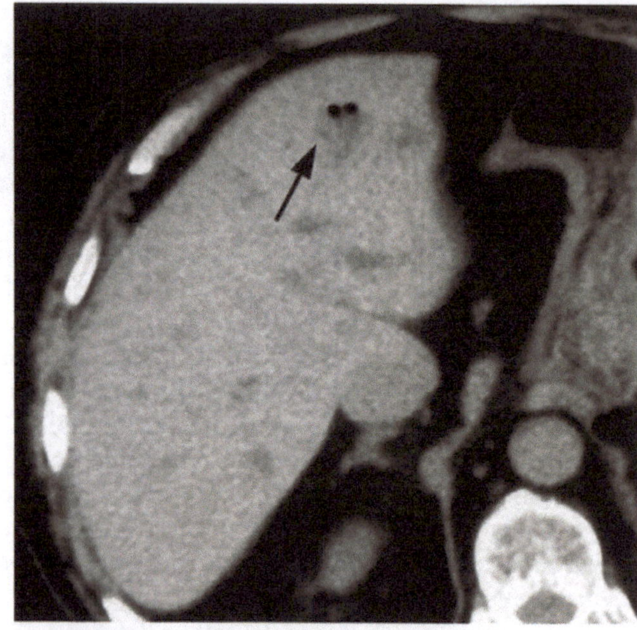

Fig. 4.1.2

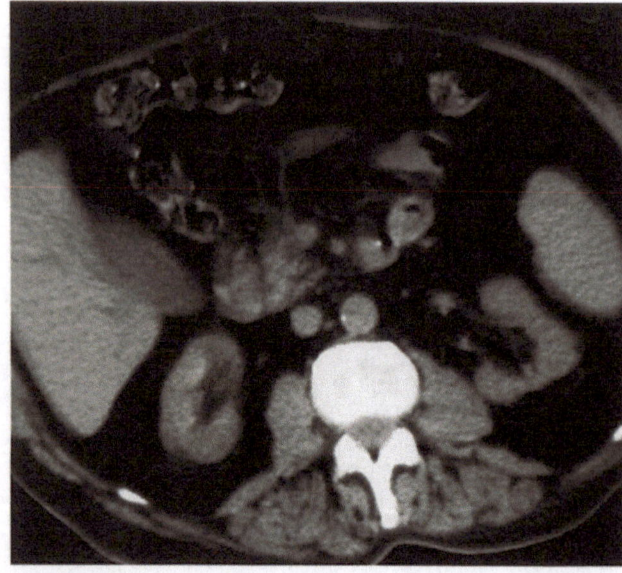

Fig. 4.1.3

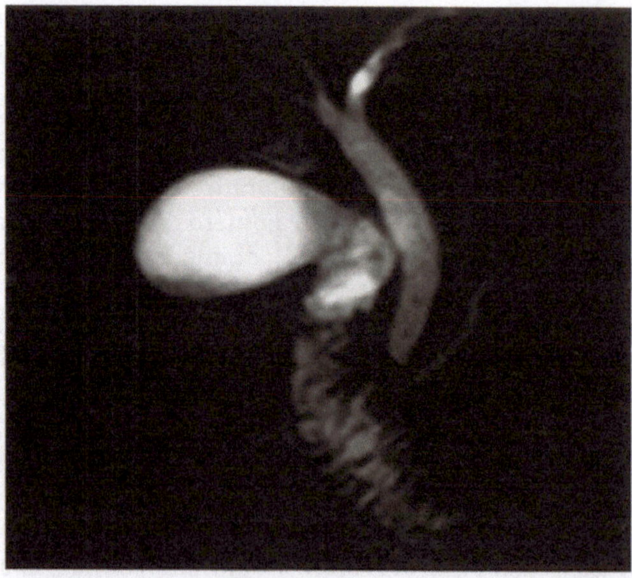

Fig. 4.1.4

Un uomo di 83 anni si presenta al pronto soccorso con un dolore in ipocondrio destro, febbre e vomito ingravescente da 48 ore. All'esame obiettivo il segno di Murphy risulta positivo. Gli esami ematochimici dimostrano leucocitosi con deviazione a sinistra e colestasi.

Commenti

La colecistite acuta è la causa più comune di dolore acuto in ipocondrio destro. È presente in uno su tre pazienti con colelitiasi e di solito è causata da una ostruzione del dotto cistico da calcolo incuneato (95%). Il meccanismo patogenetico è l'aumento della pressione interna nella colecisti secondariamente all'ostruzione, con irritazione chimica da bile concentrata e ischemia di parete e, infine, un'associata infezione batterica. Le complicanze della colecistite acuta sono: la gangrena, la perforazione e l'empiema della colecisti. Come nel caso riportato, l'associazione con la coledocolitiasi e la pancreatite acuta è comune. L'ascesso epatico piogenico è più comunemente causato da una colangite ascendente dovuta alla patologia ostruttiva del tratto biliare, come dimostrato in questo caso.

La metodica di imaging più sensibile e specifica per il riconoscimento di una colecistite acuta è l'ecografia. È usata ordinariamente nella valutazione clinica della colecistite acuta per porne diagnosi. La triade di colelitiasi, ispessimento della parete della colecisti e segno di Murphy ecografico positivo (dolore focale superiormente alla colecisti) è pressoché patognomonica. Segni addizionali sono: margini sfumati, edema e ispessimento striato delle pareti colecistiche e idrope della colecisti, pseudomembrane, fango biliare, versamento pericolecistico ad aspetto semilunato e incremento del flusso periferico (nella visualizzazione dell'arteria cistica) al color Doppler.

Appare invece più complesso scegliere una metodica di imaging per lo studio della colangite ascendente secondaria alla coledocolitiasi. La colangiografia convenzionale è la tecnica più specifica per la visualizzazione della causa di ostruzione. Negli ultimi anni, la colangiografia-RM è diventata la metodica più utile per il riscontro non invasivo di coledocolitiasi. Anche l'ecografia e la TC sono in grado di identificare calcoli nella via biliare comune, sebbene queste tecniche siano meno sensibili. Tutte e tre le indagini diagnostiche non invasive sono accurate nella visualizzazione della dilatazione del dotto biliare, per quanto la colangiografia-RM dia i risultati migliori.

Nella pancreatite acuta, l'imaging è necessario per la stadiazione e per stabilire la prognosi. La TC è la tecnica di diagnostica per immagini più accurata al fine di valutare la pancreatite acuta, anche se l'ecografia e la risonanza magnetica possono fornire valide informazioni. In quasi un terzo delle pancreatiti acute, il pancreas appare normale. La TC ha la capacità di individuare aree di necrosi o di emorragia nel parenchima pancreatico. Altri segni da valutare sono: l'aumento di dimensione del pancreas con margini convessi, una disomogeneità parenchimale, l'ispessimento della fascia pararenale anteriore, l'ispessimento del tessuto adiposo peripancreatico, un versamento peripancreatico o una raccolta fluida o una formazione pseudocistica.

Reperti radiologici

L'ecografia addominale ha dimostrato chiari segni di colecistite acuta: colelitiasi, ispessimento striato della parete, segno ecografico di Murphy positivo e aumento della vascolarizzazione periferica al color Doppler (Fig. 4.1.1). Sono stati identificati come reperti addizionali una dilatazione moderata del dotto biliare e una lesione focale del lobo epatico sinistro con "artefatto a coda di cometa". La TC senza contrasto ha dimostrato la presenza, nel terzo segmento, di un ascesso epatico con bolle aeree al suo interno (Fig. 4.1.2, *freccia*) e un ispessimento del grasso peripancreatico, segno di pancreatite acuta di grado lieve (Fig. 4.1.3). La colangiografia-RM ha evidenziato la presenza di calcoli biliari nel dotto biliare comune (Fig. 4.1.4).

Caso 4.2
Cirrosi con ipertensione portale

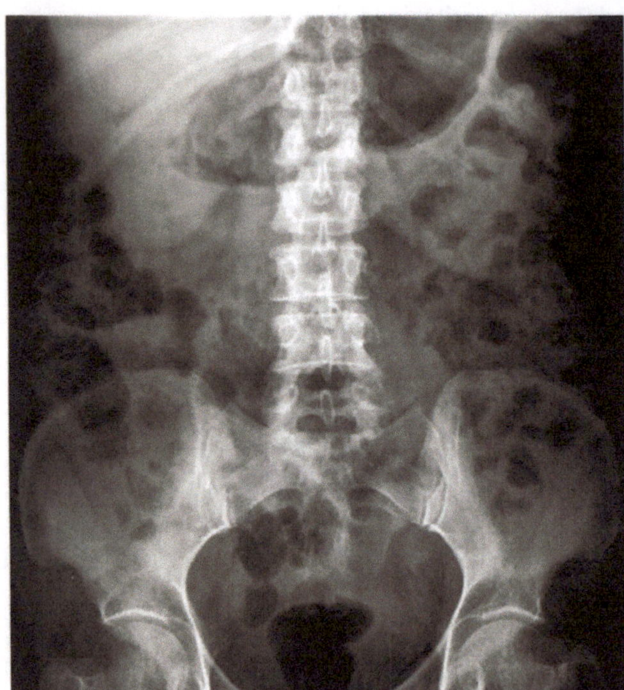

Fig. 4.2.1

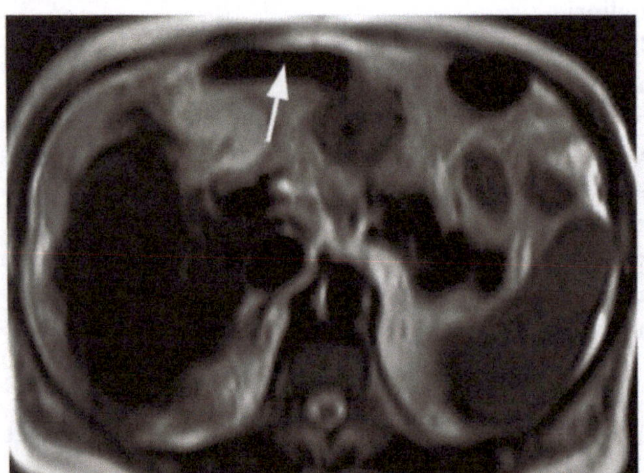

Fig. 4.2.3

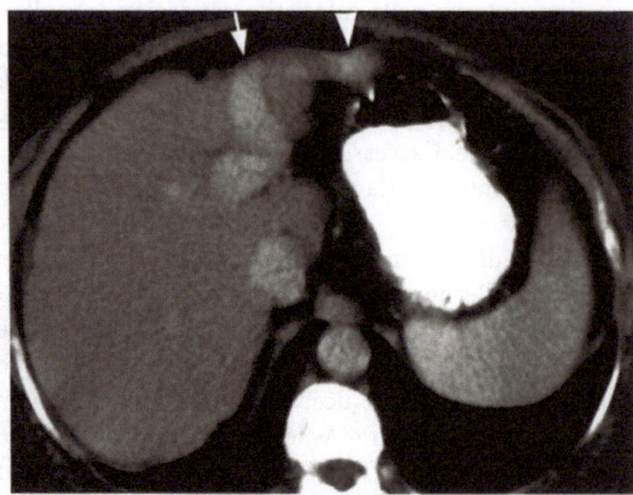

Fig. 4.2.2

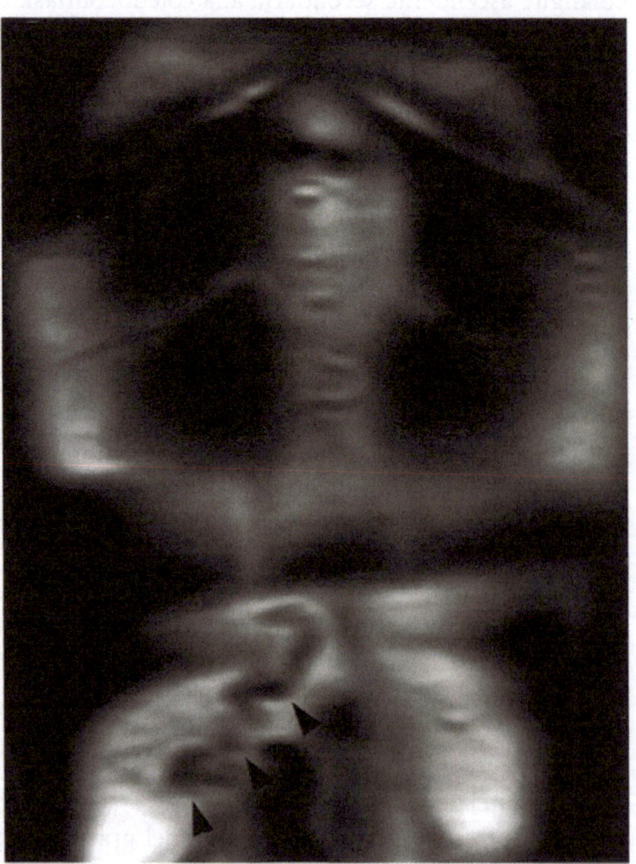

Fig. 4.2.4

Una donna di 45 anni presenta da due mesi un aumento progressivo della circonferenza addominale, un senso di pienezza addominale e affanno. I test di laboratorio mostrano un significativo aumento degli enzimi epatici e un'alterazione degli indici di coagulazione. All'esame obiettivo, si riscontrano segni di ascite e *caput medusae* (vene superficiali collaterali sulla parete anteriore addominale).

Commenti

La cirrosi è una patologia epatica cronica caratterizzata da distruzione parenchimale diffusa, fibrosi e rigenerazione nodulare con una ricostruzione alterata della preesistente architettura lobulare. La prevalenza di cirrosi in serie autoptiche è stata stimata del 5-10%. Le più comuni cause di cirrosi sono il consumo di alcolici e l'epatite virale, sebbene esistano molte altre possibili cause. Morfologicamente, la cirrosi può essere classificata come micronodulare (alcolismo), macronodulare (epatite B) oppure mista (ostruzione delle vie biliari).

L'ipertensione portale è comunemente associata a una cirrosi avanzata e occorre malgrado la formazione di circoli collaterali. Segni di ipertensione portale sono: la dilatazione della vena porta e splenica, la trombosi e la cavernomatosi della vena porta, la formazione di circoli collaterali porto-sistemici, la sindrome di Cruveilhier-von Baumgarten (ricanalizzazione della vena paraombelicale), la splenomegalia, i corpi di Gamna-Gandy (microemorragie intraspleniche) e l'ascite.

I segni radiologici di cirrosi sono: aumento (stadio iniziale) o diminuzione (stato avanzato) delle dimensioni del fegato, ipertrofia del lobo caudato, riduzione delle dimensioni del lobo destro, nodularità periferica del fegato, infiltrazione adiposa, ispessimento della scissura e dell'ilo epatico, ascite, splenomegalia e segni di ipertensione portale. L'ecografia, la TC o la risonanza magnetica possono dimostrare accuratamente la presenza di tutti questi segni. L'ecografia è comunemente usata come metodica di primo livello nella valutazione della cirrosi. L'eco color Doppler risulta particolarmente valido nella valutazione dell'ipertensione portale e della trombosi portale. La TC multifasica con contrasto o la risonanza magnetica sono da preferire nell'identificazione e caratterizzazione delle lesioni epatiche focali nei pazienti cirrotici, specialmente per escludere la presenza di un carcinoma epatocellulare, che presenta un'aumentata prevalenza nella cirrosi avanzata.

Reperti radiologici

La radiografia diretta dell'addome (Fig. 4.2.1) dimostra una discreta distensione delle anse del piccolo intestino, che hanno una localizzazione prevalentemente centrale, quale segno di ascite. La TC addominale con mezzo di contrasto conferma la presenza di ascite e mette anche in evidenza segni addizionali di cirrosi e di ipertensione portale (Fig. 4.2.2: la TC nella fase portale dimostra la nodularità periferica del parenchima epatico, la splenomegalia e lo shunt spontaneo tra la vena portale sinistra [*freccia*] e le vene paraombelicali [*punta di freccia*]). Lo studio di risonanza magnetica esclude lesioni focali epatiche e conferma la presenza di cirrosi con ipertensione portale grave. I segni di ipertensione portale visti alla RM sono (Figg. 4.2.3 e 4.2.4, HASTE assiale e coronale): ascite, splenomegalia, ricanalizzazione della vena paraombelicale (*freccia*) e alcuni circoli collaterali venosi nel territorio splenico e nel tessuto adiposo sottocutaneo (*teste di freccia*) della parete addominale anteriore. La biopsia epatica ha dimostrato che la cirrosi è secondaria a un'infezione da virus dell'epatite C.

Caso 4.3
■
Metastasi epatiche

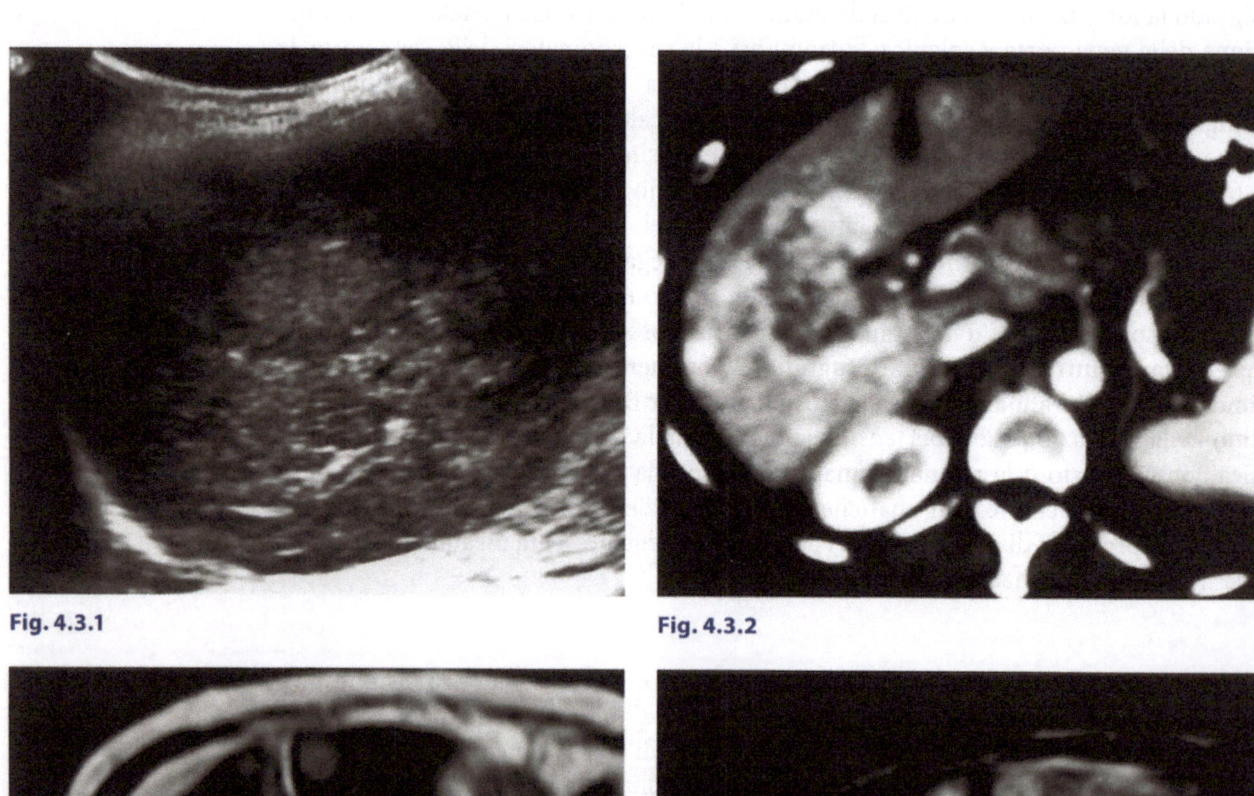

Fig. 4.3.1

Fig. 4.3.2

Fig. 4.3.3

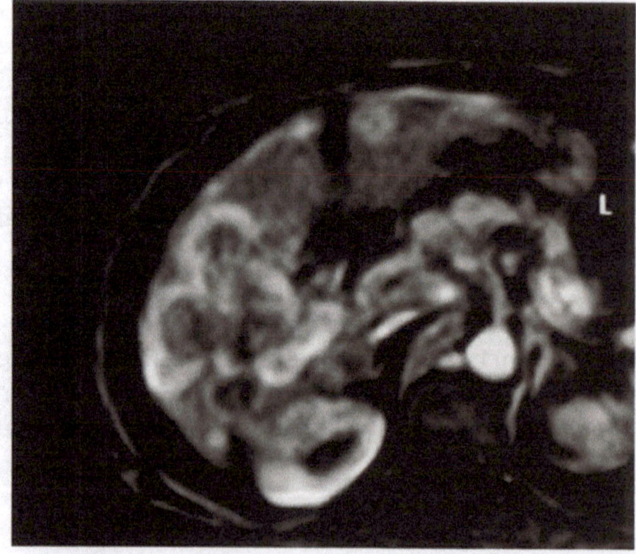

Fig. 4.3.4

Una donna di 63 anni con pregresso carcinoma del colon sigma operato quattro anni prima presenta dolore all'ipocondrio destro, febbre e aumento degli enzimi epatici.

Commenti

Le metastasi epatiche sono multifocali in più del 90% dei casi. Occasionalmente, possono essere solitarie o confinate a un segmento o a un singolo lobo epatico. Le metastasi epatiche più comunemente originano dai carcinomi del polmone, del colon, del pancreas, della mammella o dello stomaco: i tumori che più comunemente sviluppano metastasi al fegato sono il tumore colorettale, il melanoma uveale, i tumori neuroendocrini e quelli gastrointestinali.

La diagnostica per immagini ha differenti ruoli nella diagnosi e nella gestione delle metastasi epatiche. Le tecniche di imaging assiale permettono di riconoscerle e di determinare la loro estensione. La differenziazione da un carcinoma epatocellulare può essere impegnativa, per quanto sia possibile nella maggior parte dei casi attraverso la TC multifasica con mezzo di contrasto o la risonanza magnetica. La biopsia percutanea può dirimere i casi dubbi. Dopo l'identificazione e la caratterizzazione è altresì importante determinare l'estensione e il numero delle lesioni. L'estensione limitata a un segmento o a un lobo epatico e l'assenza di compromissione di strutture vascolari possono rendere possibile la resezione chirurgica curativa. L'imaging è anche un ausilio fondamentale nel monitoraggio della risposta al trattamento.

Le opzioni di imaging nello studio delle lesioni focali epatiche sono multiple. L'ecografia è l'approccio iniziale più comune. Le caratteristiche ultrasonografiche delle metastasi epatiche sono varie e non specifiche. La tomografia con emissione di positroni (PET) con somministrazione di 18F-FDG (18F-FuoroDesossiGlucosio), che è molto comunemente usata nello staging oncologico, consente di individuare le metastasi epatiche. La TC e la risonanza magnetica sono le metodiche di scelta per confermare la presenza di noduli epatici e determinare la loro natura ed estensione. La biopsia percutanea può essere eseguita nei casi in cui la diagnosi sia incerta o quando è necessaria una diagnosi definitiva.

È difficile determinare il tumore primitivo sulla base delle caratteristiche dei rilievi di imaging delle metastasi epatiche, anche se alcuni quadri possono risolvere tale questione. Le dimensioni, il numero, la presenza di necrosi, il comportamento delle lesioni nelle differenti fasi post-contrastografiche sono fattori chiave nella caratterizzazione delle metastasi e nel determinarne la loro origine. Comunque, tali pattern solitamente cambiano dopo il trattamento, in special modo dopo chemioterapia.

Reperti radiologici

L'ecografia epatica (Fig. 4.3.1) mostra multiple nodularità focali iperecogene nel contesto del parenchima epatico. La TC e la risonanza magnetica sono state impiegate per un'ulteriore caratterizzazione. La TC con mezzo di contrasto ha dimostrato nella fase portale (Fig. 4.3.2) la presenza di ascite e di multipli noduli epatici con differenti gradi di potenziamento. I noduli più piccoli sono ipervascolari e le masse più grandi hanno dimostrato un potenziamento periferico con aree centrali ipovascolari che rappresentano zone di necrosi e/o fibrosi. La risonanza magnetica (Fig. 4.3.3, HASTE assiale e Fig. 4.3.4 GE T1 pesata dinamica con saturazione del grasso nella fase portale) ha confermato le caratteristiche visualizzate alla TC e rivelato la presenza di ulteriori noduli.

Caso 4.4
■
Insulinoma pancreatico

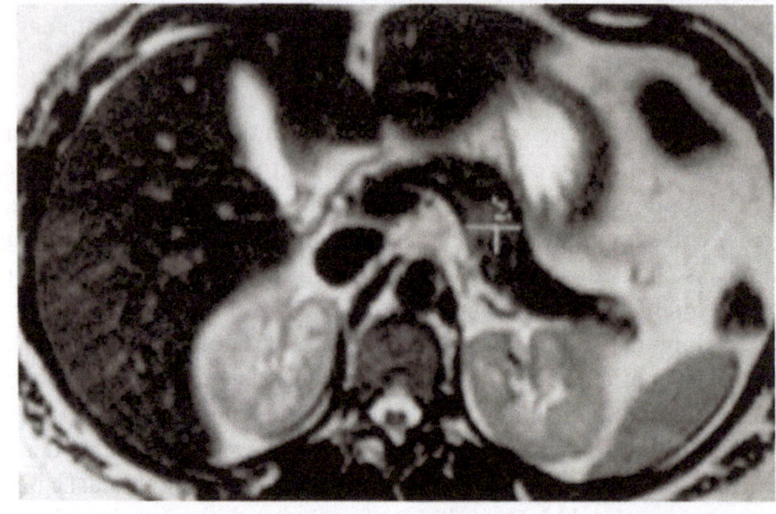

Fig. 4.4.1

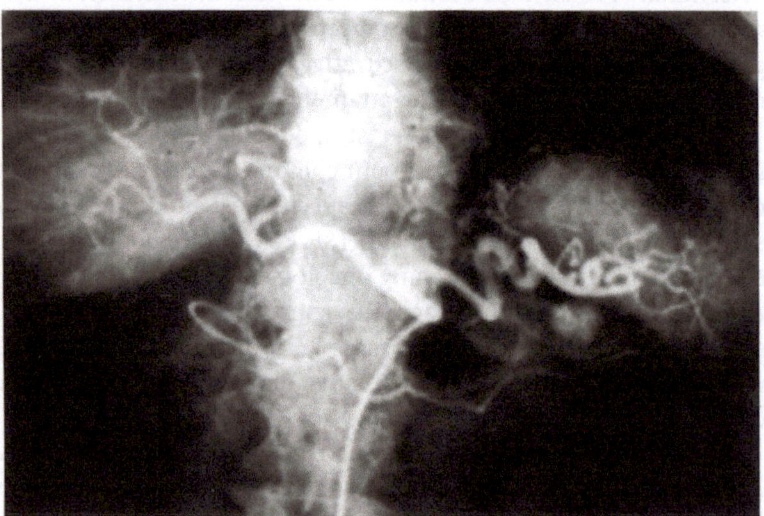

Fig. 4.4.2

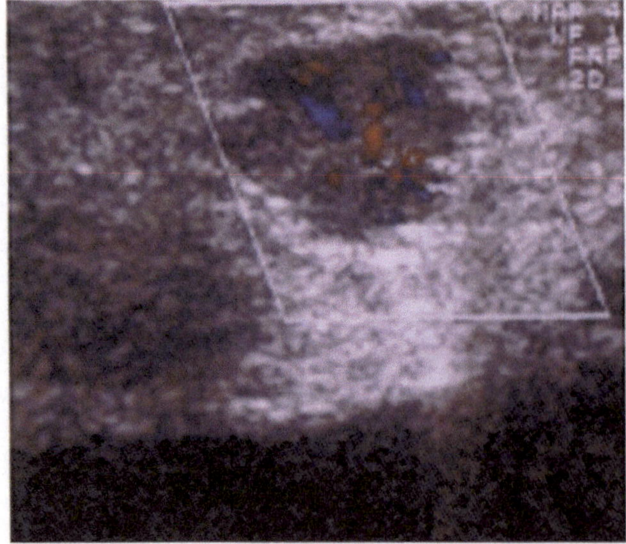

Fig. 4.4.3

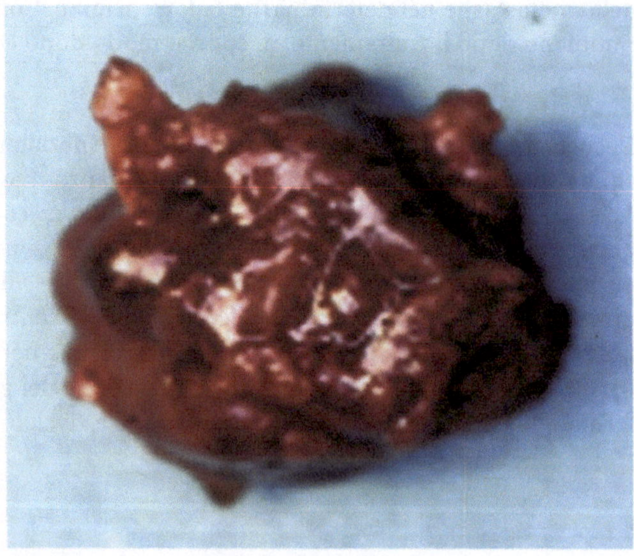

Fig. 4.4.4

Insulinoma pancreatico

Una donna di 32 anni presenta crisi ricorrenti di ipoglicemia e una sovrapproduzione endogena di insulina confermata dagli esami di laboratorio.

L'insulinoma è un tumore secernente benigno delle isole di Langerhans. Tali lesioni appartengono a un complesso gruppo di neoplasie endocrine. La loro origine è controversa: alcuni ritengono che siano comprese nel gruppo degli apudomi (tumori derivanti da cellule del sistema APUD, *Amine Precursor Uptake and Decarboxylation*), mentre per altri derivano da cellule pluripotenti dell'epitelio duttale pancreatico. L'incidenza dei tumori delle isole di Langerhans è di circa un caso su un milione di abitanti per anno. L'insulinoma è il tipo più comune tra i tumori delle isole di Langerhans, seguito dal gastrinoma. In base alla clinica, sono classificati in due gruppi differenti: tumori delle isole di Langerhans secernenti (FICT), di fatto quelli con una sindrome endocrina clinicamente evidente, e tumori delle isole di Langerhans non secernenti (NFICT), clinicamente silenti. Le neoplasie delle isole di Langerhans secernenti (FICT) prendono il loro nome in accordo con l'ormone attivo responsabile della sindrome clinica. Questi tumori appaiono di solito come masse omogenee riconosciute quando ancora piccole, poiché gli effetti clinici dell'ipersecrezione ormonale si manifestano precocemente nella loro evoluzione naturale. Di contro, i tumori clinicamente silenti si presentano come masse localmente invasive di maggiori dimensioni o con metastasi a distanza. Gli NFICT sono sempre clinicamente silenti, inizialmente, e sono diagnosticati più tardivamente dopo lo sviluppo di un effetto massa locale o per la disseminazione metastatica. Dunque, la presentazione clinica è il fattore determinante per la loro differenziazione.

La neoplasia endocrina multipla di tipo I (MEN I) è spesso associata ai tumori pancreatici delle isole di Langerhans. Questa è una condizione autosomica dominante che si manifesta con adenoma ipofisario, iperplasia delle paratiroidi e tumore delle cellule di Langerhans (gastrinoma o, meno comunemente, insulinoma).

Gli insulinomi sono solitamente masse omogenee inferiori ai 3 cm di dimensioni, con un comportamento locale non aggressivo. Si possono presentare sia come un adenoma solitario benigno, che come un'iperplasia diffusa delle isole di Langerhans o, addirittura, come un adenoma maligno. La trasformazione maligna non è frequente negli insulinomi (5-10%, come parte di una sindrome MEN I). Gli insulinomi sono di solito neoplasie intrapancreatiche.

Nell'iter diagnostico degli insulinomi, il ruolo del radiologo è di localizzare accuratamente il tumore. La scintigrafia con octreotide rappresenta, nella maggior parte dei casi, l'esame di imaging iniziale. La TC multifasica con mezzo di contrasto o la risonanza magnetica permettono di determinare il numero dei noduli e la loro localizzazione. L'angiografia pancreatica non è solitamente necessaria, grazie alle eccellenti immagini angiografiche ottenute con la TC e la risonanza magnetica. La presenza di un nodulo ipervascolare nel pancreas in un paziente con la triade di Whipple (sintomi probabilmente o certamente dovuti a ipoglicemia, ipoglicemia durante la manifestazione dei sintomi e scomparsa degli stessi al ritorno alla norma dei tassi di glicemia) è diagnostica per insulinoma. L'ecografia intraoperatoria e la palpazione chirurgica rimangono il *gold standard* per escludere noduli aggiuntivi.

È stata eseguita una risonanza magnetica pancreatica per localizzare il sospetto insulinoma. Nelle immagini con pesatura T2 (Fig. 4.4.1) si apprezza un nodulo iperintenso nella porzione distale del corpo pancreatico. L'angiografia pancreatica mostra la natura ipervascolare del tumore (Fig. 4.4.2). Anche l'eco color Doppler intraoperatorio (Fig. 4.4.3) evidenzia la presenza di un flusso interno. La Figura 4.4.4 mostra il pezzo operatorio.

Caso 4.5
■
Linfoma splenico

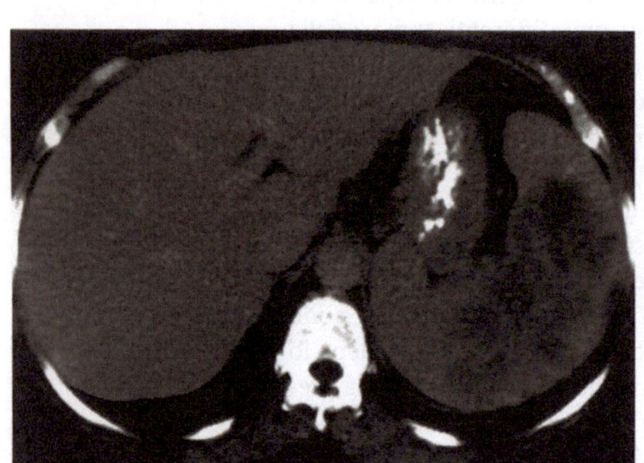

Fig. 4.5.1

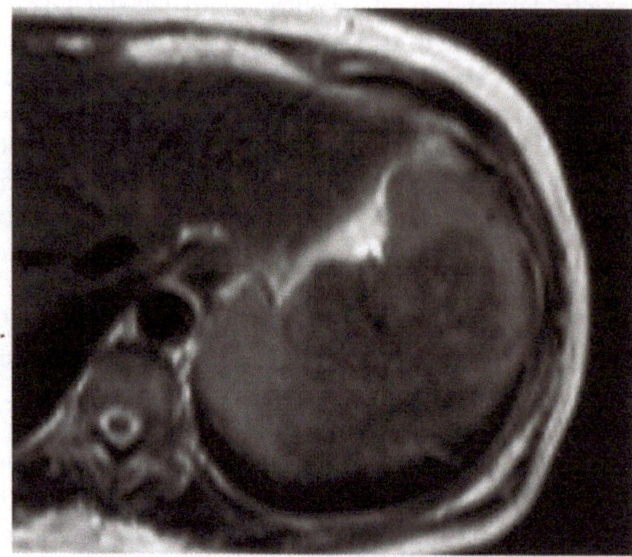

Fig. 4.5.2

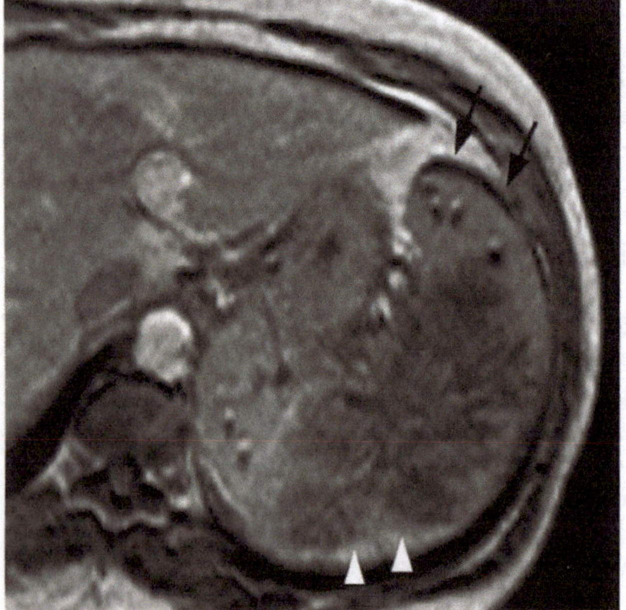

Fig. 4.5.3

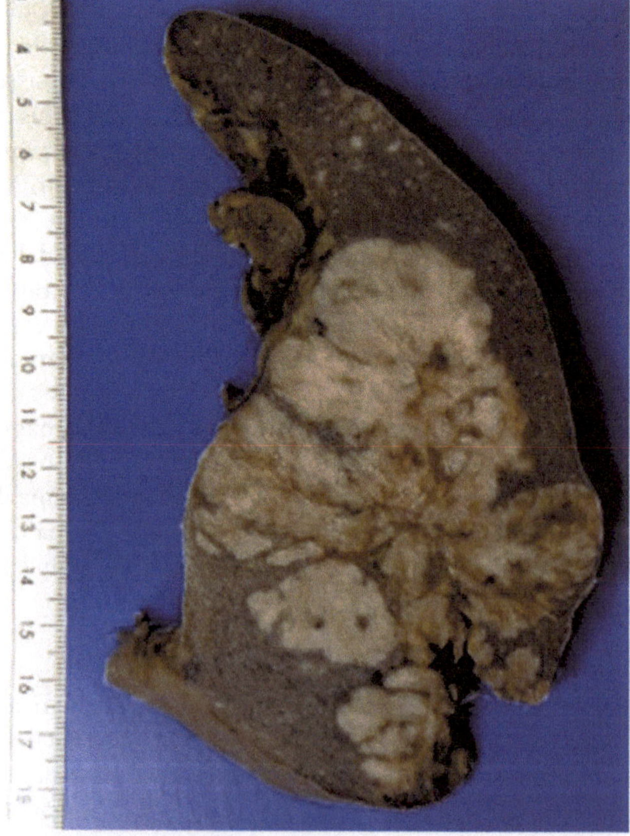

Fig. 4.5.4

Una donna di 47 anni presenta da tre mesi dolore addominale sinistro e perdita di peso.

Il linfoma è la neoplasia maligna che più comunemente colpisce la milza. Sia il linfoma di Hodgkin che il linfoma non Hodgkin si possono presentare a livello della milza come lesioni primarie o parte di un coinvolgimento sistemico. L'interessamento splenico è presente nel 40% dei pazienti con linfoma di Hodgkin e linfoma non Hodgkin al momento della diagnosi iniziale. I pazienti presentano sintomi clinici non specifici, di solito splenomegalia e adenopatie retroperitoneali. Dal punto di vista anatomo-patologico, le lesioni variano da foci microscopici che coinvolgono diffusamente la milza (pattern infiltrativo) a lesioni grossolane di dimensioni differenti, da piccoli noduli miliari fino a masse singole multiple di grande volume.

Il linfoma splenico è difficile da diagnosticare con le varie tecniche di imaging a causa del largo e differente spettro di presentazioni. In caso di linfoma splenico secondario, le linfadenopatie retroperitoneali sono quasi sempre presenti; l'associazione di tale reperto a splenomegalia deve allertare il radiologo per la possibile presenza di una linfoma splenico.

La forma diffusa e infiltrativa del linfoma splenico è quella più difficile da riconoscere con le tecniche di diagnostica per immagini. Mentre l'ecografia, la TC e la RM possono tutte adeguatamente riconoscere e caratterizzare una malattia solitaria o multinodulare focale, le ultime due metodiche sono superiori all'ecografia sia nel riconoscimento che nella caratterizzazione del linfoma splenico. È molto importante effettuare acquisizioni dinamiche post-contrastografiche per aumentare la capacità di riconoscere un linfoma splenico. L'acquisizione di immagini post-contrastografiche precoci aiuta a differenziare le aree spleniche normali da quelle patologiche e consente di evidenziare noduli ipovascolari che normalmente divengono isodensi/isointensi rispetto alla milza nel primo minuto dopo l'iniezione del mezzo di contrasto, sebbene siano stati anche riportati potenziamenti tardivi variabili. In un ridotto numero di casi, il linfoma si può presentare come una massa solitaria.

La RM è superiore alla TC nel differenziare il linfoma splenico dalle metastasi, poiché il primo di solito è iso- o ipointenso nelle immagini T2 pesate, mentre le metastasi sono comunemente iperintense.

Lo studio ecografico (non presentato) dimostra la presenza di una massa splenica. La TC e la RM sono impiegate per un'ulteriore caratterizzazione. La TC con mezzo di contrasto nella fase di equilibrio (Fig. 4.5.1) mostra una grande massa ipovascolare ed eterogenea. Nello studio di RM, la massa risulta ipointensa nelle immagini T2 pesate (Fig. 4.5.2) e la sua vascolarizzazione viene confermata mediante una sequenza *gradient-echo* T1 pesata in fase portale post-contrastografica (Fig. 4.5.3). Lo studio di risonanza magnetica dimostra la diffusione del tumore attraverso la capsula splenica (*punte di freccia*) e la presenza di noduli siderotici (*frecce*) a livello del polo anteriore della milza. È stata eseguita la splenectomia (Fig. 4.5.4). Da notare la stretta correlazione tra il reperto istologico e quello di imaging. L'esame istologico ha diagnosticato un linfoma primario di tipo non Hodgkin.

Caso 4.6
■
Morbo di Crohn

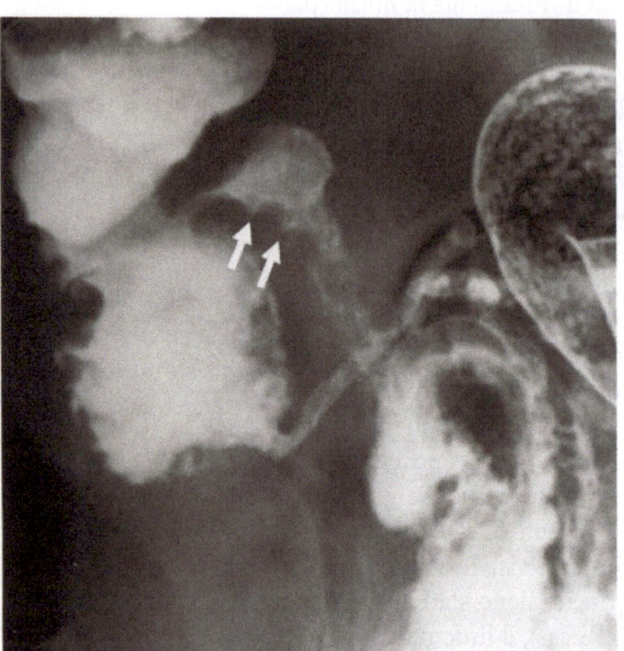

Fig. 4.6.1

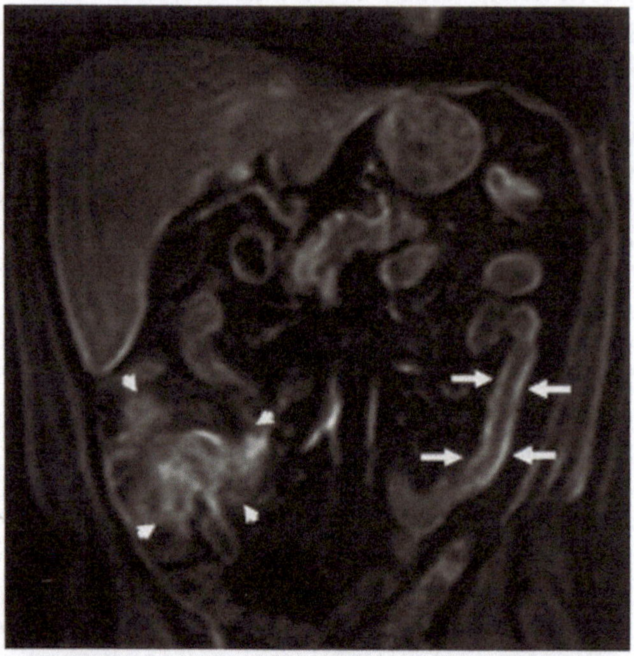

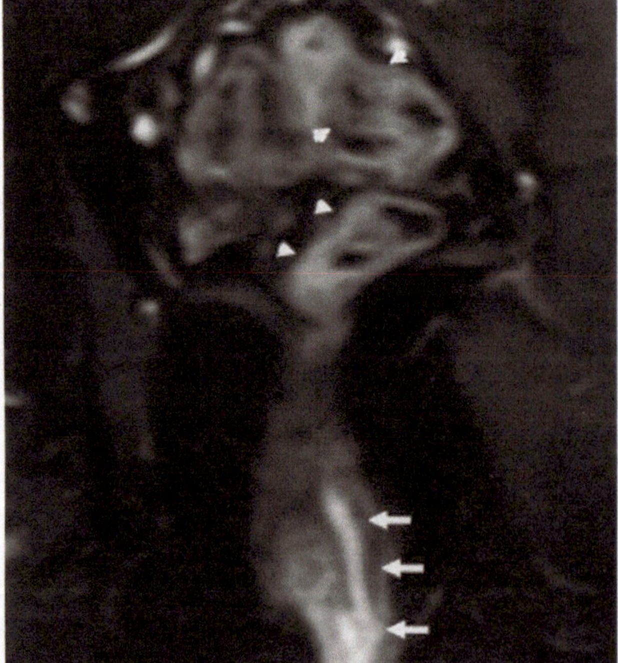

Fig. 4.6.3

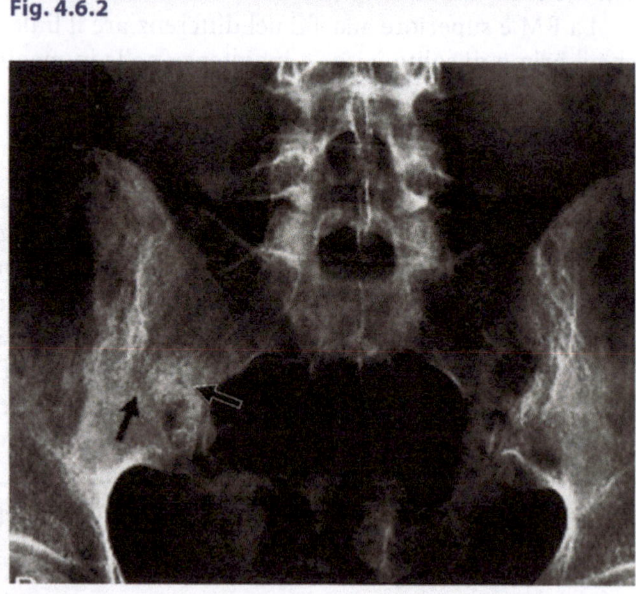

Fig. 4.6.2

Fig. 4.6.4

Una donna di 27 anni presenta episodi ricorrenti di diarrea, coliche addominali e perdita progressiva di peso. Riferisce anche una sensazione di fastidio perianale e un dolore lombare. Si esegue un tenue seriato quale parte della routine diagnostica che dimostra un'accelerazione del transito intestinale.

Commenti

La causa del morbo di Crohn è sconosciuta; è caratterizzato dal coinvolgimento asimmetrico e discontinuo di tutto il tratto gastrointestinale. Compare di norma prima della terza decade e non ha predilezione di sesso. Le aree del tratto gastrointestinale più comunemente coinvolte sono l'ileo terminale (95%), il piccolo intestino (15-55%), il retto (14-50%) e il colon (25-55%), anche se possono essere coinvolti l'esofago, lo stomaco e il duodeno. Il reperto radiologico più comune è rappresentato da ulcere aftose, lesioni a salto, morfologia ad acciottolato dei segmenti coinvolti, pseudopolipi e, in fase avanzata, stenosi focali. Tramiti fistolosi entero-colici, entero-cutanei e fistole perianali sono i reperti comuni nei pazienti con morbo di Crohn. Manifestazioni extraintestinali del morbo di Crohn sono: calcolosi della colecisti, colangite sclerosante, urolitiasi, eritema nodoso, uveite, artrite migrante periferica sieronegativa, spondilite anchilosante e sacroileite.

Nei pazienti con diarrea e dolore addominale, la presenza di ileite terminale suggerisce la presenza di morbo di Crohn, per quanto la diagnosi differenziale includa l'ileite da Yersinia, la tubercolosi, l'anisachiasi, il linfoma, un carcinoide e la gastroenterite eosinofila.

Il morbo di Crohn e la colite ulcerosa rappresentano parte dello spettro della patologia infiammatoria intestinale. Alcune volte è possibile differenziarle. Il morbo di Crohn di solito coinvolge l'ileo terminale, risparmiando alcuni segmenti del colon e del piccolo intestino. La colite ulcerosa tende invece a coinvolgere tutto il colon. La TC e la risonanza magnetica sono utili nel determinare le regioni coinvolte e la presenza di fistole enteriche. Come dimostrato in questo caso, la RM è la tecnica di scelta per valutare la presenza di fistole perianali, che sono comuni e di solito complesse nel morbo di Crohn.

Tra le manifestazioni extraintestinali del morbo di Crohn sono comuni la spondilite anchilosante e la sacroileite. Nel caso presentato si riscontra una sacroileite unilaterale in un paziente negativo per l'antigene HLA-B27.

Reperti radiologici

L'ileo terminale (Fig. 4.6.1) appare dritto e rigido, con una stenosi distale grave e multiple ulcere (*frecce*). La diagnosi di morbo di Crohn è stata posta dopo biopsia della mucosa del colon e dell'ileo terminale. La RM è stata effettuata per studiare la regione perianale e per determinare l'estensione del coinvolgimento del piccolo intestino e del colon. Le Figure 4.6.2 e 4.6.3 mostrano sequenze coronali post-contrastografiche T1 pesate con soppressione del grasso. La Figura 4.6.2 evidenzia un diffuso potenziamento delle anse terminali e distali dell'ileo, con infiltrazione del tessuto adiposo adiacente e coinvolgimento cecale mediale (*punte di freccia*). Da notare la presenza di un potenziamento parietale del colon discendente che indica l'attività infiammatoria in questo segmento (*frecce*). La Figura 4.6.3 rivela la presenza di una fistola perianale (*frecce*) transfinterica sinistra che manifesta potenziamento. Il potenziamento delle pareti rettali e sigmoidee (*punte di freccia*) indica il coinvolgimento di tali regioni nel morbo di Crohn. Un esame radiografico delle articolazioni sacroiliache (Fig. 4.6.4) dimostra una riduzione dello spazio articolare, fenomeni erosivi e sclerosi reattiva a livello dell'articolazione sacroiliaca destra (*frecce*), che indica una sacroileite monolaterale. L'esame radiografico dello scheletro assile (non riportato) è risultato negativo.

Caso 4.7
■
Diverticolite complicata

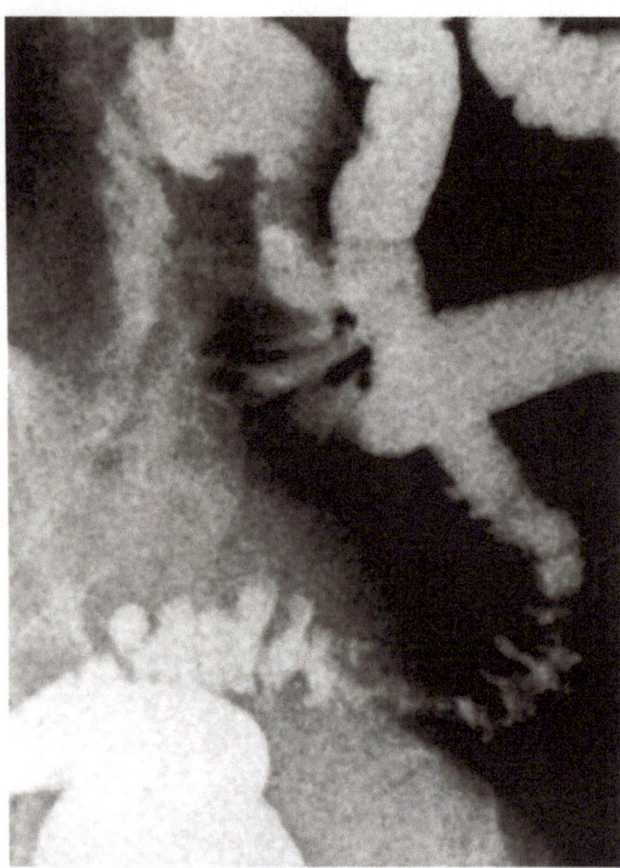

Fig. 4.7.1

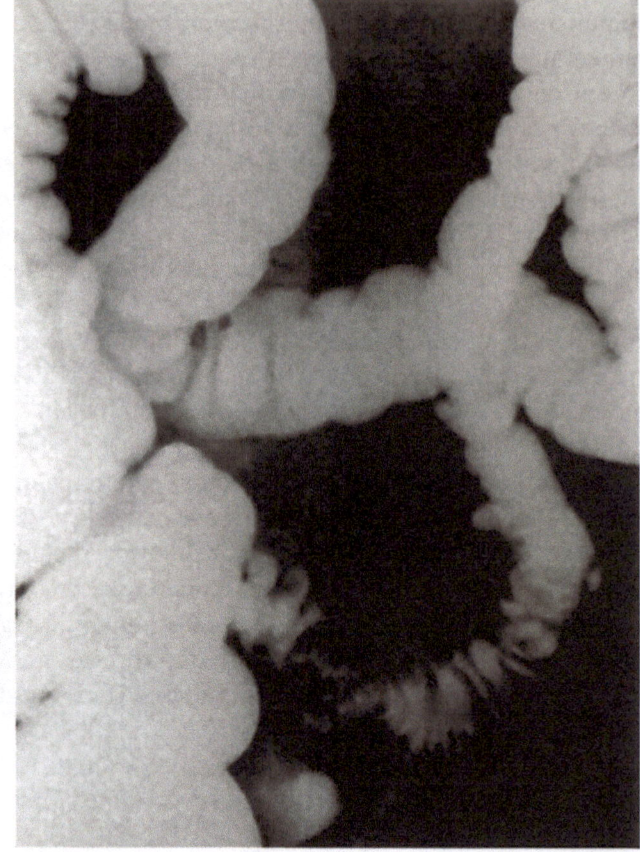

Fig. 4.7.2

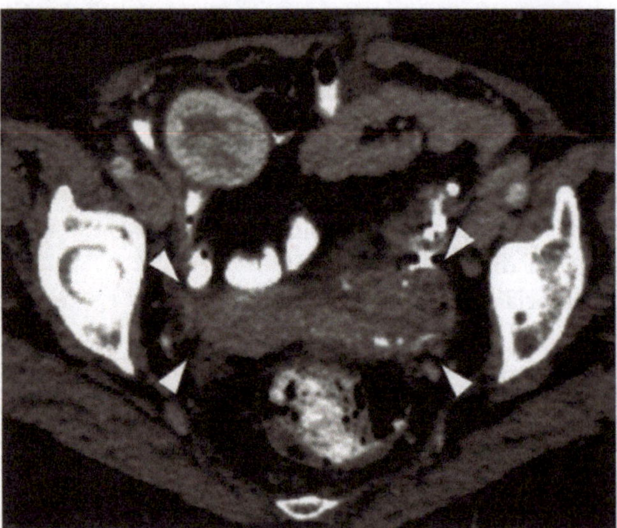

Fig. 4.7.3

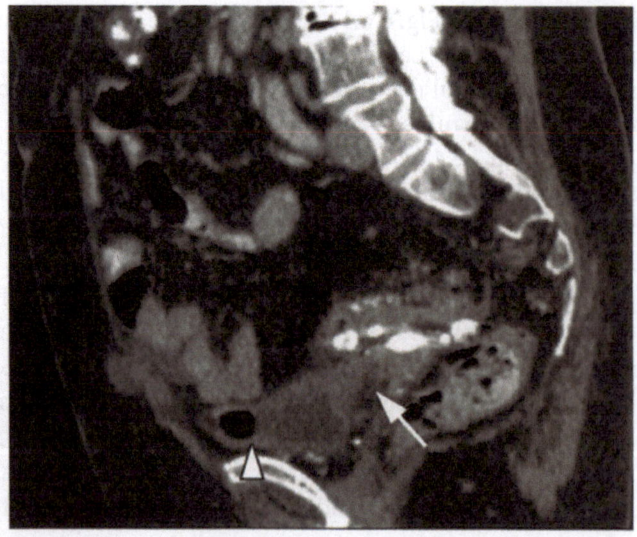

Fig. 4.7.4

Una donna di 78 anni si presenta al pronto soccorso con dolori in fossa iliaca sinistra, disuria, tenesmo e urina con odore di feci.

La presenza di diverticoli o diverticolosi è molto comune, con un'incidenza del 5-10% negli individui con più di 45 anni e dell'80% negli individui con più di 85 anni. Tale condizione è caratterizzata da piccole sacche o tasche (diverticoli) nella parete del colon. Se i diverticoli si infiammano, causano una condizione nota come diverticolite, che occorre nel 10-25% dei casi di malattia diverticolare. I diverticoli sono presenti più comunemente nel colon sigma, anche se possono formarsi in ognuno degli altri tratti colici. Clinicamente, i sintomi più comuni sono il dolore, l'algia locale e una massa in fossa iliaca sinistra, associati a febbre e leucocitosi. Complicanze comuni sono la formazione di un ascesso perisigmoideo, la perforazione colica e lo sviluppo di una fistola (con la colecisti, il piccolo intestino o la vagina).

La presenza di un diverticolo e il coinvolgimento segmentario del colon sono segni di diverticolite. Come in altre condizioni infiammatorie del colon, possono essere evidenziati sia un ispessimento concentrico delle pareti, sia segni di infiammazione pericolica. Le diagnosi differenziali includono l'adenocarcinoma colico, la colite infettiva o ischemica e il morbo di Crohn. In molti casi, l'imaging consente la loro differenziazione. La TC è la metodica preferibile nella valutazione dei pazienti al di sopra dei 50 anni con dolori in fossa iliaca sinistra. Tale indagine aiuta a porre la diagnosi di diverticolite, a determinare la sua estensione ed escludere complicanze.

Il clisma opaco era classicamente l'esame di scelta nel sospetto di diverticolite, anche se garantiva una valutazione limitata delle alterazioni extracoliche. L'ecografia ha un suo ruolo, ma la TC è la metodica di imaging più utile nella valutazione della diverticolite. Infatti, permette una valutazione globale del segmento stenotico, dell'infiammazione pericolica e delle complicanze extracoliche. Inoltre, è più accurata del clisma opaco nel riscontro di fistole. La RM ha anche mostrato grande accuratezza nel rilevare fistole del colon e del piccolo intestino, grazie alla multiplanarietà e alla grande sensibilità per la valutazione di alterazioni infiammatorie.

Il clisma opaco evidenzia un segmento stenotico del colon sigma associato a multipli diverticoli (Fig. 4.7.1) e uno stravaso di contrasto lineare che connette il sigma con la vescica (Fig. 4.7.2). La TC con mezzo di contrasto conferma la diverticolite associata a una fistola colo-vescicale. Le Figure 4.7.3 e 4.7.4, ricostruzioni assiale e sagittale della TC con mezzo di contrasto, mostrano multipli diverticoli nel sigma con modificazioni di natura infiammatoria, una raccolta saccata nello scavo del Douglas, la comunicazione tra il sigma e la vescica (Fig. 4.7.4, *testa di freccia*), l'ispessimento della parete della vescica e un livello idro-aereo (Fig. 4.7.4, *freccia*) nella vescica a conferma della fistola.

Caso 4.8
Ernia iatale

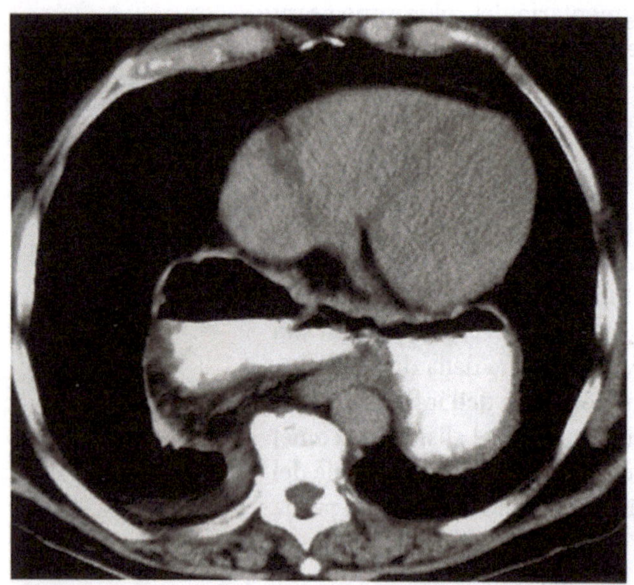

Fig. 4.8.1

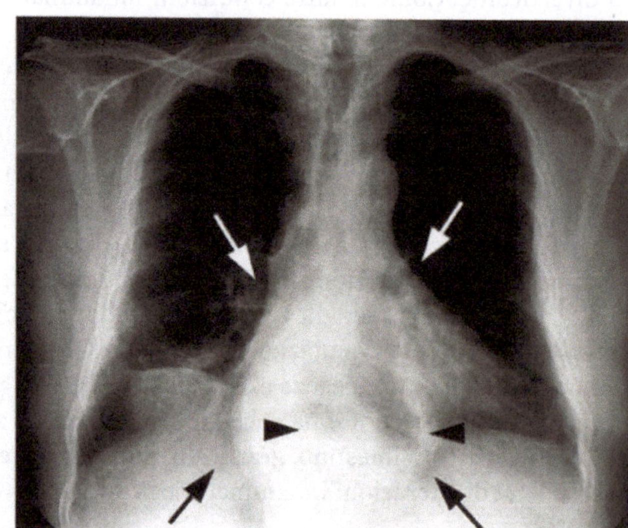

Fig. 4.8.2

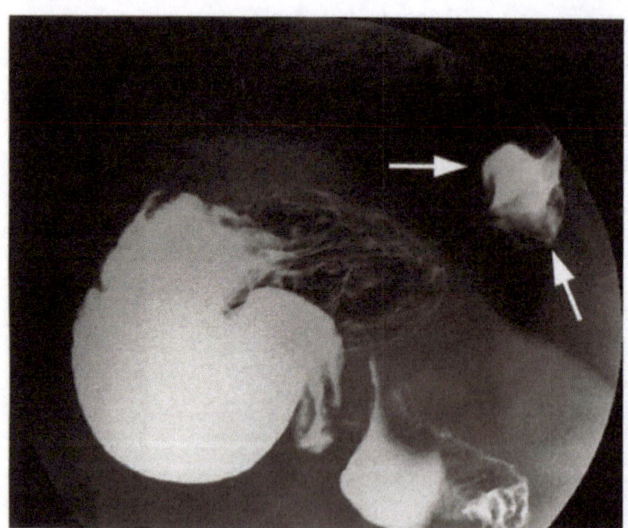

Fig. 4.8.3

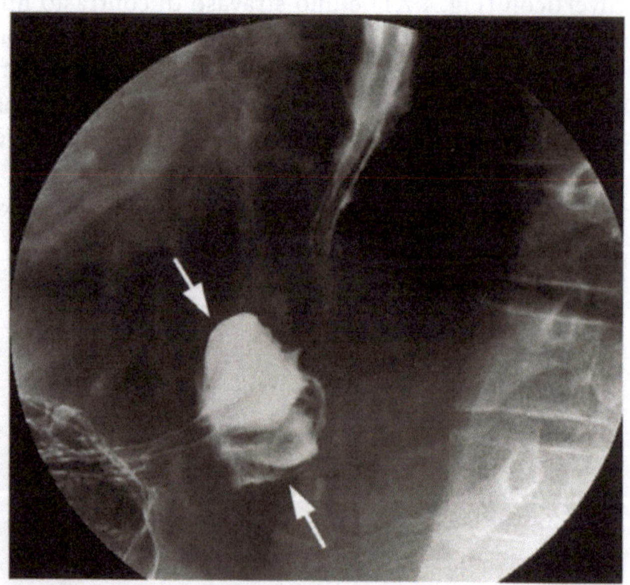

Fig. 4.8.4

Un uomo di 76 anni presenta dolore toracico atipico.

Le ernie iatali sono molto comuni, riscontrandosi in più del 10% della popolazione generale. È sicuramente il tipo di ernia più comune: rappresenta, infatti, più del 90% di tutte le ernie. L'ernia iatale è presente quando lo stomaco protrude attraverso lo *hiatus* esofageo nel torace. Di solito è asintomatica, sebbene sia possibile un'ampia gamma di manifestazioni cliniche. L'ernia iatale può essere associata a diverticolosi, esofagite da reflusso, ulcera duodenale e calcolosi della colecisti. L'ernia iatale può essere classificata come:

- Ernia iatale da scivolamento, anche nota come ernia assiale o concentrica. Questo è il sottotipo più comune (95%). È presente nel 60% della popolazione con più di 60 anni. La giunzione esofago-gastrica rimane nel torace. La risalita del fondo gastrico e del cardias è dovuta a una rottura o a una debolezza della membrana frenico-esofagea. È molto comunemente associata a reflusso gastro-esofageo. Può essere riducibile nella posizione eretta. L'intervento chirurgico è necessario solo nei casi sintomatici (grave reflusso gastro-esofageo o esofagite avanzata).
- Ernia paraesofagea, anche nota come ernia paraiatale (Fig. 4.8.1). Parte dello stomaco è dislocato nel torace, sebbene la giunzione esofagogastrica permanga sotto il diaframma. Questo tipo di ernia normalmente cresce con il tempo; è comunemente asintomatica anche se, quando di grandi dimensioni, può causare compressione toracica. Rappresenta meno del 5% di tutte le ernie iatali. L'ernia paraesofagea è frequentemente non riducibile e solitamente è necessario l'intervento chirurgico.
- Nell'ernia iatale mista, sia parte dello stomaco che della giunzione esofagogastrica sono dislocati nel torace; è un tipo di ernia molto raro (meno dell'1% di tutte le ernie iatali). Anch'essa viene trattata chirurgicamente.

Le ernie iatali sono solitamente diagnosticate incidentalmente durante l'RX del torace o a un esame TC o RM toraco-addominale. Quando clinicamente sospette, l'RX digerente o l'endoscopia esofago-gastrica sono necessarie per confermare la diagnosi. La TC si utilizza nei casi più complessi, per delineare la topografia dell'ernia prima dell'intervento chirurgico. Tale metodica è anche utile per escludere complicanze come lo strangolamento o l'incarcerazione dell'ernia.

Una massa epigastrica (Fig. 4.8.2, *frecce*) con un livello idro-aereo al suo interno (*punte di freccia*) è evidente nella radiografia del torace di routine. L'esame radiografico dell'apparato digerente superiore, richiesto per dimostrare l'ernia iatale, consente di visualizzare la localizzazione toracica del cardias e della parte superiore del fondo gastrico (Figg. 4.8.3 e 4.8.4, *frecce*). Viene anche dimostrato un discreto reflusso gastro-esofageo, probabilmente la causa del dolore toracico.

Caso 4.9
■
Linfoma primario del piccolo intestino

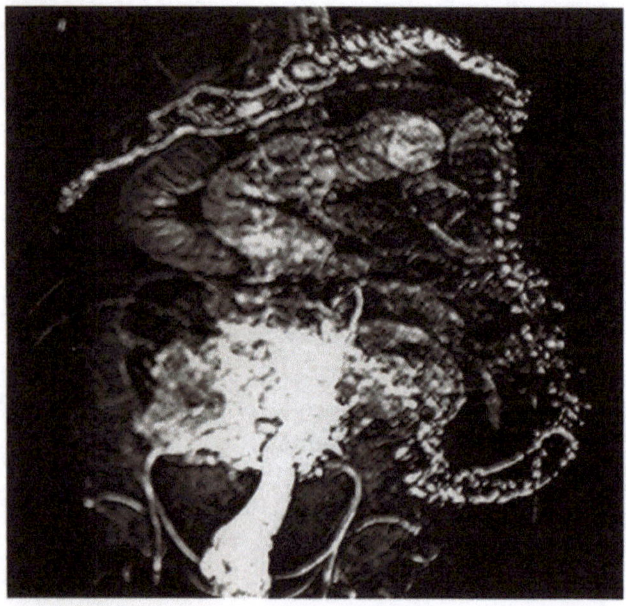

Fig. 4.9.1

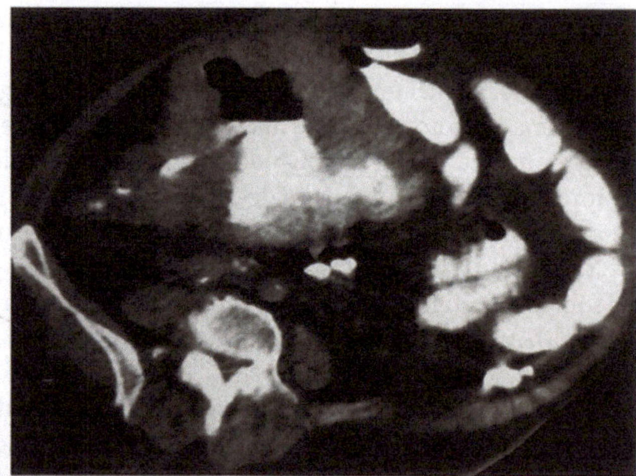

Fig. 4.9.2

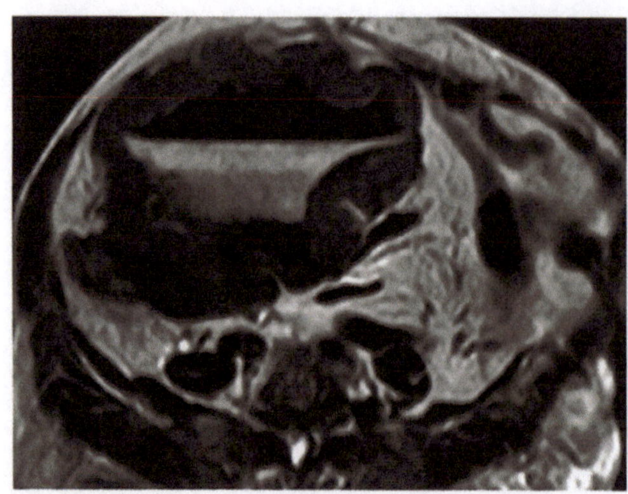

Fig. 4.9.3

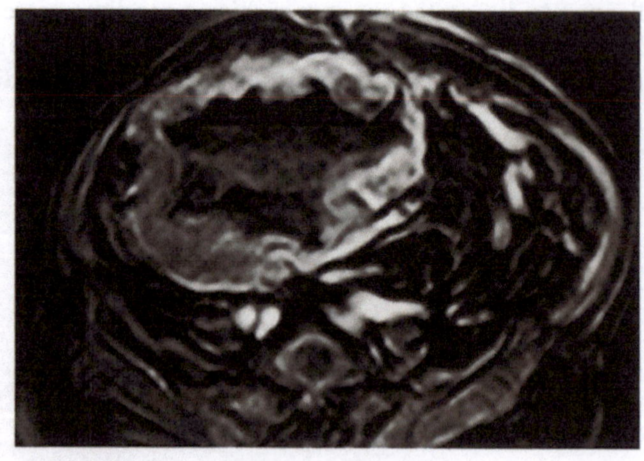

Fig. 4.9.4

Un uomo di 82 anni presenta febbre da una settimana, perdita di peso e dolori addominali ricorrenti da tre mesi. L'esame obiettivo mostra una massa in fossa iliaca destra.

Il linfoma è il tumore maligno più comune nel piccolo intestino, rappresentando approssimativamente il 25% di tutte le neoplasie maligne di questo tratto intestinale. Il linfoma del piccolo intestino può essere classificato sia come primario che secondario. Il linfoma primario può essere suddiviso in localizzato o diffuso. Il linfoma primario localizzato, come nel caso presentato, più comunemente è di tipo non Hodgkin e solitamente ha sede nell'ileo terminale. Il linfoma diffuso o di tipo mediterraneo è associato a infezioni parassitarie, quali la giardiasi. Il linfoma secondario del piccolo intestino risulta parte di un processo sistemico generalizzato.

Le tecniche di imaging assiale sono le più accurate nel riconoscere e caratterizzare le masse del piccolo intestino; determinandone l'origine e le complicanze associate (ostruzioni, fistole…), aiutano a stabilire la diagnosi e la gestione terapeutica.

Il linfoma del piccolo intestino può presentarsi in diversi modi: linfoma infiltrante con una massa polipoide a placche, massa endoesoenterica e linfoadenopatie mesenteriche e/o retroperitoneali. Questo complesso range di presentazioni di solito fa sì che sia impossibile raggiungere una diagnosi specifica basata solo sui reperti dell'imaging e solitamente è necessaria una valutazione istologica.

Il linfoma del piccolo intestino deve essere differenziato da altre masse intestinali di tale distretto, quali l'adenocarcinoma del piccolo intestino e il carcinoide. L'adenocarcinoma del piccolo intestino è più comunemente riscontrabile nel duodeno o nel digiuno. Il carcinoide si reperta di solito nell'ileo terminale; la presenza di una sindrome endocrina (sindrome da carcinoide), la sua natura ipervascolare e la reazione fibrotica peritumorale sono le caratteristiche che differenziano il carcinoide dal linfoma intestinale.

La TC addominale dimostra (Fig. 4.9.1) un quadro di occlusione intestinale con dilatazione delle anse digiunali. Sono anche evidenti uno stravaso di contrasto in fossa iliaca destra e diverticoli colici. La TC mostra la presenza di una massa cavitata con origine dall'ileo terminale (Fig. 4.9.2) con un livello interno idro-aereo e vari tramiti fistolosi. Le pareti ispessite della massa sono indicative di un processo neoplastico di tipo maligno. La risonanza magnetica conferma l'origine e le caratteristiche della massa (Fig. 4.9.3, HASTE assiale) e dimostra un intenso potenziamento capsulare (Fig. 4.9.4, immagine assiale post-contrasto GE T1 pesata con saturazione del grasso). Dopo l'intervento chirurgico, la valutazione istologica della massa rivela un linfoma cavitato del piccolo intestino.

Caso 4.10
◼ Ileo biliare duodenale

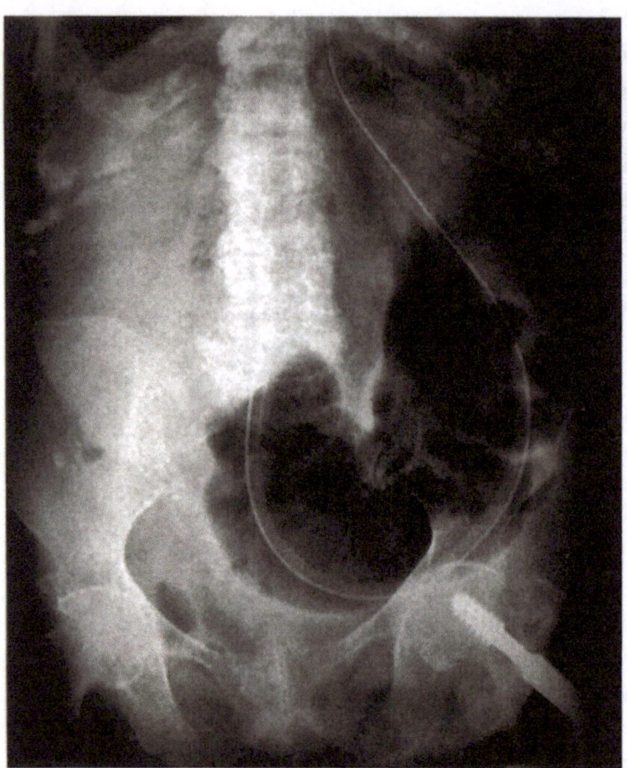

Fig. 4.10.1

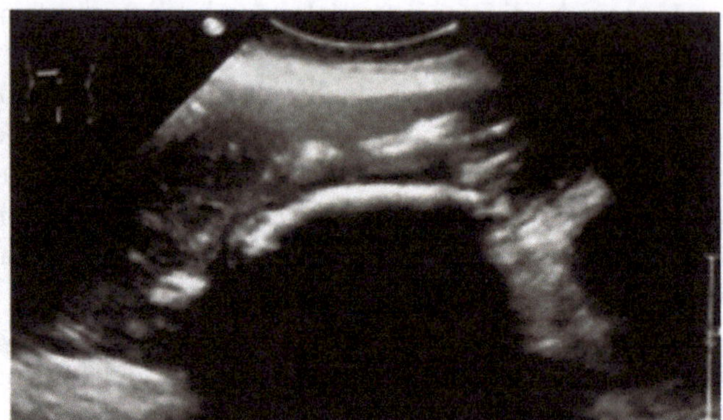

Fig. 4.10.2

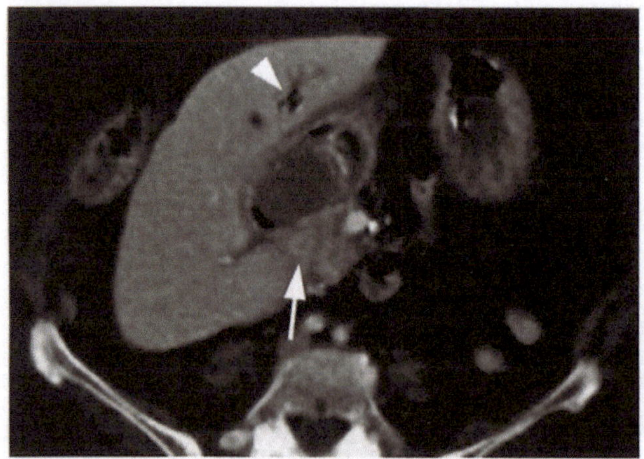

Fig. 4.10.3

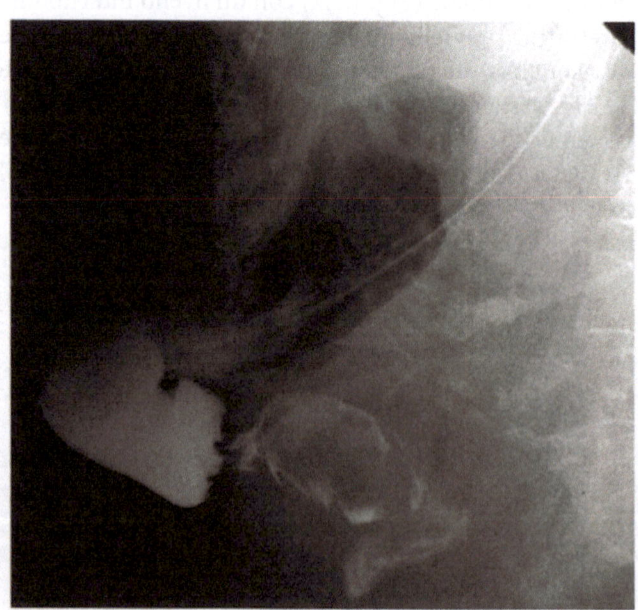

Fig. 4.10.4

Una donna di 80 anni si presenta al pronto soccorso lamentando da una settimana epigastralgia e vomito incoercibile. Presenta anche da tre settimane nausea, perdita di peso e distensione addominale.

La colelitiasi è una condizione molto comune, che colpisce fino al 10% della popolazione. Lo spettro delle manifestazioni cliniche è molto ampio: può essere asintomatica, generare coliche biliari (la manifestazione più comune) o addirittura essere causa di un ileo biliare. L'ileo biliare è raro e coinvolge meno dell'1% dei pazienti con calcolosi biliare. In tale condizione, il sito più comune di ostruzione è l'ileo terminale, seguito dall'ileo prossimale, dall'ileo distale, dal piloro, dal sigma e dal duodeno. Quando il duodeno è il sito dell'ostruzione, viene chiamato con il nome di "sindrome di Bouveret", che rappresenta dall'1 al 3% dei casi di ileo biliare.

Nei pazienti con dolore epigastrico e vomito progressivo della durata di alcuni giorni, è necessario escludere l'ostruzione prossimale. Le cause che devono essere considerate includono le condizioni infiammatorie duodenali (duodenite, ulcere post-bulbari, coinvolgimento duodenale nel morbo di Crohn…), le condizioni infiammatorie pancreatiche (pancreatite acuta, pseudocisti…), le neoplasie pancreatiche o duodenali primarie o metastatiche, i diverticoli duodenali, gli ematomi duodenali e l'ileo biliare.

Nell'imaging diagnostico dell'ileo biliare, le radiografie dirette dell'addome sono molto utili. La presenza della triade di Rigler (ostruzione intestinale parziale o completa, pneumobilia e calcoli biliari ectopici di natura calcifica) è pressochè patognomonica. In molte occasioni uno o più componenti della triade non sono presenti; sono, quindi, necessarie ulteriori indagini di imaging al fine di individuare la causa di ostruzione. Come è possibile vedere in questo caso, le radiografie del tratto gastrointestinale superiore, l'ecografia e la TC aiutano a determinare il livello e la causa dell'ostruzione. L'ecografia e la TC sono più sensibili delle radiografie nel dimostrare l'aerobilia. La TC è probabilmente la tecnica più accurata per determinare la presenza di un'ostruzione parziale e per identificare il livello e la causa di ostruzione. La colangiografia con risonanza magnetica è preferibile alla colangiografia tradizionale, allo scopo di dimostrare le fistole enterocoliche in pazienti solitamente anziani e con importanti fattori di rischio chirurgici.

Si procede al posizionamento di un sondino nasogastrico per evitare il vomito. La radiografia dell'addome (Fig. 4.10.1) mostra una marcata dilatazione e ptosi dello stomaco. La mancata visualizzazione del gas distalmente allo stomaco pone il sospetto di un'ostruzione prossimale. L'ecografia addominale palesa la presenza di un grosso calcolo di natura calcifica a livello del duodeno prossimale (Fig. 4.10.2). La TC con mezzo di contrasto (Fig. 4.10.3) conferma la litiasi duodenale (*freccia*), l'aerobilia nei dotti biliari intraepatici di sinistra (*punta di freccia*), le trasformazioni infiammatorie periduodenali e la perdita dei piani di clivaggio tra il duodeno e la colecisti. L'esame radiografico del digerente evidenzia la dilatazione gastrica e l'ostruzione duodenale prossimale (Fig. 4.10.4). La presenza dell'ostruzione duodenale prossimale generata da un calcolo biliare di natura calcifica consente di porre la diagnosi di "sindrome di Bouveret".

Letture consigliate

Libri

Abdominal-Pelvic MRI. 2nd ed. Semelka RC (2006) Wiley-Liss, New-York. ISBN-13: 9780471692737

Advanced Imaging of the Abdomen. Skucas J (2006) Springer-Verlag, Berlin 2006. ISBN-13: 9781852339920

Clinical Imaging of the Small Intestine. 2nd ed. Herlinger H, Maglinte DDT, Birnbaum BA (2001) Springer-Verlag, Berlin. ISBN-13: 9780387953885

Computed Body Tomography with MRI Correlation. Lee JKT, Stanley RJ, Heiken JP (2005) Lippincott Williams & Wilkins ISBN-13: 9780781745260

Diagnostic Ultrasound. Rumack CM, Wilson SR, Charboneau JW (2005) Mosby. ISBN-13: 9780323020237

Double Contrast Gastrointestinal Radiology. 3rd edition. Levine MS, Rubesin SE, Laufer I (1999) W.B. Saunders Company. ISBN-13: 9780721682112

Liver MRI: Correlation with other Imaging Modalities and Histopathology. Hussain SM (2007) Springer-Verlag, Berlin. ISBN-13: 9783540255529

Medical Imaging of the Spleen. De Schepper AM; Vanhoenacker F (2000) Springer-Verlag, Berlin. ISBN-13: 9783540655350

MR Cholangiopancreatography. Atlas with Cross-Sectional Imaging Correlation. 2nd ed. Van Hoe L, Vanbeckevoort D, Mermuys K, van Steenbergen W (2006) Springer-Verlag, Berlin. ISBN-13: 9783540222699

Radiology and Imaging of the Colon. Chapman AH (2004) Springer-Verlag, Berlin. ISBN-13: 9783540435976

Radiology of the Pancreas. 2nd rev ed., Baert AL, Delorme G, Van Hoe L (1999) Springer-Verlag, Berlin. ISBN-13: 9783540634799

Siti web

http://www.esgar.org/
http://www.sgr.org/sgr.htm
http://www.radcentral.com/
http://radiographics.rsnajnls.org/cgi/collection/gi_radiology?page=9
http://www.emedicine.com/radio/gastrointestinal.htm
http://icarus.med.utoronto.ca/imaging/residents/gi%5Fimaging/index.htm
http://www.rsna.org/Education/archive/afip.cfm#gastrointestinal
http://chorus.rad.mcw.edu/index/4.html
http://www.ctisus.com/
http://www.med-ed.virginia.edu/courses/rad/gi/index.html

Articoli

Esofago

Baker ME, Einstein DM, Herts BR, Remer EM, Motta-Ramirez GA, Ehrenwald E, Rice TW, Richter JE. Gastroesophageal Reflux Disease: Integrating the Barium Esophagram before and after Antireflux Surgery. Radiology 2007 243:329–339

Canon CL, Morgan DE, Einstein DM, Herts BR, Hawn MT, Johnson LF. Surgical Approach to Gastroesophageal Reflux Disease: What the Radiologist Needs to Know. Radiographics 2005; 25:1485–1499

Giménez A, Franquet T, Erasmus JJ, Martínez S, Estrada P. Thoracic Complications of Esophageal Disorders. Radiographics 2002; 22:247–258

Kim TJ, Lee KH, Kim YH, Sung SW, Jheon S, Cho SK, Lee KW. Postoperative Imaging of Esophageal Cancer: What Chest Radiologists Need to Know. Radiographics 2007; 27:409–429

Levine MS, Rubesin SE. Diseases of the Esophagus: Diagnosis with Esophagography. Radiology 2005 237:414–427

Luedtke P, Levine MS, Rubesin SE, Weinstein DS, Laufer I. Radiologic Diagnosis of Benign Esophageal Strictures: A Pattern Approach. Radiographics 2003; 23:897–909

Noh HM, Fishman EK, Forastiere AA, Bliss DF, CalhounPS. CT of the esophagus: spectrum of disease with emphasis on esophageal carcinoma. Radiographics 1995; 15:1113–1134

Sam JW, Levine MS, Rubesin SE, Laufer I. The "Foamy" Esophagus: A Radiographic Sign of Candida Esophagitis. AJR Am J Roentgenol 2000; 174:999–1002

Schmalfuss IM, Mancuso AA, Tart RP. Postcricoid Region and Cervical Esophagus: Normal Appearance at CT and MR Imaging. Radiology 2000; 214:237–246

Zimmerman SL, Levine MS, Rubesin SE, Mitre MC, Furth EE, Laufer I, Katzka DA. Idiopathic Eosinophilic Esophagitis in Adults: The Ringed Esophagus. Radiology 2005; 236:159–165

Stomaco

An SK, Han JK, Kim YH, Kim AY, Choi BI, Kim YA, Kim CW. Gastric Mucosa-associated Lymphoid Tissue Lymphoma: Spectrum of Findings at Double-Contrast Gastrointestinal Examination with Pathologic Correlation. Radiographics 2001; 21:1491–1502

Chen CY, Hsu JS, Wu DC, Kang WY, Hsieh JS, Jaw TS, Wu MT, Liu GC. Gastric Cancer: Preoperative Local Staging with 3D Multi-Detector Row CT-Correlation with Surgical and Histopathologic Results. Radiology 2007; 242:472–482

Fishman EK, Urban BA, Hruban RH. CT of the stomach: spectrum of disease. Radiographics 1996; 16:1035–1054

Gelfand DW, Ott DJ, Chen MY. Radiologic evaluation of gastritis and duodenitis. AJR Am J Roentgenol 1999; 173:357–361

Hernanz-Schulman M, Zhu Y, Stein SM, Heller RM, Bethel LA. Hypertrophic Pyloric Stenosis in Infants: US Evaluation of Vascularity of the Pyloric Canal. Radiology 2003; 229:389–393

Kim HJ, Kim AY, Oh ST, Kim JS, Kim KW, Kim PN, Lee MG, Ha HK. Gastric Cancer Staging at Multi-Detector Row CT Gastrography: Comparison of Transverse and Volumetric CT Scanning. Radiology 2005; 236:879–885

Kim JH, Eun HW, Goo DE, Shim CS, Auh YH. Imaging of Various Gastric Lesions with 2D MPR and CT Gastrography Performed with Multidetector CT. Radiographics 2006; 26:1101–1116

Kunz P, Crelier GR, Schwizer W, Borovicka J, Kreiss C, Fried M, Boesiger P. Gastric emptying and motility: assessment with MR imaging–preliminary observations. Radiology 1998; 207:33–40

Pickhardt PJ, Asher DB. Wall Thickening of the Gastric Antrum as a Normal Finding: Multidetector CT with Cadaveric Comparison. AJR Am J Roentgenol 2003; 181:973–979

Rossi M, Broglia L, Graziano P, Maccioni F, Bezzi M, Masciangelo R, Rossi P. Local invasion of gastric cancer: CT findings and pathologic correlation using 5-mm incremental scanning, hypotonia, and water filling. AJR Am J Roentgenol 1999; 172:383–388

Piccolo intestino

Applegate KE, Anderson JM, Klatte EC. Intestinal Malrotation in Children: A Problem-solving Approach to the Upper Gastrointestinal Series. Radiographics 2006; 26:1485–1500

Balthazar EJ, Noordhoorn M, Megibow AJ, Gordon RB. CT of small-bowel lymphoma in immunocompetent patients and patients with AIDS: comparison of findings. AJR Am J Roentgenol 1997; 168:675–680

Furukawa A, Yamasaki M, Furuichi K, Yokoyama K, Nagata T, Takahashi M, Murata K, Sakamoto T. Helical CT in the Diagnosis of Small Bowel Obstruction. Radiographics 2001; 21:341–355

Hara AK, Leighton JA, Sharma VK, Heigh RI, Fleischer DE. Imaging of Small Bowel Disease: Comparison of Capsule Endoscopy, Standard Endoscopy, Barium Examination, and CT. Radiographics 2005; 25:697–711

Hara AK, Leighton JA, Heigh RI, Sharma VK, Silva AC, De Petris G, Hentz JG, Fleischer DE. Crohn Disease of the Small Bowel: Preliminary Comparison among CT Enterography, Capsule Endoscopy, Small-Bowel Followthrough, and Ileoscopy. Radiology 2006; 238:128–134

Kessler N, Cyteval C, Gallix B, Lesnik A, Blayac PM, Pujol J, Bruel JM, Taourel P. Appendicitis: Evaluation of Sensitivity, Specificity, and Predictive Values of US, Doppler US, and Laboratory Findings. Radiology 2004 230:472–478

Ledermann HP, Börner N, Strunk H, Bongartz G, Zollikofer C, Stuckmann G. Bowel Wall Thickening on Transabdominal Sonography. AJR Am J Roentgenol 2000; 174:107–115

Low RN, Sebrechts CP, Politoske DA, Bennett MT, Flores S, Snyder RJ, Pressman JH. Crohn Disease with Endoscopic Correlation: Single-Shot Fast Spin-Echo and Gadolinium-enhanced Fat-suppressed Spoiled Gradient-Echo MR Imaging. Radiology 2002 222:652–660

Macari M, Hines J, Balthazar E, Megibow A. Mesenteric Adenitis: CT Diagnosis of Primary Versus Secondary Causes, Incidence, and Clinical Significance in Pediatric and Adult Patients. AJR Am J Roentgenol 2002; 178:853–858

Maccioni F, Bruni A, Viscido A, Colaiacomo MC, Cocco A, Montesani C, Caprilli R, Marini M. MR Imaging in Patients with Crohn Disease: Value of T2- versus T1-weighted Gadolinium-enhanced MR Sequences with Use of an Oral Superparamagnetic Contrast Agent. Radiology 2005 238:517–530

Paulsen SR, Huprich JE, Fletcher JG, Booya F, Young BM, Fidler JL, Johnson CD, Barlow JM, Earnest F 4th. CT Enterography as a Diagnostic Tool in Evaluating Small Bowel Disorders: Review of Clinical Experience with over 700 Cases. Radiographics 2006; 26:641–657

Rubesin SE, Rubin RA, Herlinger H. Small bowel malabsorption: clinical and radiologic perspectives. How we see it. Radiology 1992; 184:297–305

Colon

Frank AJ, Goffner LB, Fruauff AA, Losada RA. Cecal volvulus: The CT whirl sign. Abdom Imaging 1993; 18:288–289

Geenen RW, Hussain SM, Cademartiri F, Poley JW, Siersema PD, Krestin GP. CT and MR Colonography: Scanning Techniques, Postprocessing, and Emphasis on Polyp Detection. Radiographics 2004; 24:e18

Goh V, Halligan S, Taylor SA, Burling D, Bassett P, Bartram CI. Differentiation between Diverticulitis and Colorectal Cancer: Quantitative CT Perfusion Measurements versus Morphologic Criteria – Initial Experience. Radiology 2007; 242:456–462

Hoeffel C, Crema MD, Belkacem A, Azizi L, Lewin M, Arrivé L, Tubiana JM. Multi–Detector Row CT: Spectrum of Diseases Involving the Ileocecal Area. Radiographics 2006; 26:1373-1390

Horton KM, Corl FM , Fishman EK. CT Evaluation of the Colon: Inflammatory Disease. Radiographics 2000; 20:399–418

Johnson CD, Dachman AH. CT Colonography: The Next Colon Screening Examination? Radiology 2000; 216:331–341

Oldfield AL, Wilbur AC. Retrogastric colon: CT demonstration of anatomic variations. Radiology 1993; 186:557–561

Rha SE, Ha HK, Lee SH, Kim JH, Kim JK, Kim JH, Kim PN, Lee MG, Auh YH. CT and MR Imaging Findings of Bowel Ischemia from Various Primary Causes. Radiographics 2000; 20:29–42

Silva AC, Wellnitz CV, Hara AK. Three-dimensional Virtual Dissection at CT Colonography: Unraveling the Colon to Search for Lesions. Radiographics 2006; 26:1669–1686

Tack D, Bohy P, Perlot I, De Maertelaer V, Alkeilani O, Sourtzis S, Gevenois PA. Suspected Acute Colon Diverticulitis: Imaging with Low-Dose Unenhanced Multi–Detector Row CT. Radiology 2005; 237:189–196

Urban BA, Fishman EK. Tailored Helical CT Evaluation of Acute Abdomen: (CME available in print version and on RSNA Link). Radiographics 2000; 20:725–749

Retto e ano

Beets-Tan RG, Beets GL. Rectal Cancer: Review with Emphasis on MR Imaging. Radiology 2004; 232:335–346

Beets-Tan RG, Beets GL, van der Hoop AG, Kessels AG, Vliegen RF, Baeten CG, van Engelshoven JM. Preoperative MR Imaging of Anal Fistulas: Does It Really Help the Surgeon? Radiology 2001; 218:75–84

Blomqvist L, Fransson P, Hindmarsh T. The pelvis after surgery and radio-chemotherapy for rectal cancer studied with Gd-DTPA-enhanced fast dynamic MR imaging. Eur Radiol 1998; 8:781–787

Buchanan GN, Halligan S, Bartram CI, Williams AB, Tarroni D, Cohen RG. Clinical Examination, Endosonography, and MR Imaging in Preoperative Assessment of Fistula in Ano: Comparison with Outcome-based Reference Standard. Radiology 2004; 233:674–681

Halligan S, Stoker J. Imaging of Fistula in Ano. Radiology 2006; 239:18–33

Iafrate F, Laghi A, Paolantonio P, Rengo M, Mercantini P, Ferri M, Ziparo V, Passariello R. Preoperative Staging of Rectal Cancer with MR Imaging: Correlation with Surgical and Histopathologic Findings. Radiographics 2006; 26:701–714

Lee JH, Lee KH, Chung WS, Hur J, Won JY, Lee DY. Transcatheter Embolization of the Middle Sacral Artery: Collateral Feeder in Recurrent Rectal Bleeding. AJR Am J Roentgenol 2004; 182:1055–1057

Pomerri F, Zuliani M, Mazza C, Villarejo F, Scopece A. Defecographic Measurements of Rectal Intussusception and Prolapse in Patients and in Asymptomatic Subjects. AJR Am J Roentgenol 2001; 176:641–645

Silva AC, Vens EA, Hara AK, Fletcher JG, Fidler JL, Johnson CD. Evaluation of Benign and Malignant Rectal Lesions with CT Colonography and Endoscopic Correlation. Radiographics 2006; 26:1085–1099

Stoker J, Rociu E, Zwamborn AW, Schouten WR, Laméris JS. Endoluminal MR Imaging of the Rectum and Anus: Technique, Applications, and Pitfalls. Radiographics 1999; 19:383–398

Fegato

Annet L, Materne R, Danse E, Jamart J, Horsmans Y, Van Beers BE. Hepatic Flow Parameters Measured with MR Imaging and Doppler US: Correlations with Degree of Cirrhosis and Portal Hypertension. Radiology 2003 229:409–414

Bargalló X, Gilabert R, Nicolau C, García-Pagán JC, Bosch J, Brú C. Sonography of the Caudate Vein: Value in Diagnosing Budd-Chiari Syndrome. AJR Am J Roentgenol 2003; 181:1641–1645

Brancatelli G, Federle MP, Grazioli L, Golfieri R, Lencioni R. Large Regenerative Nodules in Budd-Chiari Syndrome and Other Vascular Disorders of the Liver: CT and MR Imaging Findings with Clinicopathologic Correlation. AJR Am J Roentgenol 2002; 178:877–883

Brancatelli G, Federle MP, Vilgrain V, Vullierme MP, Marin D, Lagalla R. Fibropolycystic Liver Disease: CT and MR Imaging Findings. Radiographics 2005; 25:659–670

Brancatelli G, Vilgrain V, Federle MP, Hakime A, Lagalla R, Iannaccone R, Valla D. Budd-Chiari Syndrome: Spectrum of Imaging Findings. AJR Am J Roentgenol 2007; 188:W168–W176

Catalano O, Nunziata A, Lobianco R, Siani A. Real-Time Harmonic Contrast Material-specific US of Focal Liver Lesions. Radiographics 2005; 25:333–349

Clark HP, Carson WF, Kavanagh PV, Ho CP, Shen P, Zagoria RJ. Staging and Current Treatment of Hepatocellular Carcinoma. Radiographics 2005; 25 (Suppl 1):S3–S23

Danet IM, Semelka RC, Leonardou P, Braga L, Vaidean G, Woosley JT, Kanematsu M. Spectrum of MRI Appearances of Untreated Metastases of the Liver. AJR Am J Roentgenol 2003; 181:809–817

Elsayes KM, Narra VR, Yin Y, Mukundan G, Lammle M, Brown JJ. Focal Hepatic Lesions: Diagnostic Value of Enhancement Pattern Approach with Contrast-enhanced 3D Gradient-Echo MR Imaging. Radiographics 2005; 25:1299–1320

Gandhi SN, Brown MA, Wong JG, Aguirre DA, Sirlin CB. MR Contrast Agents for Liver Imaging: What, When, How. Radiographics 2006; 26:1621–1636

Hamer OW, Aguirre DA, Casola G, Lavine JE, Woenckhaus M, Sirlin CB. Fatty Liver: Imaging Patterns and Pitfalls. Radiographics 2006; 26:1637–1653

Hussain SM, Terkivatan T, Zondervan PE, Lanjouw E, de Rave S, Ijzermans JN, de Man RA. Focal Nodular Hyperplasia: Findings at State-of-the-Art MR Imaging, US, CT, and Pathologic Analysis. Radiographics 2004; 24:3–17

Leslie DF, Johnson CD, Johnson CM, Ilstrup DM, Harmsen WS. Distinction between cavernous hemangiomas of the liver and hepatic metastases on CT: value of contrast enhancement patterns. AJR Am J Roentgenol 1995; 164:625–629

Mortelé KJ, Ros PR. Cystic Focal Liver Lesions in the Adult: Differential CT and MR Imaging Features. Radiographics 2001; 21:895–910

Powers C, Ros PR, Stoupis C, Johnson WK, Segel KH. Primary liver neoplasms: MR imaging with pathologic correlation. Radiographics 1994; 14:459–482

Stevens WR, Johnson CD, Stephens DH, Batts KP. CT findings in hepatocellular carcinoma: correlation of tumor characteristics with causative factors, tumor size, and histologic tumor grade. Radiology 1994; 191:531–537

Vilgrain V, Boulos L, Vullierme MP, Denys A, Terris B, Menu Y. Imaging of Atypical Hemangiomas of the Liver with Pathologic Correlation. Radiographics 2000; 20:379–397

Pancreas

Balthazar EJ. Acute Pancreatitis: Assessment of Severity with Clinical and CT Evaluation. Radiology 2002; 223:603–613

Bret PM, Reinhold C, Taourel P, Guibaud L, Atri M, Barkun AN. Pancreas divisum: evaluation with MR cholangiopancreatography. Radiology 1996; 199:99–103

Gangi S, Fletcher JG, Nathan MA, Christensen JA, Harmsen WS, Crownhart BS, Chari ST. Time Interval Between Abnormalities Seen on CT and the Clinical Diagnosis of Pancreatic Cancer: Retrospective Review of CT Scans Obtained Before Diagnosis. AJR Am J Roentgenol 2004; 182:897–903

Kawamoto S, Horton KM, Lawler LP, Hruban RH, Fishman EK. Intraductal Papillary Mucinous Neoplasm of the Pancreas: Can Benign Lesions Be Differentiated from Malignant Lesions with Multidetector CT? Radiographics 2005; 25:1451–1468

Kim YH, Saini S, Sahani D, Hahn PF, Mueller PR, Auh YH. Imaging Diagnosis of Cystic Pancreatic Lesions: Pseudocyst versus Nonpseudocyst. Radiographics 2005; 25:671–685

Lim JH, Lee G, Oh YL. Radiologic Spectrum of Intraductal Papillary Mucinous Tumor of the Pancreas. Radiographics 2001; 21:323–337

Matos C, Cappeliez O, Winant C, Coppens E, Devière J, Metens T. MR Imaging of the Pancreas: A Pictorial Tour. Radiographics 2002; 22:e2

Ros PR, Hamrick-Turner JE, Chiechi MV, Ros LH, Gallego P, Burton SS. Cystic masses of the pancreas. Radiographics 1992; 12:673–686

Semelka RC, Ascher SM. MR imaging of the pancreas. Radiology 1993; 188:593–602

Soto JA, Lucey BC, Stuhlfaut JW. Pancreas Divisum: Depiction with Multi-Detector Row CT. Radiology 2005; 235:503–508

Vaughn DD, Jabra AA, Fishman EK. Pancreatic disease in children and young adults: evaluation with CT. Radiographics 1998; 18:1171–1187

Colecisti e sistema biliare

Altun E, Semelka RC, Elias J Jr, Braga L, Voultsinos V, Patel J, Balci NC, Woosley JT. Acute Cholecystitis: MR Findings and Differentiation from Chronic Cholecystitis. Radiology 2007; 244:174–183

Bloom CM, Langer B, Wilson SR. Role of US in the Detection, Characterization, and Staging of Cholangiocarcinoma. Radiographics 1999; 19:1199–1218

Fulcher AS, Turner MA, Capps GW. MR Cholangiography: Technical Advances and Clinical Applications. Radiographics 1999; 19:25–41

Lee WJ, Lim HK, Jang KM, Kim SH, Lee SJ, Lim JH, Choo IW. Radiologic Spectrum of Cholangiocarcinoma: Emphasis on Unusual Manifestations and Differential Diagnoses. Radiographics 2001; 21:97–116

Levy AD, Murakata LA, Rohrmann CA Jr. Gallbladder Carcinoma: Radiologic-Pathologic Correlation. Radiographics 2001; 21:295–314

Levy AD, Murakata LA, Abbott RM, Rohrmann CA Jr. From the Archives of the AFIP: Benign Tumors and Tumorlike Lesions of the Gallbladder and Extrahepatic Bile Ducts: Radiologic-Pathologic Correlation. Radiographics 2002; 22:387–413

Levy AD, Rohrmann CA Jr, Murakata LA, Lonergan GJ. Caroli's Disease: Radiologic Spectrum with Pathologic Correlation. AJR Am J Roentgenol 2002; 179:1053–1057

Mortelé KJ, Rocha TC, Streeter JL, Taylor AJ. Multimodality Imaging of Pancreatic and Biliary Congenital Anomalies. Radiographics 2006; 26:715–731

Park HS, Lee JM, Kim SH, Jeong JY, Kim YJ, Lee KH, Choi SH, Han JK, Choi BI. CT Differentiation of Cholangiocarcinoma from Periductal Fibrosis in Patients with Hepatolithiasis. AJR Am J Roentgenol 2006; 187:445–453

Park MS, Yu JS, Kim YH, Kim MJ, Kim JH, Lee S, Cho N, Kim DG, Kim KW. Acute cholecystitis: comparison of MR cholangiography and US. Radiology 1998; 209:781–785

Park MS, Yu JS, Kim KW, Kim MJ, Chung JP, Yoon SW, Chung JJ, Lee JT, Yoo HS. Recurrent Pyogenic Cholangitis: Comparison between MR Cholangiography and Direct Cholangiography. Radiology 2001; 220:677–682

Rizzo RJ, Szucs RA, MA Turner MA. Congenital abnormalities of the pancreas and biliary tree in adults. Radiographics 1995; 15:49–86

Rosenthal SJ, Cox GG, Wetzel LH, Batnitzky S. Pitfalls and differential diagnosis in biliary sonography. Radiographics 1990; 10:285–311

Soto JA, Alvarez O, Lopera JE, Múnera F, Restrepo JC, Correa G. Biliary Obstruction: Findings at MR Cholangiography and Cross-sectional MR Imaging. Radiographics 2000; 20:353–366

Vitellas KM, Keogan MT, Freed KS, Enns RA, Spritzer CE, Baillie JM, Nelson RC. Radiologic Manifestations of Sclerosing Cholangitis with Emphasis on MR Cholangiopancreatography. Radiographics 2000; 20:959–975

Milza

Abbott RM, Levy AD, Aguilera NS, Gorospe L, Thompson WM. From the Archives of the AFIP: Primary Vascular Neoplasms of the Spleen: Radiologic-Pathologic Correlation. Radiographics 2004; 24:1137–1163

Elsayes KM, Narra VR, Mukundan G, Lewis JS Jr, Menias CO, Heiken JP. MR Imaging of the Spleen: Spectrum of Abnormalities. Radiographics 2005; 25:967–982

Freeman JL, Jafri SZ, Roberts JL, Mezwa DG, Shirkhoda A. CT of congenital and acquired abnormalities of the spleen Radiographics 1993; 13:597–610

Levy AD, Abbott RM, Abbondanzo SL. Littoral Cell Angioma of the Spleen: CT Features with Clinicopathologic Comparison. Radiology 2004; 230:485–490

Luna A, Ribes R, Caro P, Luna L, Aumente E, Ros PR. MRI of Focal Splenic Lesions Without and With Dynamic Gadolinium Enhancement. AJR Am J Roentgenol 2006; 186:1533–1547

Megremis SD, Vlachonikolis IG, Tsilimigaki AM. Spleen Length in Childhood with US: Normal Values Based on Age, Sex, and Somatometric Parameters. Radiology 2004; 231:129–134

Minami M, Itai Y, Ohtomo K, Ohnishi S, Niki T, Kokubo T, Yoshikawa K, Iio M. Siderotic nodules in the spleen: MR imaging of portal hypertension. Radiology 1989; 172:681–684

Mortelé KJ, Mortelé B, Silverman SG. CT Features of the Accessory Spleen. AJR Am J Roentgenol 2004; 183:1653–1657

Thompson WM, Levy AD, Aguilera NS, Gorospe L, Abbott RM. Angiosarcoma of the Spleen: Imaging Characteristics in 12 Patients. Radiology 2005 235:106–115

Urrutia M, Mergo PJ, Ros LH, Torres GM, Ros PR. Cystic masses of the spleen: radiologic-pathologic correlation. Radiographics 1996; 16:107–129

Imaging genito-urinario, ginecologico e ostetrico

Antonio Luna Alcala, Marcelo Potolicchio e Lidia Alcala Mata

Il ruolo del radiologo nell'imaging sia genito-urinario che ostetrico-ginecologico negli ultimi anni è cambiato radicalmente. Nella maggior parte dei centri sono gli urologi, i ginecologi e gli ostetrici a eseguire esami diagnostici come l'ecografia, l'urografia, la biopsia imaging guidata e l'isterosalpingografia. I radiologi dovrebbero collaborare in tali valutazioni diagnostiche e procedure, poiché le loro attitudini e il loro training specifico nella diagnostica per immagini aggiunge un valore significativo all'esecuzione di tali procedure. Inoltre, l'introduzione delle tecniche di *cross-sectional imaging* ha allargato lo specchio delle applicazioni della radiologia in questi campi.

In ginecologia, l'ecografia è la metodica più diffusa per valutare la cervice, l'utero e le ovaie. Inoltre, grazie alla maggiore risoluzione spaziale, l'ecografia transvaginale ha incrementato ancor più l'utilizzo degli ultrasuoni. La Risonanza Magnetica (RM) è largamente utilizzata per la stadiazione locale delle neoformazioni maligne dell'apparato genitale femminile, per caratterizzare le masse ovariche ed escludere la recidiva di tumori ginecologici già trattati. La Tomografia Computerizzata (TC) e la PET-TC vengono utilizzate per la stadiazione a distanza dei tumori ginecologici.

L'imaging ostetrico si basa sull'ecografia. Poichè la RM non sfrutta le radiazioni ionizzanti, questa indagine viene impiegata nella valutazione di masse ginecologiche o addominali scoperte in gravidanza. La RM è inoltre una metodica complementare all'ecografia nell'individuazione e nella gestione di anomalie fetali.

Le tecniche di imaging genito-urinario e retroperitoneale consentono di esaminare numerosi organi come i reni, le vie escretrici, la prostata, la vescica, i testicoli e il pene. La grande varietà di patologie di questi organi comporta che tutte le metodiche disponibili possano avere una loro applicazione. L'ecografia è molto utile per valutare i reni, la prostata, la vescica, i testicoli e il pene. Il sistema urinario-escretore può essere studiato con l'urografia convenzionale o con le più nuove uro- TC e RM. Una valutazione accurata del retroperitoneo richiede l'uso di TC o RM. Queste metodiche vengono inoltre utilizzate per stadiare le formazioni maligne di tutti gli organi dell'apparato genito-urinario.

Introduzione

Caso 5.1
■
Mielolipoma surrenale

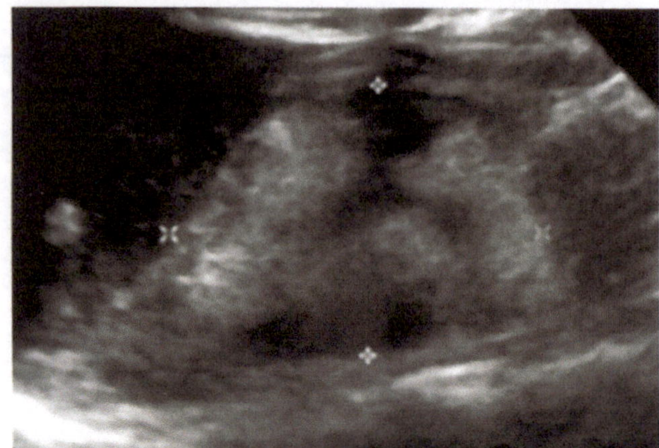

Fig. 5.1.1

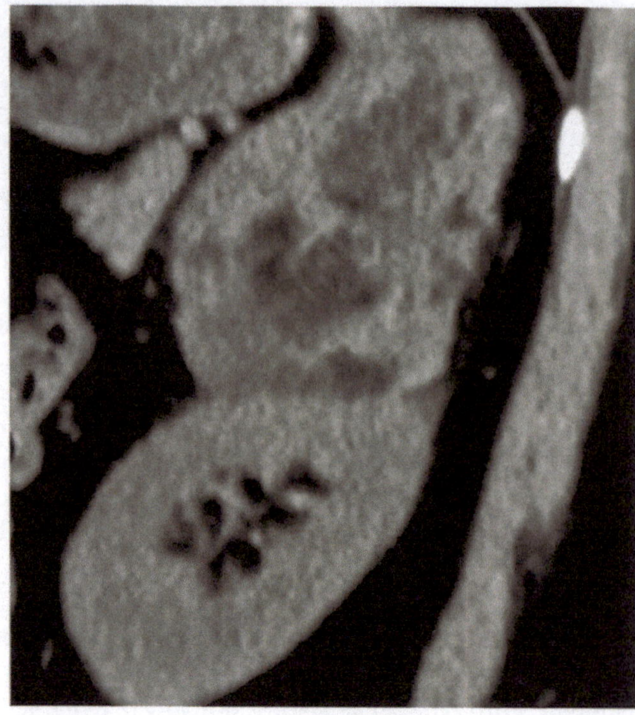

Fig. 5.1.2

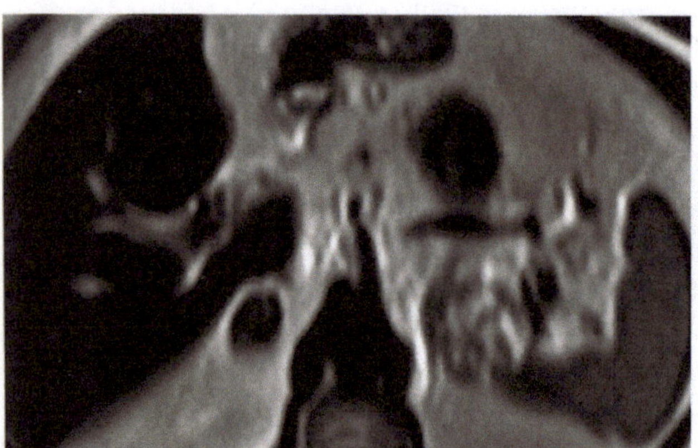

Fig. 5.1.3

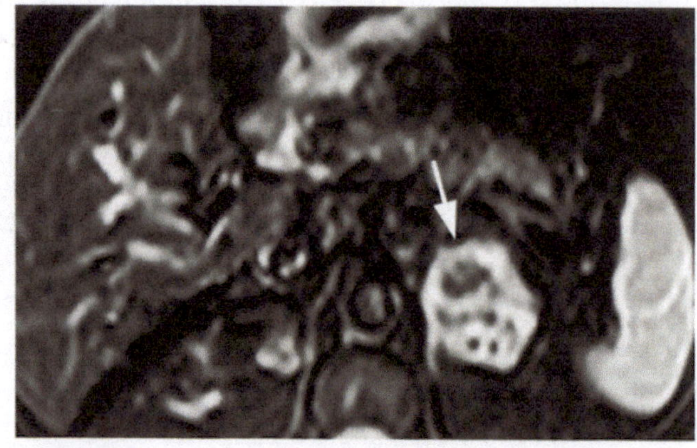

Fig. 5.1.4

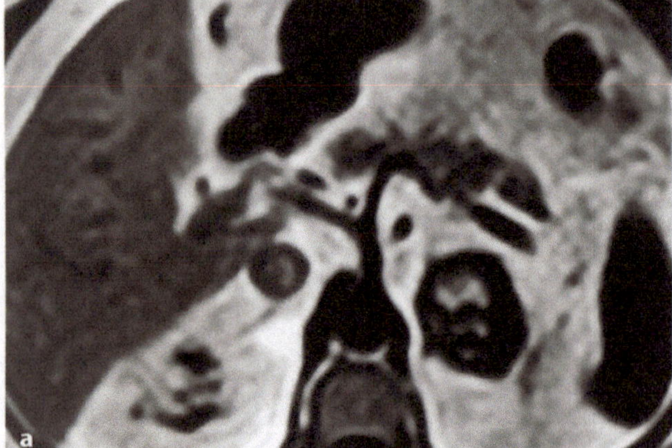

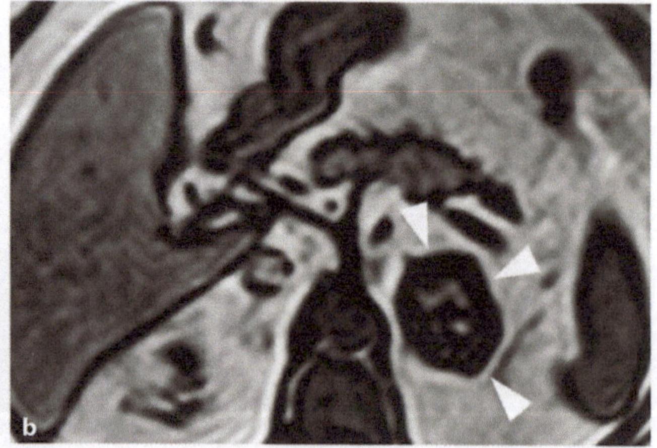

Fig. 5.1.5a, b

Una donna di 54 anni asintomatica presenta un sospetto clinico di splenomegalia all'esame obiettivo. Il suo emocromo è normale.

I mielolipomi sono tumori benigni, istologicamente costituiti da una commistione di tessuto adiposo ed ematopoietico (elementi del midollo osseo). Nella maggior parte dei casi sono monolaterali e di piccole dimensioni; in genere sono asintomatici, anche se possono sanguinare e provocare dolore. La componente adiposa intralesionale è fortemente indicativa per la diagnosi, quindi con TC o RM è possibile caratterizzare la lesione e svelarne l'origine surrenalica. La biopsia percutanea può essere dirimente per escludere la malignità dei mielolipomi complicati con emorragia o infarto, se non è possibile individuare le piccole aree di grasso all'interno della lesione. Altre lesioni surrenali che possono contenere grasso sono il lipoma e il liposarcoma; lesioni extrasurrenali limitrofe che possono essere confuse con il mielolipoma sono il lipoma retroperitoneale, il liposarcoma e l'angiomiolipoma renale. Innanzitutto, sono necessarie metodiche di *cross-sectional imaging* per confermare l'origine surrenalica del mielolipoma. Se la massa è di grandi dimensioni, le acquisizioni assiali o coronali o le ricostruzioni possono essere utili per escluderne l'origine renale o retroperitoneale. La dimostrazione di grasso macroscopico nelle lesioni surrenali è pressochè diagnostica di mielolipoma, poiché i lipomi o i liposarcomi sono particolarmente rari. L'individuazione all'interno del tumore di piccole aree con valore densitometrico negativo (soprattutto valori inferiori alle -20 unità Hounsfield) nelle scansioni TC pre-contrastografiche è indice della presenza di depositi macroscopici di grasso. A causa del commisto tessuto ematopoietico, l'attenuazione è in genere più elevata di quella del grasso retroperitoneale. La RM è probabilmente superiore alla TC nell'individuazione del grasso intratumorale. Le aree isointense al grasso retroperitoneale in tutte le sequenze T1 pesate, T2 pesate e in quelle con saturazione spettrale del grasso sono diagnostiche di grasso macroscopico intratumorale. È necessario prestare particolare attenzione alla diagnosi differenziale tra adenoma e mielolipoma. Gli adenomi, con maggior frequenza, presentano grasso microscopico intratumorale, che può essere individuato utilizzando sequenze RM che si avvalgono del *chemical-shift*. Questa tecnica sfrutta un'acquisizione a doppio eco, poiché nelle aree in cui l'acqua e il grasso sono presenti in proporzioni simili (ad esempio, il grasso microscopico negli adenomi surrenali) i loro segnali si possono sommare (nell'acquisizione in fase) o annullare (nell'acquisizione in opposizione di fase), in relazione al tempo di eco. Utilizzando questa sequenza, gli adenomi caratteristicamente mostrano una caduta di segnale maggiore del 20% nelle aree di grasso intracellulare. Anche il mielolipoma può mostrare del grasso intracellulare, anche se la presenza di grasso extracellulare, che non mostra perdita di segnale nelle sequenze RM che sfruttano il *chemical-shift*, consente di porre diagnosi di mielolipoma.

L'ecografia addominale mostra una massa eterogenea, ben definita, inferiormente alla milza e superiormente al rene sinistro (Fig. 5.1.1). La massa è prevalentemente iperecogena e misura circa 11 cm. L'immagine TC basale evidenzia l'origine surrenalica della formazione che è prevalentemente solida, con aree di grasso intralesionale (Fig. 5.1.2, ricostruzione sagittale di TC basale). La RM surrenale conferma la diagnosi di mielolipoma surrenale. Nelle immagini HASTE la massa è eterogenea con una componente solida periferica e aree centrali a elevata intensità di segnale (Fig. 5.1.3). Questa componente centrale ad alta intensità corrisponde al grasso macroscopico, come dimostra la sua soppressione nelle sequenze STIR (*Short-Tau Inversion Recovery*) (Fig. 5.1.4, *freccia*) e la mancata perdita di segnale nelle immagini con il *chemical-shift* (Fig. 5.1.5a,b). Si noti la perdita di segnale della componente solida periferica nelle immagini in opposizione di fase (Fig. 5.1.5b, *punte di freccia*), che rivelano la presenza di grasso microscopico periferico (aree in cui l'acqua e il grasso sono presenti in proporzioni simili).

Caso 5.2
■
Cisti complicata della corticale renale

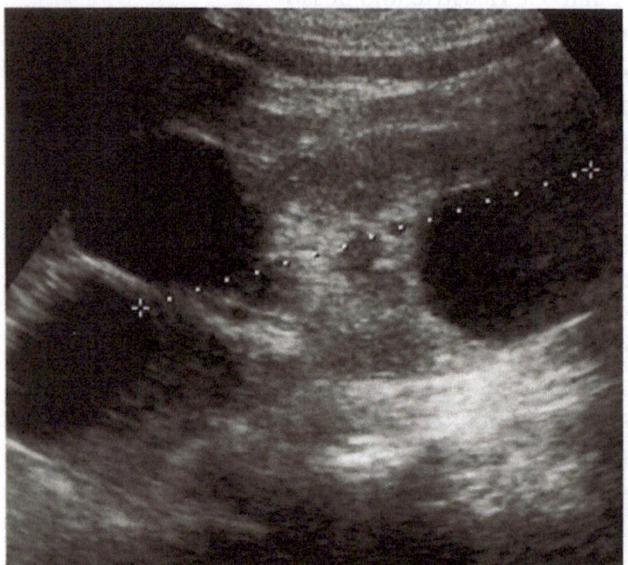

Fig. 5.2.1

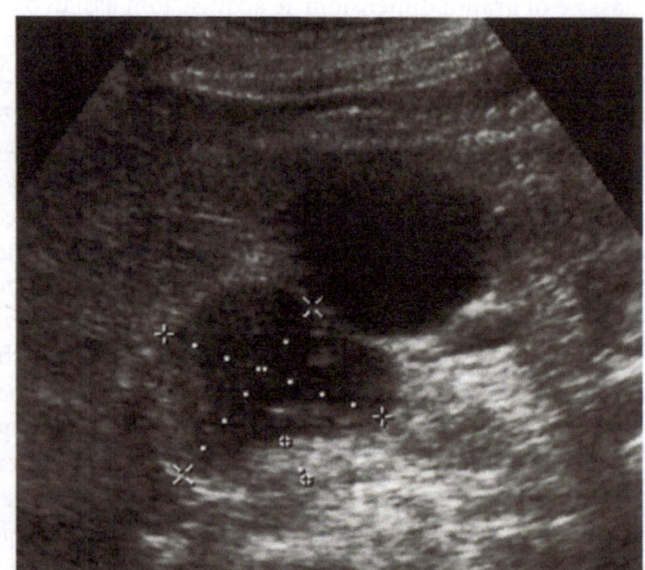

Fig. 5.2.2

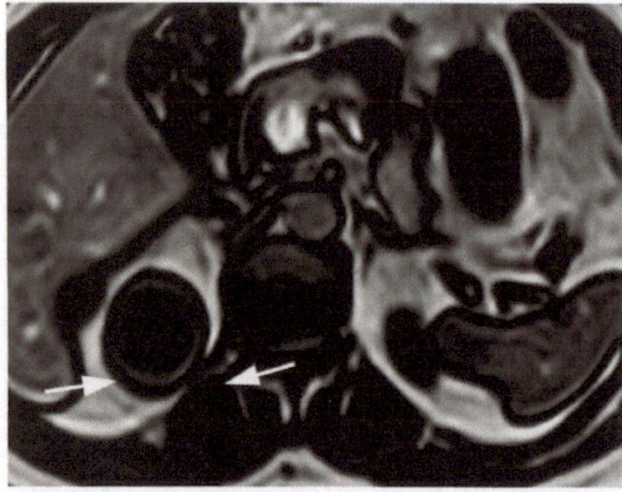

Fig. 5.2.3

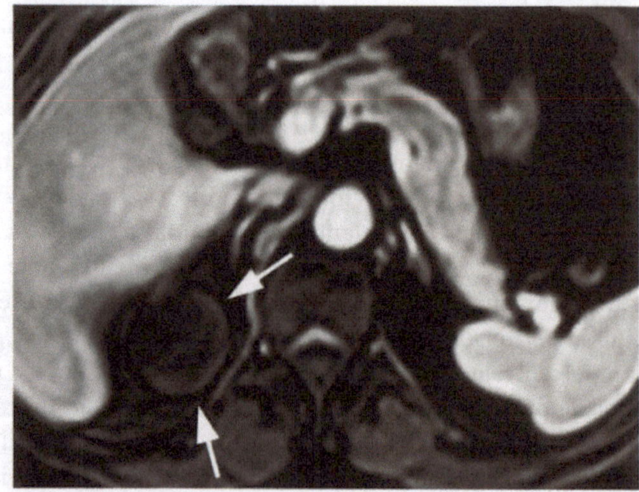

Fig. 5.2.4

Un uomo di 67 anni viene valutato per ipertensione arteriosa di recente insorgenza.

Le cisti della corticale renale sono lesioni molto comuni e la loro frequenza aumenta di pari passo con l'età. La maggior parte di queste è asintomatica e viene individuata come reperto occasionale in corso di un'urografia o di un'ecografia. Sono stati elaborati dei quadri radiologici per stabilirne la diagnosi. I criteri ultrasonografici includono l'assenza di echi interni liberi, il margine anteriore nettamente definito e l'aumento della trasmissione all'interno del fascio ultrasonoro. Caratteristiche TC diagnostiche sono un valore di attenuazione costante, vicino alla densità dell'acqua, il mancato enhancement post-contrastografico, l'assenza di uno spessore misurabile delle pareti della cisti e un'interfaccia regolare col parenchima renale. I criteri diagnostici RM sono molto simili a quelli TC.

Le cisti renali con caratteristiche atipiche, come setti, calcificazioni, contenuto emorragico, detriti/residui, conglomerati solidi o margini irregolari, si considerano cisti complicate. La gestione di questo gruppo di lesioni è in continua evoluzione. In genere sono classificate secondo i criteri di Bosniak, che dividono le lesioni cistiche in 5 categorie in base alla loro irregolarità strutturale, da cisti semplici a neoplasie renali cistiche. Le lesioni che hanno tutte le caratteristiche ecografiche di una cisti semplice non richiedono ulteriori indagini. Quelle che invece mostrano caratteristiche poco definite all'ecografia necessitano anche di uno studio TC e/o RM. Se una lesione presenta caratteristiche sospette per malignità, si raccomanda la resezione chirurgica; se una vera lesione cistica ha un aspetto poco definito all'esame TC o RM oppure mostra caratteristiche discordanti utilizzando le diverse metodiche, l'approccio giusto è quello di eseguire esami diagnostici di follow-up.

Le cisti renali rappresentano un problema quotidiano per il radiologo. La diagnosi, la classificazione e il trattamento di queste si basa su criteri di imaging. Conoscere le caratteristiche normali e patologiche di queste lesioni consente di differenziare le cisti renali semplici da quelle complicate, come pure di escludere altre masse cistiche renali, come il carcinoma renale cistico, il nefroma cistico multiloculare, l'aneurisma dell'arteria renale, l'ascesso o l'ematoma renale.

L'ecografia renale mostra multiple cisti renali corticali bilaterali (Fig. 5.2.1). Una delle cisti, sul polo superiore del rene destro, presenta al suo interno setti e un contenuto iperecogeno (Fig. 5.2.2). All'esame RM, la lesione rivela le caratteristiche tipiche di una cisti: ipointensità nelle sequenze T1 pesate e iperintensità nelle T2 pesate, senza alcun enhancement dopo la somministrazione di mezzo di contrasto. Nelle immagini T1 pesate, un'area lineare di iperintensità periferica, visibile nella parte declive della cisti ne palesa il contenuto emorragico (Fig. 5.2.3, *frecce*, immagine assiale TSE T1 pesata). Dopo la somministrazione di mezzo di contrasto, si evidenzia un enhancement periferico, similcapsulare, indice di un associato processo infiammatorio (Fig. 5.2.4, *frecce*, immagine assiale T1 pesata GE con soppressione del grasso). Queste caratteristiche confermano la diagnosi ecografica di cisti renale complicata, a contenuto emorragico e carattere infiammatorio. Non viene dimostrato alcun segno di malignità. La stabilità della lesione negli studi diagnostici di follow-up ne conferma la natura benigna.

Caso 6.3
■ Carcinoma della prostata

Un uomo di 67 anni con diagnosi certa di carcinoma prostatico esegue una RM per la stadiazione locale.

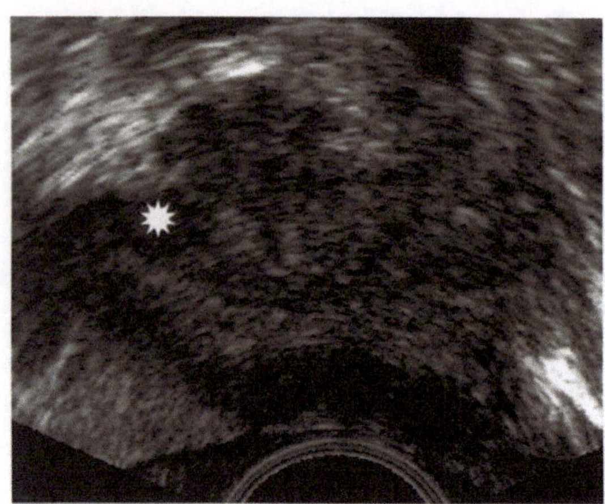

Fig. 5.3.1

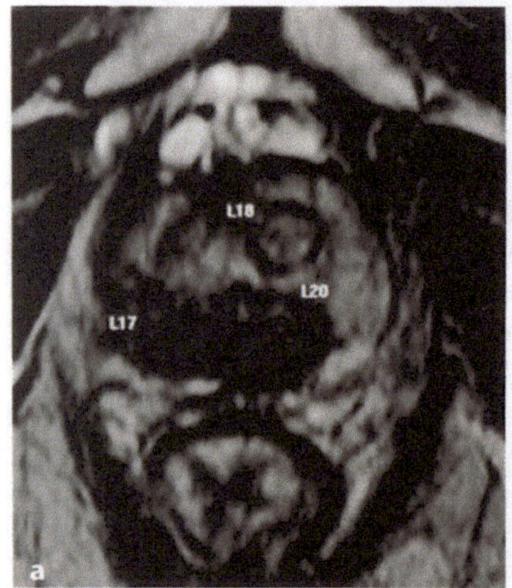

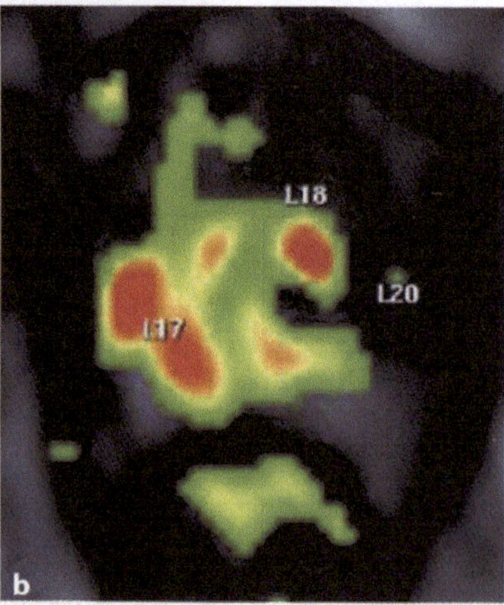

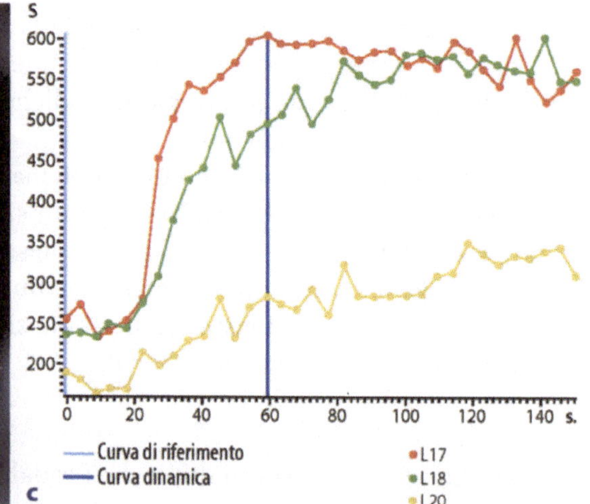

Fig. 5.3.2a-c

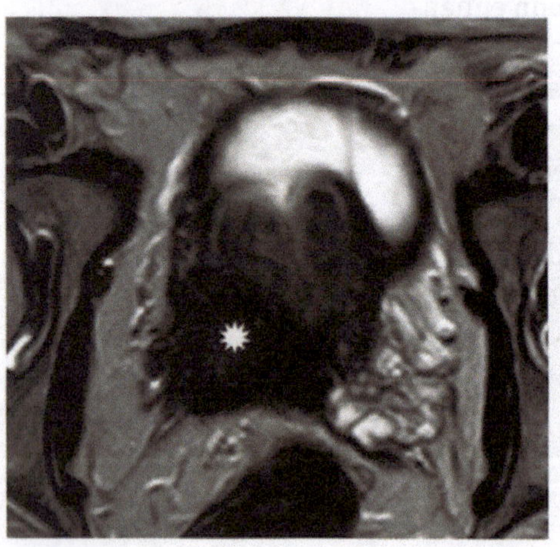

Fig. 5.3.3

Fig. 5.3.4

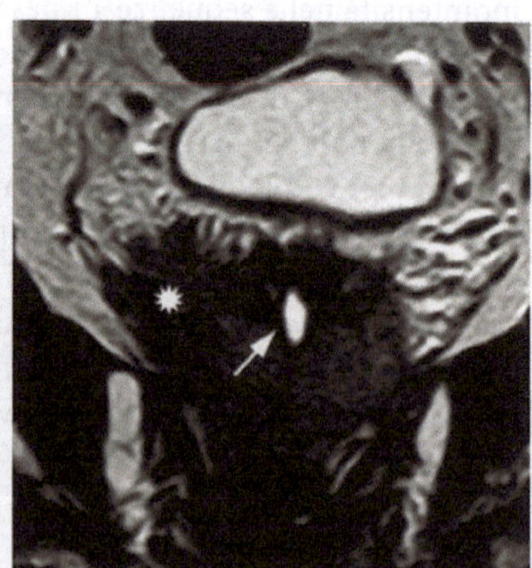

Fig. 5.3.5

Il carcinoma della prostata è il tumore maligno più comune del sesso maschile. La diagnosi e la stadiazione sono molto importanti per una gestione corretta, in quanto il trattamento varia in relazione allo stadio della neoplasia. L'American Cancer Association raccomanda screening annuali per tutti gli uomini al di sopra dei 50 anni di età e per i pazienti ad alto rischio dall'età di 40 anni. Lo screening comprende l'esplorazione rettale e il dosaggio sierico del PSA (antigene prostatico specifico). Le neoplasie individuate all'esplorazione rettale vengono classificate come tumori prostatici clinicamente evidenti. Il carcinoma occulto viene scoperto attraverso la biopsia di metastasi ossee o linfonodali nei pazienti asintomatici per patologia prostatica. Il PSA, un enzima prodotto dalle cellule epiteliali dei dotti prostatici, è un marcatore tumorale attendibile e di importanza cruciale nello screening del carcinoma della prostata. Normalmente la sua concentrazione è inferiore a 4 ng/ml e può aumentare in relazione a condizioni patologiche sia benigne che maligne. Il rischio di tumore della prostata aumenta parallelamente ai livelli sierici di PSA. Valori superiori a 10 ng/ml sono fortemente sospetti e rendono necessaria una biopsia prostatica. La gestione clinica dei pazienti con livelli sierici compresi tra 4 e 10 ng/ml è molto più controversa. In genere è consigliata la biopsia, sebbene gli esami diagnostici o la valutazione di altri marcatori sierici, come la densità e la velocimetria del PSA o il rapporto del PSA libero sul totale, in alcuni centri possono essere considerati sufficienti. In ogni caso, in questo gruppo di pazienti è necessario uno stretto follow-up.

Il mancato rilievo di reperti patologici all'ecografia transrettale non esclude la presenza di un tumore della prostata e, se l'esito dell'esplorazione rettale è sospetto o i valori di PSA risultano elevati, è bene procedere con una biopsia. L'ecografia transrettale individua solo il 50-60% dei carcinomi prostatici. Nella maggior parte dei casi, questi si presentano come noduli ipoecogeni nella zona periferica (Fig. 5.3.1, l'immagine longitudinale destra mostra un nodulo ipoecogeno nella zona periferica, *asterisco*). Circa il 30% di tutti i tumori è isoecogeno rispetto alla ghiandola prostatica e, quindi, non può essere identificato. L'applicazione clinica principale dell'ecografia transrettale è quella di guidare la biopsia prostatica e impiantare sorgenti per la brachiterapia.

La RM è la metodica di scelta per la stadiazione locale. La maggior parte dei tumori appare come un nodulo ipointenso nella zona periferica, anche se questo aspetto non è specifico di malignità. La RM mostra con accuratezza l'invasione della capsula, il fascio vascolo-nervoso, le vescichette seminali e gli organi adiacenti. La spettroscopia e le sequenze RM dinamiche sono potenti strumenti per caratterizzare i noduli prostatici ed escludere la recidiva dopo trattamento (Fig. 5.3.2, recidiva di cancro prostatico dopo radioterapia, ROI [*Region Of Interest*] numero 17). Un voluminoso nodulo ipointenso evidenziato nelle immagini TSE T2 pesate (Fig. 5.3.2a) mostra un aumento della vascolarizzazione rispetto alle zone periferica (ROI numero 20) e centrale (ROI numero 18) normali, sia per quanto concerne la relativa mappa parametrica del volume ematico (Fig. 5.3.2b) che la curva di enhancement (Fig. 5.3.2c).

Una grossolana lesione focale ipointensa viene individuata nelle immagini T2 pesate al livello dell'area periferica di destra, che si estende alle zone di transizione e centrale della ghiandola (Figg. 5.3.3-5.3.5, *asterisco*). È visibile, inoltre, l'estensione transcapsulare al tessuto adiposo periprostatico, con coinvolgimento del fascio vascolo-nervoso destro e di entrambe le vescicole seminali (Figg. 5.3.3-5.3.5, immagini assiali, sagittali e coronali T2 pesate TSE in alta risoluzione). La vescica è normale. Con l'esame RM si classifica il tumore come stadio C3 secondo l'American Urological Association System (*Jewitt-Withmore staging system* modificato). La presenza di metastasi linfonodali e a distanza è stata esclusa dall'esame TC e dalla scintigrafia ossea. È stata rilevata incidentalmente una cisti prostatica sulla linea mediana (Fig. 5.3.5, *freccia*).

Caso 5.4
■
Liposarcoma retroperitoneale

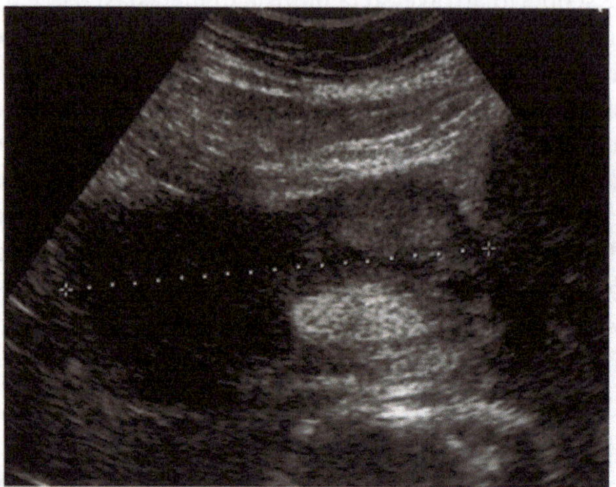

Fig. 5.4.1

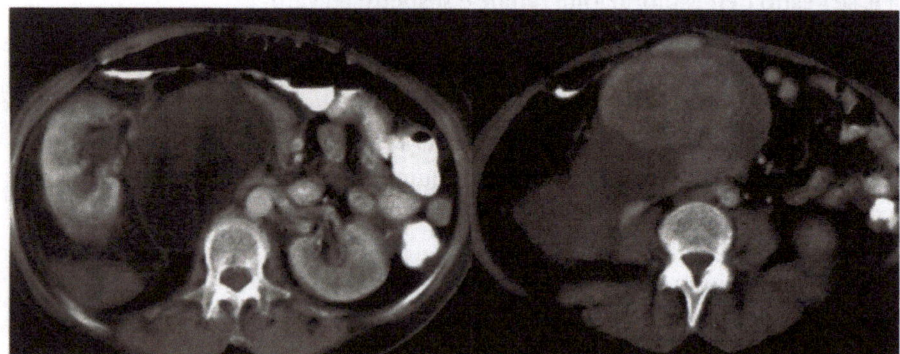

Fig. 5.4.2

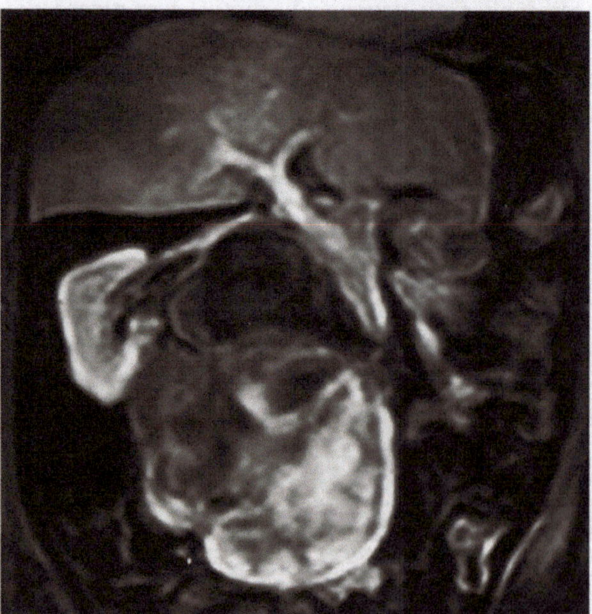

Fig. 5.4.3

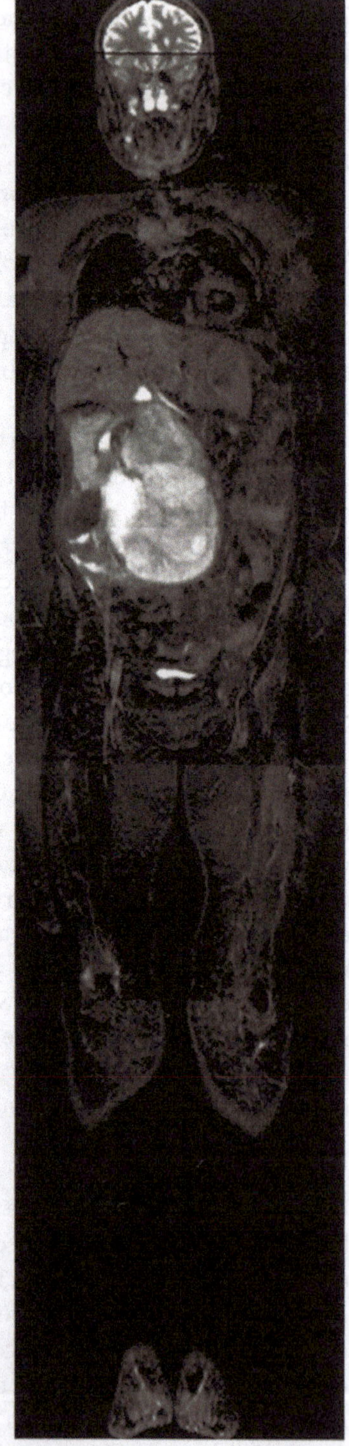

Fig. 5.4.4

Una donna di 51 anni si presenta con distensione addominale, progressiva perdita di peso e astenia.

Il liposarcoma è il tumore primitivo retroperitoneale più frequente. Solo il 20% circa di questo tipo di neoplasie è retroperitoneale. Dal punto di vista istopatologico, i liposarcomi possono essere classificati (in base al loro grado di aplasia) in ben differenziati, mixoidi, pleomorfi e a cellule rotonde. La prognosi è peggiore nelle forme più aggressive, con elevato grado di indifferenziazione. La maggior parte dei liposarcomi retroperitoneali appartiene ai tipi ben differenziato e pleomorfo. Il grasso intralesionale può essere individuato in tutti i sottotipi, anche se è di più comune riscontro in quelli ben differenziati. I liposarcomi, in genere, presentano un aspetto eterogeneo, come gli altri tipi di sarcoma. La presenza del grasso intralesionale è decisiva per la diagnosi, sebbene alcune volte sia presente in quantità estremamente esigue. L'individuazione del grasso è migliorata con l'utilizzo della TC e ancor più della RM. Aree solide e necrotiche o cistiche sono comuni e il grado di eterogeneità aumenta parallelamente all'indifferenziazione del tumore. La presenza di calcificazioni all'interno dei liposarcomi è relativamente frequente.

Le neoplasie retroperitoneali sono clinicamente silenti fino a quando non raggiungono dimensioni cospicue; in genere, alla diagnosi misurano 20 cm. Il picco d'incidenza si ha tra i 40 e i 60 anni di età. I liposarcomi retroperitoneali raramente sono infiltrativi, anche se a causa del loro volume dislocano gli organi addominali e generalmente non danno metastasi.

Spesso le metodiche di imaging individuano tumori retroperitoneali in pazienti che riferiscono sintomi addominali non ben specificati. Conoscere l'anatomia dello spazio retroperitoneale è fondamentale per comprendere la complessa dislocazione degli organi retro- e intraperitoneali rispetto alla localizzazione del tumore.

Il *cross-sectional imaging* è in grado di determinare con accuratezza la presenza di grasso intralesionale nei liposarcomi ben differenziati. Se il grasso non è presente, è molto difficile distinguere i liposarcomi dagli altri tumori retroperitoneali, come il leiomiosarcoma o l'istiocitoma fibroso maligno.

L'ecografia addominale mostra una massa complessa con aree solide ipo- e iperecogene e un'area cistica centrale localizzata posteriormente al rene destro (Fig. 5.4.1). La TC con mezzo di contrasto condotta per il sospetto di una neoplasia retroperitoneale conferma la localizzazione della massa che disloca anteriormente il pancreas e il rene destro (Fig. 5.4.2). Le aree intratumorali con valori densitometrici negativi corrispondono alla componente adiposa intralesionale e ben si correlano alle aree iperecogene rilevate all'ecografia. La massa presenta margini ben definiti e risulta disomogenea per la presenza di tessuto adiposo, aree cistiche e necrotiche e una preponderante componente solida che potenzia dopo somministrazione endovenosa di mezzo di contrasto (Fig. 5.4.2). Per l'alto contenuto di grasso è stata proposta la diagnosi di liposarcoma. La RM addominale conferma la natura eterogenea della massa, con componente sia solida che adiposa, e consente di escludere l'invasione locale agli organi adiacenti (Fig. 5.4.3, sequenza coronale post-contrastografica 3D con soppressione del grasso GE nella fase portale). La RM pre-operatoria *whole-body* consente di escludere metastasi a distanza (Fig. 5.4.4, coronale STIR *whole-body*). Dopo l'intervento chirurgico è stata confermata la diagnosi di liposarcoma retroperitoneale ben differenziato. Gli esami diagnostici di follow-up per più di due anni consecutivi hanno escluso la presenza di recidiva locale o di metastasi.

Caso 5.5
■
Ostruzione acuta da litiasi ureterale

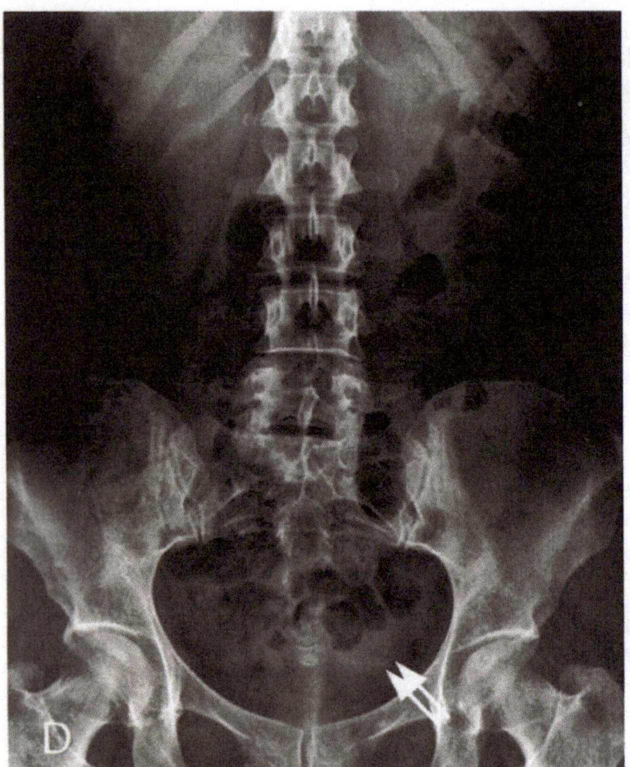

Fig. 5.5.1

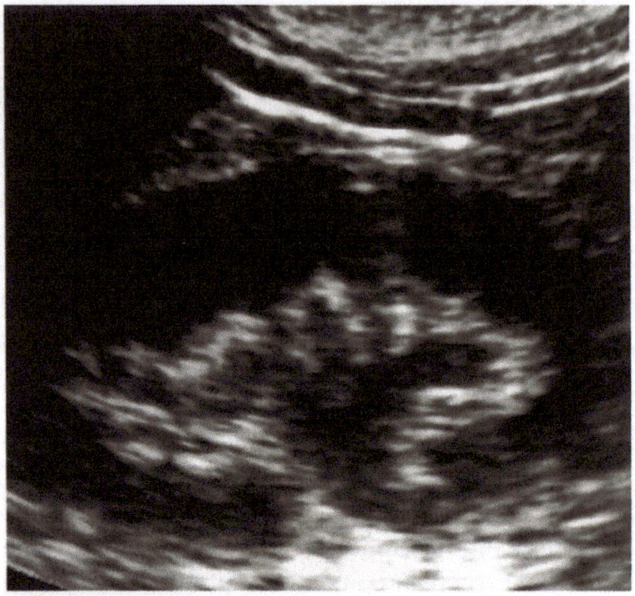

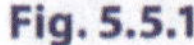

Fig. 5.5.2

Fig. 5.5.3

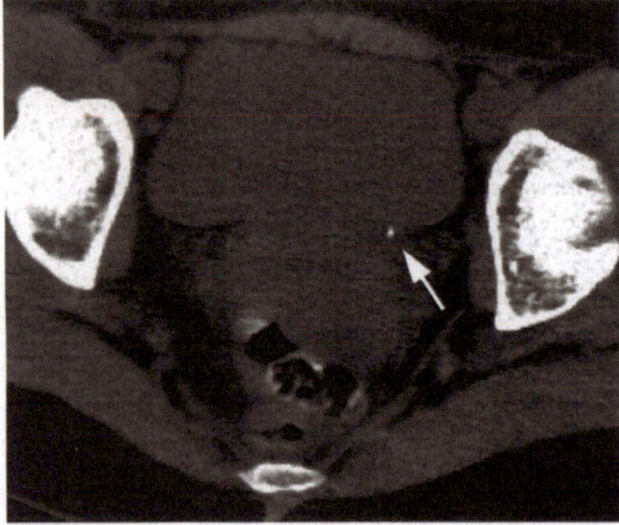

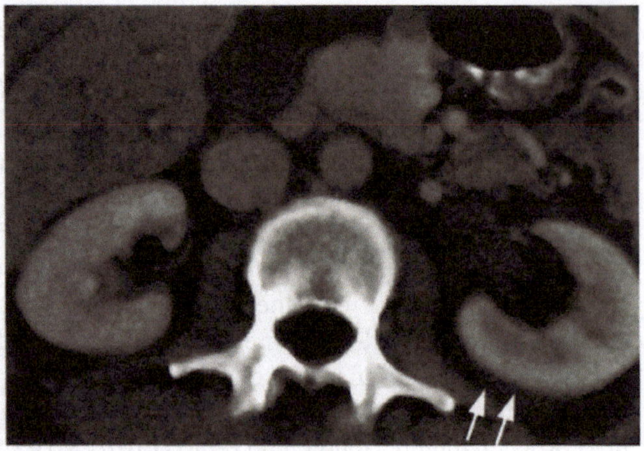

Fig. 5.5.4

Una donna di 28 anni si presenta al pronto soccorso con dolore improvviso e intenso al quadrante inferiore sinistro, vomito e febbre. Si rilevano inoltre neutrofilia ed ematuria microscopica.

L'urolitiasi è una patologia molto comune; si riscontra in più del 50% dei pazienti che eseguono una TC addominale. La maggior parte dei calcoli viene individuata nella pelvi renale e nei fornici caliceali e causa l'ostruzione acuta quando migrano nell'uretere. La colica renale acuta è la causa del 75% circa di tutti i dolori acuti del fianco. I calcoli renali possono presentare differenti composizioni minerali: più del 90% è costituito da calcio; il 3% è di cistina; quelli di acido urico, xantinici e di matrice (mucoproteine/mucopolisaccaridi) sono i meno comuni. Le litiasi calcica e cistinica sono radiopache e visibili in RX o TC. Anche l'ecografia può dimostrare in una discreta percentuale i calcoli ureterali, anche se la TC senza mezzo di contrasto è superiore nella loro valutazione. In più del 70% dei casi, la genesi dell'urolitiasi è determinata da un disordine metabolico specifico che induce un'anomala composizione del calcolo. Nei restanti casi sono spesso dovuti a infezioni del tratto urinario oppure sono idiopatici.

L'individuazione di calcoli a livello della pelvi, dei calici o dell'uretere, attraverso le tecniche di imaging in un paziente con dolore acuto al fianco è diagnostica per ostruzione litiasica ureterale. La diagnosi è in genere stabilita in base alla sintomatologia e alla presenza di ematuria. Tuttavia, sono necessari gli esami radiologici per confermare la diagnosi, determinare la posizione del calcolo ureterale ed escludere complicanze. La TC multistrato è la metodica di scelta nella valutazione del dolore acuto del fianco. L'ecografia permette anche una valutazione complessiva di questa condizione, anche se in un certo numero di casi non è efficace nella visualizzazione diretta della posizione del calcolo ureterale. Le complicanze dell'ostruzione acuta da litiasi ureterale includono l'ureteroidronefrosi, gli urinomi, le pielonefriti e gli ascessi renali. Tutte queste condizioni possono essere accuratamente valutate sia con la TC che con l'ecografia. Inoltre, l'uro-TC e la RM hanno sostituito l'urografia convenzionale nella litiasi renale e ureterale.

Nell'esame radiografico diretto vengono individuate due minute calcificazioni al livello del presunto tratto pelvico dell'uretere sinistro (Fig. 5.5.1, *frecce*). L'ecografia renale (Fig. 5.5.2) evidenzia una modesta ectasia della pelvi sinistra e la dilatazione del tratto prossimale dell'uretere sinistro. Dopo un peggioramento clinico nei due giorni successivi, la TC senza mezzo di contrasto conferma la presenza dei due millimetrici calcoli nel tratto distale dell'uretere sinistro (Fig. 5.5.3, *freccia*). L'immagine TC dopo somministrazione endovenosa del mezzo di contrasto mostra una moderata ureteroidronefrosi a sinistra e segni di pielonefrite acuta secondari alla litiasi ureterale, come il versamento perirenale e il ritardo nell'eliminazione del contrasto dal rene sinistro rispetto a quello destro (Fig. 5.5.4, *frecce*).

Caso 5.6
■
Adenomiosi

Una donna di 34 anni multipara riferisce ipermenorrea e storia di dolore pelvico che perdura da alcuni mesi.

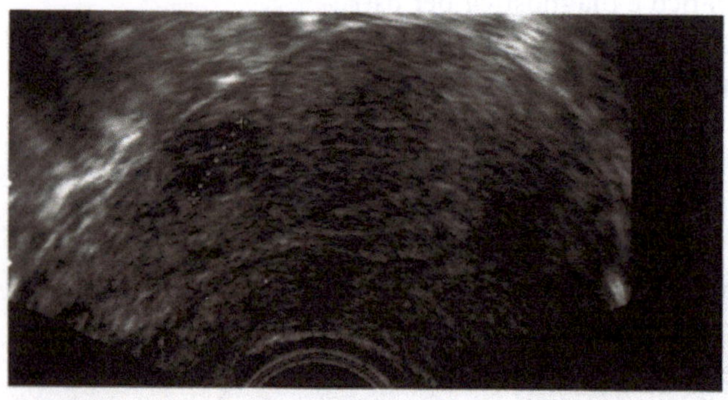

Fig. 5.6.1

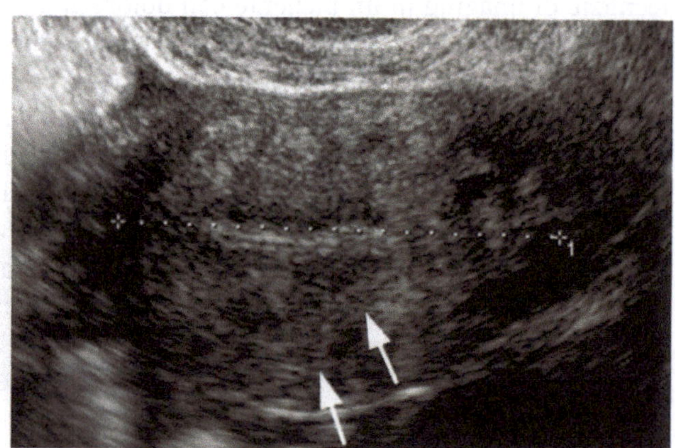

Fig. 5.6.2

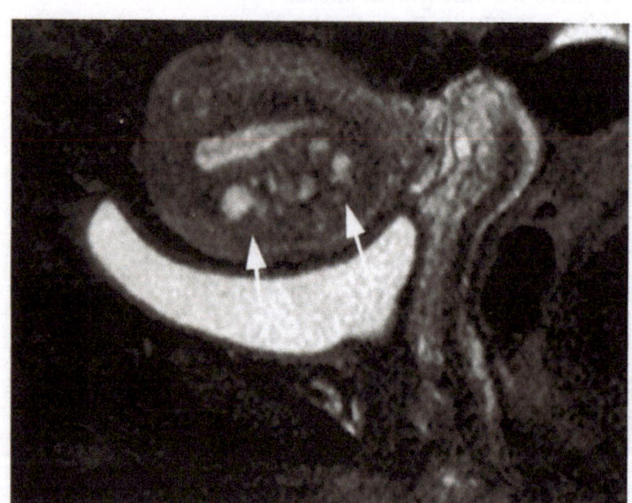

Fig. 5.6.3

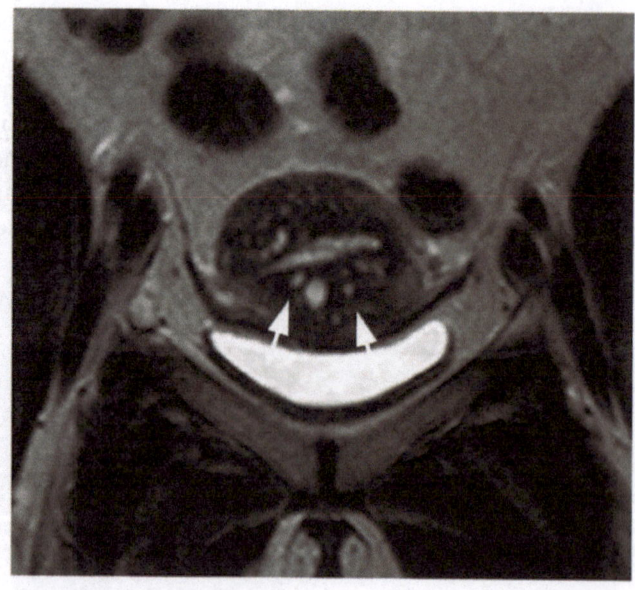

Fig. 5.6.4

Commenti

L'adenomiosi, conosciuta anche con il nome di "endometriosi interna", è una condizione benigna molto diffusa nella popolazione femminile ed è causata dalla crescita ectopica di tessuto endometriale a livello del miometrio, con una conseguente iperplasia di quest'ultimo. Le isole di endometrio, in cui si riscontrano ghiandole endometriali disperse in una matrice stromale, proliferano e producono digitazioni all'interno del miometrio normale e la conseguente iperplasia miometriale conduce, a livello dell'area colpita, a un diffuso ispessimento. Non sono di comune riscontro aree di emorragia cistica all'interno dell'endometrio ectopico. L'adenomiosi può essere a carattere focale o diffuso. L'adenomiosi focale nella maggior parte dei casi si presenta come una massa di forma ovalare o allungata a limiti netti e in continuità con la zona giunzionale (Fig. 5.6.1, ecografia transvaginale, paziente differente dalle Figure 5.6.2, 5.6.3 e 5.6.4). L'adenomiosi a carattere diffuso è riconoscibile con maggiore difficoltà, presentandosi generalmente come un ingrossamento diffuso e omogeneo dell'utero. Incorre più frequentemente in donne in pre-menopausa, multipare, anche se non è raro anche in donne in menopausa. L'adenomiosi, che può essere in un gran numero di casi completamente asintomatica, è solitamente un riscontro di tipo incidentale nel corso di studi ecografici o di RM. Quando è sintomatica, il quadro più comune si presenta con ipermenorrea, dolore pelvico e ingrossamento uterino. Si associa a endometriosi in circa il 40% dei casi. La diagnosi è spesso problematica e incerta: molti casi, infatti, si manifestano con quadri aspecifici che possono essere erroneamente attribuiti ad altre comuni patologie di pertinenza ginecologica come leiomiomi, contrazioni uterine o endometriosi, che richiedono, inoltre, un trattamento differente. L'intervento di elezione per l'adenomiosi è rappresentato dall'isterectomia radicale. L'adenomiosi è difficilmente diagnosticabile con l'ecografia sovrapubica. La superiore risoluzione spaziale dell'ecografia transvaginale consente di diagnosticare questa entità in un numero maggiore di casi. Tuttavia, la metodica di imaging di scelta è la risonanza magnetica. I criteri diagnostici di adenomiosi in RM sono: ingrandimento focale o diffuso, ipointenso nelle sequenze T2 pesate, della zona giunzionale che tende a invadere il miometrio e/o la massa focale miometriale con margini sfumati (adenomioma). Uno spessore della zona giunzionale >12 mm deve essere considerato diagnostico di adenomioma; in presenza di sintomatologia clinica specifica, anche uno spessore di 8 mm deve far sospettare l'adenomiomatosi. Altri reperti comuni sono focolai interni di iperintensità nelle sequenze T1 pesate, segno di emorragia, o aree di iperintensità nelle sequenze T2 pesate, segno di emorragia o dilazione cistica delle ghiandole endometriali. La diagnosi differenziale dell'adenomiosi include il leiomioma e la contrazione uterina; la differenziazione è particolarmente importante, dal momento che il trattamento di queste entità è diverso. L'ecografia e la RM sono particolarmente utili a questo scopo. I margini sfumati e un effetto massa sull'endometrio minimo in relazione al volume della lesione sono più tipici nell'adenomioma che nel leiomioma. I controlli sequenziali consentono di diagnosticare le contrazioni miometriali (per la loro natura transiente, l'apparente lesione scompare o si modifica nel tempo).

Reperti radiologici

L'ecografia transvaginale (Fig. 5.6.2, studio su un piano coronale) dimostra un ingrossamento dell'utero e un aspetto disomogeneo del miometrio, che risulta ispessito in maniera asimmetrica. La zona giunzionale si presenta anch'essa ispessita sul suo versante inferiore, con estensione al miometrio (*frecce*). Viene effettuato uno studio RM per una valutazione più approfondita di questi reperti. Le Figure 5.6.3 e 5.6.4 (rispettivamente un'immagine sagittale T2 pesata con soppressione del segnale del grasso e un'immagine coronale TSE T2 pesata) confermano la presenza dell'ingrossamento uterino e il diffuso ispessimento della zona giunzionale, maggiormente a livello inferiore, e l'invasione del miometrio (*frecce*). All'interno della zona giunzionale ispessita si evidenziano multiple nodulazioni iperintense, che sono da ricondurre a isole di endometrio ectopico. Tutti questi reperti sono riferibili ad adenomiosi a carattere diffuso.

Caso 5.7
■ **Carcinoma della cervice uterina**

Una massa a livello della cervice viene rilevata casualmente durante un esame ecografico di routine dell'addome inferiore in una donna asintomatica di 43 anni.

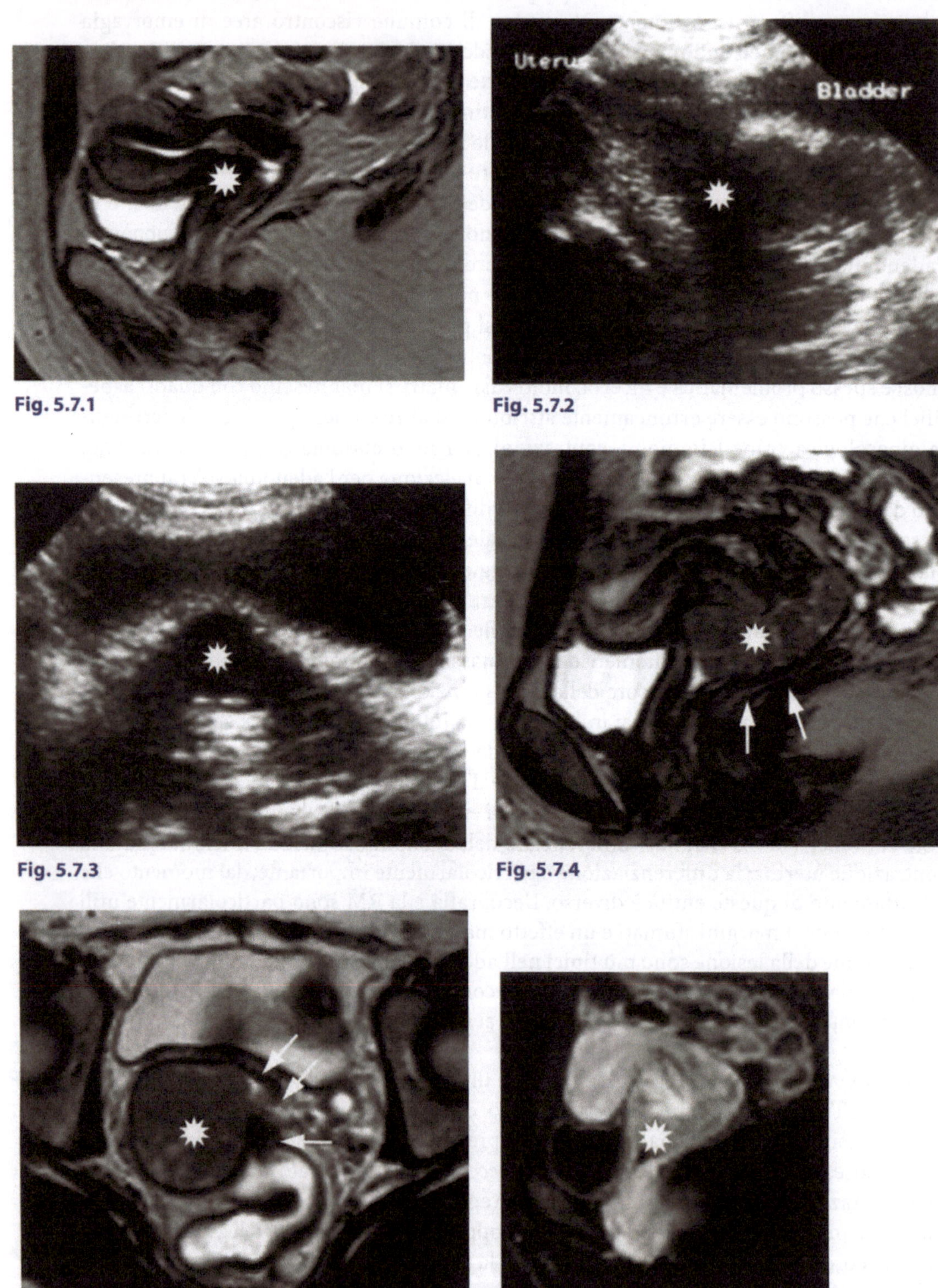

Fig. 5.7.1

Fig. 5.7.2

Fig. 5.7.3

Fig. 5.7.4

Fig. 5.7.5

Fig. 5.7.6

Il carcinoma della cervice è la seconda causa di morte per neoplasie nelle donne. Nella maggior parte dei casi si verifica in donne di età compresa tra i 45 e i 55 anni. Più del 95% di questi tumori è di tipo squamo-cellulare. Vista la sua alta incidenza e mortalità, sono stati sviluppati programmi di screening per le donne a partire dal compimento del diciottesimo anno di età. Gli esami comprendono il test di Papanicolau e l'esame ginecologico. Le pazienti che hanno superato i 30 anni di età possono effettuare il test per la ricerca del papilloma virus umano, che è strettamente associato allo sviluppo del tumore. La storia naturale, dall'insorgenza allo sviluppo del carcinoma della cervice, comprende varie fasi di evoluzione: la neoplasia cervicale intraepiteliale (CIN), la lesione squamosa intraepiteliale (SIL), il carcinoma *in situ* e il carcinoma invasivo. Il carcinoma della cervice non invasivo è generalmente asintomatico. La sintomatologia clinica della forma invasiva include nella maggior parte dei casi: leucorrea, perdite di sangue vaginali o post-coitali e metrorragia. Dopo un test di Papanicolau positivo, la diagnosi può essere confermata con conizzazione o colposcopia seguita da biopsia. Quando la diagnosi viene confermata, la necessaria stadiazione per valutare l'eventuale diffusione locale o a distanza viene effettuata rispettivamente con RM e TC seguendo i criteri FIGO (International Federation of Gynecology and Obstetrics). Il trattamento varia a seconda dello stadio del tumore: il carcinoma *in situ* e il carcinoma microinvasivo sono trattati con elettroablazione, crioablazione o escissione con laser; i carcinomi invasivi e i tumori che si estendono nella parte superiore della vagina sono trattati con isterectomia radicale e rimozione dei linfonodi pelvici; nel caso di tumori invasivi di diametro compreso tra 3 e 5 cm senza diffusione ai parametri o alla parte inferiore della vagina, viene eseguita radioterapia post-chirurgica; i tumori più avanzati sono trattati con radioterapia e chemioterapia.

Le tecniche di imaging non ricoprono generalmente un ruolo rilevante nella fase di diagnosi del cancro della cervice. Nel caso mostrato, è stato riscontrato un tumore cervicale come reperto accidentale nel corso di un esame ecografico ginecologico di routine, ma non si tratta di una eventualità frequente. Le tecniche di diagnostica per immagini rivestono però un ruolo fondamentale nella stadiazione e nella valutazione della diffusione locale o a distanza della lesione.

La RM è considerata il *gold standard* nell'analisi del grado di invasione locale del tumore. La RM è infatti molto accurata nella determinazione della grandezza della lesione e nella valutazione della diffusione a livello stromale e dei parametri. La RM ha un alto valore predittivo negativo nello studio di lesioni allo stadio IVa e nella valutazione dell'invasione locale e risulta quindi estremamente utile al fine di stabilire l'opzione terapeutica più indicata tra chirurgia e radioterapia.

La risonanza magnetica è utile anche nelle donne in gravidanza affette da tumore della cervice e nella ricerca di recidive nelle pazienti già trattate (Fig. 5.7.1, immagine TSE sagittale T2 pesata. Nelle Figure da 5.7.2 a 5.7.6 viene presentato lo stesso caso. Uno studio RM di follow-up post-radioterapico ha dimostrato una marcata riduzione delle dimensioni tumorali. Da confrontarsi con la Fig. 5.7.4).

La TC e, più recentemente, la PET-TC sono comunemente utilizzate per la valutazione di un eventuale coinvolgimento linfonodale e per la ricerca di metastasi a distanza.

Le Figure 5.7.2 e 5.7.3 mostrano uno studio ecografico in proiezione sagittale e assiale. Gli *asterischi* indicano la massa cervicale. La diagnosi di carcinoma è stata effettuata con biopsia. Le Figure 5.7.4, 5.7.5 e 5.7.6 mostrano uno studio di RM TSE T2 pesato su un piano rispettivamente sagittale e assiale e un'immagine sagittale con soppressione del grasso. L'analisi TSE T1 pesata è stata effettuata per la valutazione dell'invasione locale e per la definizione del piano terapeutico. Gli *asterischi* indicano il carcinoma cervicale. Secondo i criteri di stadiazione FIGO, la lesione è stata classificata allo stadio IIb (diffusione vaginale superiore, Fig. 5.7.4, *frecce*, e invasione dei parametri di sinistra, Fig. 5.7.5, *frecce*).

Caso 5.8
Polipo endometriale

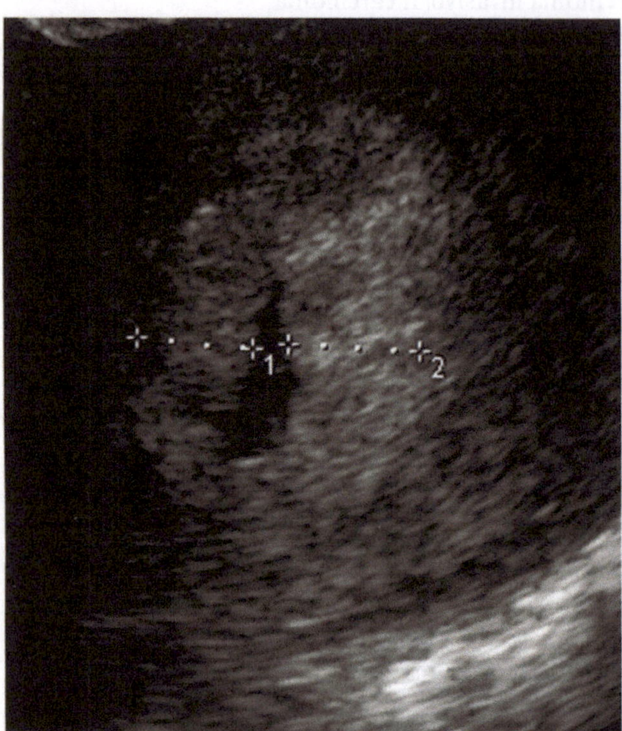

Fig. 5.8.1

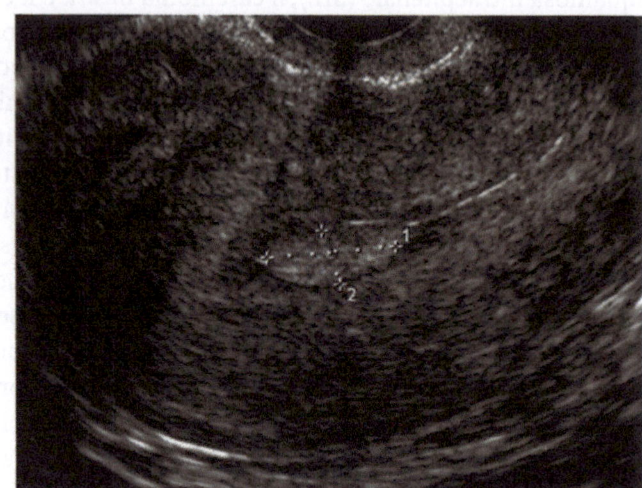

Fig. 5.8.2

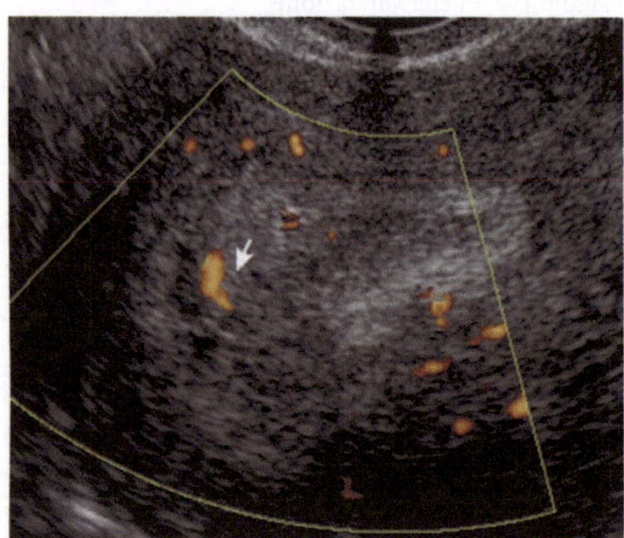

Fig. 5.8.3

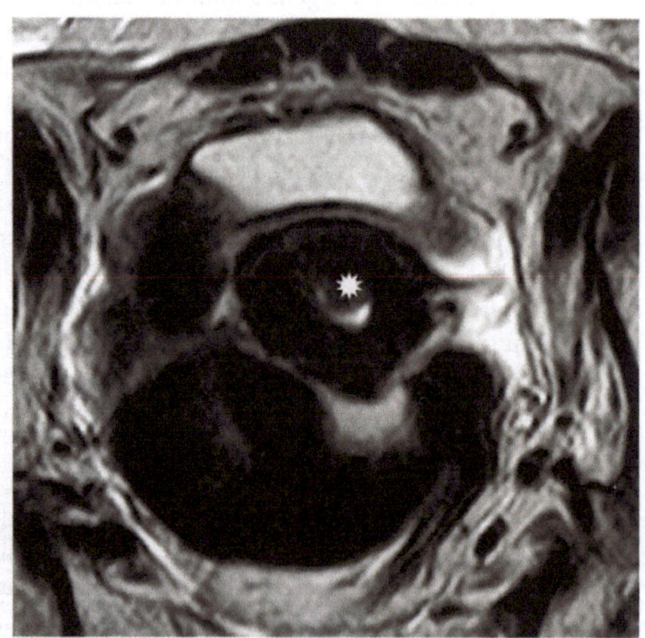

Fig. 5.8.4

Una donna di 41 anni si presenta per ricorrenti emorragie intermestruali (metrorragie) e postcoitali.

I polipi endometriali sono frequenti in donne in peri- o post-menopausa. La loro incidenza aumenta con l'età fino alla menopausa e diminuisce successivamente. Il sintomo più frequente dei polipi endometriali è la metrorragia ed è anche comune lo *spotting* post-mestruale. Ai polipi endometriali è dovuto il 25% degli irregolari sanguinamenti sia in donne in pre-menopausa che in post-menopausa. I polipi sono il risultato dell'iperplasia focale dello strato basale dell'endometrio, che contiene ghiandole endometriali e stroma rivestiti da epitelio. I polipi endometriali possono aderire alla parete uterina sia tramite un vasto peduncolo (polipi peduncolati), che attraverso una sottile radice. Possono essere mobili e invadere la cervice o la vagina. Raramente subiscono trasformazione maligna. La resezione isteroscopica-guidata è il trattamento di scelta, dal momento che il curettaggio spesso fallisce nel rimuovere un polipo endometriale per la mobilità dei loro corpi e per la presenza di estroflessioni.

L'ecografia rappresenta la tecnica diagnostica d'immagine d'elezione per lo studio dei sanguinamenti post-menopausali. Solitamente i polipi endometriali si presentano come una massa iperecogena. La sonoisterografia contribuisce alla loro diagnosi ed è molto utile nella differenziazione tra polipi endometriali e fibromi sottomucosi. Un aspetto eterogeneo della massa suggerisce complicazioni come emorragia o degenerazione cistica. L'ecografia può mostrare la radice del polipo e identificare le arborizzazioni vascolari (la vascolarizzazione) al suo interno, usando le tecniche Doppler. Questo reperto è molto specifico nel polipo endometriale.

La RM non ha un ruolo chiaramente definito nella valutazione dei polipi endometriali, ma è d'aiuto nei casi d'incerta diagnosi all'ecografia e quando le lesioni non possono essere differenziate con sicurezza dai fibromi sottomucosi. I polipi endometriali sono solitamente ipointensi rispetto al normale endometrio nelle immagini T2 pesate e mostrano enhancement dopo mdc. Quest'ultima caratteristica è utile nel distinguerli dai fibromi sottomucosi, che sono solitamente ipovascolarizzati.

L'ecografia transaddominale mostra una massa focale rotondeggiante ecogena all'interno dell'endometrio (Fig. 5.8.1). La sonoisterografia (sonda a ultrasuoni inserita per via transvaginale dopo distensione della cavità uterina ottenuta con l'infusione di soluzione salina sterile mediante un catetere posizionato nella cervice) conferma la presenza di una massa e delinea meglio i suoi margini (Fig. 5.8.2). L'eco color Doppler (Fig. 5.8.3) mostra un peduncolo vascolare dentro la massa (*freccia*), tipico nei polipi endometriali. La RM conferma la diagnosi di polipo endometriale (Fig. 5.8.4, l'immagine coronale TSE T2 pesata evidenzia una massa ipointensa all'interno dell'endometrio [*asterisco*]).

Caso 5.9
■
Lissencefalia fetale

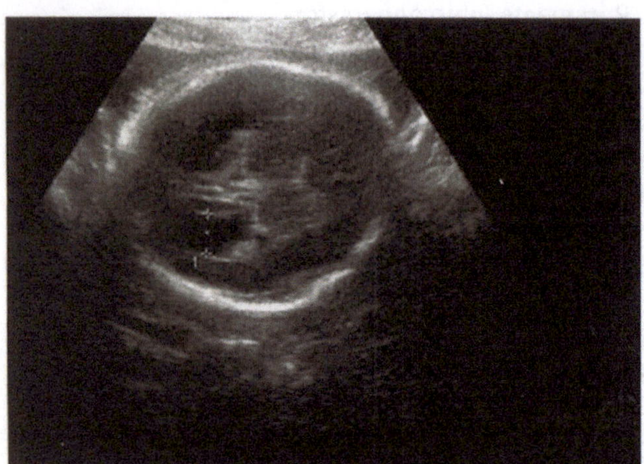

Fig. 5.9.1

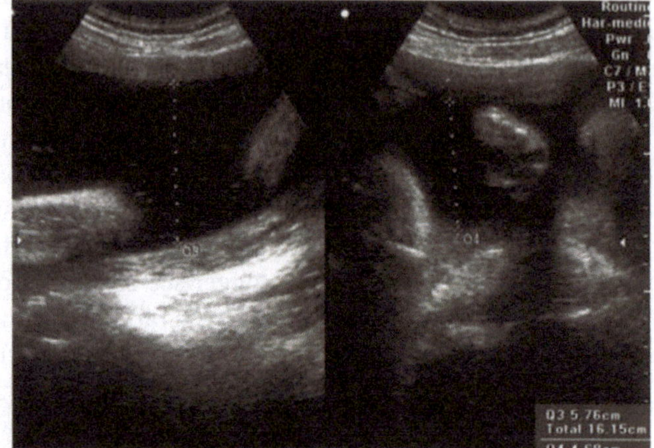

Fig. 5.9.2

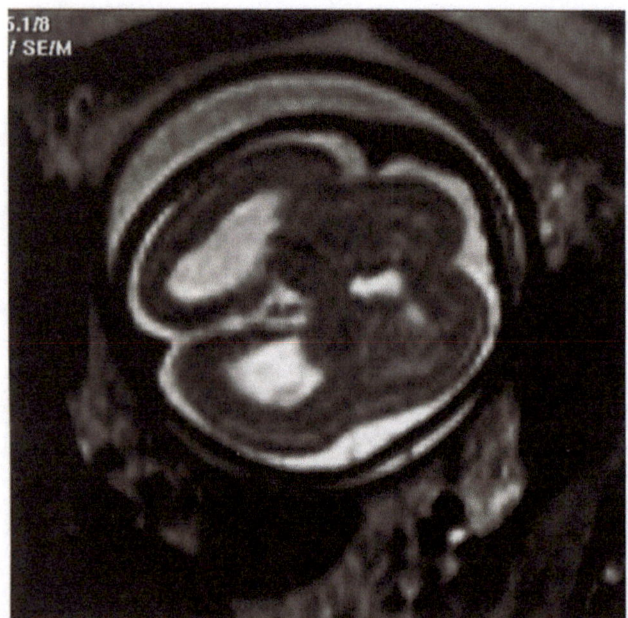

Fig. 5.9.3

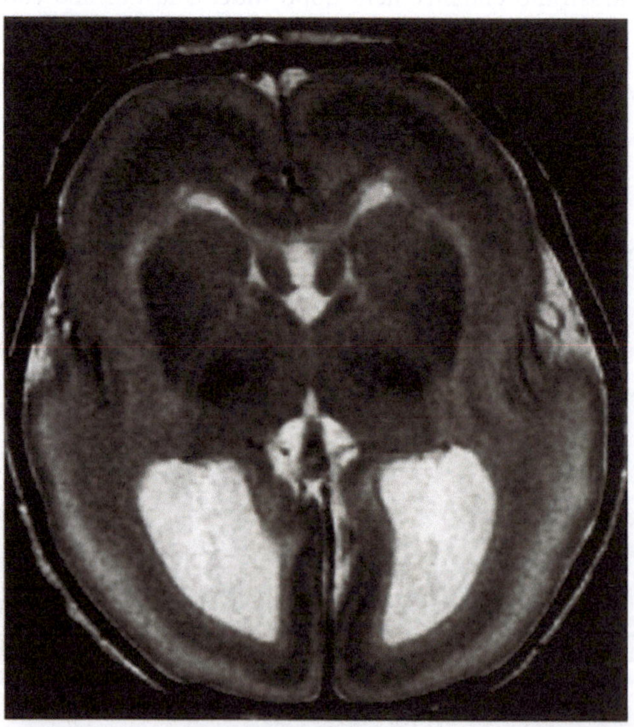

Fig. 5.9.4

Una donna di 36 anni si sottopone a ecografia di controllo durante la 28ª settimana di gestazione.

Commenti

Il termine "lissencefalia" significa letteralmente "cervello liscio". Corrisponde a una grave malformazione della corteccia cerebrale secondaria ad alterata migrazione neuronale tra il terzo e il quarto mese di gestazione. I reperti più comuni sono sia l'assenza (agiria) che la scarsità (pachigiria) delle circonvoluzioni cerebrali, sebbene altre caratteristiche craniche ed extracraniche possano essere presenti a seconda della sindrome associata. La lissencefalia è classificata in due gruppi: nel tipo I (lissencefalia classica) i neuroni non riescono a raggiungere la superficie corticale e i pazienti presentano differenti gradi di agiria, pachigiria e/o bande di eterotopia sottocorticale. La lissencefalia di tipo I è più comune in associazione alle sindromi di Miller-Dieker o di Norman-Roberts. Nel tipo II o complesso "ad acciottolato", i neuroni si dirigono all'interno dello spazio subpiale. La lissencefalia di tipo II è di solito osservata in alcune forme congenite di distrofia muscolare associate a un non corretto sviluppo corticale.

La diagnosi prenatale all'esame ecografico è piuttosto difficile. In base alla popolazione in studio, i casi più precoci sono diagnosticati tra la 23ª e la 31ª settimana di gestazione. I casi associati alle sindromi di Miller-Dieker (tipo I) o di Walker-Warburg (tipo II) sono più facili da diagnosticare a causa delle concomitanti malformazioni intracraniche. La RM fetale può individuare o confermare l'alterato sviluppo della corteccia e le anomalie associate. Tipi di displasia corticale meno gravi, che possono non essere evidenti all'ecografia fino agli stadi avanzati di gestazione (se non mai), sono molto più evidenti alla RM. In un tasso variabile di soggetti con lissencefalia è presente una sottostante malformazione genetica. Se la mutazione è presente, una diagnosi prenatale precoce può essere ottenuta con l'analisi del DNA; in questi casi sono consigliati sia la RM fetale che lo studio genetico della madre.

In ogni donna, durante la gravidanza, si effettuano controlli ecografici di routine. È un sicuro e accurato metodo di controllo della gravidanza che può individuare molte malformazioni fetali e altre complicazioni. La mancanza di radiazioni ionizzanti rende la RM ideale per lo studio del feto. È molto utilizzata dopo l'individuazione di un'anormalità genetica, laboratoristica o ecografica evidenziata o sospettata. La RM fetale può valutare non solo le malformazioni del sistema nervoso centrale, ma anche quelle cardiache, polmonari, genito-urinarie e gastro-intestinali. La RM prenatale può anche essere usata per studiare masse ginecologiche o addominali e altre anomalie della madre durante la gestazione.

Reperti radiologici

Ventricolomegalia isolata (dilatazione dei corni posteriori) e polidramnios (Figg. 5.9.1. e 5.9.2, al controllo ecografico della 28ª settimana). I precedenti controlli ecografici alla 12ª e alla 20ª settimana di gestazione erano risultati normali. Non è stata individuata alcuna anomalia cromosomica con l'esame del liquido amniotico. La RM fetale effettuata alla 31ª settimana di gestazione (Fig. 5.9.3, immagine assiale TSE T2 pesata) conferma la dilatazione del corno posteriore e mostra anche un'ipoplasia del corpo calloso, il ritardo dello sviluppo del solco cerebrale (corrispondente alla 26ª settimana di gestazione), l'agiria (assenza del solco e delle circonvoluzioni) e l'orientamento verticale delle scissure silviane. Tutti questi reperti aiutano a stabilire la diagnosi prenatale di lissencefalia di tipo I, poi confermata da una RM postnatale (Fig. 5.9.4, immagine assiale TSE T2 pesata).

Caso 5.10
■
Cistoadenocarcinoma della sierosa ovarica

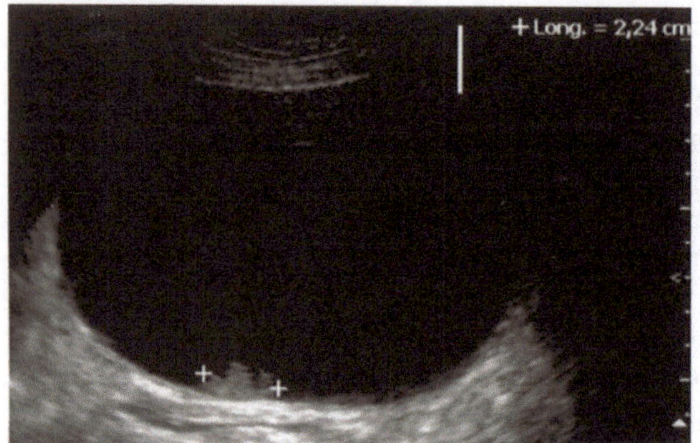

Fig. 5.10.1

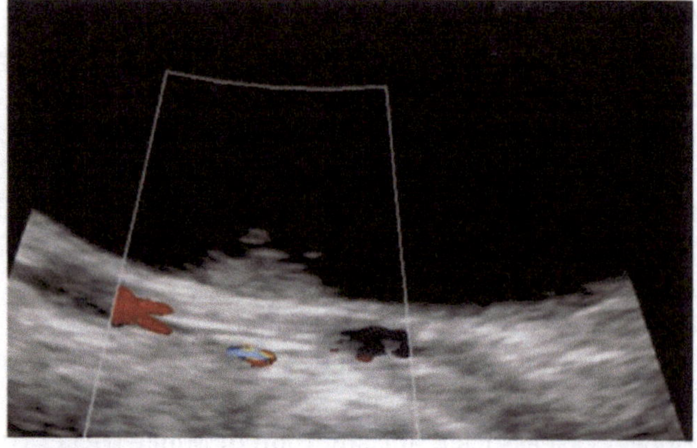

Fig. 5.10.2

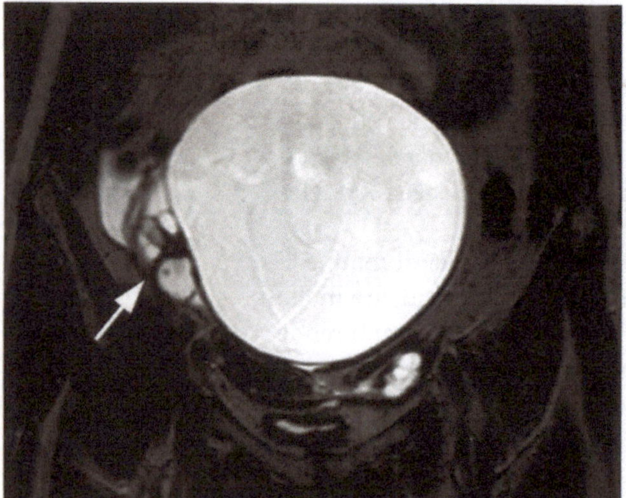

Fig. 5.10.3

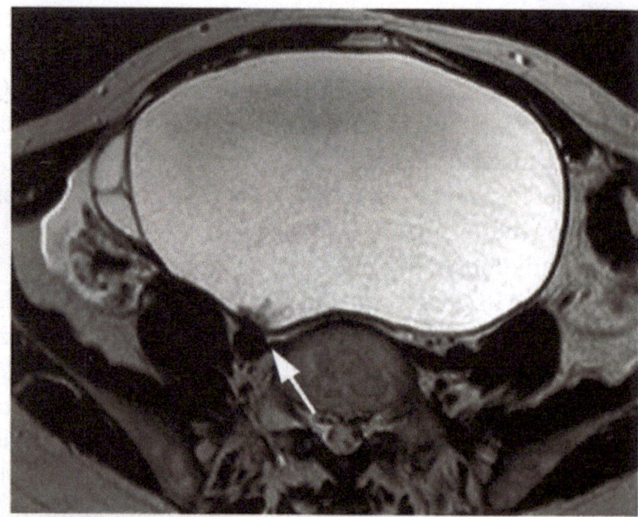

Fig. 5.10.4

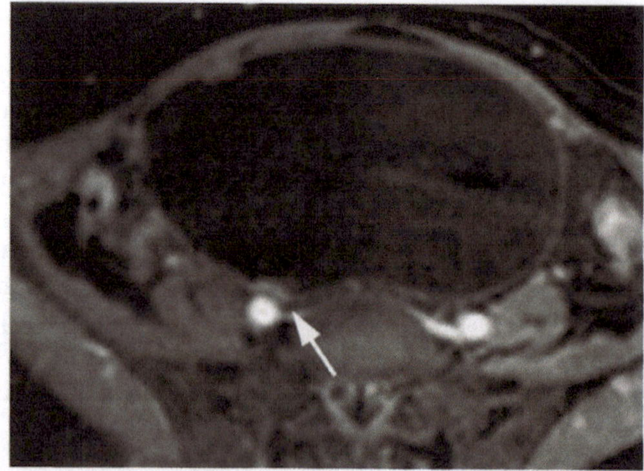

Fig. 5.10.5

Una donna di 63 anni giunge all'osservazione dopo tre mesi di progressivo incremento della circonferenza della vita, accompagnato da perdita di peso.

Il carcinoma ovarico è la principale causa di morte per tumori ginecologici. In più dell'80% dei casi colpisce donne oltre i 50 anni età. Questi tumori sono di solito clinicamente silenti fino agli stadi avanzati. Spesso i sintomi clinici includono dolore pelvico, costipazione, pollachiuria, sazietà precoce e ascite. Un rialzo dei livelli di CA-125 è presente in più dell'80% dei casi. L'ipercalcemia paraneoplastica non è un sintomo raro. La diffusione in sede pelvica o addominale è comune al momento della diagnosi. Più comunemente avvengono sia la diffusione diretta che lo sfaldamento di cellule tumorali nello spazio peritoneale. La diffusione per via ematica o linfatica è più frequente negli stadi avanzati di malattia. La mortalità è molto alta e aumenta drammaticamente con il progredire dello stadio della malattia. Il tasso di sopravvivenza globale a 5 anni in pazienti con stadio superiore a II è inferiore al 40%.

Istologicamente, si distinguono 4 gruppi principali di tumori ovarici: tumori epiteliali, tumori a cellule germinali, tumori stromali e metastasi. I tumori dell'epitelio superficiale rappresentano circa il 70-75% di tutte le neoplasie ovariche e possono essere classificati, in ordine decrescente di frequenza, in: sieroso, mucoso, endometrioide, a cellule chiare, tipo Brenner o tumori indifferenziati. I tumori sierosi rappresentano circa il 50% delle masse ovariche maligne e sono tipicamente lesioni cistiche uniloculari che coinvolgono un annesso, sebbene con la crescente de-differenziazione possano mostrare emorragia, elementi solidi e necrosi. Caratteristica la presenza di papille, sia microscopiche che macroscopiche; corpi psammomatosi non sono rari. Il cancro ovarico mucoso rappresenta il secondo sottotipo più comune di massa ovarica maligna. Questi tumori si presentano tipicamente molto grandi con multipli loculi delimitati da setti interni e contenuto mucoso in differenti proporzioni. La bilateralità e i segni di complicazione delle cisti sono più comuni nei tumori mucosi che nei tumori ovarici.

L'ecografia è la metodica di imaging più frequentemente utilizzata per studiare le masse ovariche. L'ecografia può, di solito, differenziare le cisti dalle masse solide e determinare i criteri di malignità della lesione. La RM è superiore alla TC nella caratterizzazione della masse ovariche e nella stadiazione del carcinoma ovarico. Le caratteristiche della lesione all'ecografia e alla RM non sono specifiche di un sottotipo istologico, ma possono suggerire il tipo cellulare di origine. Ad esempio, come nel caso mostrato, una cisti unilaterale con papille all'interno è tipica dei tumori sierosi. L'individuazione delle microscopiche metastasi peritoneali è ancora una sfida per le metodiche di imaging.

L'ecografia ginecologica mostra una massa cistica in regione pelvica con proiezioni papillari solide all'interno (Fig. 5.10.1): queste proiezioni solide non presentano vascolarizzazione interna al color Doppler (Fig. 5.10.2). La RM è stata eseguita per confermare l'origine ovarica della massa. Le immagini coronali TSE T2 pesate dimostrano una massa cistica multilobulata che origina dall'annesso di destra (Fig. 5.10.3, *freccia*). Le immagini TSE T2 pesate e TSE T1 pesate dopo mdc e con soppressione del grasso (Figg. 5.10.4 e 5.10.5) dimostrano la natura cistica della massa e le papille interne (*frecce*), che sono ipointense nelle sequenze T2 pesate e presentano enhancement nelle sequenze post-contrastografiche. Le immagini T2 pesate evidenziano l'ascite perilesionale. Non compaiono segni di coinvolgimento dell'annesso controlaterale, nè di estensione alla regione pelvica. La diagnosi di cistoadenocarcinoma sieroso dell'ovaio proposta sulla base delle caratteristiche di imaging è stata confermata all'esame istologico.

Letture consigliate

Libri

Clinical Gynecologic Imaging. Fleischer AC, Javitt MC, Jeffrey RB, Jones HW (1997) Lippincott Williams & Wilkins. ISBN-13: 9780397517060

Diagnostic Imaging of Fetal Anomalies. 2nd Sub ed. Nyberg DA, McGahan JP, Pretorius DH, Pilu G (2002) Lippincott Williams & Wilkins. ISBN-13: 9780781732116

Diagnostic Ultrasound. Rumack CM Wilson S, Charboneau JW, Johnson JA (2005) Mosby. ISBN-13: 9780323020237

Doppler Ultrasound in Obstetrics and Gynecology. 2nd rev. and enlarged ed. Maulik D, Zalud I (2005) Springer-Verlag, Berlin. ISBN-13: 9783540230885

Genitourinary Radiology: Radiology Requisites Series. 2nd ed. Zagoria R (2004) Mosby. ISBN-13: 9780323018425

Imaging of the Scrotum & Penis. Rifkin M, Cochlin DL (2002) Informa Healthcare. ISBN-13: 9781853175091

MRI and CT of the Female Pelvis. Hamm B, Forstner R (2007) Springer-Verlag, Berlin. ISBN: 9783540222897

Step by Step Ultrasound in Gynecology. Singh K, Malhotra N (2004) McGraw-Hill Professional. ISBN-13: 9780071446556

Step by Step Ultrasound in Obstetrics. Singh K, Malhotra N (2004) McGraw-Hill Professional. ISBN-13: 9780071446549

Textbook of Uroradiology. 3rd ed. Dunnick NR, Sandler CM, Newhouse JH, Amis ES (2001) Lippincott Williams & Wilkins. ISBN-13: 9780781723893

Siti web

http://chorus.rad.mcw.edu/index/5.html
http://emedicine.com/radio/GENITOURINARY.htm
http://emedicine.com/radio/OBSTETRICSGYNECOLOGY.htm
http://meddean.luc.edu/lumen/medEd/urology/guimaghm.htm
http://med-ed.virginia.edu/courses/rad/abdtrauma/
http://obgyn.net/ultrasound/
http://radcentral.com/
http://rsna.org/Education/archive/afip.cfm#geni-tourinary
http://thefetus.net/index.php
http://womensimagingonline.arrs.org/item.cfm?itemID=156

Articoli

Surrenali

Bae KT, Fuangtharnthip P, Prasad SR, Joe BN, Heiken JP. Adrenal masses: CT characterization with histogram analysis method. Radiology 2003; 228:735–742

Bessell-Browne R, O'Malley ME. CT of pheochromocytoma and paraganglioma: risk of adverse events with IV administration of nonionic contrast material. AJR Am J Roentgenol 2007; 188:970–974

Blake MA, Kalra MK, Sweeney AT, Lucey BC, Maher MM, Sahani DV, Halpern EF, Mueller PR, Hahn PF, Boland GW. Distinguishing benign from malignant adrenal masses: Multi-detector row CT protocol with 10-minute delay. Radiology 2005 238: 578–585

Chong S, Lee KS, Kim HY, Kim YK, Kim BT, Chung MJ, Yi CA, Kwon GY. Integrated PET-CT for the characterization of adrenal gland lesions in cancer patients: Diagnostic efficacy and interpretation pitfalls. Radiographics 2006; 26:1811–1824

Doppman JL, Miller DL, Dwyer AJ, Loughlin T, Nieman L, Cutler GB, Chrousos GP, Oldfield E, Loriaux DL. Macronodular adrenal hyperplasia in Cushing disease. Radiology 1988; 166:347–352

Elsayes KM, Mukundan G, Narra VR, Lewis JS Jr, Shirkhoda A, Farooki A, Brown JJ. Adrenal masses: MR imaging features with pathologic correlation. Radiographics 2004; 24:S73–S86

Korobkin M, Brodeur FJ, Yutzy GG, Francis IR, Quint LE, Dunnick NR, Kazerooni EA. Differentiation of adrenal adenomas from nonadenomas using CT attenuation values. AJR Am J Roentgenol 1996; 166:531–536

Krebs TL, Wagner BJ. MR imaging of the adrenal gland: radiologic-pathologic correlation. Radiographics 1998; 18:1425–1440

McNicholas MM, Lee MJ, Mayo-Smith WW, Hahn PF, Boland GW, Mueller PR. An imaging algorithm for the differential diagnosis of adrenal adenomas and metastases. AJR Am J Roentgenol 1995; 165:1453–1459

Musante F, Derchi LE, Zappasodi F, Bazzocchi M, Riviezzo GC, Banderali A, Cicio GR. Myelolipoma of the adrenal gland: sonographic and CT features. AJR Am J Roentgenol 1988; 151:961–964

Reni

Dacher JN, Pfister C, Monroc M, Eurin D, LeDosseur P. Power Doppler sonographic pattern of acute pyelonephritis in children: comparison with CT. AJR Am J Roentgenol 1996; 166:1451–1455

Erwin BC, Carroll BA, Sommer FG. Renal colic: the role of ultrasound in initial evaluation. Radiology 1984; 152:147–150

Hattery RR, Williamson B Jr, Hartman GW, LeRoy AJ, Witten DM. Intravenous urographic technique. Radiology 1988; 167:593–599

Kawashima A, Sandler CM, Ernst RD, Tamm EP, Goldman SM, Fishman EK. CT evaluation of renovascular disease. Radiographics 2000; 20:1321–1340

Nascimento AB, Mitchell DG, Zhang XM, Kamishima T, Parker L, Holland GA. Rapid MR imaging detection of renal cysts: Age-based standards. Radiology 2001; 221:628–632

Prando A, Prando D, Prando P. Renal cell carcinoma: unusual imaging manifestations. Radiographics 2006; 26:233–244

Prasad SR, Humphrey PA, Menias CO, Middleton WD, Siegel MJ, Bae KT, Heiken JP. Neoplasms of the renal medulla: Radiologic-pathologic correlation. Radiographics 2005; 25:369–380

Rha SE, Byun JY, Jung SE, Oh SN, Choi YJ, Lee A, Lee JM. The renal sinus: Pathologic spectrum and multimodality imaging approach. Radiographics 2004; 24: S117–S131

Riccabona M, Fritz GA, Schöllnast H, Schwarz T, Deutschmann MJ, Mache CJ. Hydronephrotic kidney: Pediatric three-dimensional US for relative renal size assessment – initial experience. Radiology 2005; 236:276–283

Rothpearl A, Frager D, Subramanian A, Bashist B, Baer J, Kay C, Cooke K, Raia C. MR urography: technique and application. Radiology 1995; 194:125–130

Sheth S, Scatarige JC, Horton KM, Corl FM, Fishman EK. Current concepts in the diagnosis and management of renal cell carcinoma: role of multidetector CT and three-dimensional CT. Radiographics 2001; 21:237–254

Sheth S, Ali S, Fishman EK. Imaging of renal lymphoma: patterns of disease with pathologic correlation. Radiographics 2006; 26:1151–1168

Slywotzky CM, Bosniak MA. Localized cystic disease of the kidney. AJR Am J Roentgenol 2001; 176:843–849

Silverman SG, Pearson GD, Seltzer SE, Polger M, Tempany CM, Adams DF, Brown DL, Judy PF. Small (< or = 3 cm) hyperechoic renal masses: comparison of helical and convention CT for diagnosing angiomyolipoma. AJR Am J Roentgenol 1996; 167:877–881

Silverman SG, Mortele KJ, Tuncali K, Jinzaki M, Cibas ES. Hyperattenuating renal masses: Etiologies, pathogenesis, and imaging evaluation. Radiographics 2007; 27:1131–1143

Vie urinarie

Berrocal T, López-Pereira P, Arjonilla A, Gutiérrez J. Anomalies of the distal ureter, bladder, and urethra in children: Embryologic, radiologic, and pathologic features. Radiographics 2002; 22:1139–1164

Berrocal T, Gayá F, Arjonilla A. Vesicoureteral reflux: Can the urethra be adequately assessed by using contrast-enhanced voiding US of the bladder? Radiology 2005; 234:235–241

Dyer RB, Chen MY, Zagoria RJ. Abnormal calcifications in the urinary tract. Radiographics 1998; 18:1405–1424

Dyer RB, Chen MY, Zagoria RJ. Intravenous urography: technique and interpretation. Radiographics 2001; 21:799–821

Filgueiras MF, Lima EM, Sanchez TM, Goulart EM, Menezes AC, Pires CR. Bladder dysfunction: Diagnosis with dynamic US. Radiology 2003; 227:340–344

Gentili A, Miron SD, Adler LP, Bellon EM. Incidental detection of urinary tract abnormalities with skeletal scintigraphy. Radiographics 1991; 11:571–579

Jinzaki M, Tanimoto A, Shinmoto H, Horiguchi Y, Sato K, Kuribayashi S, Silverman SG. Detection of bladder tumors with dynamic contrast-enhanced MDCT. AJR Am J Roentgenol 2007; 188:913–918

Joffe SA, Servaes S, Okon S, Horowitz M. Multi-detector row CT urography in the evaluation of hematuria. Radiographics 2003; 23:1441–1455

Kim JK, Ahn JH, Park T, Ahn HJ, Kim CS, Cho KS. Virtual cystoscopy of the contrast material – filled bladder in patients with gross hematuria. AJR Am J Roentgenol 2002; 179:763–768

Kim JK, Kim YJ, Choo MS, Cho KS. The urethra and its supporting structures in women with stress urinary incontinence: MR imaging using an endovaginal coil. AJR Am J Roentgenol 2003; 180:1037–1044

Retroperitoneo

Amis ES Jr. Retroperitoneal fibrosis. AJR Am J Roentgenol 1991; 157:321–329

Gupta AK, Cohan RH, Francis IR, Sondak VK, Korobkin M. CT of recurrent retroperitoneal sarcomas. AJR Am J Roentgenol 2000; 174:1025–1030

Nishino M, Hayakawa K, Minami M, Yamamoto A, Ueda H, Takasu K. Primary retroperitoneal neoplasms: CT and MR imaging findings with anatomic and pathologic diagnostic clues. Radiographics 2003; 23:45–47

Steyerberg EW, Keizer HJ, Sleijfer DT, Fossâ SD, Bajorin DF, Gerl A, de Wit R, Kirkels WJ, Koops HS, Habbema JD. Retroperitoneal metastases in testicular cancer: Role of CT measurements of residual masses in decision making for resection after chemotherapy. Radiology 2000; 215:437–444

Yang DM, Jung DH, Kim H, Kang JH, Kim SH, Kim JH, Hwang HY. Retroperitoneal cystic masses: CT, clinical, and pathologic findings and literature review. Radiographics 2004; 24:1353–1365

Prostata

Barozzi L, Pavlica P, Menchi I, De Matteis M, Canepari M. Prostatic abscess: diagnosis and treatment. AJR Am J Roentgenol 1998; 170:753–757

Beyersdorff D, Winkel A, Hamm B, Lenk S, Loening SA, Taupitz M. MR Imaging-guided prostate biopsy with a closed MR unit at 1.5 T: Initial results. Radiology 2005; 234:576–581

Choi YJ, Kim JK, Kim N, Kim KW, Choi EK, Cho KS. Functional MR imaging of prostate cancer. Radiographics 2007; 27:63–75

Curran S, Akin O, Agildere AM, Zhang J, Hricak H, Rademaker J. Endorectal MRI of prostatic and periprostatic cystic lesions and their mimics. AJR Am J Roentgenol 2007; 188:1373–1379

Halpern EJ, Rosenberg M, Gomella LG. Prostate cancer: Contrast-enhanced US for detection. Radiology 2001; 219:219–225

Harris RD, Schned AR, Heaney JA. Staging of prostate cancer with endorectal MR imaging: lessons from a learning curve. Radiographics 1995; 15:813–829

Littrup PJ, Lee F, McLeary RD, Wu D, Lee A, Kumasaka GH. Transrectal US of the seminal vesicles and ejaculatory ducts: clinical correlation. Radiology 1988; 168:625–628

Pretorius ES, Siegelman ES, Ramchandani P, Banner MP. MR imaging of the penis. Radiographics 2001; 21:283–298

Bertolotto M, Serafini G, Savoca G, Liguori G, Calderan L, Gasparini C, Mucelli RP. Color Doppler US of the postoperative penis: Anatomy and surgical complications. Radiographics 2005; 25:731–748

Yablon CM, Banner MP, Ramchandani P, Rovner ES. Complications of prostate cancer treatment: Spectrum of imaging findings. Radiographics 2004; 24:S181–S194

Vulva e vagina

Brown JJ, Gutierrez ED, Lee JK. MR appearance of the normal and abnormal vagina after hysterectomy. AJR Am J Roentgenol 1992; 158:95–99

Dwarkasing S, Hussain SM, Hop WC, Krestin GP. Anovaginal fistulas: Evaluation with endoanal MR imaging. Radiology 2004; 231:123–128

Fisseha S, Mueller G. Radiology illustrated: gynecologic imaging. AJR Am J Roentgenol 2006; 186:594–595

Hahn WY, Israel GM, Lee VS. MRI of female urethral and periurethral disorders. AJR Am J Roentgenol 2004; 182:677–682

Kim CR, Eaton BA, Stevens KR Jr. Localization of the apex of the vagina: Implications for radiation therapy planning. Radiology 1999; 212:155–158

Kirks DR, Currarino G. Imperforate vagina with vaginourethral communication. AJR Am J Roentgenol 1977; 129:623–628

Siegelman ES, Outwater EK, Banner MP, Ramchandani P, Anderson TL, Schnall MD. High-resolution MR imaging of the vagina. Radiographics 1997; 17:1183–1203

Sohaib SA, Richards PS, Ind T, Jeyarajah AR, Shepherd JH, Jacobs IJ, Reznek RH. MR imaging of carcinoma of the vulva. AJR Am J Roentgenol 2002; 178:373–377

Togashi K, Nishimura K, Itoh K, Fujisawa I, Nakano Y, Torizuka K, Ozasa H, Ohshima M. Vaginal agenesis: classification by MR imaging. Radiology 1987; 162:675–677

Cervice e utero

Atri M, Nazarnia S, Aldis AE, Reinhold C, Bret PM, Kintzen G. Transvaginal US appearance of endometrial abnormalities. Radiographics 1994; 14:483–492

Baldwin MT, Dudiak KM, Gorman B, Marks CA. Focal intracavitary masses recognized with the hyperechoic line sign at endovaginal US and characterized with hysterosonography. Radiographics 1999; 19:927–935

Davis PC, O'Neill MJ, Yoder IC, Lee SI, Mueller PR. Sonohysterographic findings of endometrial and subendometrial conditions. Radiographics 2002; 22:803–816

Fleischer AC. Transvaginal sonography of endometrial disorders: an overview. Radiographics 1998; 18:923–930

Jeong YY, Kang HK, Chung TW, Seo JJ, Park JG. Uterine cervical carcinoma after therapy: CT and MR imaging findings. Radiographics 2003; 23:969–981

Mogavero G, Sheth S, Hamper UM. Endovaginal sonography of the nongravid uterus. Radiographics 1993; 13:969–981

Murase E, Siegelman ES, Outwater EK, Perez-Jaffe LA, Tureck RW. Uterine leiomyomas: Histopathologic features, MR imaging findings, differential diagnosis, and treatment. Radiographics 1999; 19:1179–1197

Nalaboff KM, Pellerito JS, Ben-Levi E. Imaging the endometrium: Disease and normal variants. Radiographics 2001; 21:1409–1424

Okamoto Y, Tanaka YO, Nishida M, Tsunoda H, Yoshikawa H, Itai Y. MR imaging of the uterine cervix: Imaging-pathologic correlation. Radiographics 2003; 23:425–445

Reinhold C, Tafazoli F, Mehio A, Wang L, Atri M, Siegelman ES, Rohoman L. Uterine adenomyosis: Endovaginal US and MR imaging features with histopathologic correlation. Radiographics 1999; 19:147–160

Scanlan KA, Propeck PA, Lee FT Jr. Invasive procedures in the female pelvis: Value of transabdominal, endovaginal, and endorectal US guidance. Radiographics 2001; 21:491–506

Ovaio

Kim KA, Park CM, Lee JH, Kim HK, Cho SM, Kim B, Seol HY. Benign ovarian tumors with solid and cystic components that mimic malignancy. AJR Am J Roentgenol 2004; 182:1259–1265

Reviews

Brammer HM 3rd, Buck JL, Hayes WS, Sheth S, Tavassoli FA. From the archives of the AFIP. Malignant germ cell tumors of the ovary: radiologic-pathologic correlation. Radiographics 1990; 10:715–724

Hertzberg BS, Kliewer MA. Sonography of benign cystic teratoma of the ovary: pitfalls in diagnosis. AJR Am J Roentgenol 1996; 167:1127–1133

Jeong YY, Outwater EK, Kang HK. Imaging evaluation of ovarian masses. Radiographics 2000; 20:1445–1470

Jung SE, Lee JM, Rha SE, Byun JY, Jung JI, Hahn ST. CT and MR imaging of ovarian tumors with emphasis on differential diagnosis. Radiographics 2002; 22:1305–1325

Olson MC, Posniak HV, Tempany CM, Dudiak CM. MR imaging of the female pelvic region. Radiographics 1992; 12:445–465

Outwater EK, Dunton CJ. Imaging of the ovary and adnexa: clinical issues and applications of MR imaging. Radiology 1995; 194:1–18

Outwater EK, Mitchell DG. Normal ovaries and functional cysts: MR appearance. Radiology 1996; 198:397–402

Rha SE, Byun JY, Jung SE, Jung JI, Choi BG, Kim BS, Kim H, Lee JM. CT and MR imaging features of adnexal torsion. Radiographics 2002; 22:283–294

Saksouk FA, Johnson SC. Recognition of the ovaries and ovarian origin of pelvic masses with CT. Radiographics 2004; 24:S133–S146

Ostetricia

Braffman BH, Coleman BG, Ramchandani P, Arger PH, Nodine CF, Dinsmore BJ, Louie A, Betsch SE. Emergency department screening for ectopic pregnancy: a prospective US study. Radiology 1994; 190:797–802

Amin RS, Nikolaidis P, Kawashima A, Kramer LA, Ernst RD. Normal anatomy of the fetus at MR imaging. Radiographics 1999; 19:201–214

Fong KW, Toi A, Salem S, Hornberger LK, Chitayat D, Keating SJ, McAuliffe F, Johnson JA. Detection of fetal structural abnormalities with US during early pregnancy. Radiographics 2004; 24:157–174

Woodward PJ, Sohaey R, Kennedy A, Koeller KK. From the archives of the AFIP: A comprehensive review of fetal tumors with pathologic correlation. Radiographics 2005; 25:215–242

Taylor KJ, Ramos IM, Feyock AL, Snower DP, Carter D, Shapiro BS, Meyer WR, De Cherney AH. Ectopic pregnancy: duplex Doppler evaluation. Radiology 1989; 173:93–97

JOAN C. VILANOVA E RAMON RIBES
SANDRA BALEATO (COLLABORATORE)

Introduzione

Con l'avvento dell'ecografia, della RM, della TC multidetettore e della PET, la radiologia muscolo-scheletrica ha notevolmente ampliato gli orizzonti e le capacità diagnostiche. Gli strumenti principali che i radiologi muscolo-scheletrici erano soliti utilizzare prima dell'introduzione della RM erano la radiologia tradizionale e l'artrografia. La radiologia muscolo-scheletrica ha subito notevoli progressi nel corso del tempo: si è assistito al passaggio dalla visualizzazione indiretta della struttura ossea e degli spazi articolari a quella diretta delle singole strutture tessutali e alla precisa descrizione delle componenti muscolo-scheletriche.

L'approccio radiologico muscolo-scheletrico richiede necessariamente una precisa conoscenza dell'anatomia, della fisiopatologia, delle tecniche chirurgiche, arricchita da una solida esperienza tecnica. La diagnostica in questo settore raccoglie in sè molti aspetti anatomici, funzionali e patologici, senza trascurare l'ambito interventistico. Tutto ciò si inserisce in scenari che riguardano l'ortopedia, la traumatologia, la reumatologia, la patologia endocrino-metabolica, come anche la pediatria, l'oncologia e la medicina dello sport.

La formazione in radiologia muscolo-scheletrica dovrebbe assicurare conoscenze tali da garantire un migliore utilizzo di radiologia tradizionale, ecografia, TC, RM, medicina nucleare, Mineralometria Oseea Computerizzata (MOC) e procedure sotto guida fluoroscopica, tra cui anche l'artrografia. Con questo principio, inoltre, il radiologo acquisisce la capacità di stabilire in maniera del tutto consapevole quale delle differenti metodiche diagnostiche sia la più idonea nel descrivere le condizioni patologiche. Il suo ruolo, infatti, si concentra nella scelta della metodica più appropriata e delle immagini più significative per individuare il problema clinico specifico. Il radiologo, inoltre, deve possedere non solo una conoscenza approfondita del sistema muscolo-scheletrico, ma anche del ruolo che la diagnostica riveste, al fine di emettere diagnosi e per trattare le patologie a carico di questo sistema, soprattutto nella situazione attuale in cui le richieste degli specialisti clinici sono sempre più esigenti, in virtù delle grandi innovazioni e delle nuove modalità di diagnostica medica. Se i radiologi non riescono a far fronte alle esigenze diagnostiche relative all'interpretazione delle immagini muscolo-scheletriche, i clinici saranno costretti a competere con gli specialisti in radiologia nel provvedere a tali interpretazioni diagnostiche.

Sin dagli anni Settanta, da quando la sottospecialità incominciò a emergere attraverso la fondazione della Skeletal International Society, molti specialisti del settore si sono impegnati per creare società nazionali e internazionali, contribuendo consistentemente al progresso della radiologia muscolo-scheletrica.

Caso 6.1

■ Osteomielite

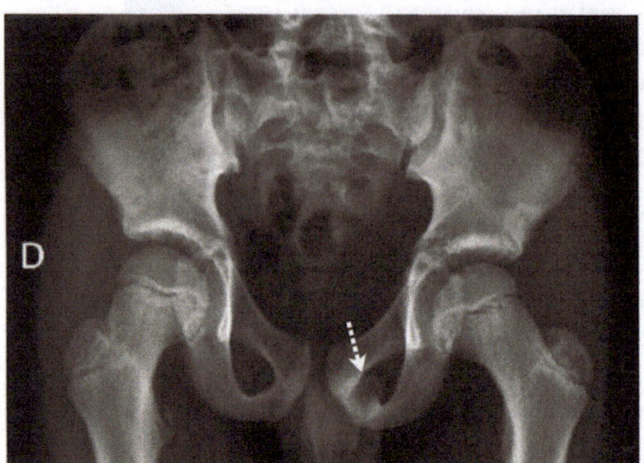

Fig. 6.1.1

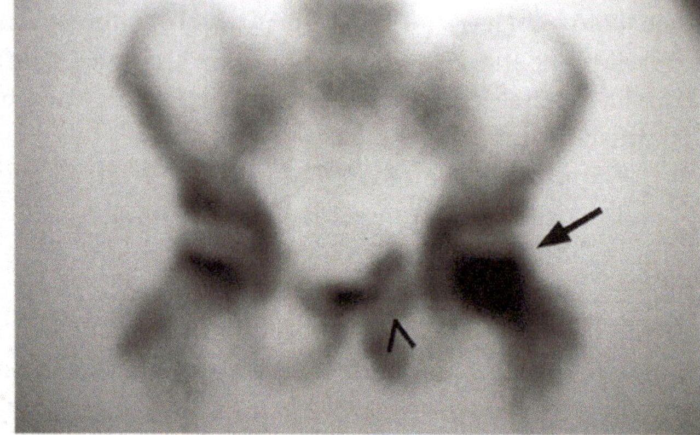

Fig. 6.1.2

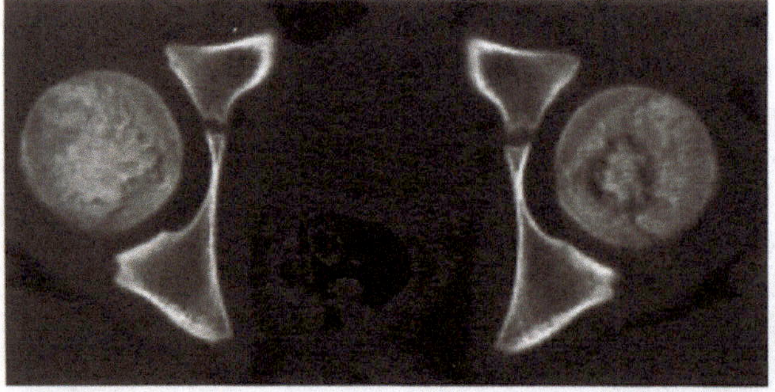

Fig. 6.1.3

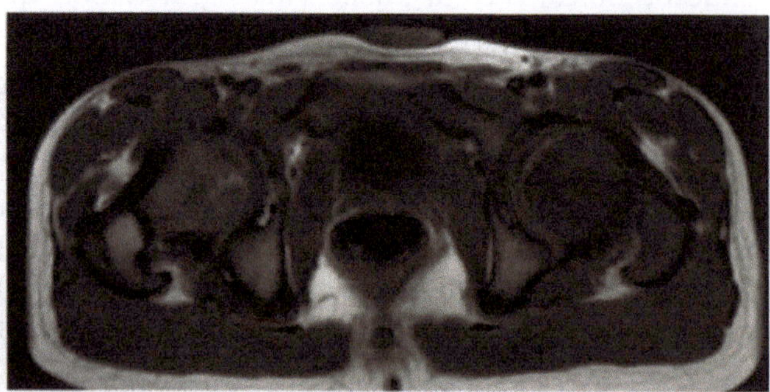

Fig. 6.1.4

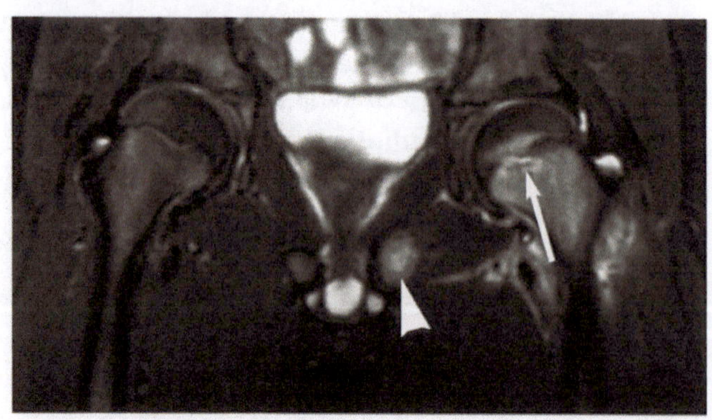

Fig. 6.1.5

Un ragazzo di 9 anni lamenta da tre settimane un dolore all'anca sinistra. Quattro settimane prima aveva presentato un trauma superficiale addominale, che aveva richiesto una sutura sottocutanea. All'ingresso in ospedale il paziente presenta febbre elevata intermittente. Non riesce a caricare il peso sull'arto sinistro e manifesta disturbi della deambulazione. Al pronto soccorso viene effettuata una radiografia pelvica, che depone per un tumore osseo a livello dell'ischio di sinistra. Al fine di caratterizzare la lesione ossea sono richieste: la TC, la scintigrafia ossea e la RM.

L'osteomielite ematogena acuta di solito insorge durante la crescita scheletrica, quando la cartilagine di accrescimento non si è ancora consolidata. Una diagnosi tempestiva di osteomielite è fondamentale al fine di iniziare la terapia prima della necrosi ossea.

L'osteomielite ematogena può non essere evidente all'RX prima di 10 giorni dall'inizio della sintomatologia. L'evoluzione dell'infezione può manifestarsi radiograficamente come una tumefazione tissutale con obliterazione dei piani muscolari adiacenti, calcificazione subperiostale e riassorbimento delle trabecole ossee.

La scintigrafia ossea è considerata una metodica altamente sensibile nella diagnosi dell'osteomielite. Le scansioni scintigrafiche, infatti, sono gli indicatori più sensibili in presenza di un'alterata attività osteoblastica, mentre i disturbi locali di perfusione vascolare, i valori di clearance, la permeabilità e i legami chimici possono influenzare l'imaging.

La TC dovrebbe essere usata soltanto come metodica di terzo livello per la visualizzazione della distruzione ossea, di gas intraosseo e del sequestro osseo.

La RM è una metodica altamente sensibile quale indice di malattia, poiché i reperti patologici sono apprezzabili nelle fasi precoci di malattia. La diagnosi di osteomielite effettuata con questa tecnica si basa sulla capacità di individuare alterazioni midollari all'interno dei diversi spazi diafisari.

I focolai attivi di osteomielite si presentano come aree di bassa intensità di segnale nelle sequenze T1 pesate e di alta intensità di segnale nelle sequenze T2 pesate, con e senza soppressione del grasso extracellulare e STIR. La RM è una tecnica unica per riconoscere l'osteomielite e la sua estensione. È importante comprendere i limiti delle singole tecniche diagnostiche al fine di evitare ritardi sia nella diagnosi che nella gestione dell'osteomielite e prevenire anche le possibili complicanze.

La diagnosi differenziale di osteomielite pelvica nei bambini deve includere l'artrite settica, la malattia di Legg-Calve-Perthes, la sinovite tossica e anche le meno comuni patologie collageno-vascolari, le neoplasie ossee e gli ascessi retroperitoneali.

La radiografia pelvica (Fig. 6.1.1) non mostra reperti patologici suggestivi per infezione ossea a livello del femore di sinistra. Incidentalmente è stata riscontrata una sincondrosi ischio-pubica sinistra edematosa (*freccia tratteggiata*) che è stata interpretata inizialmente come ragione della sofferenza riferita dal paziente.

La scintigrafia ossea (Fig. 6.1.2) mostra un'aumentata captazione a livello della testa femorale sinistra (*freccia*): a livello della sincondrosi ischio-pubica sinistra (*punta di freccia aperta*) si apprezza una minima captazione.

La TC (Fig. 6.1.3) evidenzia un'area anulare all'interno della testa femorale sinistra corrispondente al focolaio di infezione.

L'immagine assiale di RM T1 pesata (Fig. 6.1.4) rivela una diffusa ipointensità nella metafisi prossimale del femore di sinistra. La sequenza STIR coronale (Fig. 6.1.5) evidenzia un'iperintensità intramidollare a livello del femore prossimale nella zona di accrescimento (*freccia*), a cui si associa un edema dei tessuti molli perilesionali. Da notare l'ipertrofia della sincondrosi ischiopubica (*testa di freccia*).

Caso 6.2
■
Alterazione acuta del menisco e del legamento del ginocchio

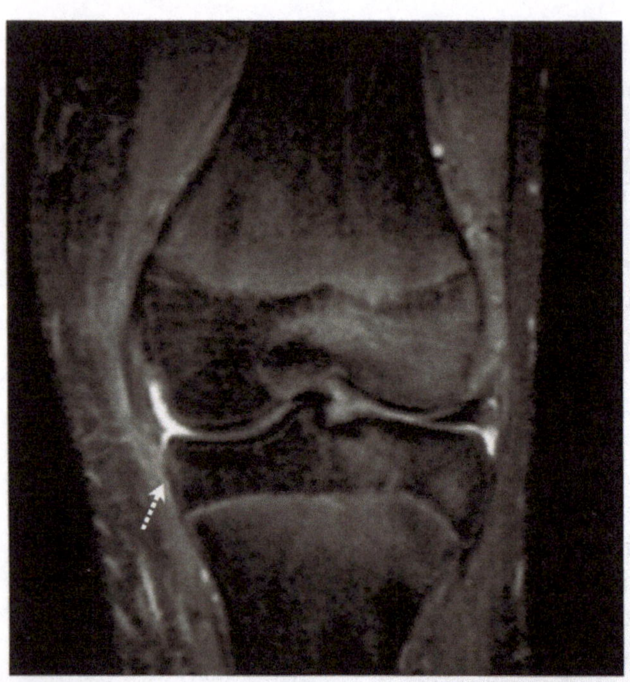

Fig. 6.2.1

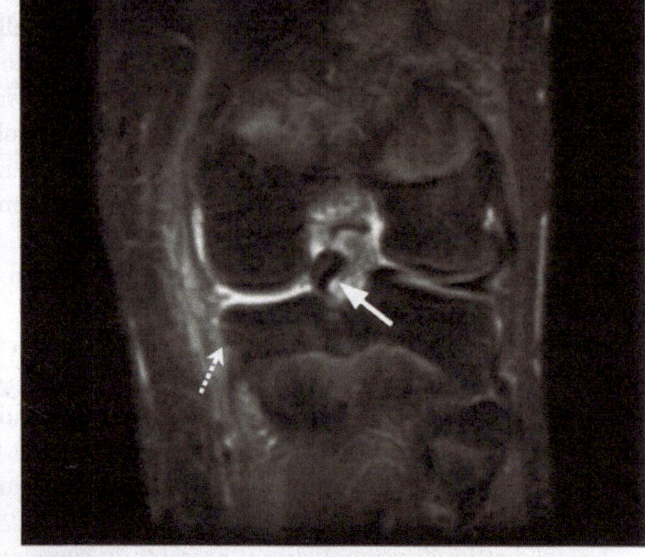

Fig. 6.2.2

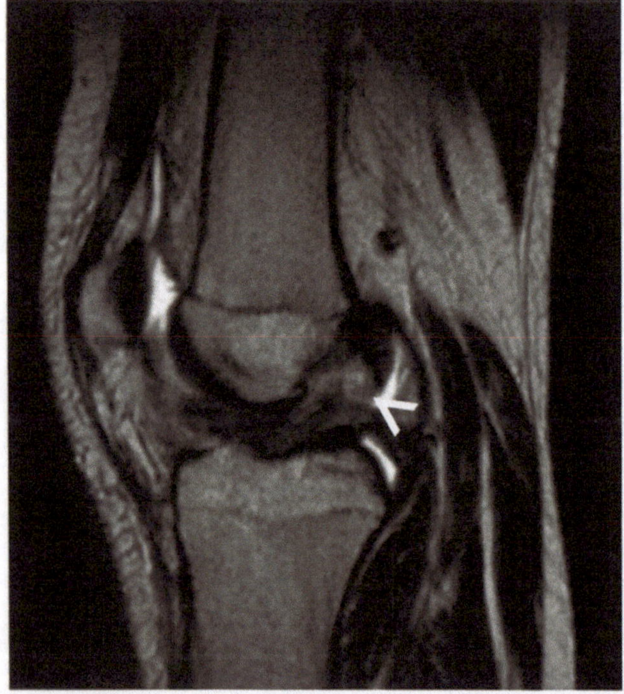

Fig. 6.2.3

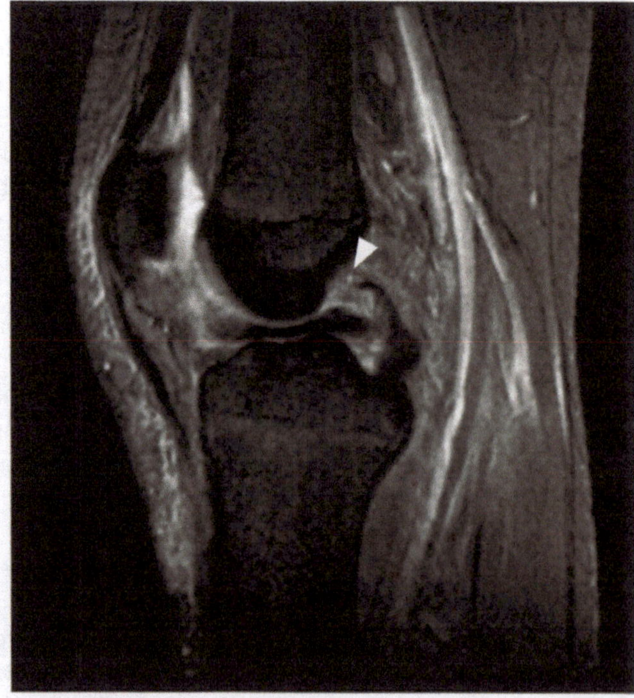

Fig. 6.2.4

Un ragazzo di 15 anni riferisce un trauma acuto al ginocchio sinistro con dolore da sei settimane.

Le lesioni complesse del ginocchio sono comuni dopo incidenti o traumi sportivi. La RM viene considerata la metodica di elezione per valutare le lesioni articolari. Tali lesioni sono il risultato di forze che agiscono in multiple direzioni (in varo, in valgo, rotazione e iperestensione) applicate all'articolazione. In base al meccanismo con cui si produce la lesione, possono essere riconosciuti differenti aspetti.

Il legamento crociato anteriore (LCA) è una struttura diritta, tesa, che corre parallela all'incisura intercondilare. Le lacerazioni dell'LCA sono più frequenti (70%) nella sua porzione media. Le sequenze sagittali T2 pesate forniscono una migliore rappresentazione dell'LCA e diversi sono i segni che mostrano lesioni a carico del legamento. Segni primari sono l'assenza della normale ipointensità intrinseca al legamento. Segni secondari sono le lesioni ossee dovute a un meccanismo indiretto da parte dall'evento traumatico (microfrattura del versante postero-laterale del piatto tibiale e del condilo laterale del femore) e a carico dei tessuti molli dovuti alla traslazione anteriore della tibia. Questi segni indiretti presentano bassa sensibilità, ma alta specificità.

Il legamento crociato posteriore (LCP) appare come una struttura ipointensa a livello dell'incisura intercondilare, che presenta una lieve curvatura tra il versante posteriore della tibia prossimale e la porzione distale del femore. La maggior parte delle lacerazioni dell'LCP è incompleta e intralegamentosa ed è meglio evidenziabile nelle immagini sagittali. I danni a carico del LCP che si manifestano isolatamente si verificano solo nel 30% dei casi.

Il legamento collaterale mediale (LCM) origina dal versante mediale del femore distale, inserendosi sul versante mediale della tibia prossimale. La RM mostra l'LCM come una sottile banda scura. I danni a carico dell'LCM sono evidenziati da sequenze coronali pesate in T2 e il loro trattamento mediante immobilizzazione o chirurgia dipende dalla presenza o meno della lacerazione meniscale o dai danni a carico del LCA.

I menischi sono strutture fibrocartilaginee inserite sul versante superiore del piatto tibiale. La RM è la metodica di imaging migliore per valutare traumi meniscali. Il menisco normale è privo di segnale in tutte le sequenze, ma si apprezzano immagini lineari all'interno della struttura meniscale quando questi presentano una lacerazione. Le lacerazioni del menisco mediale si associano alla rottura dell'LCM almeno nel 70% dei casi e si possono presentare in senso orizzontale, verticale, radiale e longitudinale. Un tipo differente di lacerazione meniscale è quella a manico di secchio (*bucket handle tear*, BHT) che tende a coinvolgere il menisco mediale. Il BHT è una lacerazione verticale longitudinale con un frammento instabile intrarticolare dislocato che può essere normalmente apprezzato a livello dell'incisura intercondilare. La presenza del frammento dislocato nella scissura intercondilare prende il nome di "segno del doppio LCP", visualizzabile nelle immagini sagittali.

Le immagini di RM condotte su piani coronali acquisite mediante sequenze FSE (*Fast Spin Echo*) T2 pesate con soppressione del tessuto adiposo (Figg. 6.2.1 e 6.2.2) mostrano un segnale aumentato nell'inserzione distale dell'LCM (*freccia tratteggiata*) e una lacerazione a manico di secchio del menisco mediale con un frammento dislocato a livello dell'incisura (*freccia*). L'edema a livello del condilo femorale laterale è un segno indiretto della rottura dell'LCA (Fig. 6.2.1). Le immagini di RM su piani sagittali acquisite mediante sequenze T2 pesate FSE (Fig. 6.2.3) e GRE (*Gradient Echo*) (Fig. 6.2.4) mostrano a livello dell'incisura intercondilare l'assenza dell'LCA (*testa di freccia aperta*) senza fibre chiaramente identificabili. L'LCP mostra un aumento di segnale con rottura superficiale a livello dell'inserzione prossimale (*testa di freccia*). Si apprezza un piccolo versamento intrarticolare.

Caso 6.3
■
Frattura del radio

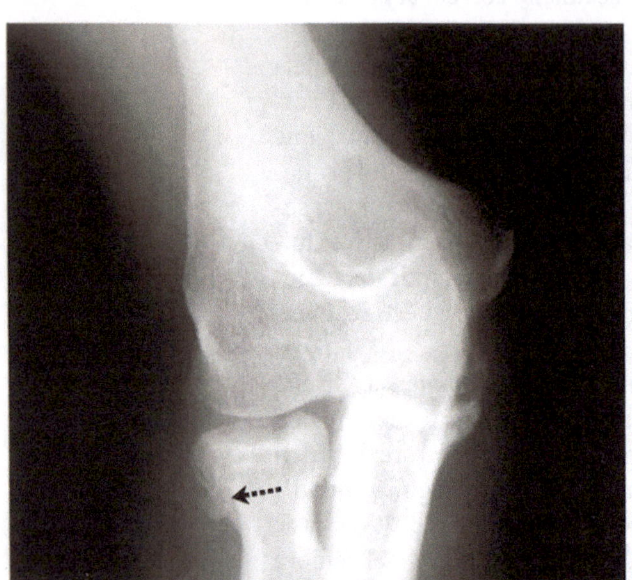

Fig. 6.3.1

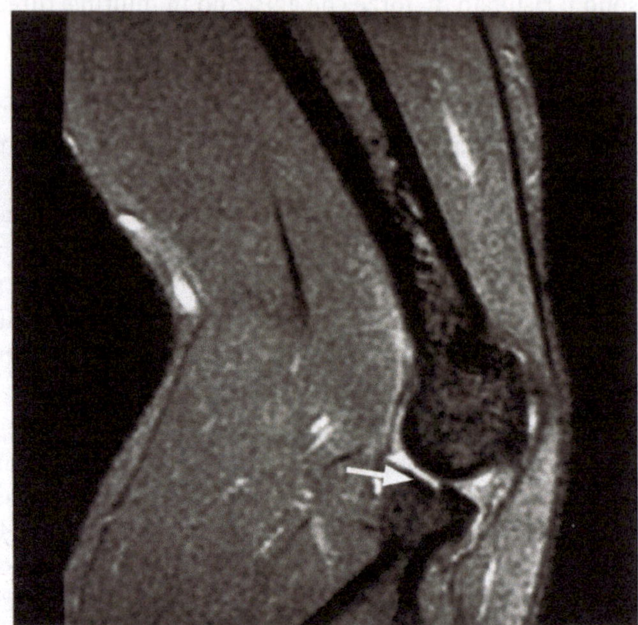

Fig. 6.3.2

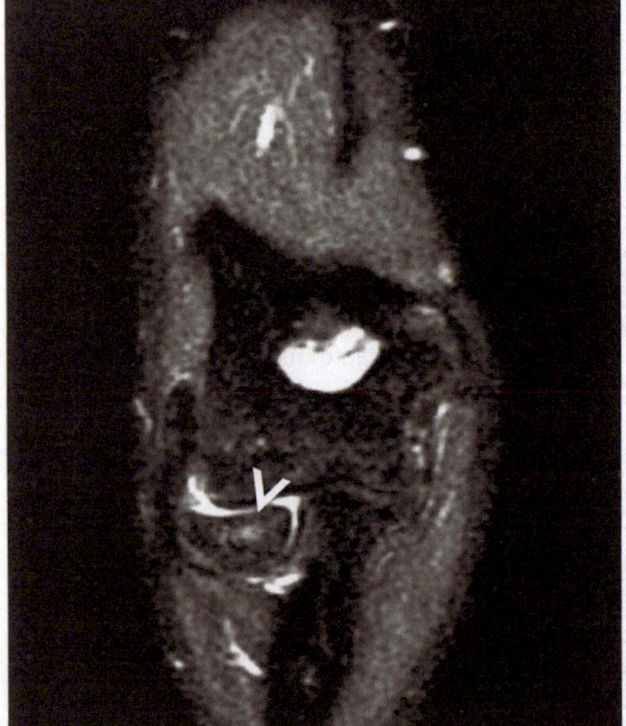

Fig. 6.3.3

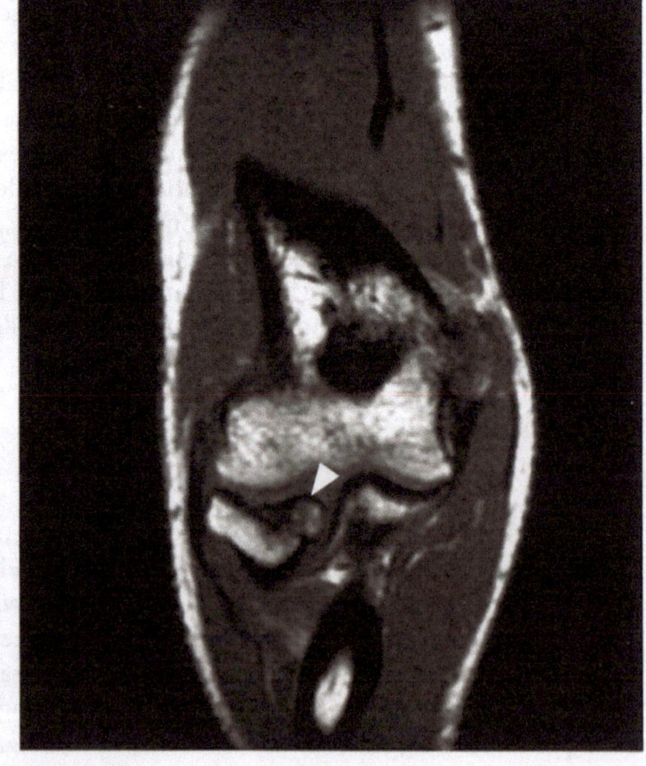

Fig. 6.3.4

Un uomo di 29 anni lamenta dolore al gomito destro in seguito a un incidente motociclistico avvenuto 4 mesi prima. Presenta limiti nella flessione, estensione e rotazione del gomito e dell'avambraccio.

Il trauma al gomito è un'evenienza molto comune. Le fratture al gomito coinvolgono, con frequenza decrescente, la testa del radio (60%), la parte distale dell'omero (30%) e il processo coronoide (5%). Le radiografie standard solitamente rivelano tali alterazioni. In alcuni casi, comunque, soprattutto se la frattura della testa del radio o del processo coronoide è composta o appare minimamente scomposta, potrebbe non essere apprezzabile all'esame di routine.

Nella gestione delle fratture di gomito, specialmente della testa del radio e del capitello, la diagnosi corretta è fondamentale non solo per decidere se è necessario o meno operare, ma anche per valutare il tipo di intervento da effettuare. Le fratture del gomito occulte o equivoche alla radiografia possono essere valutate con la RM.

La RM è utile per riconoscere e caratterizzare le fratture della testa radiale e per escludere danni a carico dei legamenti collaterali che possono contribuire all'instabilità. L'integrità del legamento collaterale mediale (LCM) è particolarmente importante se viene considerata l'escissione della testa radiale. Quando si verifica interruzione e instabilità dei legamenti, le fratture scomposte della testa radiale trovano come migliore trattamento la fissazione intraossea.

In RM, le fratture della testa radiale appaiono come una stria di ridotta intensità di segnale all'interno della testa radiale, con edema perilesionale.

La radiografia antero-posteriore del gomito (Fig. 6.3.1) mostra una frattura composta (*freccia tratteggiata*) della testa radiale. L'immagine sagittale obliqua ottenuta mediante sequenze GRE T2 pesate (Fig. 6.3.2) evidenzia una frattura della testa radiale (*freccia*) che si presenta come una discontinuità lineare della superficie articolare.

L'immagine coronale ottenuta mediante sequenza STIR rileva un minimo versamento articolare con modesto edema endomidollare (*testa di freccia aperta*) (Fig. 6.3.3).

L'immagine coronale acquisita mediante sequenza SE T1 pesate (Fig. 6.3.4) mostra una frattura intrarticolare con interruzione della corticale (*testa di freccia*) e una modesta compressione della superficie radiale.

Caso 6.4
■
Sarcoma di Ewing

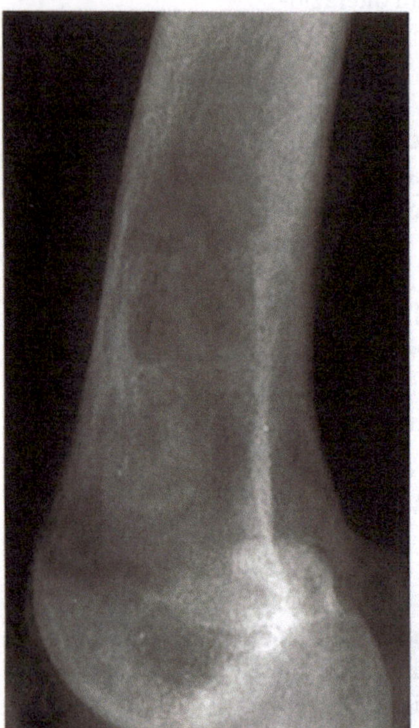

Fig. 6.4.1

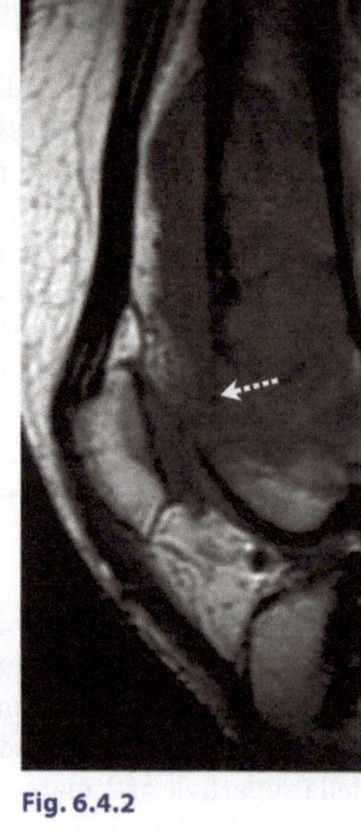

Fig. 6.4.2

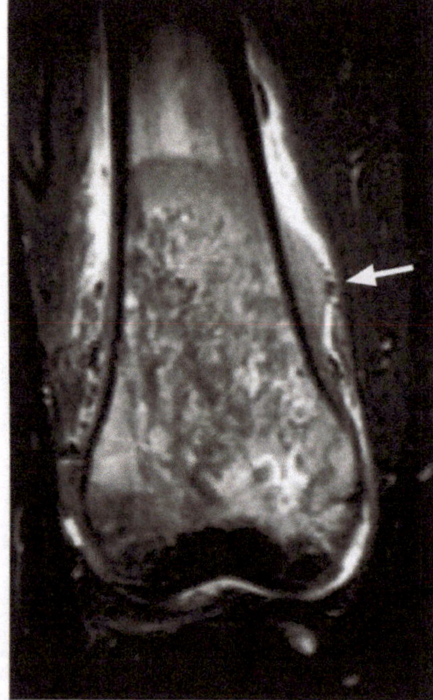

Fig. 6.4.3

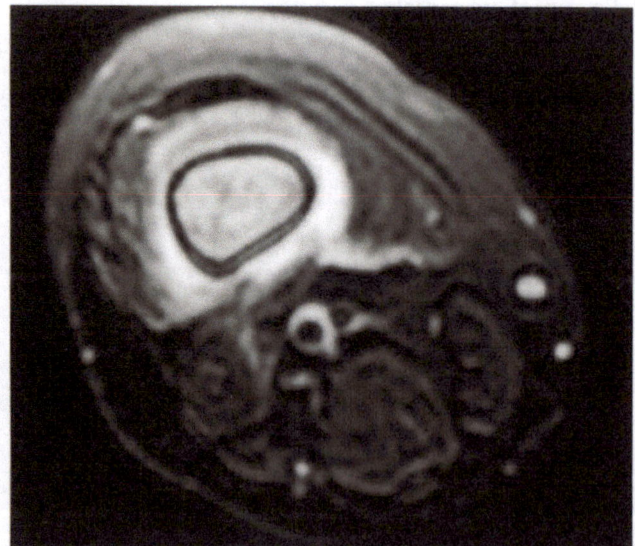

Fig. 6.4.4

Un uomo di 22 anni presenta dolore al ginocchio destro a un anno dall'intervento di ricostruzione del legamento crociato anteriore mediante tendine rotuleo autologo.

Il sarcoma di Ewing occupa, tra i tumori maligni più comuni, il sesto posto, rappresentando l'11-12% di tutti i tumori ossei maligni. Il tumore deriva dal midollo osseo rosso.

Il sarcoma di Ewing solitamente colpisce i giovani (fra 4 e i 25 anni), con età media di insorgenza di 13 anni. Il tumore è decisamente predominante nei maschi. I pazienti presentano di solito sintomi sistemici quali febbre, anemia, leucocitosi e una massa dolorosa.

Il sarcoma di Ewing può interessare sia le ossa lunghe (60%) che le ossa piatte (40%). Le ossa lunghe sono comunemente colpite nei pazienti più giovani. I siti più comuni di insorgenza sono il femore, la tibia e l'omero. Le ossa piatte, invece, più frequentemente interessate dal tumore nei soggetti adulti, sono la pelvi e le coste. Nelle ossa lunghe, il tumore interessa quasi sempre le metafisi o la diafisi.

Anche se il sarcoma di Ewing presenta aspetti radiologici multipli, è tipicamente situato all'interno della cavità midollare, in posizione metadiafisaria, scarsamente delineato, con una reazione periostale aggressiva ed è associato a una grande massa di tessuto molle. Comunemente presenta una lisi permeativa.

La RM è essenziale nella valutazione dell'estensione del tumore a livello del midollo osseo e dei tessuti molli. L'aspetto tipico del tumore di Ewing in RM comprende un basso segnale nelle sequenze T1 pesate basali, un alto segnale nelle sequenze T2 pesate basali e un potenziamento eterogeneo dopo somministrazione di mezzo di contrasto paramagnetico.

La RM fornisce utili informazioni sia per la pianificazione dell'intervento chirurgico, che per il controllo post-chirurgico.

La diagnosi differenziale del tumore di Ewing deve comprendere l'osteomielite, il linfoma, il condrosarcoma, il granuloma a cellule di Langerhans e l'osteosarcoma. È importante ricordare che l'età è un fattore discriminante per la diagnosi differenziale dei tumori ossei.

La radiografia laterale del femore distale (Fig. 6.4.1) mostra un pattern litico permeativo di distruzione ossea.

La RM nella proiezione sagittale acquisita secondo sequenze T1 pesate mostra l'estensione intra- ed extraossea del tumore e la distruzione della corticale (*freccia tratteggiata*) (Fig. 6.4.2). Il tumore presenta una bassa intensità di segnale rispetto al midollo osseo normale in questa sequenza. Da notare l'iperintensità del tendine patellare dal quale è stata ricavata la porzione tendinea necessaria alla ricostruzione dell'LCA.

La RM nella proiezione coronale acquisita con una sequenza T2 pesata con soppressione del grasso mostra una lesione eterogenea iperintensa all'interno della cavità midollare associata a una massa di tessuto molle (*freccia*) (Fig. 6.4.3).

La RM nella proiezione assiale acquisita con una sequenza T2 pesata con soppressione di grasso (Fig. 6.4.4) rivela la lesione intramidollare e la massa di tessuto molle che si estende alla corticale.

Caso 6.5
■
Schwannoma

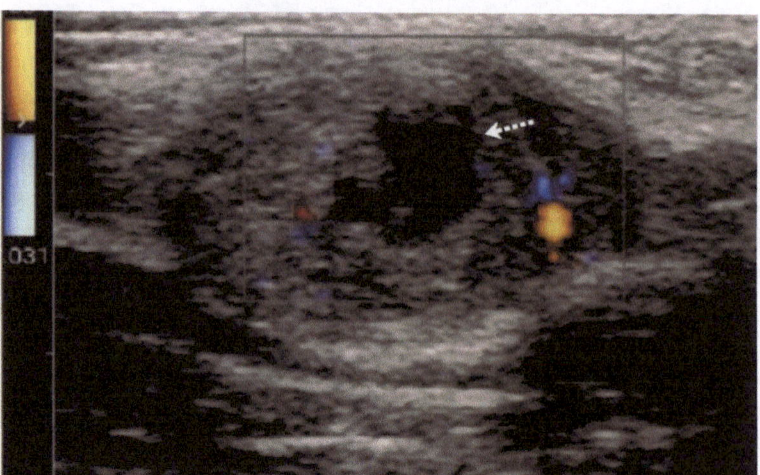

Fig. 6.5.1

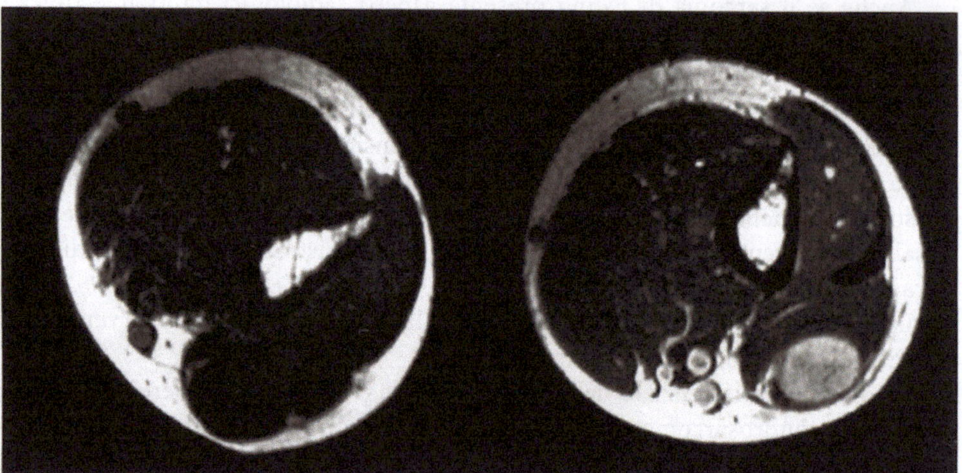

Fig. 6.5.2

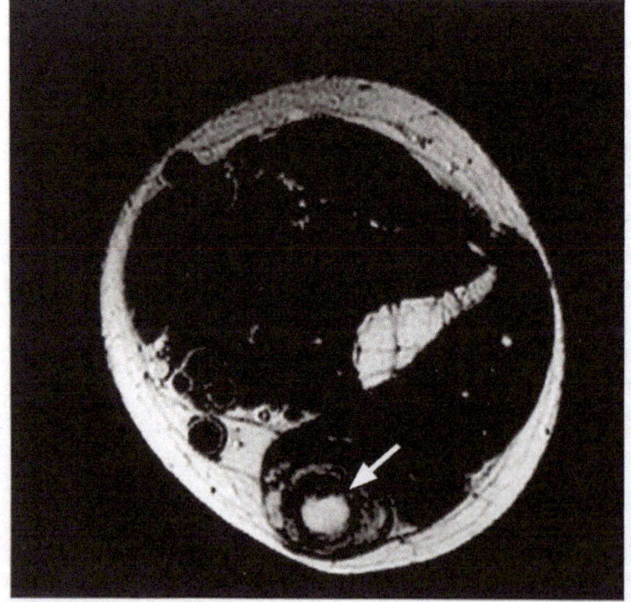

Fig. 6.5.3

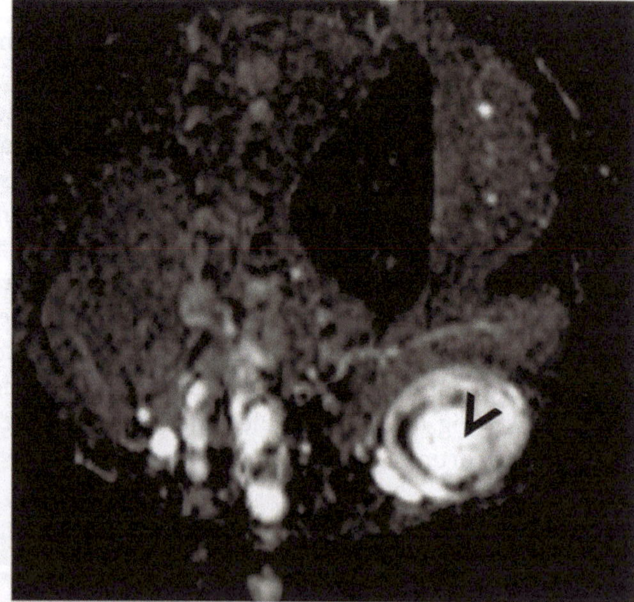

Fig. 6.5.4

Un uomo di 27 anni presenta una massa palpabile dolente al gomito sinistro dopo un recente evento traumatico.

I tumori solitari benigni della guaina periferica dei nervi sono divisi in due grandi gruppi: schwannoma (neurilemmoma, neurinoma) e neurofibroma. Sia gli schwannomi che i neurofibromi contengono cellule simili alle cellule di Schwann normali.

Lo schwannoma molto frequentemente colpisce gli individui tra i 20 e i 30 anni e rappresenta all'incirca il 5% di tutti i tumori benigni dei tessuti molli. Gli uomini e le donne vengono colpiti in ugual misura. I siti comunemente interessati includono la radice dei nervi spinali e simpatici della testa e del collo, così come i nervi delle superfici flessorie sia superiori che inferiori. Possono essere interessati anche il mediastino posteriore e il retroperitoneo.

I neurilemmomi solitamente sono solitari, non aggressivi, con crescita lenta e di piccole dimensioni. La sintomatologia neurologica e il dolore non sono comuni, a eccezione dei tumori più grandi. Lo schwannoma raramente si presenta multiplo; neurilemmomi multipli, in associazione a neurofibromatosi di tipo 1 (NF1), compaiono solo nel 5% dei casi.

Lo schwannoma si presenta radiologicamente come una massa eccentrica associata ma separabile dal nervo, con margini ben circoscritti. Gli schwannomi mostrano un'intensità di segnale etereogenea, soprattutto nelle lesioni più grandi, come riflesso dell'ipo- e ipercellularità, i cambiamenti xantomatosi, la degenerazione cistica, la necrosi e l'emorragia. Il segno a bersaglio (segnale di bassa intensità centralmente e di alta intensità perifericamente) corrisponde alle componenti fibrose centrali e agli elementi mixomatosi presentandosi nel 50% degli schwannomi. Il segno a bersaglio è molto più comune nei neurofibromi, mentre nei casi di emorragie si può osservare un segnale a bersaglio eterogeneo. Un altro metodo per differenziare gli schwannomi dai neurofibromi è che, diversamente dagli ultimi, i primi sono eccentrici e separabili dal normale nervo.

I neurilemmomi sono di solito trattati con escissione chirurgica. Il nervo colpito è normalmente separabile dalla neoplasia dopo incisione dell'epinevrio, preservando così sia il nervo che la sua funzione. La recidiva non è frequente.

L'ecografia mostra una massa fusiforme ben circoscritta con un'area centrale anecogena (*freccia tratteggiata*) e una discreta vascolarizzazione (Fig. 6.5.1).

L'immagine assiale acquisita mediante sequenza SE T1 pesata evidenzia la lesione nella regione cubitale posteriore, che è prevalentemente isointensa rispetto al muscolo (Fig. 6.5.2). Dopo la somministrazione del contrasto, si evidenzia un marcato potenziamento all'interno della massa.

L'immagine assiale acquisita con sequenza T2 pesata FSE (Fig. 6.5.3) rileva una massa ben definita, lievemente eterogenea con iperintensità centrale dovuta alla presenza della componente emorragica e una sottile rima periferica ipointensa attribuibile all'emosiderina (*freccia*).

Nell'immagine assiale acquisita con sequenza STIR, la massa mostra un segno a bersaglio centrale marcatamente iperintenso (Fig. 6.5.4, *testa di freccia aperta*).

Caso 6.6
■
Liposarcoma

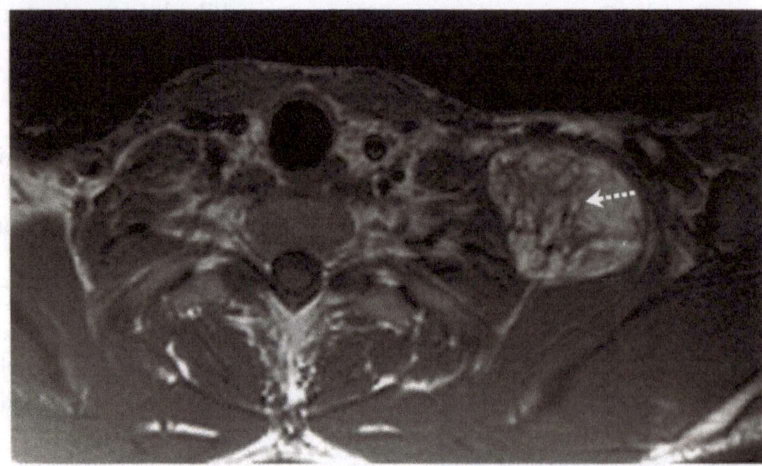

Fig. 6.6.1

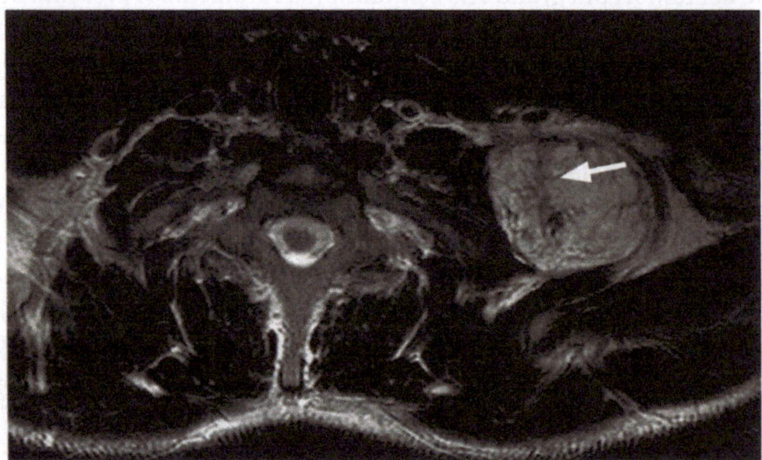

Fig. 6.6.2

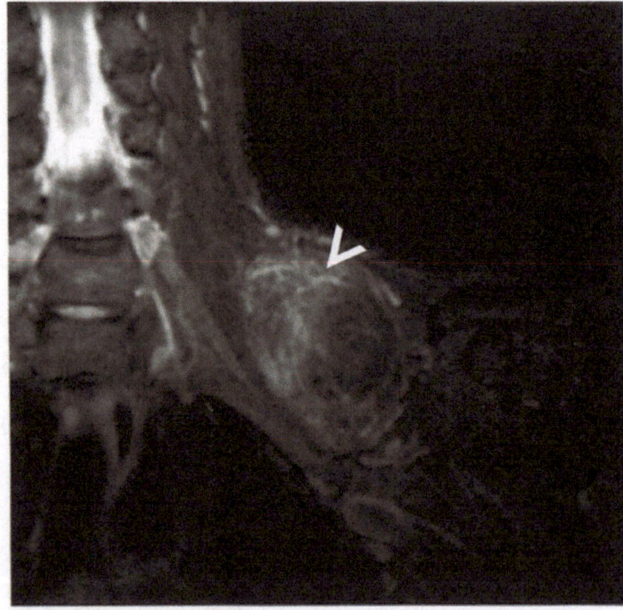

Fig. 6.6.3

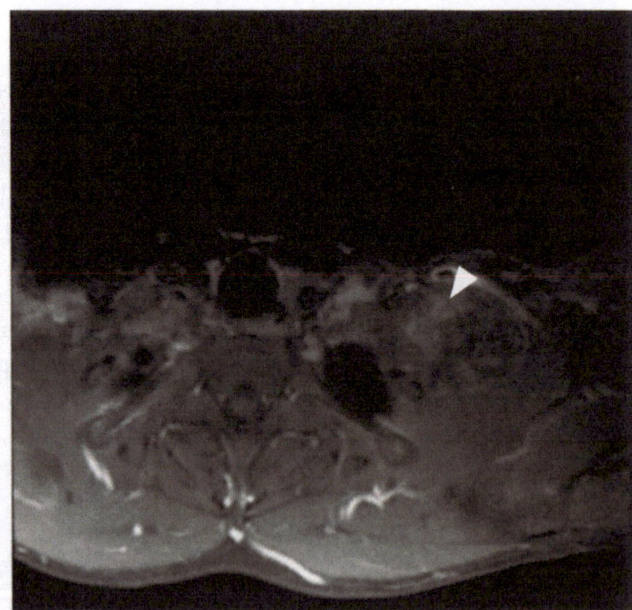

Fig. 6.6.4

Un uomo di 22 anni presenta una massa palpabile di consistenza soffice, indolore, a livello della regione sovraclaveare di sinistra.

Il liposarcoma è un tumore maligno di origine mesenchimale. Il termine liposarcoma non deve indurre a pensare che il tumore derivi dal grasso, ma piuttosto che il tessuto tumorale contenga tessuto adiposo differenziato. Il liposarcoma è il secondo più comune tumore dei tessuti molli negli adulti (10-18%) dopo l'istiocitoma fibroso maligno. I liposarcomi sono classificati in 4 sottotipi istologici: ben differenziato, mixoide, a cellule rotonde e pleomorfo. Il liposarcoma ben differenziato è sinonimo di lipoma atipico. Circa il 40-65% dei liposarcomi delle estremità si localizza a livello della coscia. Gli altri siti più comunemente interessati, in ordine di frequenza decrescente, sono la parte superiore del braccio e della spalla, la fossa poplitea, la porzione inferiore delle gambe, i glutei e l'avambraccio. Da un punto di vista clinico, questi tumori si manifestano come masse non dolenti.

I reperti radiologici nei liposarcomi dipendono dal tipo istologico e riflettono il grado di differenziazione. Le immagini di RM e di TC dei liposarcomi ben differenziati assomigliano molto a quelle del grasso sottocutaneo o dei lipomi semplici. La forma ben differenziata è frequentemente composta per più del 75% da grasso, mentre per gli altri tipi da meno del 25%.

All'esame TC i liposarcomi ben differenziati possono apparire come masse ben delimitate, con valori di attenuazione uguali a quelli del semplice grasso, simulando così un lipoma benigno.

All'esame RM un liposarcoma ben differenziato mostra qualche setto ispessito di tessuto molle lineare o nodulare che presenta potenziamento dopo somministrazione endovenosa di mezzo di contrasto. Queste piccole componenti non lipomatose presentano bassa intensità di segnale nelle sequenze T1 pesate e alta intensità nelle sequenze T2 pesate con soppressione del tessuto adiposo.

Le caratteristiche che permettono di distinguere il liposarcoma ben differenziato da un lipoma semplice sono: una localizzazione profonda (intramuscolare) piuttosto che sottocutanea, un diametro massimo maggiore di 10 cm, la presenza di componenti nodulari non adipose o setti ispessiti, l'alta intensità di segnale dei setti e delle nodulazioni nelle immagini T2 pesate con soppressione del grasso o STIR e un potenziamento delle componenti non adipose con una migliore rappresentazione attraverso sequenze T1 post-contrastografiche con soppressione del tessuto adiposo.

La RM è la metodica più specifica per la diagnosi di liposarcoma. La Figura 6.6.1 mostra un'immagine assiale T1 pesata di una grande massa localizzata nella regione sovraclaveare sinistra, posteriormente al muscolo sternocleidomastoideo e medialmente al muscolo scaleno e al plesso brachiale. Il tumore è prevalentemente isointenso per la presenza di grasso sottocutaneo. Multipli setti ispessiti si estendono all'interno del tumore (*freccia tratteggiata*).

L'immagine assiale di RM T2 pesata evidenzia un'intensità di segnale del tumore simile a quella del tessuto adiposo sottocutaneo (Fig. 6.6.2) con setti spessi che presentano basso segnale (*freccia*).

L'immagine RM coronale STIR (Fig. 6.6.3) rileva l'area non adiposa con un incremento dell'intensità di segnale relativa al grasso (*testa di freccia aperta*).

L'immagine RM assiale T1 pesata con soppressione del grasso (Fig. 6.6.4), ottenuta dopo la somministrazione del contrasto, mostra un discreto potenziamento eterogeneo dell'area non adiposa (*testa di freccia*).

Caso 6.7
■ Cordoma

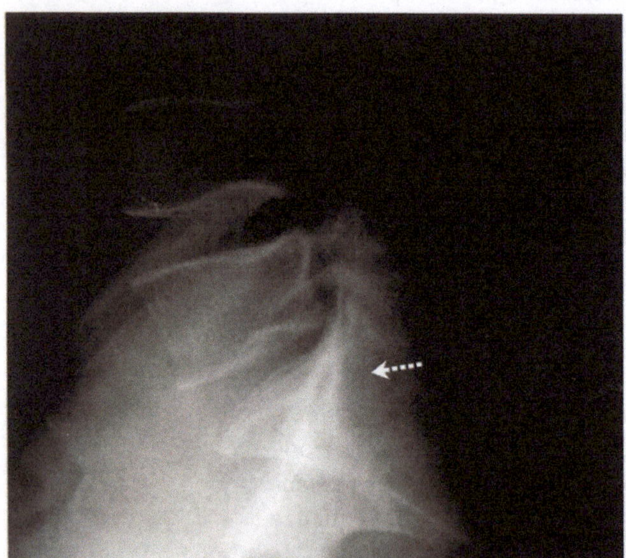

Fig. 6.7.1

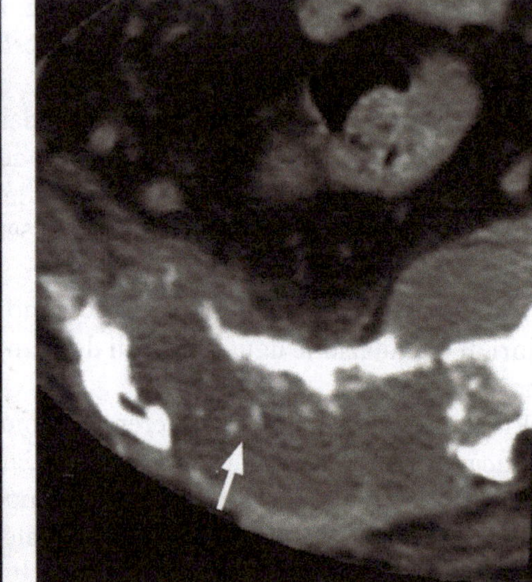

Fig. 6.7.2

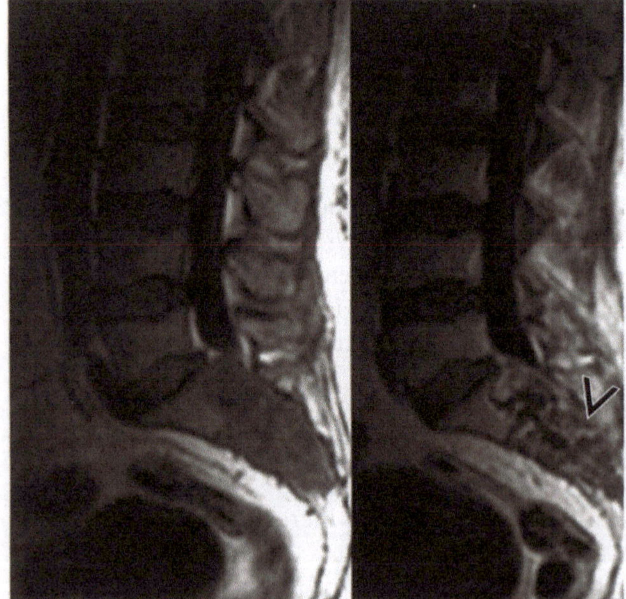

Fig. 6.7.3

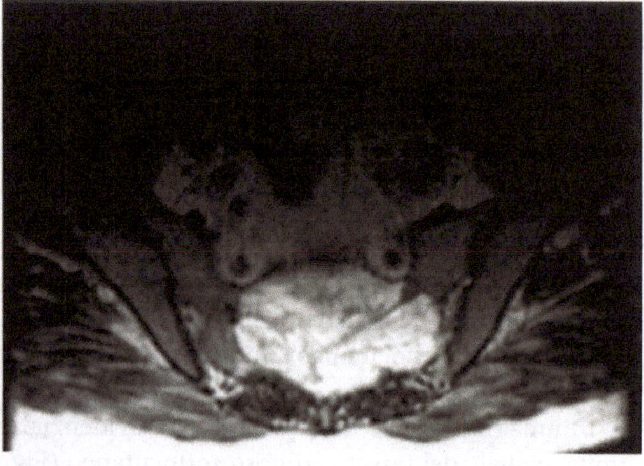

Fig. 6.7.4

Un uomo di 54 anni presenta un grave dolore sacrale da diverse settimane. Il dolore è irradiato a entrambe le gambe. L'anamnesi e l'esame obiettivo non sono degni di nota.

Il cordoma è il più comune tumore maligno primitivo a livello del sacro e ammonta al 2-4% di tutte le neoplasie ossee maligne. I cordomi originano dalla notocorda fetale, che è normalmente sostituita dal tessuto mesodermico alla VII settimana di sviluppo. Residui disseminati di notocorda si possono reperire nel nucleo polposo e possono essere presenti a ogni livello dalla base cranica al coccige. Dal 50 al 60% dei cordomi si sviluppa nella regione sacro-coccigea. Questi tumori non hanno predilezione per età, ma l'epoca media alla diagnosi si aggira intorno alla sesta decade. Il cordoma è molto più comune negli uomini con un rapporto di 2 a 1 rispetto alle donne.

La comparsa classica di cordoma è quella di una lesione distruttiva, litica, comunemente associata a calcificazioni interne (30%). Solitamente è presente una grande componente di tessuto molle a livello presacrale. Questi tumori sono capaci di estendersi attraverso lo spazio discale adiacente e tramite l'articolazione sacroiliaca. Il cordoma mostra segnali eterogenei ipointensi nelle immagini T1 pesate e un segnale iperintenso eterogeneo nelle immagini T2 pesate, in accordo con l'elevato contenuto di acqua delle lesioni. Alla RM è comune un aumento del segnale post-contrastografico.

La diagnosi differenziale include altri tumori primitivi (sarcoma, tumore a cellule giganti e, raramente, ependinoma). Le metastasi rappresentano la più comune neoplasia a livello del sacro.

Il trattamento del cordoma è chirurgico. La resezione chirurgica totale fornisce la prognosi migliore. Le immagini di RM consentono di valutare in maniera estremamente accurata l'estensione della malattia. La maggior parte dei pazienti soccombe per le recidive locoregionali, poiché il tumore è relativamente radioresistente, anche se i pazienti con cordoma spesso sopravvivono molti anni dopo l'intervento. La sopravvivenza a 5 anni nei pazienti trattati con terapia radiante è del 50%.

La radiografia del sacro non è specifica e potrebbe rivelare una lesione litica, con erosione della corticale (*freccia tratteggiata*) (Fig. 6.7.1).

La TC è utile nel riconoscimento delle calcificazioni interne (*freccia*) (Fig. 6.7.2) e dell'estensione della massa di tessuto molle infiltrante il sacro. In questo caso, la massa si estende attraverso il canale sacrale e il forame neuronale anteriore.

La RM è la migliore tecnica di imaging, mostrando sul piano sagittale un'ipointensità T1 pesata e un marcato potenziamento post-contrastografico con un pattern periferico settiforme (*testa di freccia aperta*) (Fig. 6.7.3). Le immagini RM pesate in T2 (Fig. 6.7.4) dimostrano una massa sacrale (dovuta alla presenza di setti) eterogeneamente iperintensa con una componente di tessuto molle a livello presacrale all'interno del canale.

Caso 6.8
■
Osteonecrosi

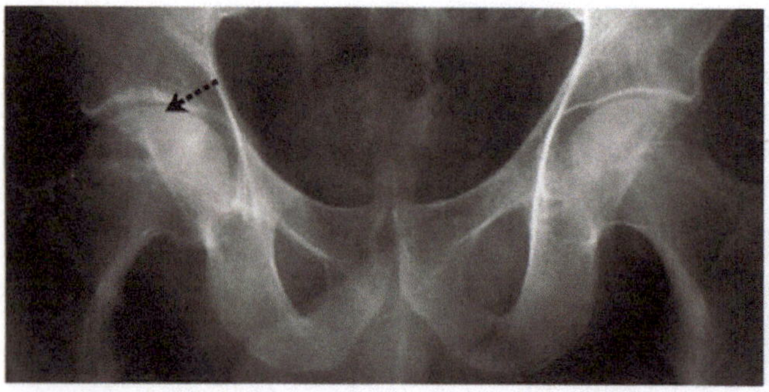

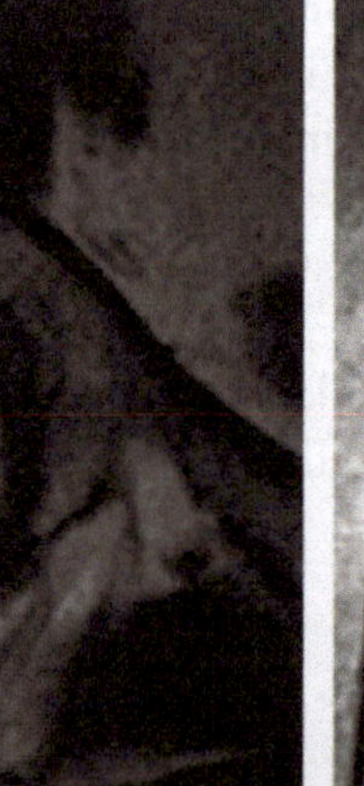

Fig. 6.8.1

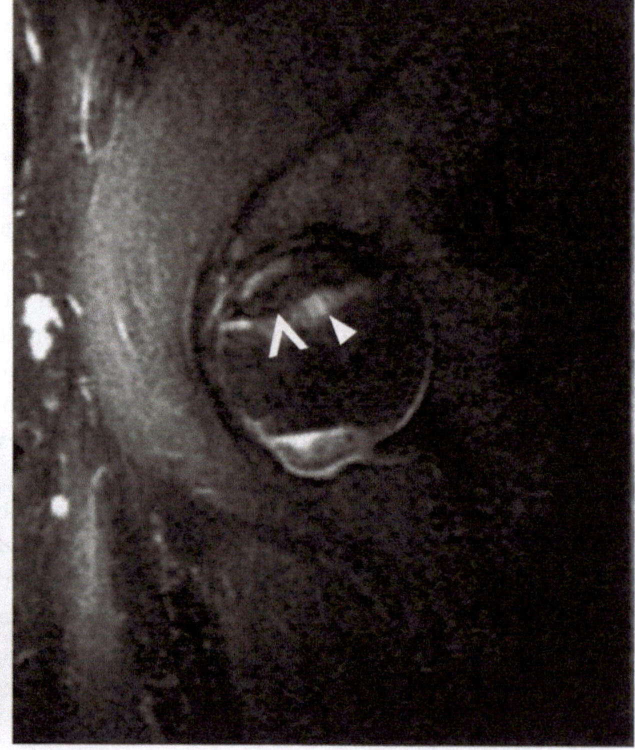

Fig. 6.8.3

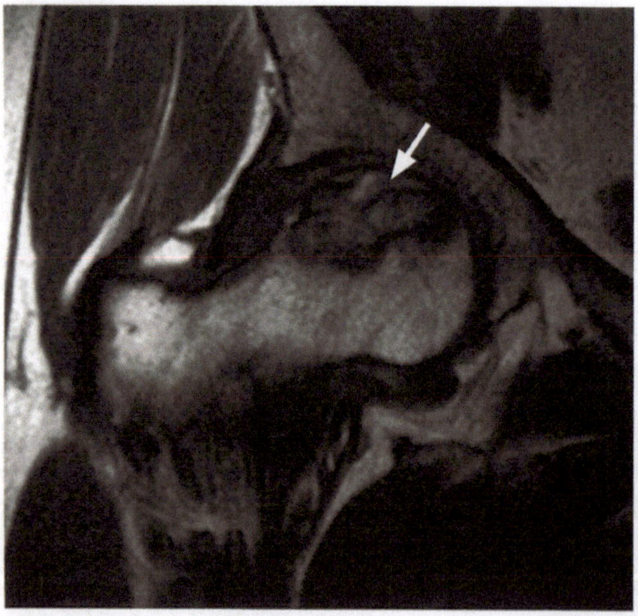

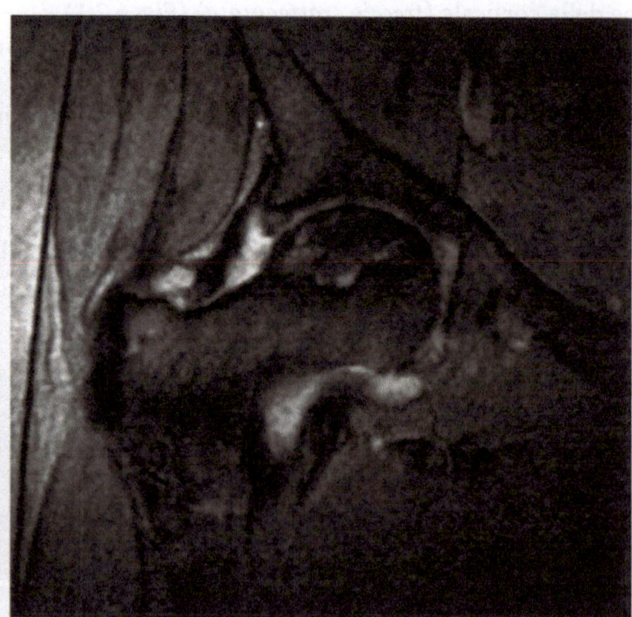

Fig. 6.8.2

Fig. 6.8.4

Un uomo di 41 anni, in terapia cronica con steroidi, soffre di un dolore all'anca destra e presenta una ridotta funzionalità di tutta l'articolazione.

La necrosi avascolare della testa femorale appare in un ampio spettro di condizioni cliniche: può essere idiopatica o causata da terapia corticosteroidea, abuso di alcol, malattia di Gaucher, lupus, coagulopatie, iperlipidemia, trapianto d'organo e patologie della tiroide. L'osteonecrosi potrebbe essere provocata da emboli o aumenti della pressione del midollo osseo e da un successivo decremento del flusso ematico, da uno stato di anossia e da una vera e propria "morte" del midollo trabecolare.

La necrosi avascolare è bilaterale nel 40% dei casi a interessamento delle anche; perciò, è essenziale l'immagine radiografica di entrambi i lati.

La diagnosi effettuata con la radiologia convenzionale è particolarmente difficoltosa negli stadi più precoci dell'osteonecrosi.

La RM è il metodo più sensibile per scoprire precocemente la presenza di osteonecrosi a livello della testa del femore e, inoltre, fornisce informazioni che riguardano la cartilagine articolare, la trasformazione del midollo osseo, il fluido sinoviale e le fratture da stress associate. In RM, la necrosi ischemica si presenta come aree di bassa intensità di segnale a distribuzione geografica anomala con diversi pattern: si può presentare con aree omogenee o disomogenee, con una linea marginale di bassa intensità di segnale alla periferia e alta intensità di segnale centrale, fratture subcondrali e crollo corticale.

Il sistema di classificazione FICAT suddivide le immagini radiografiche in diversi gradi:

- grado 0 = nessun dolore e nessun reperto radiologico;
- grado 1 = dolore, esame radiografico negativo e RM e scintigrafia ossea positiva;
- grado 2 = radiografia positiva (sclerosi-trasparenza), senza fratture subcondrali alla RM;
- grado 3 = aumento della densità all'esame radiografico e collasso subcondrale alla RM;
- grado 4 = riduzione di ampiezza dello spazio articolare e osteoartrite.

La diagnosi precoce e il trattamento dell'osteonecrosi della testa del femore migliorano notevolmente la prognosi, prevenendo molto spesso una disabilità significativa.

I reperti positivi alla radiografia (*freccia tratteggiata*) indicano almeno lo stadio II dell'osteonecrosi (Fig. 6.8.1). La RM è la tecnica più specifica e sensibile per valutare l'osteonecrosi. L'immagine coronale obliqua di RM T1 pesata dell'anca destra mostra una lesione subcondrale con intensità del segnale mista (*freccia*), coinvolgendo approssimativamente il 45% della testa femorale (Fig. 6.8.2).

L'immagine STIR sagittale obliqua (Fig. 6.8.3) rivela un'area di bassa intensità di segnale con una linea ipointensa marginale (*testa di freccia aperta*). L'alta intensità di segnale dell'edema è apprezzabile nell'area subcondrale (*testa di freccia*) al limite con la bassa intensità di segnale marginale, senza fratture subcondrali.

L'immagine coronale obliqua STIR T2 pesata evidenzia osteonecrosi allo stadio II con minimo versamento a livello dell'articolazione coxofemorale (Fig. 6.8.4).

Caso 6.9
■ Linfoma osseo

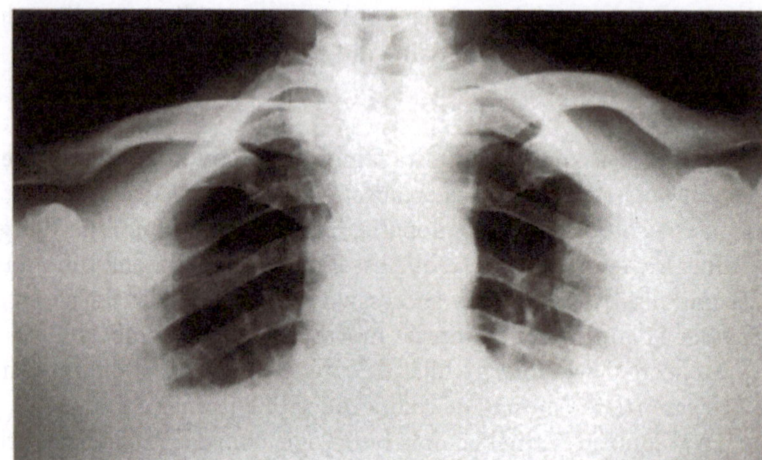

Fig. 6.9.1

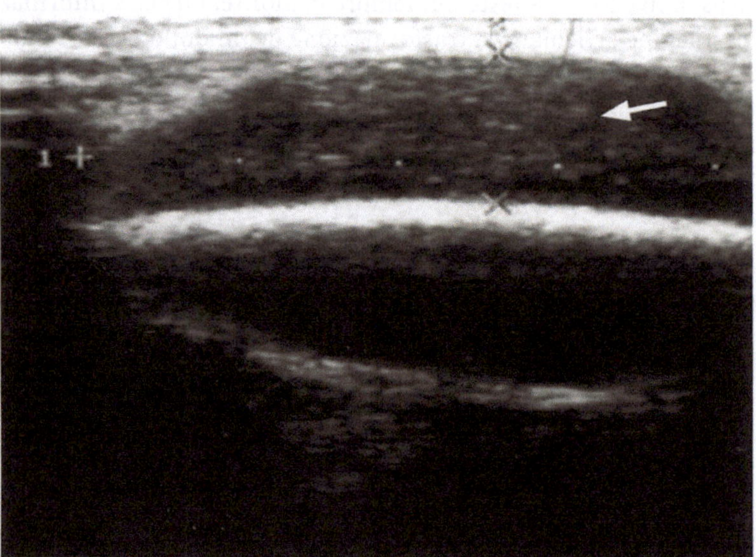

Fig. 6.9.2

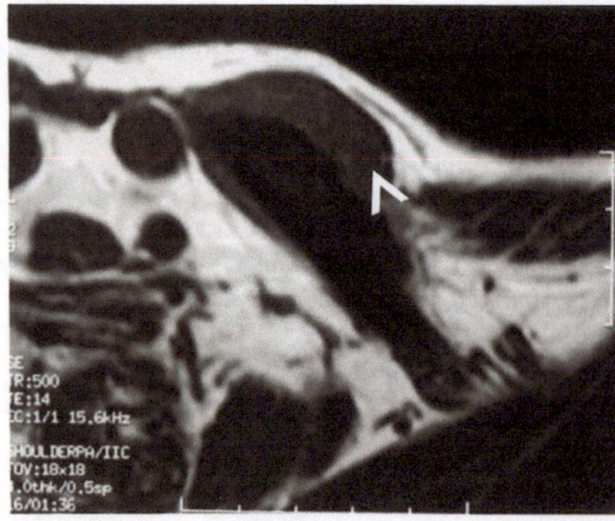

Fig. 6.9.3

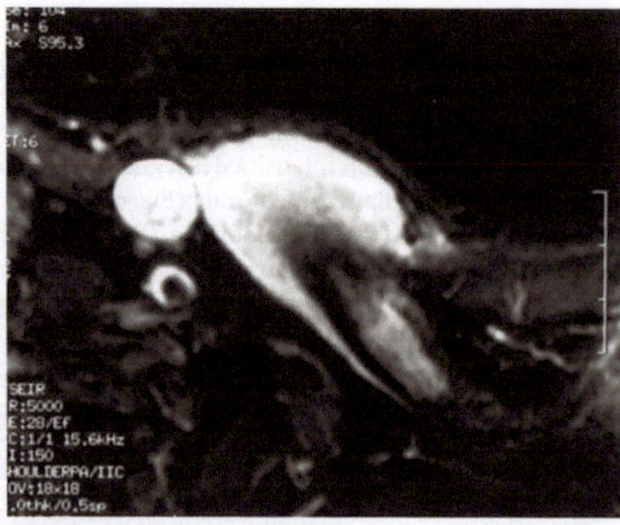

Fig. 6.9.4

Un uomo di 75 anni viene ricoverato perché presenta da circa un mese una massa fissa di tessuto molle nella regione claveare sinistra. L'esame obiettivo rivela una massa palpabile nel terzo medio della clavicola sinistra. I linfonodi superficiali non sono ingranditi. L'emocromo completo, i test biochimici e i livelli dei marker tumorali sono normali.

Commenti

Il linfoma osseo primitivo non è una neoplasia comune; ha un'incidenza che ammonta al 3-4 % di tutti i tumori ossei maligni. Il linfoma è considerato primitivo dell'osso solo quando una valutazione sistematica non rivela l'evidenza di un coinvolgimento extraosseo. Distinguere il linfoma osseo primario dagli altri tumori ossei è importante, poiché il primo ha una risposta alla terapia e una prognosi migliore. I pazienti con linfoma osseo primario trattati presentano una buona sopravvivenza a cinque anni, pari al 50%. La malattia può manifestarsi a ogni età, con un picco tra i 35-45 anni, ed è più comune nei maschi con un rapporto di 1,4 a 1 rispetto alle femmine. Il linfoma osseo primario coinvolge in maniera predominante lo scheletro appendicolare nelle regioni della diafisi e metafisi.

La presentazione radiologica della malattia è variabile e non specifica; è possibile riscontrare un ampio spettro di diversi pattern, dall'osso apparentemente normale alla lesione focale litica o a un diffuso processo misto ad aspetto infiltrativo o blastico con distruzione corticale.

La RM dimostra il coinvolgimento del midollo osseo. Nelle immagini T1 pesate, la diffusa infiltrazione è rappresentata come un'area di bassa intensità di segnale. Nelle immagini T2 pesate, la lesione è iperintensa rispetto al muscolo. Nelle STIR, i focolai di infiltrazione linfomatosa appaiono iperintensi.

La prognosi per i pazienti con una massa di tessuto molle extraosseo è peggiore.

La diagnosi differenziale deve includere altri tumori ossei primari: sarcoma di Ewing, carcinoma metastatico, plasmocitoma e osteomielite.

Reperti radiologici

Le evidenze radiografiche potrebbero risultare troppo sfumate; la proiezione postero-anteriore del torace mostra un'area sclerotica sfumata (*freccia tratteggiata*) nel terzo medio della clavicola sinistra in assenza di reazione periostale (Fig. 6.9.1).

L'ecografia (Fig. 6.9.2) rivela una massa di tessuto molle ipoecogena intorno alla clavicola (*freccia*).

L'immagine assiale di RM T1 pesata (Fig. 6.9.3) evidenzia una bassa intensità di segnale del midollo osseo clavicolare e l'estensione ai tessuti molli che circondano l'osso (*testa di freccia aperta*).

L'immagine assiale STIR (Fig. 6.9.4) mostra un'omogenea iperintensità del tumore.

Caso 6.10
■
Encondroma

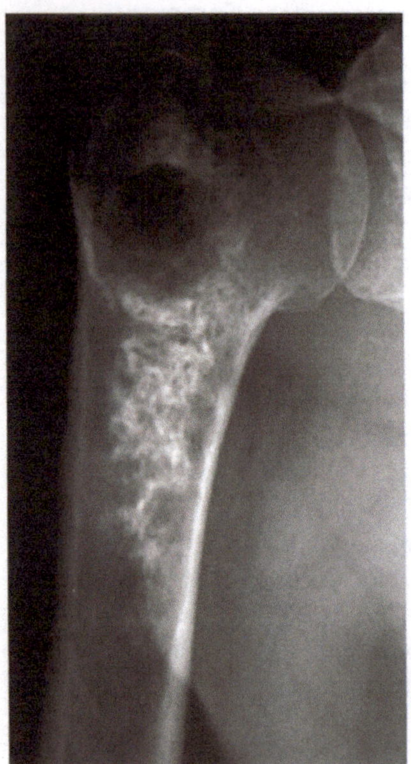

Fig. 6.10.1

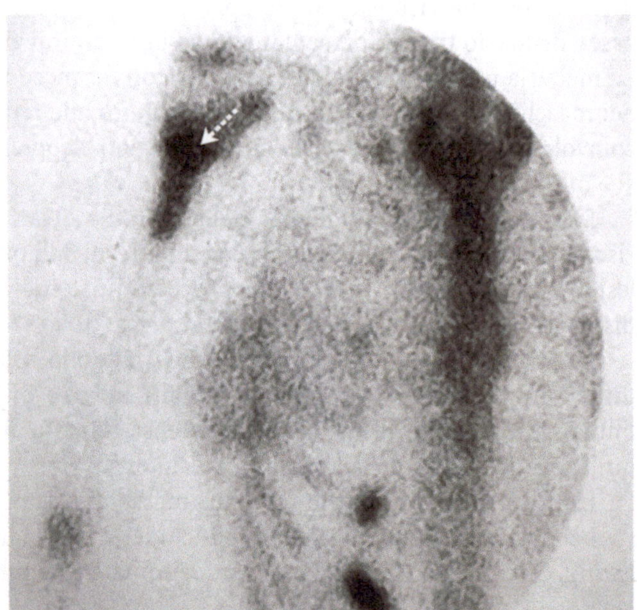

Fig. 6.10.2

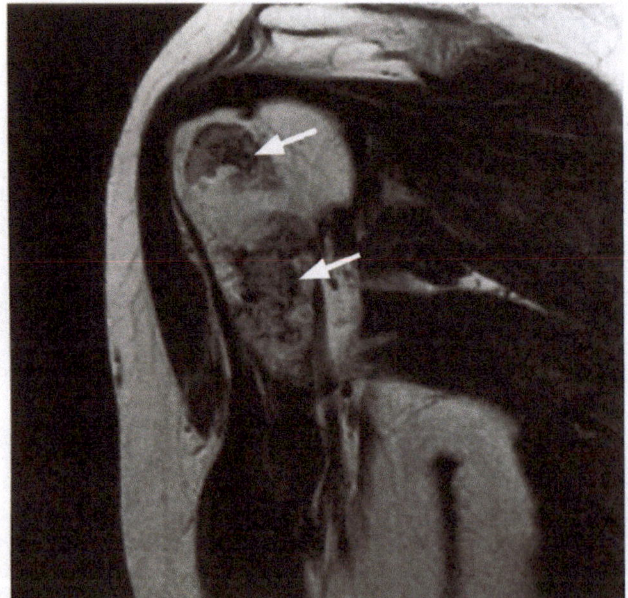

Fig. 6.10.3

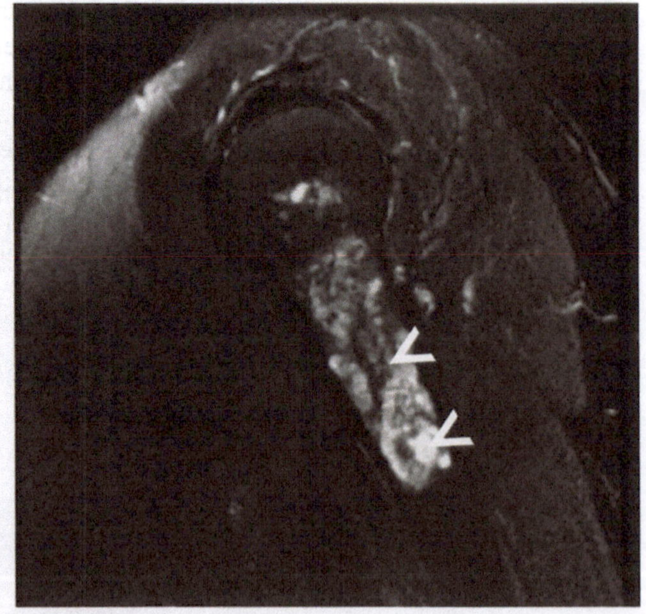

Fig. 6.10.4

Una donna di 52 anni presenta un reperto occasionale alla radiografia effettuata dopo un trauma.

L'encondroma è una comune neoplasia muscolo-scheletrica condroide che rappresenta dal 3 al 17% dei tumori ossei primari. Può presentarsi singolarmente o in forma multipla (encondromatosi – malattia di Ollier). L'encondroma è il risultato di una continua crescita di residui cartilaginei dislocatisi dalla cartilagine di accrescimento. La neoplasia è solitamente scoperta nella terza o quarta decade di vita con la stessa frequenza sia negli uomini che nelle donne. La trasformazione maligna è rara.

Il 40-65% degli encondromi solitari si localizza a livello della mano, anche se le ossa lunghe tubulari sono colpite nel 25% dei casi, più frequentemente nelle ossa delle estremità superiori. Gli encondromi sono solitamente localizzati nelle metafisi delle ossa lunghe tubulari o nelle diafisi delle ossa corte tubulari.

I tumori cartilaginei sono tipicamente riconosciuti nelle radiografie come lesioni litiche con matrice cartilaginea mineralizzata al loro interno e con contorno irregolare, ma la TC è la migliore modalità per indagare le caratteristiche mineralizzazioni di una neoplasia condroide, palesando il tipico pattern ad anelli e archi. La scintigrafia ossea mostra un'attività leggermente aumentata. Alla RM, l'encondroma appare come una lesione lobulata ben circoscritta con bassa intensità di segnale nelle immagini T1 pesate, di intensità intermedia nelle immagini T2 pesate e un segnale alto nelle sequenze T2 pesate con soppressione del grasso. I focolai calcifici mostrano una bassa intensità di segnale in tutte le sequenze.

Il condrosarcoma di basso grado potrebbe essere indistinguibile dall'encondroma; comunque, nella maggior parte dei casi, il condrosarcoma presenta alcune caratteristiche iconografiche indicative del suo comportamento aggressivo. Il superamento della corticale, la massa di tessuto molle e la profonda dentellatura endostale della corticale sono tre caratteristiche descritte più frequentemente nel condrosarcoma.

Alla radiografia il classico modello di calcificazioni, descritto come anelli e archi, è patognomonico per encondroma (Fig. 6.10.1). La scintigrafia ossea mostra soltanto una modesta captazione (*freccia tratteggiata*) all'omero destro (Fig. 6.10.2). L'immagine di RM coronale obliqua T2 pesata (Fig. 6.10.3) evidenzia un'intensità di segnale intermedia dovuta alla persistenza intralesionale di residui di tessuto midollare adiposo con un *cluster* di numerosi piccoli foci di bassa intensità di segnale (*frecce*) che rappresentano la matrice mineralizzata.

Le immagini sagittali oblique T2 pesate con soppressione del grasso (Fig. 6.10.4) rivelano focolai calcifici come aree di bassa intensità di segnale e zone iperintense a margini lobulati corrispondenti al tumore condroide (*frecce aperte*). L'encondroma risparmia la corticale e non si apprezzano estensione ai tessuti molli oppure altri segni compatibili con una lesione di natura aggressiva.

Letture consigliate

Libri

Arthritis: in Black and White. Brower AC, Flemming DJ (1997) Saunders (W.B.). ISBN-13: 9780721651521

Diagnosis of Bone and Joint Disorders. Vol 1–5. Resnik D (2002) Saunders (W.B.). ISBN-13: 9780721689210

Fundamentals of Skeletal Radiology. Helms CA (2005) Saunders (W.B.). ISBN-13: 9780721605708

Imaging of Soft Tissue Tumors. 3rd ed. De Schepper AM (2005) Springer, Berlin. ISBN-13: 9783540248095

Magnetic Resonance Imaging in Orthopaedics and Sports Medicine. Stoller DW (2006) Lippincott Williams & Wilkins. ISBN-13: 9780781773577

Musculoskeletal MRI. Kaplan PA, Helms CA, Dussault R, Anderson MW, Major NM (2001) Saunders (W.B.). ISBN-13: 9780721690278

Musculoskeletal Imaging: The Requisites (Requisites in Radiology). 3rd ed. Manaster BJ, May DA, Disler DG (2006) Mosby. ISBN-13: 9780323043618

Orthopedic Radiology: A Practical Approach. 3rd ed. Greenspan A (2000) Lippincott Williams & Wilkins. ISBN-13: 9780781715898

Spinal Imaging: Diagnostic Imaging of the Spine and Spinal Cord. Van Goethem JW, Hauwe L, Parizel PM (2007) Springer, Berlin. ISBN-13: 9783540213444

Ultrasound of the Musculoskeletal System. Bianchi S, Martinoli C (2007) Springer, Berlin. ISBN-13: 9783540422679

Siti web

http://bonetumor.org/tumors/pages/page174.html

http://chorus.rad.mcw.edu/index/6.html (Chorus: collaborative hypertext of radiology>musculoskeletal system)

http://emedicine.com/radio/MUSCULOSKELETAL.htm

http://gentili.net/ (The Musculoskeletal Radiologist Guide to the Internet. A. Gentili, MD, A.P. Lai, MD. UCLA and WLA VAMC. Los Angeles, California)

http://indyrad.iupui.edu/public/ddaven/main.htm (Skeletal Radiology Tutorial. Department of Radiology. Indiana University Medical Center)

http://med-ed.virginia.edu/courses/rad/ext/ (Introduction to radiology > skeletal trauma radiology)

http://orthop.washington.edu/

http://rad.washington.edu/mskbook (Approaches to Differential Diagnosis in Musculoskeletal Imaging by Richardson ML)

http://radiographics.rsnajnls.org/cgi/collection/skeletal_radiology

https://skeletalrad.org/Default.aspx (American Society of Skeletal Radiology)

Articoli

Adams ME, Saifuddin A. Characterisation of intra-articular soft tissue tumours and tumour-like lesions. Eur Radiol 2007; 17(4):950–958

Baur A, Reiser MF. Diffusion-weighted imaging of the musculoskeletal system in humans. Skeletal Radiol 2000; 29(10):555–562

Beaman FD, Kransdorf MJ, Andrews TR, Murphey MD, Arcara LK, Keeling JH. Superficial soft-tissue masses: analysis, diagnosis, and differential considerations. Radiographics 2007;27(2):509–523

Beck M, Kalhor M, Leunig M, Ganz R. Hip morphology influences the pattern of damage to the acetabular cartilage: femoroacetabular impingement as a cause of early osteoarthritis of the hip. J Bone Joint Surg Br 2005; 87(7):1012–1018

Beltran J, Bencardino J, Mellado J, Rosenberg ZS, Irish RD. MR arthrography of the shoulder: variants and pitfalls. Radiographics 1997; 17(6):1403–1412

Bergin D, Morrison WB, Carrino JA, Nallamshetty SN, Bartolozzi AR. Anterior cruciate ligament ganglia and mucoid degeneration: coexistence and clinical correlation. AJR Am J Roentgenol 2004; 182(5):1283–1287

Bianchi S, Martinoli C, Abdelwahab IF. Ultrasound of tendon tears. Part 1: general considerations and upper extremity. Skeletal Radiol 2005; 34(9):500–512

Bianchi S, Poletti PA, Martinoli C, Abdelwahab IF. Ultrasound appearance of tendon tears. Part 2: lower extremity and myotendinous tears. Skeletal Radiol 2006; 35(2):63–77

Blumenkrantz G, Lindsey CT, Dunn TC, et al. A pilot, two-year longitudinal study of the interrelationship between trabecular bone and articular cartilage in the osteoarthritic knee. Osteoarthritis Cartilage 2004; 12(12):997–1005

Brown WE, Potter HG, Marx RG, Wickiewicz TL, Warren RF. Magnetic resonance imaging appearance of cartilage repair in the knee. Clin Orthop Relat Res 2004; (422):214–223

Byun WM, Shin SO, Chang Y, Lee SJ, Finsterbusch J, Frahm J. Diffusion-weighted MR imaging of metastatic disease of the spine: assessment of response to therapy. AJNR Am J Neuroradiol 2002; 23(6):906–912

Cerezal L, Del PF, Abascal F, Garcia-Valtuille R, Pereda T, Canga A. Imaging findings in ulnar-sided wrist impaction syndromes. Radiographics 2002; 22(1):105–121

Cheng EY, Thongtrangan I, Laorr A, Saleh KJ. Spontaneous resolution of osteonecrosis of the femoral head. J Bone Joint Surg Am 2004; 86-A(12):2594–2599

Clavero JA, Alomar X, Monill JM, et al. MR imaging of ligament and tendon injuries of the fingers. Radiographics 2002; 22(2):237–256

Davies AM, Vanel D. Follow-up of musculoskeletal tumors. I. Local recurrence. Eur Radiol 1998; 8(5):791–799

Davies AM, Hall AD, Strouhal PD, Evans N, Grimer RJ. The MR imaging appearances and natural history of seromas following excision of soft tissue tumours. Eur Radiol 2004; 14(7):1196–1202

Davies M, Cassar-Pullicino VN, Davies AM, McCall IW, Tyrrell PN. The diagnostic accuracy of MR imaging in osteoid osteoma. Skeletal Radiol 2002; 31(10):559–569

Dehdashti F, Siegel BA, Griffeth LK, et al. Benign versus malignant intraosseous lesions: discrimination by means of PET with 2-[F-18]fluoro-2-deoxy-D-glucose. Radiology 1996; 200(1):243–247

Drape JL, Guerini H, Duffaut-Andreux C. Musculoskeletal radiology. J Radiol 2004; 85(7–8):973–978

Duc SR, Mengiardi B, Pfirrmann CW, Jost B, Hodler J, Zanetti M. Diagnostic performance of MR arthrography after rotator cuff repair. AJR Am J Roentgenol 2006; 186(1):237–241

Dupuy DE, Hangen DH, Zachazewski JE, Boland AL, Palmer W. Kinematic CT of the patellofemoral joint. AJR Am J Roentgenol 1997; 169(1):211–215

Elfering A, Semmer N, Birkhofer D, Zanetti M, Hodler J, Boos N. Risk factors for lumbar disc degeneration: a 5-year prospective MRI study in asymptomatic individuals. Spine 2002; 27(2):125–134

Elias DA, White LM, Fithian DC. Acute lateral patellar dislocation at MR imaging: injury patterns of medial patellar soft-tissue restraints and osteochondral injuries of the inferomedial patella. Radiology 2002; 225(3):736–743

Erickson SJ. High-resolution imaging of the musculoskeletal system. Radiology 1997; 205(3):593–618

Fayad LM, Johnson P, Fishman EK. Multidetector CT of musculoskeletal disease in the pediatric patient: principles, techniques, and clinical applications. Radiographics 2005; 25(3):603–618

Feldman F, Staron R, Zwass A, Rubin S, Haramati N. MR imaging: its role in detecting occult fractures. Skeletal Radiol 1994; 23(6):439–444

Garcia R, Kim EE, Wong FC, Korkmaz M, Wong WH, Yang DJ, et al. Comparison of fluorine-18-FDG PET and technetium-99m-MIBI SPECT in evaluation of musculoskeletal sarcomas. J Nucl Med 1996; 37(9):1476–1479

Geijer M, El-Khoury GY. MDCT in the evaluation of skeletal trauma: principles, protocols, and clinical applications. Emerg Radiol 2006; 13(1):7–18

Gil HC, Levine SM, Zoga AC. MRI findings in the subchondral bone marrow: a discussion of conditions including transient osteoporosis, transient bone marrow edema syndrome, SONK, and shifting bone marrow edema of the knee. Semin Musculoskelet Radiol 2006; 10(3):177–186

Gilbert FJ, Grant AM, Gillan MG, et al. Low back pain: influence of early MR imaging or CT on treatment and outcome – multicenter randomized trial. Radiology 2004; 231(2):343–351

Gillan MG, Gilbert FJ, Andrew JE, et al. Influence of imaging on clinical decision making in the treatment of lower back pain. Radiology 2001; 220(2):393–399

Glaves J. The use of radiological guidelines to achieve a sustained reduction in the number of radiographic examinations of the cervical spine, lumbar spine and knees performed for GPs. Clin Radiol 2005; 60(8):914–920

Gottlieb RH. Imaging for whom: patient or physician? AJR Am J Roentgenol 2005; 185(6):1399–1403

Haig AJ, Geisser ME, Tong HC, et al. Electromyographic and magnetic resonance imaging to predict lumbar stenosis, low-back pain, and no back symptoms. J Bone Joint Surg Am 2007; 89(2):358–366

Hernigou P, Poignard A, Nogier A, Manicom O. Fate of very small asymptomatic stage-I osteonecrotic lesions of the hip. J Bone Joint Surg Am 2004; 86-A(12):2589–2593

Hodler J, Resnick D. Current status of imaging of articular cartilage. Skeletal Radiol 1996; 25(8):703–709

Jacobson JA. Musculoskeletal ultrasound and MRI: which do I choose? Semin Musculoskelet Radiol 2005; 9(2):135–149

Jee WH, McCauley TR, Kim JM, et al. Meniscal tear configurations: categorization with MR imaging. AJR Am J Roentgenol 2003; 180(1):93–97

Kirwan JR. Conceptual issues in scoring radiographic progression in rheumatoid arthritis. J Rheumatol 1999; 26(3):720–725

Kiuru MJ, Pihlajamaki HK, Hietanen HJ, Ahovuo JA. MR imaging, bone scintigraphy, and radiography in bone stress injuries of the pelvis and the lower extremity. Acta Radiol 2002; 43(2):207–212

Kjaer P, Leboeuf-Yde C, Korsholm L, Sorensen JS, Bendix T. Magnetic resonance imaging and low back pain in adults: a diagnostic imaging study of 40-year-old men and women. Spine 2005; 30(10):1173–1180

Kobayashi Y, Kimura M, Higuchi H, Terauchi M, Shirakura K, Takagishi K. Juxta-articular bone marrow signal changes on magnetic resonance imaging following arthroscopic meniscectomy. Arthroscopy 2002; 18(3):238–245

Koulouris G, Connell D. Hamstring muscle complex: an imaging review. Radiographics 2005; 25(3):571–586

Kransdorf MJ. Benign soft-tissue tumors in a large referral population: distribution of specific diagnoses by age, sex, and location. AJR Am J Roentgenol 1995; 164(2):395–402

Kransdorf MJ. Malignant soft-tissue tumors in a large referral population: distribution of diagnoses by age, sex, and location. AJR Am J Roentgenol 1995; 164(1):129–134

Lang P, Honda G, Roberts T, Vahlensieck M, Johnston JO, Rosenau W, et al. Musculoskeletal neoplasm: perineoplastic edema versus tumor on dynamic postcontrast MR images with spatial mapping of instantaneous enhancement rates. Radiology 1995; 197(3):831–839

Leunig M, Beck M, Kalhor M, Kim YJ, Werlen S, Ganz R. Fibrocystic changes at anterosuperior femoral neck: prevalence in hips with femoroacetabular impingement. Radiology 2005; 236(1):237–246

Llauger J, Palmer J, Roson N, Bague S, Camins A, Cremades R. Nonseptic monoarthritis: imaging features with clinical and histopathologic correlation. Radiographics 2000; 20 Spec No:S263–S278

Low G, Raby N. Can follow-up radiography for acute scaphoid fracture still be considered a valid investigation? Clin Radiol 2005; 60(10):1106–1110

Ma LD, Frassica FJ, McCarthy EF, Bluemke DA, Zerhouni EA. Benign and malignant musculoskeletal masses: MR imaging differentiation with rim-to-center differential enhancement ratios. Radiology 1997; 202(3):739–744

Mackenzie R, Dixon AK, Keene GS, Hollingworth W, Lomas DJ, Villar RN. Magnetic resonance imaging of the knee: assessment of effectiveness. Clin Radiol 1996; 51(4):245–250

Malizos KN, Zibis AH, Dailiana Z, Hantes M, Karachalios T, Karantanas AH. MR imaging findings in transient osteoporosis of the hip. Eur J Radiol 2004; 50(3):238–244

Matava MJ, Eck K, Totty W, Wright RW, Shively RA. Magnetic resonance imaging as a tool to predict meniscal reparability. Am J Sports Med 1999; 27(4):436–443

McQueen FM, Stewart N, Crabbe J, Robinson E, Yeoman S, Tan PL, et al. Magnetic resonance imaging of the wrist in early rheumatoid arthritis reveals a high prevalence of erosions at four months after symptom onset. Ann Rheum Dis 1998 Jun;57(6):350–6

Milette PC, Fontaine S, Lepanto L, Dery R, Breton G. Clinical impact of contrast-enhanced MR imaging reports in patients with previous lumbar disk surgery. AJR Am J Roentgenol 1996; 167(1):217–223

Milette PC. Reporting lumbar disk abnormalities: at last, consensus! AJNR Am J Neuroradiol 2001; 22(3):428–429

Mitra D, Cassar-Pullicino VN, McCall IW. Longitudinal study of vertebral type-1 end-plate changes on MR of the lumbar spine. Eur Radiol 2004; 14(9):1574–1581

Modic MT. Degenerative disc disease and back pain. Magn Reson Imaging Clin N Am 1999; 7(3):481–491, viii

Modic MT, Obuchowski NA, Ross JS, et al. Acute low back pain and radiculopathy: MR imaging findings and their prognostic role and effect on outcome. Radiology 2005; 237(2):597–604

Mohana-Borges AV, Chung CB, Resnick D. Superior labral anteroposterior tear: classification and diagnosis on MRI and MR arthrography. AJR Am J Roentgenol 2003; 181(6):1449–1462

Moore SL, Teirstein A, Golimbu C. MRI of sarcoidosis patients with musculoskeletal symptoms. AJR Am J Roentgenol 2005; 185(1):154–159

Morag Y, Jacobson JA, Shields G, et al. MR arthrography of rotator interval, long head of the biceps brachii, and biceps pulley of the shoulder. Radiology 2005; 235(1):21–30

Muller R, Hildebrand T, Ruegsegger P. Non-invasive bone biopsy: a new method to analyse and display the three-dimensional structure of trabecular bone. Phys Med Biol 1994; 39(1):145–164

Munter FM, Wasserman BA, Wu HM, Yousem DM. Serial MR Imaging of Annular Tears in Lumbar Intervertebral Disks. AJNR Am J Neuroradiol 2002; 23(7):1105–1109

Murphey MD, Robbin MR, McRae GA, Flemming DJ, Temple HT, Kransdorf MJ. The many faces of osteosarcoma. Radiographics 1997; 17(5):1205–1231

Murphey MD, Smith WS, Smith SE, Kransdorf MJ, Temple HT. From the archives of the AFIP. Imaging of musculoskeletal neurogenic tumors: radiologic-pathologic correlation. Radiographics 1999; 19(5):1253–1280

Murphey MD, Carroll JF, Flemming DJ, Pope TL, Gannon FH, Kransdorf MJ. From the archives of the AFIP: benign musculoskeletal lipomatous lesions. Radiographics 2004; 24(5):1433–1466

Narvaez JA, Narvaez J, Ortega R, Aguilera C, Sanchez A, Andia E. Painful heel: MR imaging findings. Radiographics 2000; 20(2):333–352

Neyman EG, Corl FS, Fishman EK. 3D-CT evaluation of metallic implants: principles, techniques, and applications. Crit Rev Comput Tomogr 2002; 43(6):419–452

Nikken JJ, Oei EH, Ginai AZ, et al. Acute peripheral joint injury: cost and effectiveness of low-field-strength MR imaging – results of randomized controlled trial. Radiology 2005; 236(3):958–967

Pfirrmann CW, Theumann NH, Chung CB, Botte MJ, Trudell DJ, Resnick D. What happens to the triangular fibrocartilage complex during pronation and supination of the forearm? Analysis of its morphology and diagnostic assessment with MR arthrography. Skeletal Radiol 2001; 30(12):677–685

Pfirrmann CW, Mengiardi B, Dora C, Kalberer F, Zanetti M, Hodler J. Cam and pincer femoroacetabular impingement: characteristic MR arthrographic findings in 50 patients. Radiology 2006; 240(3):778–785

Potter HG, Weinstein M, Allen AA, Wickiewicz TL, Helfet DL. Magnetic resonance imaging of the multiple-ligament injured knee. J Orthop Trauma 2002; 16(5):330–339

Ramnath RR, Kattapuram SV. MR appearance of SONK-like subchondral abnormalities in the adult knee: SONK redefined. Skeletal Radiol 2004; 33(10):575–581

Recht MP, Goodwin DW, Winalski CS, White LM. MRI of articular cartilage: revisiting current status and future directions. AJR Am J Roentgenol 2005; 185(4):899–914

Resnick D, Niwayama G, Guerra J Jr, Vint V, Usselman J. Spinal vacuum phenomena: anatomical study and review. Radiology 1981; 139(2):341–348

Robertson DD, Walker PS, Granholm JW, et al. Design of custom hip stem prostheses using three-dimensional CT modeling. J Comput Assist Tomogr 1987; 11(5):804–809

Roposch A, Wright JG. Increased diagnostic information and understanding disease: uncertainty in the diagnosis of developmental hip dysplasia. Radiology 2007; 242(2):355–359

Rosenberg AE. Malignant fibrous histiocytoma: past, present, and future. Skeletal Radiol 2003; 32(11):613–618

Rosenthal DI, Hornicek FJ, Wolfe MW, Jennings LC, Gebhardt MC, Mankin HJ. Percutaneous radiofrequency coagulation of osteoid osteoma compared with operative treatment. J Bone Joint Surg Am 1998; 80(6):815–821

Rupp S, Seil R, Jochum P, Kohn D. Popliteal cysts in adults. Prevalence, associated intraarticular lesions, and results after arthroscopic treatment. Am J Sports Med 2002; 30(1):112–115

Sabharwal S, Zhao C, McKeon J, Melaghari T, Blacksin M, Wenekor C. Reliability analysis for radiographic measurement of limb length discrepancy: full-length standing anteroposterior radiograph versus scanogram. J Pediatr Orthop 2007; 27(1):46–50

Sanders TG, Medynski MA, Feller JF, Lawhorn KW. Bone contusion patterns of the knee at MR imaging: footprint of the mechanism of injury. Radiographics 2000; 20 Spec No:S135–S151

Santiago RC, Gimenez CR, McCarthy K. Imaging of osteomyelitis and musculoskeletal soft tissue infections: current concepts. Rheum Dis Clin North Am 2003; 29(1):89–109

Schweitzer ME, Morrison WB. MR imaging of the diabetic foot. Radiol Clin North Am 2004; 42(1):61–71, vi

Shapeero LG, Vanel D, Verstraete KL, Bloem JL. Fast magnetic resonance imaging with contrast for soft tissue sarcoma viability. Clin Orthop Relat Res 2002; (397):212–227

Shepard MF, Hunter DM, Davies MR, Shapiro MS, Seeger LL. The clinical significance of anterior horn meniscal tears diagnosed on magnetic resonance images. Am J Sports Med 2002; 30(2):189–192

Sims WF, Jacobson KE. The posteromedial corner of the knee: medial-sided injury patterns revisited. Am J Sports Med 2004; 32(2):337–345

Teefey SA, Rubin DA, Middleton WD, Hildebolt CF, Leibold RA, Yamaguchi K. Detection and quantification of rotator cuff tears. Comparison of ultrasonographic, magnetic resonance imaging, and arthroscopic findings in seventy-one consecutive cases. J Bone Joint Surg Am 2004; 86-A(4):708–716

Thain LM, Adler RS. Sonography of the rotator cuff and biceps tendon: technique, normal anatomy, and pathology. J Clin Ultrasound 1999; 27(8):446–458

Theumann NH, Pfirrmann CW, Chung CB, Antonio GE, Trudell DJ, Resnick D. Ligamentous and tendinous anatomy of the intermetacarpal and common carpometacarpal joints: evaluation with MR imaging and MR arthrography. J Comput Assist Tomogr 2002; 26(1):145–152

Theumann NH, Etechami G, Duvoisin B, et al. Association between extrinsic and intrinsic carpal ligament injuries at MR arthrography and carpal instability at radiography: initial observations. Radiology 2006; 238(3):950–957

Vande Berg BC, Malghem J, Lecouvet FE, Maldague B. Magnetic resonance imaging of normal bone marrow. Eur Radiol 1998; 8(8):1327–1334

Vanel D, Shapeero LG, Tardivon A, Western A, Guinebretiere JM. Dynamic contrast-enhanced MRI with subtraction of aggressive soft tissue tumors after resection. Skeletal Radiol 1998; 27(9):505–510

Verstraete KL, Van der Woude HJ, Hogendoorn PC, De-Deene Y, Kunnen M, Bloem JL. Dynamic contrast-enhanced MR imaging of musculoskeletal tumors: basic principles and clinical applications. J Magn Reson Imaging 1996; 6(2):311–321

Vilanova JC, Woertler K, Narvaez JA, et al. Soft-tissue tumors update: MR imaging features according to the WHO classification. Eur Radiol 2007; 17(1):125–138

Vincken PW, Ter Braak BP, van Erkell AR, et al. Effectiveness of MR imaging in selection of patients for arthroscopy of the knee. Radiology 2002; 223(3):739–746

Waldschmidt JG, Rilling RJ, Kajdacsy-Balla AA, Boynton MD, Erickson SJ. In vitro and in vivo MR imaging of hyaline cartilage: zonal anatomy, imaging pitfalls, and pathologic conditions. Radiographics 1997; 17(6):1387–1402

Younger AS, Sawatzky B, Dryden P. Radiographic assessment of adult flatfoot. Foot Ankle Int 2005; 26(10):820–825

Zanetti M, Bruder E, Romero J, Hodler J. Bone marrow edema pattern in osteoarthritic knees: correlation between MR imaging and histologic findings. Radiology 2000; 215(3):835–840

F. Bravo-Rodriguez e Rocio Diaz-Aguilera

Introduzione

La neuroradiologia è la branca della radiologia che si occupa sia degli aspetti diagnostici che interventistici del Sistema Nervoso Centrale (SNC) e del distretto testa-collo.

L'introduzione della Tomografia Computerizzata (TC) nel 1972 e della Risonanza Magnetica (RM) nel 1981 hanno notevolmente contribuito allo sviluppo di questa subspecialità radiologica altamente specializzata.

La neuroradiologia comprende due discipline strettamente correlate, che sono però, allo stesso tempo, nettamente differenti l'una dall'altra. Da un lato la diagnostica neuroradiologica, basata su modalità di imaging non invasive, mentre dall'altro la neuroradiologia interventistica, fondata sull'angiografia con sottrazione digitale (DSA), che permette il trattamento di molte condizioni neurologiche tramite l'utilizzo di procedure endovascolari. Oltre alle approfondite conoscenze anatomiche, fisiologiche, patologiche e delle metodiche diagnostiche, richieste a tutti gli specialisti in neuroradiologia, coloro che si dedicano alla branca interventistica devono necessariamente acquisire ulteriori competenze manuali e chirurgiche.

La neuroradiologia è ampiamente connessa a molte specializzazioni come la neurologia, la neurochirurgia, l'otorinolaringoiatria, la chirurgia orale e la chirurgia maxillofacciale; i neuroradiologi lavorano a stretto contatto con gli specialisti di questi campi consentendo una più veloce e accurata diagnosi grazie alla radiologia tradizionale, agli ultrasuoni, alla TC e/o alla RM. Inoltre, i neuroradiologi interventisti contribuiscono al trattamento di numerose condizione neurologiche attraverso procedure minimamente invasive come lo stenting intracranico ed extracranico in caso di stenosi arteriose, il trattamento endovascolare di aneurismi intracranici, le embolizzazioni di tumori della testa e del collo, ecc.

Il campo di applicazione attuale di questa disciplina è molto esteso e il suo futuro è promettente. L'avvento dell'imaging funzionale tramite RM, delle sequenze pesate in diffusione e delle sequenze di perfusione ha rimpiazzato la visione strettamente anatomica con una prospettiva più ampia, che include la patofisiologia cerebrale. Inoltre, recenti studi sull'impianto endovascolare di cellule staminali hanno aperto un nuovo e affascinante campo in merito al trattamento degli stroke e delle malattie degenerative.

Caso 7.1
■
Meningioma

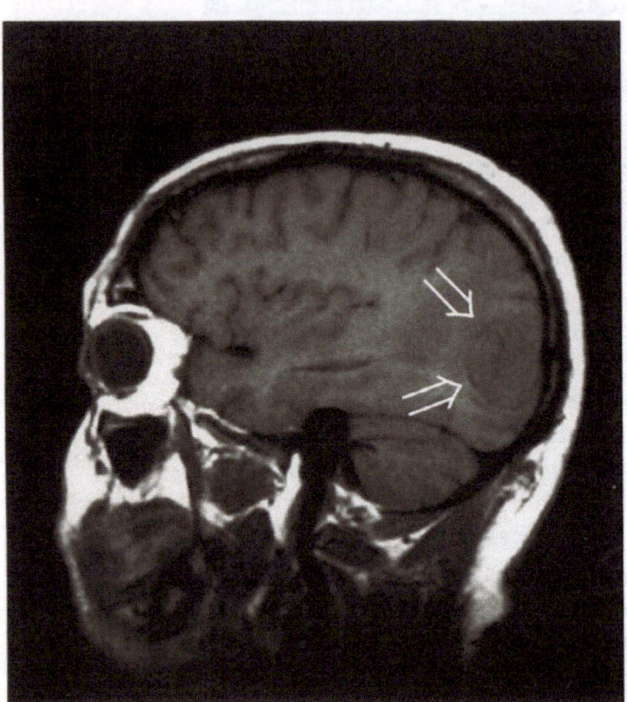

Fig. 7.1.1

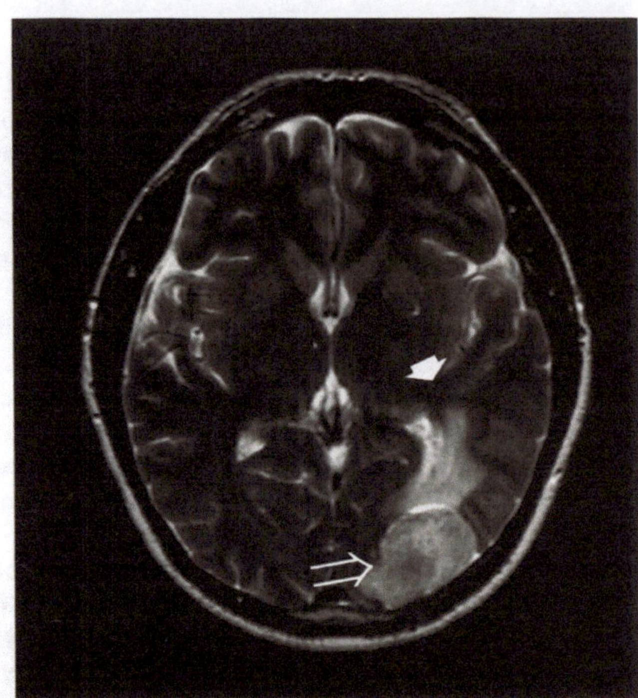

Fig. 7.1.2

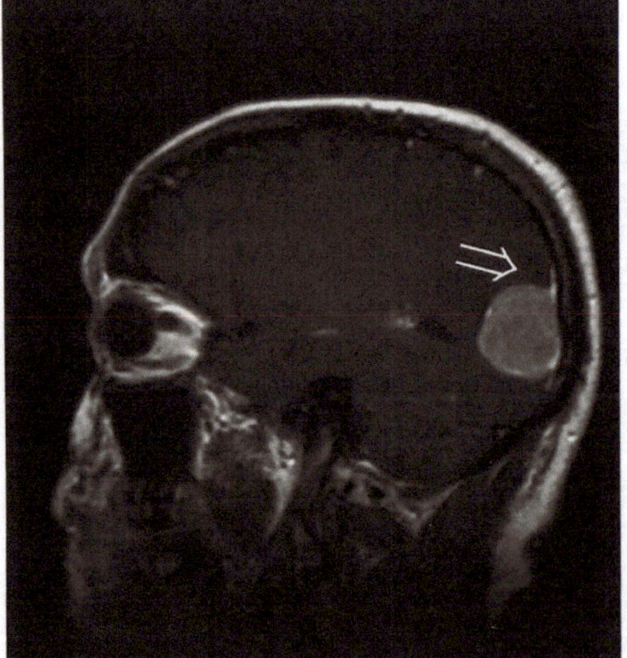

Fig. 7.1.3

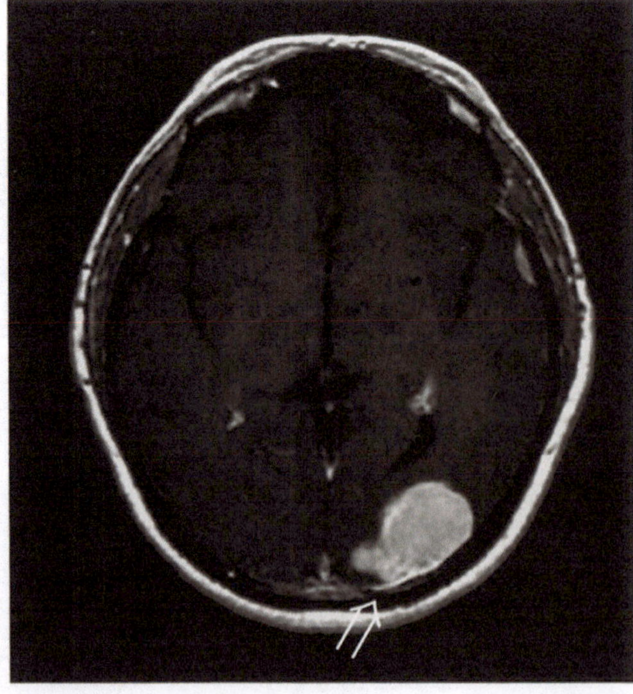

Fig. 7.1.4

Un uomo di 43 anni, senza una rilevante storia clinica precedente, viene ricoverato al pronto soccorso dopo una crisi epilettica di 10 minuti. Il paziente, nel periodo post-critico, presenta un lieve decremento delle funzioni cognitive. Escludendo questo reperto, l'esame clinico si rivela non conclusivo. Una RM dell'encefalo mostra numerose lesioni extra-assiali consistenti in meningiomi multipli.

I meningiomi sono tumori che originano dalle cellule di rivestimento dei villi che risiedono nella lamina aracnoidea che costituisce il rivestimento della superficie dell'encefalo e del midollo osseo. Costituiscono il 13-20% dei tumori intracranici primitivi degli adulti. Il sesso femminile è il più colpito (da 1,5:1 fino a 3:1) e l'età media di insorgenza è dopo i 50 anni. I meningiomi sono multipli nel 5-40% dei casi e lesioni molteplici sono più frequenti nei pazienti che soffrono di neurofibromatosi di tipo 2 (NF-2), una malattia ereditaria con trasmissione di tipo autosomico dominante secondaria a una mutazione di un gene situato sul cromosoma 22.

I meningiomi sono sovratentoriali nel 90% dei casi. Le localizzazioni più comuni sono la falce cerebrale (25%), la convessità (20%) e la cresta sfenoidale (15%). Le manifestazioni cliniche dipendono dalla localizzazione della lesione. Crisi epilettiche, deficit neurologici focali ed emicrania sono sintomi di un meningioma della convessità o della falce cerebrale; i meningiomi della cresta sfenoidale possono invece causare problemi visivi o intorpidimento facciale. Il trattamento di scelta è la completa exeresi chirurgica.

Alla TC i meningiomi sono di solito evidenti come tumori adesi alla dura madre leggermente ipodensi fino al 70% dei casi. Dopo l'iniezione di mezzo di contrasto iodato, la loro densità aumenta notevolmente e omogeneamente. In circa il 25% dei casi sono presenti calcificazioni e, delle volte, può essere osservata un'iperostosi della regione ossea adiacente.

Nelle sequenze T1 pesate (Fig. 7.1.1), molti meningiomi presentano intensità di segnale paragonabile alla sostanza grigia. I meningiomi si manifestano come masse extra-assiali con una vasta adesione alla dura madre e una sottile rima ipointensa (*frecce aperte*) che separa il tumore dal parenchima cerebrale, corrispondente al liquido cefalorachidiano.

Nelle sequenze T2 pesate (Fig. 7.1.2), i meningiomi possono avere numerosi aspetti. In generale, il tumore è ipointenso rispetto alla sostanza grigia se sono presenti calcio o componenti fibrotiche (*freccia aperta*). Inoltre, i meningiomi possono mostrare un esteso edema perilesionale (*freccia piena*).

Dopo l'iniezione di mezzo di contrasto, questi tumori presentano un enhancement intenso e omogeneo. Nella maggior parte dei casi, è inoltre evidente un enhancement del tessuto che circonda la connessione con la dura madre; questo segno radiologico è conosciuto come *dural tail* (Figg. 7.1.3 e 7.1.4, *frecce aperte*).

Alla DSA (non riportata) si evidenziano le arterie meningee, che penetrano il tumore attraverso il suo legame con la dura, con la caratteristica distribuzione radiale dei rami interni. Un'omogenea e intensa opacizzazione del tumore è visibile in fase precoce e tardiva.

Sebbene l'exeresi chirurgica completa sia il trattamento di scelta del meningioma benigno, un'embolizzazione preoperatoria per diminuire il rifornimento di sangue al tumore può essere di notevole aiuto.

Caso 7.2
Sclerosi multipla

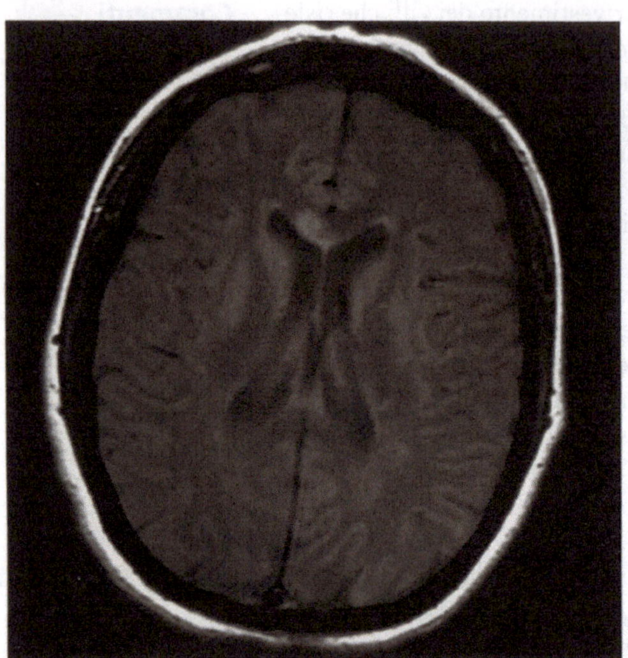

Fig. 7.2.1

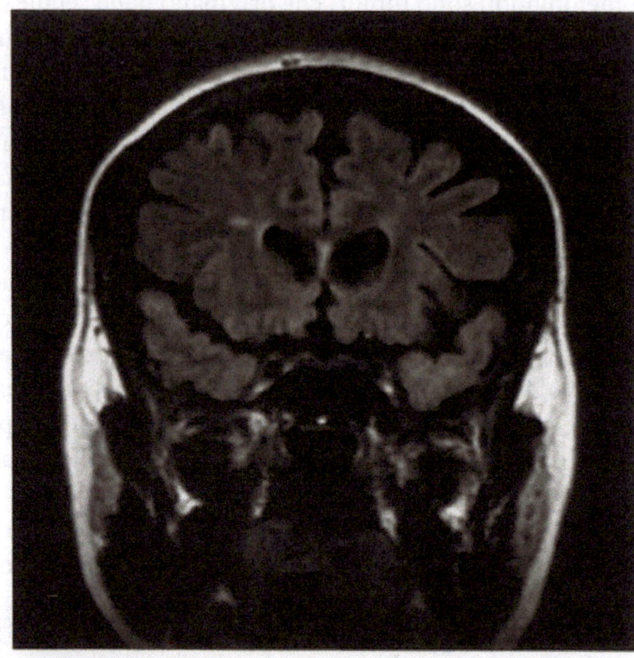

Fig. 7.2.2

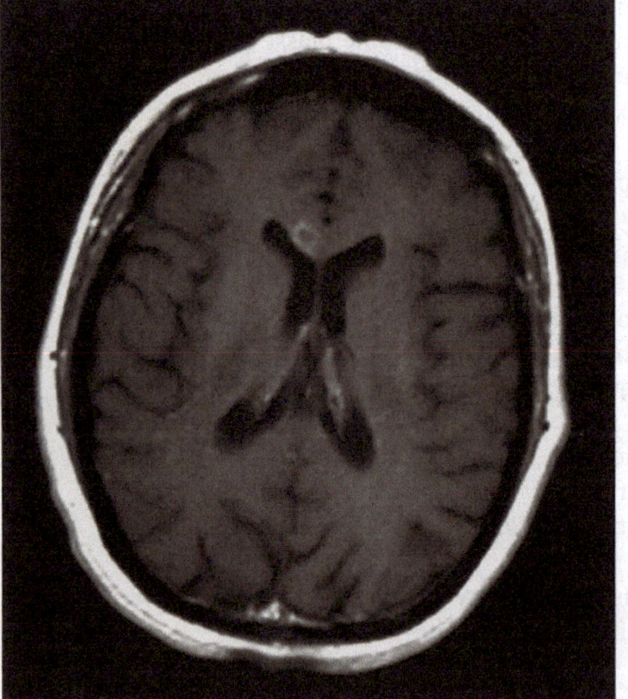

Fig. 7.2.3

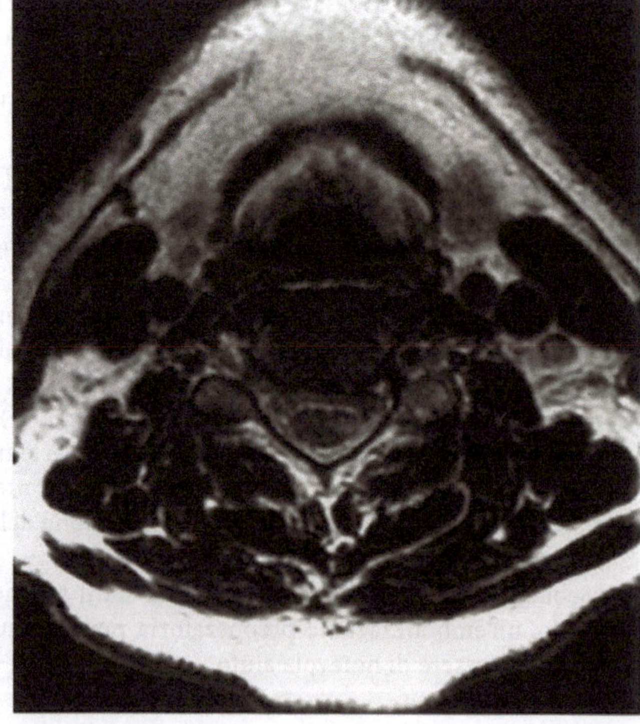

Fig. 7.2.4

Donna di 40 anni con improvvisa paresi monolaterale dell'arto sinistro e iporiflessia. Una RM cerebrale individua lesioni compatibili con la diagnosi di sclerosi multipla.

La Sclerosi Multipla (SM) è una malattia infiammatoria demielinizzante del SNC. È considerata una malattia autoimmune. La SM colpisce prevalentemente giovani adulti tra i 20 e i 30 anni, ma può comparire a qualunque età. Ha una prevalenza di circa 100 casi ogni 100 000 abitanti e colpisce con maggior frequenza il sesso femminile (2:1).

Di solito si presenta inizialmente con una Neurite Ottica Retrobulbare (NOR) o con altri sintomi neurologici isolati. La malattia si può presentare in diverse forme: primitivamente progressiva, recidivante remittente e secondariamente progressiva. La diagnosi è principalmente basata sui segni clinici. Possono essere utili anche i potenziali evocati visivi e altri test di laboratorio; bande policlonali di IgG sono state dimostrate in campioni di fluido cerebrospinale dell'85% dei pazienti con SM. Con l'avvento della RM, la possibilità di confermare la diagnosi è cresciuta notevolmente. Le lesioni tipiche della SM sono evidenti nel 95% dei pazienti sottoposti a RM. Inoltre, i recenti progressi in campo tecnico consentono alle nuove apparecchiature di RM di fornire ulteriori informazioni in merito all'eterogeneità della SM, alla sua prognosi e agli effetti dei trattamenti.

Attualmente, per stabilire la diagnosi in pazienti con sintomi clinici isolati suggestivi di SM si utilizzano i criteri formulati da Barkhof.

Criteri di progressione spaziale
9 lesioni nelle sequenze T2 pesate o 1 lesione con enhancement dopo mdc
1 o più lesioni infratentoriali
1 o più lesioni iuxtacorticali
3 o più lesioni periventricolari
Criteri di progressione temporale
1 lesione nuova con enhancement dopo mdc 3 mesi dopo un episodio acuto
nuove lesioni nelle sequenze T2 pesate o nuove lesioni con enhancement dopo mdc 6 mesi dopo il primo episodio suggestivo di SM

Oggi non è disponibile nessun trattamento veramente efficace contro gli attacchi acuti di SM dopo la loro insorgenza. La terapia maggiormente utilizzata è basata sull'uso di alte dosi di steroidi per via endovenosa. Quest'approccio terapeutico può aiutare ad accelerare il tempo di recupero, ma non può determinarne l'entità. Per prevenire recidive o progressione di malattia, si utilizzano farmaci immunomodulanti (interferone, ad esempio) con differenti risultati.

La RM mostra caratteristiche lesioni iperintense nelle sequenze T2 pesate, in densità protonica e nelle sequenze FLAIR (*Fluid Attenuated Inversion Recovery*) distribuite all'interno della sostanza bianca, del tronco encefalico, dei nervi ottici o del midollo spinale. Nei casi tipici, le lesioni tendono a localizzarsi nelle aree periventricolari (Fig. 7.2.1) e possono ritrovarsi anche nel corpo calloso. Hanno forma ovoidale con l'asse maggiore orientato perpendicolarmente alla superficie del ventricolo (Fig. 7.2.2); tipicamente coinvolgono solo la sostanza bianca e presentano enhancement periferico dopo somministrazione di gadolinio (Fig. 7.2.3).

Lesioni del midollo spinale sono presenti nel 75% dei casi. Di solito si trovano a livello del midollo cervicale e presentano orientamento verticale (Fig. 7.2.4).

Caso 7.3
■
Ascesso cerebrale

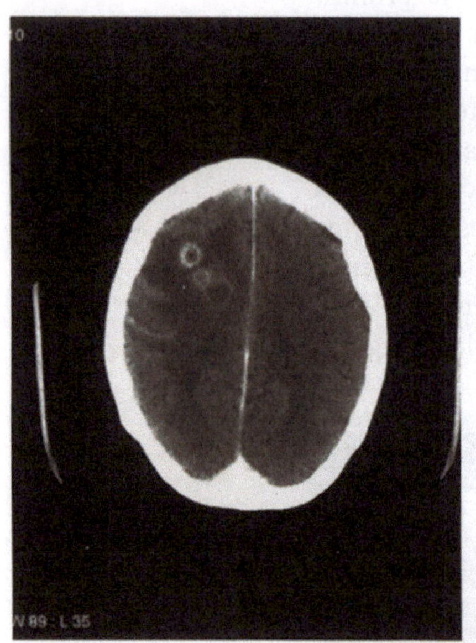

Fig. 7.3.1

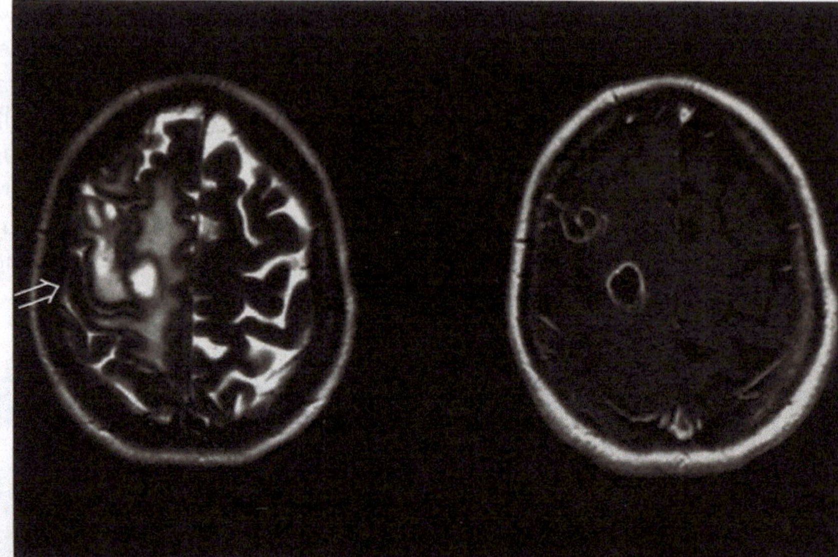

Fig. 7.3.2

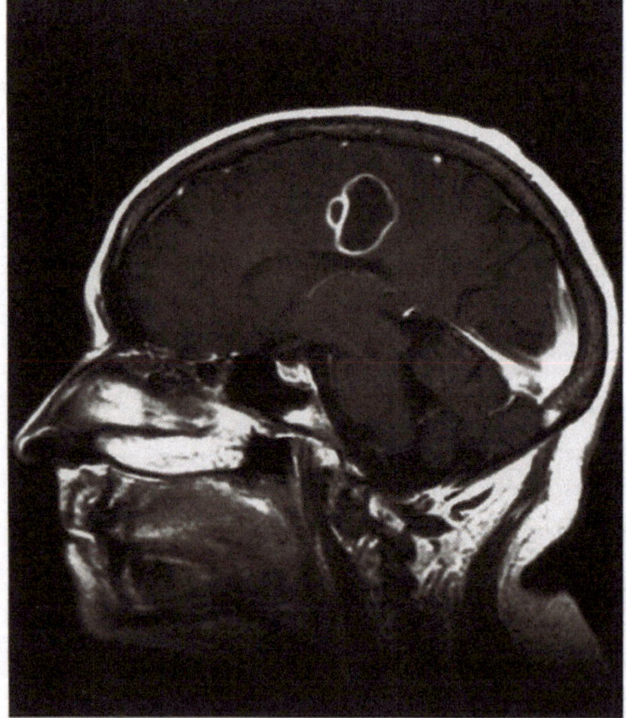

Fig. 7.3.3

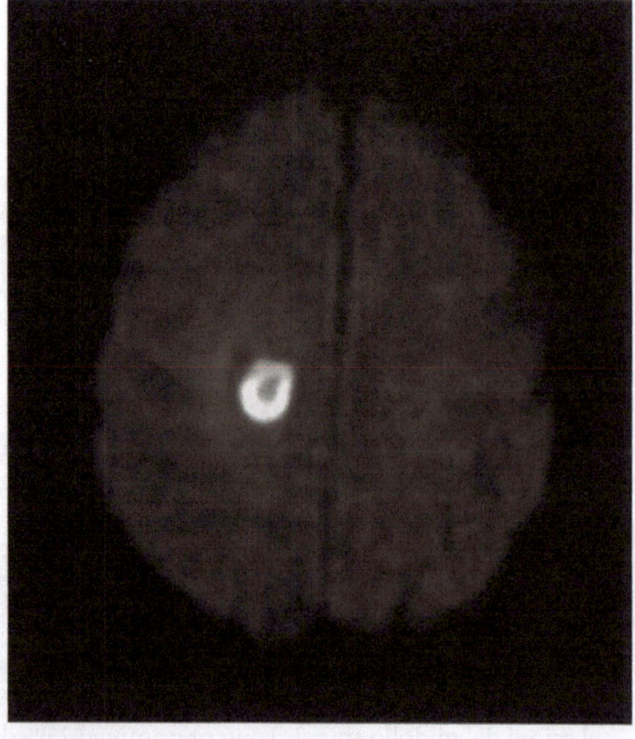

Fig. 7.3.4

Una donna di 32 anni si presenta con cefalea progressiva ed emiparesi sinistra insorte da circa 24 ore. Recentemente aveva manifestato un flemmone a livello dell'arcata dentaria superiore. All'esame obiettivo sono evidenti emiparesi sinistra di grado severo e paralisi facciale. Una coltura ematica rivela la presenza di *Staphylococcus hyicus*. La paziente viene trattata con cefotaxime e metronidazolo. Un esame TC eseguito senza e con mezzo di contrasto evidenzia un ascesso nel lobo frontale destro.

Commenti

L'ascesso cerebrale è un processo infettivo focale. Più frequentemente i microorganismi patogeni raggiungono il SNC per estensione diretta da focolai di infezioni contigui, come otiti medie, mastoiditi, sinusiti o infezioni dentarie. È possibile anche una diffusione ematica da siti extracranici. L'origine dell'infezione rimane sconosciuta nel 10-40% dei casi. Gli ascessi cerebrali tipicamente attraversano diverse fasi durante il loro sviluppo, che possono essere così schematizzate: fase dell'encefalite acuta, fase finale dell'encefalite con necrosi e formazione del tessuto di granulazione, sviluppo della capsula collagenosa e reazione gliotica pericapsulare.

Colpiscono più frequentemente il sesso maschile tra i 20 e i 40 anni di età e di solito si localizzano nel lobo frontale o temporale.

I segni clinici dipendono dalle dimensioni e dalla sede occupata dall'ascesso e dalla reazione globale dell'encefalo alla presenza dell'organismo patogeno. Il sintomo più comune è la cefalea, tipicamente progressiva e farmacoresistente. Altri sintomi sono febbre, deficit neurologici focali e diminuzione del livello di coscienza.

Negli adulti la maggior parte degli ascessi è causata da germi Gram negativi che giungono al SNC per disseminazione ematogena. Nei bambini, invece, sono più frequentemente coinvolti batteri Gram positivi provenienti da orecchio, naso o bocca.

Il trattamento di scelta è il drenaggio dell'ascesso attraverso l'aspirazione del materiale infetto. La chirurgia è invece indicata nei casi di ascessi persistenti. Nelle fasi iniziali possono essere usati antibiotici per via sistemica. Il tasso di mortalità è minore del 10%.

Reperti radiologici

L'aspetto radiologico dell'ascesso nelle immagini TC dipende dalla fase in cui si trova al momento dell'esecuzione dell'esame. Durante l'encefalite acuta, le scansioni TC senza mdc mostrano un'area ipodensa poco delineata e circondata da edema di tipo vasogenico. Dopo l'iniezione di mdc iodato, è visibile un'area mal definita e con debole enhancement all'interno della regione edematosa. Quando è presente una capsula, si evidenzia come un bordo irregolarmente iperdenso che circonda l'area centrale ipodensa (Fig. 7.3.1). Alcune volte possono essere dimostrati ascessi satellite.

Alla RM, l'encefalite appare come un'area ipointensa nelle sequenze T1 pesate e iperintensa nelle sequenze T2 pesate, in densità protonica e in FLAIR. Dopo somministrazione di mezzo di contrasto paramagnetico, queste aree presentano un pattern di potenziamento simile alla TC. Negli stadi avanzati, il *core* necrotico è iperintenso nelle sequenze T2 pesate e in densità protonica ed è circondato da edema perilesionale di grado variabile (Fig. 7.3.2, *freccia aperta*). La capsula, dopo somministrazione di mezzo di contrasto paramagnetico, presenta enhancement molto marcato (Figg. 7.3.2 e 7.3.3). Nelle sequenze in diffusione (Fig. 7.3.4), l'ascesso si presenta fortemente iperintenso; questo reperto è di notevole importanza, in quanto permette di differenziare l'ascesso cerebrale da altre lesioni patologiche di aspetto simile contenenti componenti necrotiche come neoplasie o metastasi, che appaiono invece ipointense.

Caso 7.4
■
Trauma cranico acuto

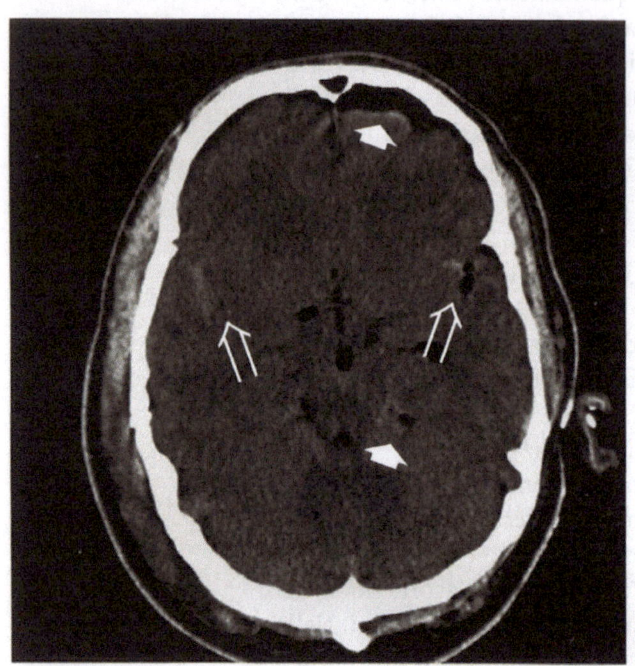

Fig. 7.4.1

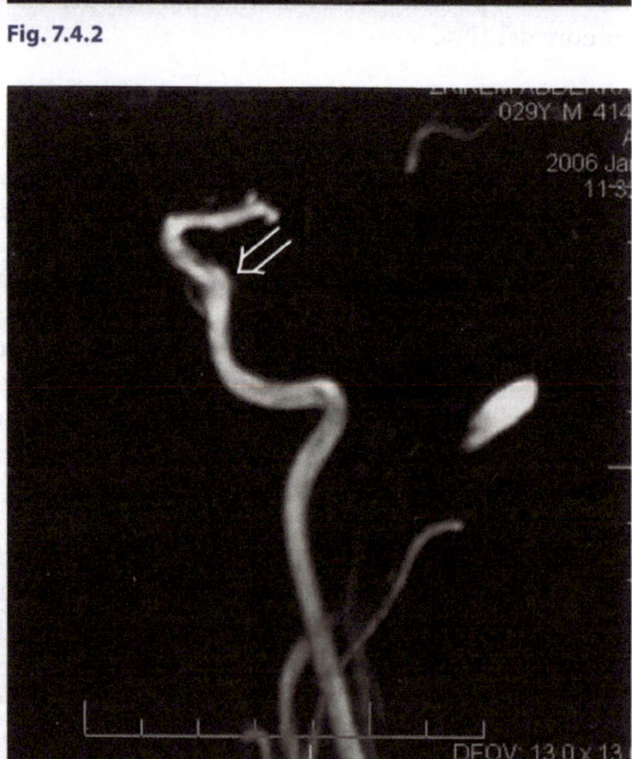

Fig. 7.4.2

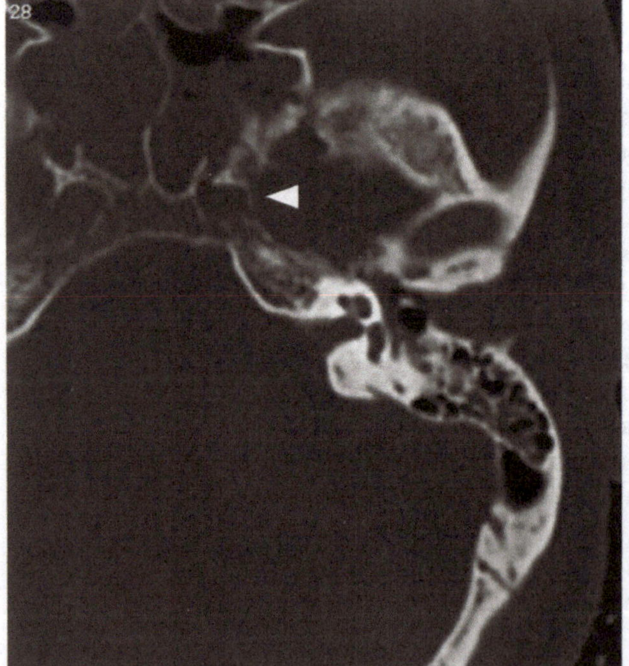

Fig. 7.4.3

Fig. 7.4.4

Un uomo di 30 anni giunge al pronto soccorso con un trauma cranico dovuto a un incidente stradale. È vigile e orientato, ma un po' agitato. All'esame obiettivo si evidenziano otorrea bilaterale e probabile sindrome di Bernard-Horner a carico del lato sinistro.

Immediatamente viene eseguita una TC senza mdc dell'encefalo e della base cranica. Successivamente si esegue anche un esame RM con sequenze pesate in diffusione e sequenze angiografiche del distretto extracranico.

Circa il 15% dei pazienti con trauma cerebrale muore, mentre un altro 15% presenta danni permanenti.

Il trauma cranico può causare sia lesioni primarie che secondarie. Le lesioni primarie avvengono al momento dell'impatto e possono essere sia danni diretti del parenchima cerebrale che indiretti della sostanza bianca, causati dalle forze di accelerazione e decelerazione. Tipiche lesioni primarie sono: lesione dello scalpo, contusione cerebrale, emorragia subaracnoidea, ematoma epidurale, ematoma subdurale, ferite penetranti e danno assonale diffuso.

Le lesioni secondarie sono invece eventi sistemici o intracranici che conseguono a quelle primarie e contribuiscono ulteriormente al danno neuronale e alla necrosi cellulare. Le lesioni secondarie comprendono: ernia encefalica, edema cerebrale, ischemia, morte cerebrale, dissecazione vascolare intracranica ed extracranica e fistola carotido-cavernosa.

La TC è la metodica di imaging di scelta in caso di traumi gravi. Ha una sensibilità eccellente per l'individuazione delle emorragie e del coinvolgimento osseo ed è ampiamente diffusa sul territorio; inoltre, sono sufficienti solo pochi minuti per eseguire un esame completo.

La RM è invece utilizzata nel sospetto di un diffuso danno assonale, non evidenziabile con la TC.

L'angio-TC e l'angio-RM possono essere utili per lo studio dei vasi intra- ed extracranici nei casi di sospette dissezioni vascolari. L'angiografia con sottrazione digitale è utilizzata nei casi dubbi o con scopi terapeutici.

L'esame TC (Fig. 7.4.1) mostra un'emorragia subaracnoidea post-traumatica con presenza di sangue all'interno della scissura silviana (*frecce aperte*). Bolle d'aria compatibili con pneumoencefalo sono visibili nel sistema ventricolare e nello spazio subaracnoideo (*frecce piene*).

Le scansioni TC della base cranica (Figg. 7.4.2 e 7.4.3) dimostrano multiple fratture coinvolgenti l'osso temporale (*frecce aperte*), i seni paranasali (*freccia piena*) e il canale carotideo sinistro (*punta di freccia*).

L'angio-RM (Fig. 7.4.4) mostra irregolarità e dilatazione focale del seno cavernoso della carotide interna sinistra compatibile con aneurisma post-traumatico (*freccia aperta*).

Caso 7.5
■
Ictus cerebrale

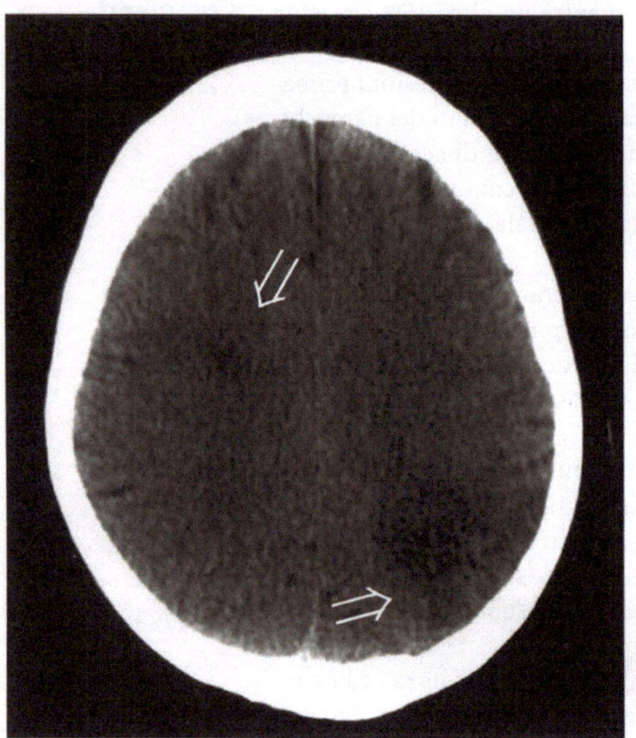

Fig. 7.5.1

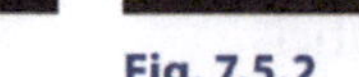

Fig. 7.5.2

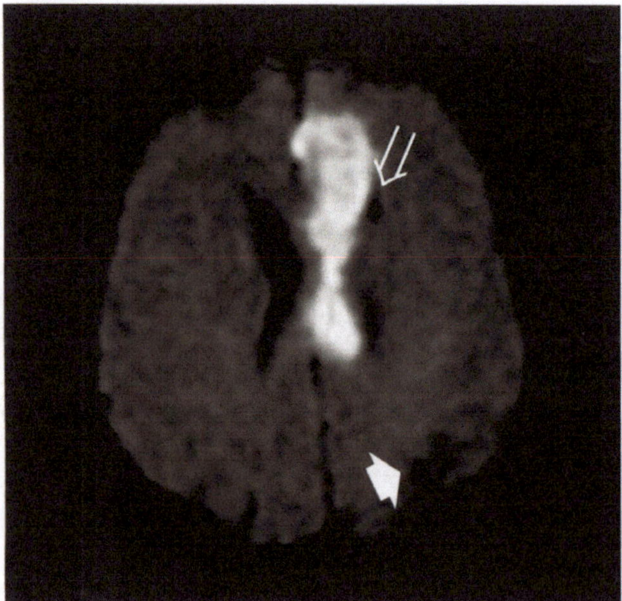

Fig. 7.5.3

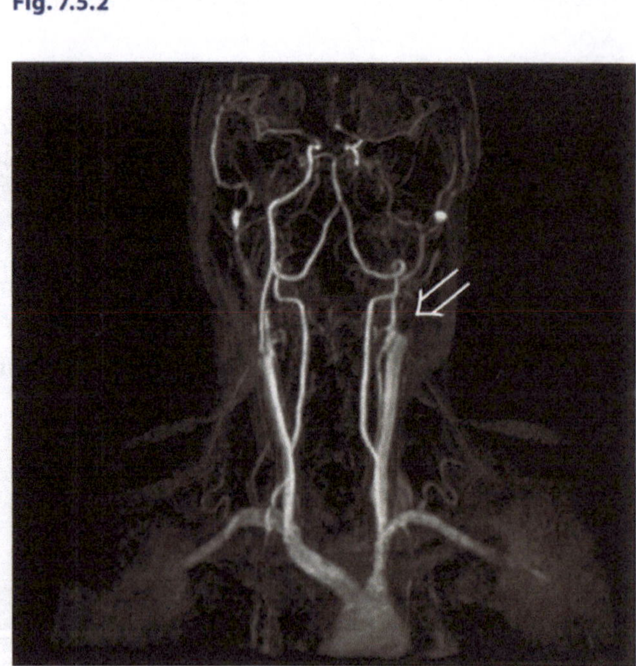

Fig. 7.5.4

Un uomo di 57 anni si presenta con afasia improvvisa ed emiparesi destra. Un esame TC eseguito immediatamente mostra due vecchie lesioni ischemiche. Una RM dell'encefalo e un'angio-RM eseguite 24 ore dopo mostrano infarto ischemico del territorio irrorato dall'arteria cerebrale anteriore sinistra.

L'ictus cerebrale è la terza causa di morte nel mondo e la prima causa di disabilità secondo quanto stimato dall'Organizzazione Mondiale della Sanità. Circa l'80% dei casi è dovuto a ischemia. Macroscopicamente, l'ictus ischemico è più frequentemente dovuto a emboli, provenienti dal cuore o da vasi extracranici, o a trombosi intracranica secondaria a stenosi o aterosclerosi; tuttavia, l'ictus ischemico può essere causato anche da una semplice diminuzione del flusso ematico cerebrale. A livello cellulare qualsiasi processo che interrompe l'apporto ematico a una porzione del parenchima encefalico scatena una reazione ischemica conducendo a morte neuronale e infarto cerebrale. Clinicamente il paziente si presenta con deficit neurologico acuto che può essere reversibile (attacco ischemico transitorio) o definitivo (ictus).

La TC senza mdc è tradizionalmente considerata la metodica di imaging di scelta. La TC è veloce e ampiamente disponibile; inoltre, è molto utile per distinguere l'infarto ischemico da quello emorragico. Sfortunatamente, gli esami di TC risultano normali poco dopo l'insorgenza dei sintomi nel 50% dei pazienti.

L'avvento delle nuove sequenze di RM, specialmente quelle pesate in diffusione (DWI), che hanno sensibilità più elevata della TC basale nell'identificazione precoce degli infarti dopo l'insorgenza dei sintomi, ha rappresentato un enorme passo in avanti nella diagnostica dell'ictus.

Le recenti valutazioni multimodali con TC e RM permettono di dimostrare non solo l'area centrale dell'infarto, ma anche la circostante area di penombra ischemica. D'altro canto, l'angio-TC e l'angio-RM permettono anche la valutazione dei vasi cerebrali, mostrando possibili stenosi o occlusioni vascolari.

Le procedure terapeutiche mirano a ristabilire il flusso nei vasi occlusi il prima possibile perché è proprio la durata dell'ischemia il fattore più importante nel determinare la prognosi (si ricordi lo slogan: *time is brain*). La terapia trombolitica endovenosa è indicata entro tre ore dall'insorgenza dei sintomi. Questa finestra temporale può essere estesa a 6 ore, se la somministrazione di fibrinolitico è intraarteriosa, o ancora più a lungo se si utilizzano procedure endovascolari per l'aspirazione del trombo. Si spera che l'utilizzo delle tecniche multimodali e dei nuovi fibrinolitici possano permettere l'estensione della finestra terapeutica oltre le 3 o 6 ore.

L'esame TC (Fig.7.5.1) mostra la presenza di due vecchie lesioni (*frecce aperte*), ma non è individuabile nessuna lesione acuta. La sequenza T2 pesata (Fig. 7.5.2) rileva numerose lesioni iperintense localizzate in regione frontale parasagittale e in regione parietale posteriore sinistra. Nelle sequenze in DWI (Fig. 7.5.3) la lesione frontale parasagittale presenta elevata intensità di segnale (lesione acuta, *freccia aperta*) a differenza della lesione parietale ipointensa (vecchia lesione, *freccia piena*).

L'angio-RM extracranica (Fig. 7.5.4) evidenzia l'occlusione della carotide interna di sinistra (*freccia aperta*).

Caso 7.6
■
Emorragia subaracnoidea

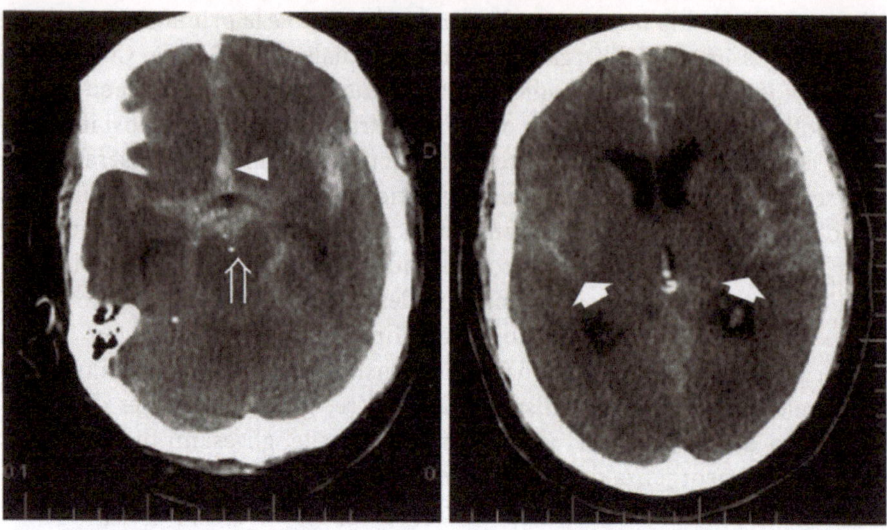

Fig. 7.6.1

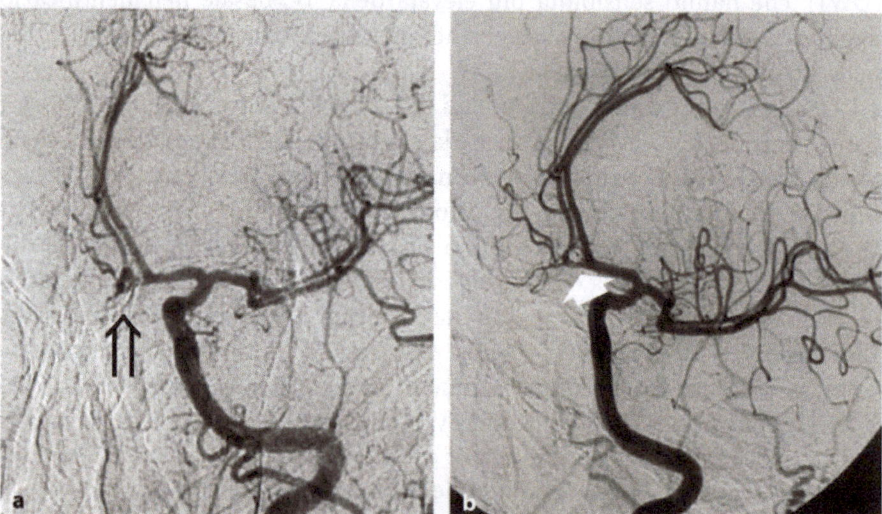

Fig. 7.6.2a,b

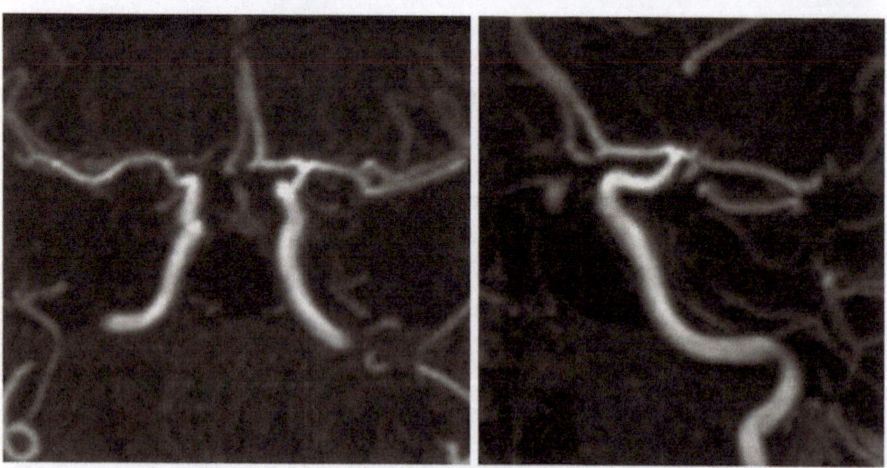

Fig. 7.6.3

Un uomo di 47 anni giunge al pronto soccorso in seguito a emicrania improvvisa in sede occipitale, vomito e progressiva alterazione dello stato di coscienza. La TC evidenzia un'emorragia subaracnoidea. Il paziente viene trasferito all'unità di terapia intensiva e un'angiografia con sottrazione digitale (DSA) eseguita 12 ore dopo l'insorgenza dei sintomi rivela un aneurisma dell'arteria comunicante anteriore. Durante la procedura, l'aneurisma è completamente embolizzato con spirali GDC (a distacco controllato). Un'angio-RM di controllo eseguita 6 mesi dopo l'embolizzazione conferma la totale occlusione dell'aneurisma.

L'Emorragia SubAracnoidea (ESA) ovvero la presenza di sangue all'interno dello spazio subaracnoideo può essere di origine traumatica o non traumatica, anche se tipicamente con "emorragia subaracnoidea" si fa riferimento al tipo non traumatico. L'ESA è di solito dovuta a rottura di un aneurisma intracranico a bacca (nell'85% dei casi) ed è responsabile del 5% degli ictus. L'incidenza è di 6-8 casi per 100 000 persone all'anno ed è più frequente nelle donne che negli uomini.

La presentazione più comune è un'insolita cefalea intensa e brutale che insorge improvvisamente. Altri sintomi possibili sono vomito, deficit neurologici focali e/o alterazioni dello stato di coscienza.

Il tasso di mortalità varia tra il 25 e il 50%.

In caso di sospetta emorragia subaracnoidea, il primo accertamento deve consistere in una TC senza mdc perché l'aspetto caratteristicamente iperdenso del sangue all'interno della cisterna basale e delle scissure silviane è patognomonico. Inoltre, il pattern dell'emorragia spesso suggerisce la posizione dell'aneurisma sottostante (segno sentinella). L'esame TC presenta elevata sensibilità (93-100%) quando eseguito entro le prime 24 ore.

Comunque, la metodica di scelta per l'individuazione di un aneurisma intracranico è la DSA, che ne permette una migliore valutazione morfologica, così da poter scegliere la procedura terapeutica più appropriata: embolizzazione endovascolare (l'attuale trattamento di scelta) o approccio chirurgico.

D'altro canto, essendo la DSA una procedura invasiva, durante il follow-up dovrebbero essere considerate altre metodiche meno invasive, come l'angio-TC o l'angio-RM .

L'esame TC senza mdc mostra l'emorragia subaracnoidea (Fig. 7.6.1) con sangue nelle cisterne perimensecefaliche (*freccia aperta*), nelle scissure silviane (*frecce*) e nel solco. Da notare il segno sentinella nella fessura interemisferica anteriore (*testa di freccia*).

La DSA (Fig. 7.6.2a) rivela un aneurisma di 2 mm dell'arteria comunicante anteriore (*freccia aperta*). La DSA dopo il posizionamento di spirali con GDC evidenzia la completa occlusione dell'aneurisma (Fig. 7.6.2b).

La ricostruzione in MIP (*Maximum Intensity Projection*) dell'angio-RM (Fig. 7.6.3) con mezzo di contrasto paramagnetico, eseguita 6 mesi dopo il trattamento, non mostra recidiva a carico dell'aneurisma trattato. Da notare l'artefatto dovuto alla presenza delle spirali all'interno dell'aneurisma; proprio questa suscettibilità agli artefatti dell'angio-RM può costituire un limite all'utilizzo della metodica nel follow-up degli aneurismi intracranici.

Caso 7.7
■
Trombosi venosa cerebrale

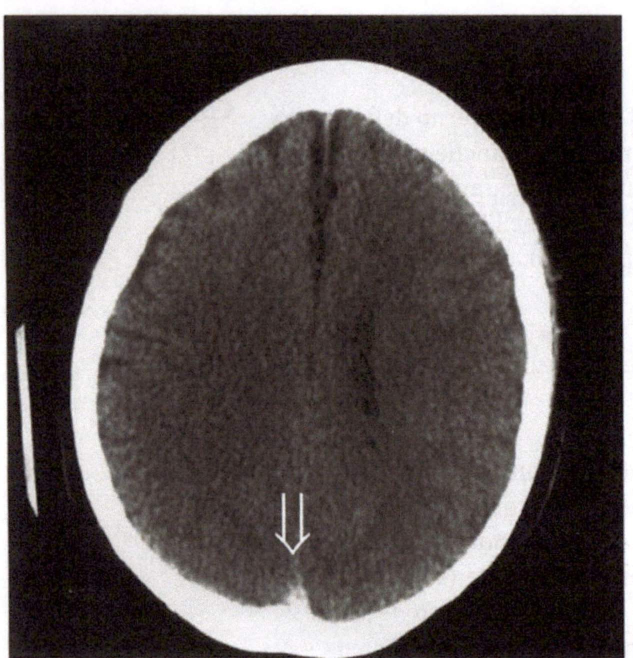

Fig. 7.7.1

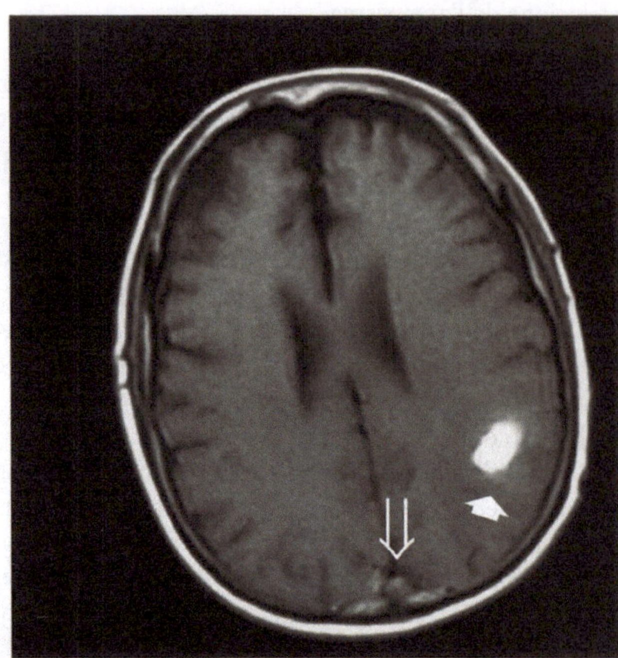

Fig. 7.7.2

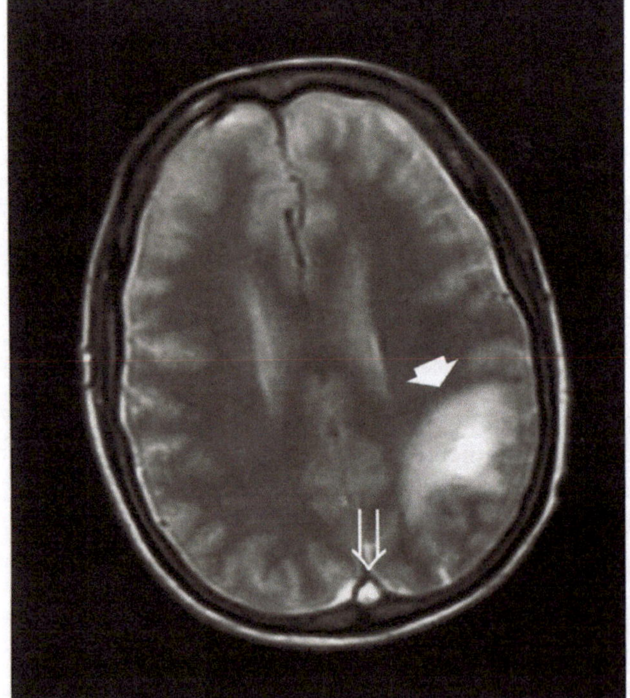

Fig. 7.7.3

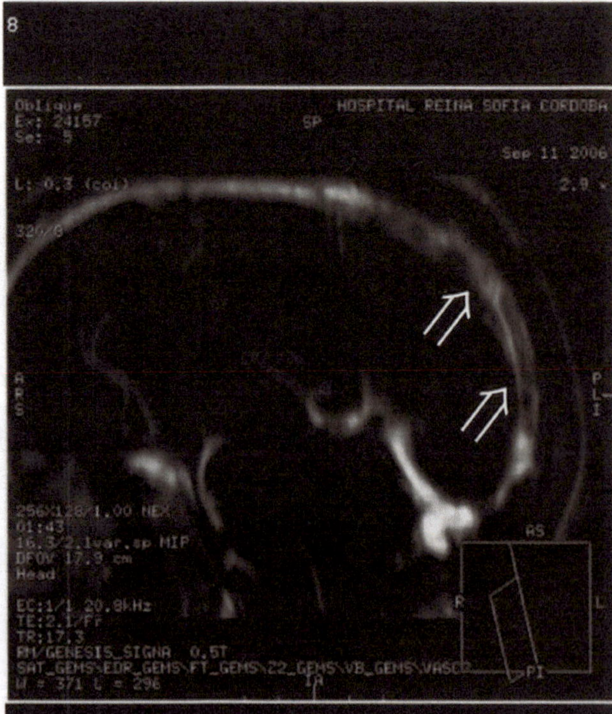

Fig. 7.7.4

Una donna di 24 anni giunge all'osservazione con cefalea e confusione seguite da parestesia all'arto superiore sinistro, incoordinazione e disfasia motoria.

Si sospetta una trombosi del seno venoso cerebrale dopo un esame TC eseguito in urgenza. La diagnosi è confermata mediante l'esecuzione di un esame RM con sequenze ottenute in fase venosa.

Commenti

La Trombosi Venosa Cerebrale (TVC) rappresenta circa l'1% degli ictus cerebrali acuti. Questa patologia consiste in un'occlusione venosa che può coinvolgere: il seno durale (trombosi venosa durale), le vene corticali (trombosi corticale), le vene cerebrali interne, le vene galeniche o il seno retto (trombosi venosa centrale profonda). La TVC è più frequente nelle donne e può verificarsi in qualunque età. Sono state descritte più di 100 condizioni responsabili di TVC. In generale, qualunque condizione che induca uno stato di ipercoagulabilità o una diminuzione del flusso vascolare cerebrale può predisporre a TVC: ad esempio disidratazione, coagulopatie, gravidanza, contraccettivi orali, infezioni o tumori maligni. Comunque, in circa il 25% dei casi non è identificabile nessuna causa.

L'esordio più comune è una cefalea progressiva con nausea e vomito. Possono essere presenti anche deficit focali neurologici.

L'occlusione venosa produce edema nel parenchima cerebrale adiacente. La trombosi venosa può evolvere sino a infarto conclamato, caratteristicamente corticale ed emorragico. La prognosi è variabile e dipende dall'estensione della trombosi e dalle condizioni cliniche del paziente alla dimissione.

Gli anticoagulanti sono il trattamento di scelta per la TVC. La terapia endovascolare trombolitica è riservata solo ai casi con evoluzione sfavorevole malgrado la terapia anticoagulante.

Reperti radiologici

L'esame TC senza mdc può mostrare iperattenuazione del seno (Fig. 7.7.1, *freccia aperta*) o una vena corticale iperdensa, nota come "segno della corda". L'infarto corticale appare come un'area corticale ipodensa o iperdensa in presenza di emorragia. Dopo l'iniezione di mdc, può essere riconosciuto il "segno del delta vuoto" che corrisponde al difetto di riempimento all'interno del vaso dovuto al coagulo.

Le immagini della RM ottenute nelle sequenze T1 pesate e di densità protonica mostrano una diminuzione del normale flusso nei vasi coinvolti e un aumento del segnale all'interno della vena trombizzata in tutte le sequenze (Figg. 7.7.2 e 7.7.3, *freccia aperta*). Anche l'edema o l'emorragia possono essere ben determinati (*freccia piena*). Dopo la somministrazione di mezzo di contrasto paramagnetico, è ben visibile il "segno del delta vuoto".

L'angio-RM in fase venosa può essere utile per determinare l'estensione della trombosi; la Figura 7.7.4 dimostra lo slargamento del seno coinvolto e il difetto di riempimento (*frecce aperte*) secondario alla presenza del trombo.

La DSA non è necessaria nella maggior parte dei casi ed è utilizzata solo quando la diagnosi non è chiara.

Caso 7.8
■
Angioma cavernoso

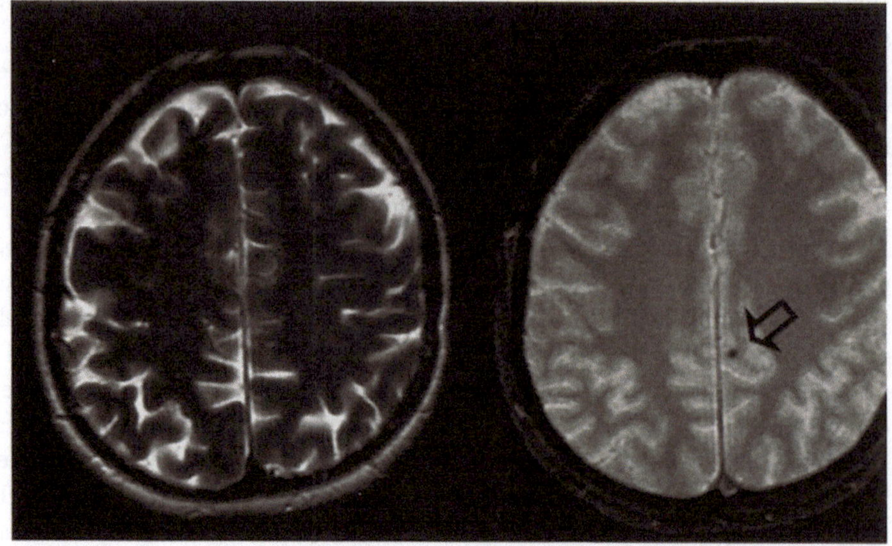

Fig. 7.8.1

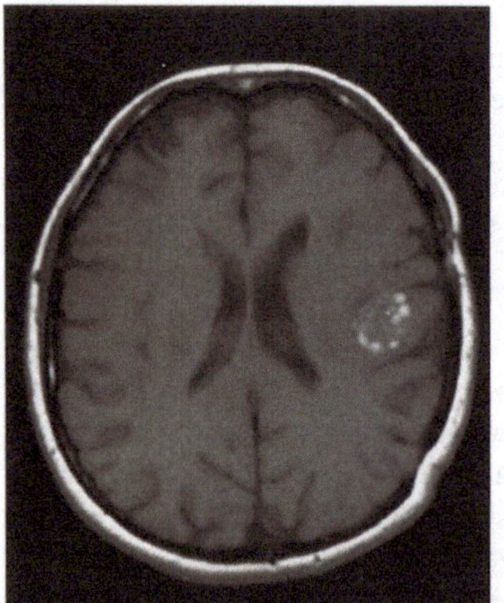

Fig. 7.8.2

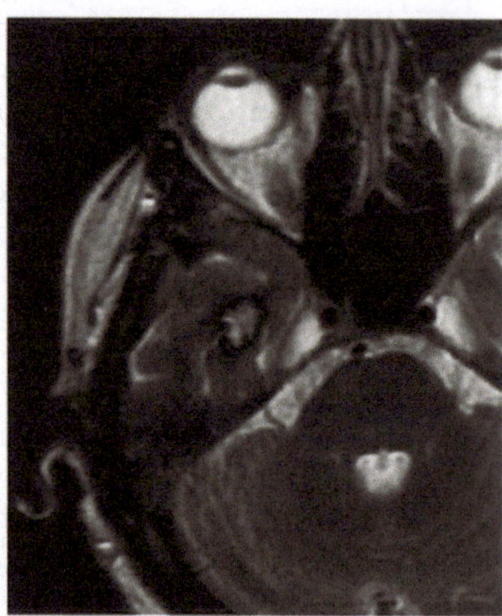

Fig. 7.8.3

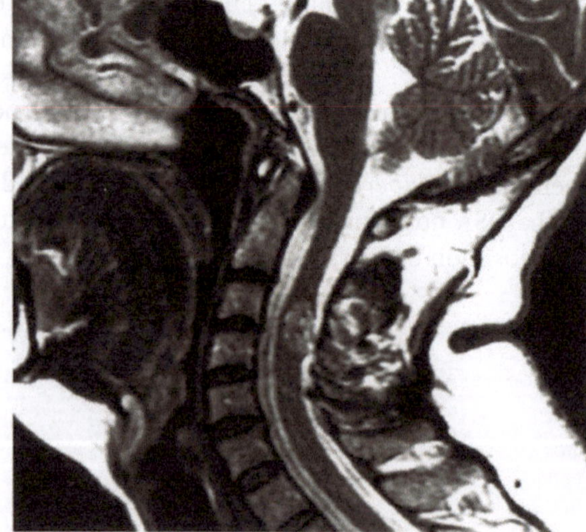

Fig. 7.8.4

Una donna di 35 anni con storia pregressa di crisi epilettiche e resezione chirurgica di cavernoma 10 anni prima, attualmente in trattamento con carbamazepina, si presenta all'osservazione in seguito a una crisi epilettica isolata. Si esegue un esame RM dell'encefalo e del midollo per controllo di cavernomatosi multipla.

Commenti

Le malformazioni cavernose (cavernoma, angioma cavernoso, emangioma, ecc.) consistono in canali vascolari sinusoidali ben circoscritti contenenti sangue in vari stadi di evoluzione. Rappresentano circa l'1% delle lesioni vascolari intracraniche e il 15% delle malformazioni cerebrovascolari. Con l'avvento della RM, i cavernomi sono diventati le malformazioni vascolari dell'encefalo più identificate. Gli angiomi cavernosi variano da pochi millimetri ad alcuni centimetri di diametro sebbene, di solito, siano di dimensioni inferiori a 3 cm. Lesioni multiple sono comuni nella forma familiare e si verificano in circa l'80% dei pazienti. Circa l'80-90% delle lesioni è sopratentoriale e solo il 5% dei cavernomi coinvolge il midollo spinale negli adulti. I due sessi sono colpiti con egual frequenza.

Gli angiomi cavernosi sono considerati lesioni congenite, sebbene lesioni *de novo* possano verificarsi in pazienti con pregressa esposizione a radiazioni o nelle forme familiari. Nelle serie autoptiche principali, la prevalenza calcolata è circa 0,3-0,9%. I cavernomi possono colpire a qualunque età, ma si rendono clinicamente evidenti più di frequente in pazienti di 20-40 anni. Sintomi clinici comuni sono crisi epilettiche secondarie a danni corticali, deficit neurologici focali per lesioni profonde della sostanza bianca e del ponte e cefalea in seguito a emorragia intralesionale.

Il trattamento di scelta è la rimozione chirurgica. La resezione è indicata anche quando è coinvolto il ponte a causa del rischio aumentato di conseguente e progressiva disabilità neurologica nei casi di recidiva emorragica.

Reperti radiologici

La sensibilità della TC nell'individuazione di queste lesioni è del 70-80%. Gli angiomi cavernosi sono tipicamente iperdensi e presentano calcificazioni nel 30% dei casi. Le lesioni mostrano un pattern di enhancement a chiazze dopo la somministrazione di mdc. Quando presente, l'edema circostante è indicativo di sanguinamento recente.

La RM è la metodica di imaging di scelta. Le sequenze *gradient-echo*, con la loro aumentata sensibilità agli artefatti da suscettibilità, sono utili per individuare lesioni minori e concomitanti che possono non essere individuate con le sequenze SE e TSE (*Turbo Spin Echo*) (Fig. 7.8.1, *freccia aperta*). Gli angiomi cavernosi si presentano tipicamente come lesioni a "popcorn" con un considerevole quantitativo di emosiderina che circonda un *core* emorragico a differenti stadi evolutivi. L'area centrale appare iperintensa nelle sequenze T1 pesate (Fig. 7.8.2) e il cercine di emosiderina è ipointenso nelle sequenze *gradient-refocused* e TSE T2 pesate (Figg. 7.8.3 e 7.8.4).

In generale, i cavernomi sono considerati angiograficamente occulti a causa del basso flusso di sangue all'interno delle lesioni.

Caso 7.9

Cisti epidermoide

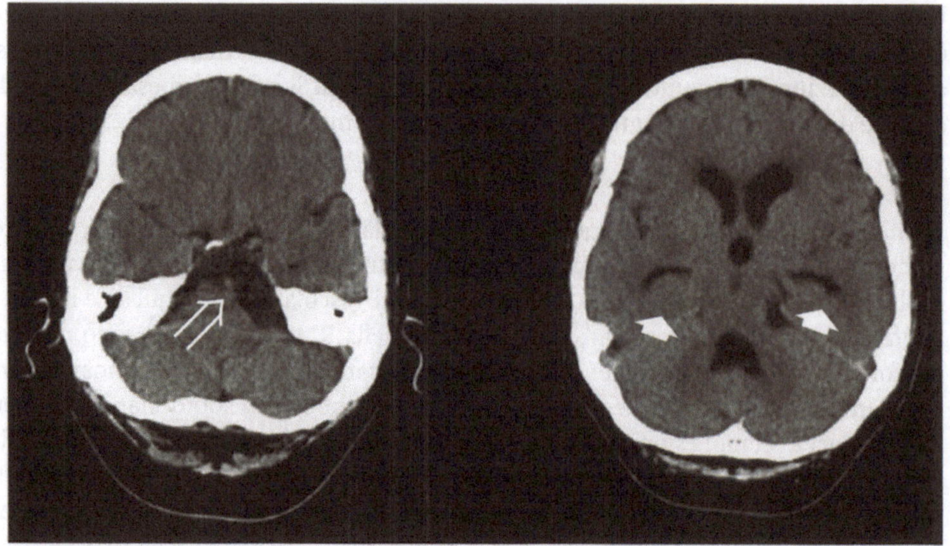

Fig. 7.9.1

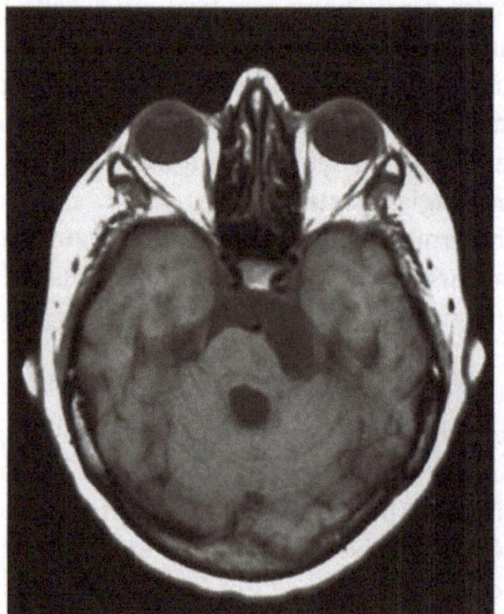

Fig. 7.9.2

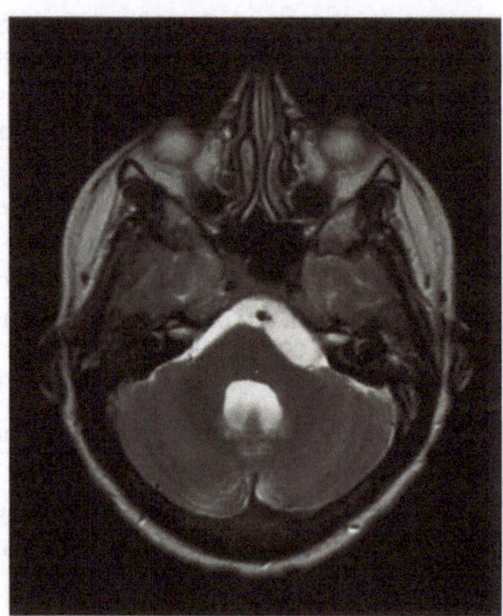

Fig. 7.9.3

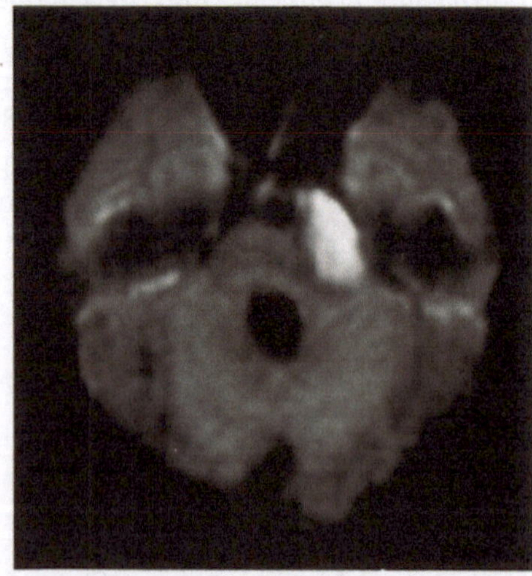

Fig. 7.9.4

Una donna di 32 anni giunge al pronto soccorso con diplopia, ipoacusia sinistra, tinniti e vertigini insorte 24 ore prima. La paziente riferisce storia di cefalea e vomito occasionale da 5 anni.

All'esame obiettivo si osservano papilledema bilaterale, diplopia e ipoalgesia del nervo mascellare sinistro (V2) e della cornea.

Un esame TC evidenzia la presenza di idrocefalo e di una lesione extra-assiale localizzata in fossa cranica posteriore, compatibile con cisti epidermoide. La RM conferma la diagnosi sospettata alla TC.

Commenti

Le cisti epidermoidi sono lesioni congenite benigne, a origine ectodermica, secondarie all'inclusione epiteliale durante la chiusura del tubo neurale tra la terza e la quinta settimana di vita embrionale. Rappresentano circa lo 0,2-1,8% dei tumori intracranici primitivi. Le cisti epidermoidi sono maggiormente frequenti a livello dell'angolo ponto-cerebellare (40-50% dei casi) e del quarto ventricolo. Tendono a essere ben circoscritte, regolari o lobulate, capsulate, con una caratteristica luminosità simile alla lucentezza delle perle. Il tumore si presenta come una lesione espansiva a lenta crescita che tende ad adattarsi alla superficie subaracnoidea, motivo per cui i pazienti sono di solito asintomatici fino a circa 30-40 anni di età. La sintomatologia clinica dipende dalla posizione della lesione. Cefalea e neuropatie dei nervi cranici sono i sintomi più comuni. La diagnosi differenziale deve essere posta con le cisti aracnoidee, che appaiono isointense rispetto al liquido cefalo-rachidiano in tutte le sequenze RM, comprese le sequenze in diffusione.

Il trattamento di scelta è la microchirugia. L'escissione totale del tumore non sempre è possibile e, in questi casi, vi è un alto tasso di recidiva.

Reperti radiologici

La TC (Fig. 7.9.1) mostra una lesione ipodensa extra-assiale localizzata a livello dell'Angolo Ponto-Cerebellare sinistro (APC) e della cisterna prepontina. Il tumore intrappola l'arteria basilare (*freccia aperta*) e causa un effetto massa sopra il ponte. Una sezione caudale mostra dilatazione del terzo e del quarto ventricolo così come del corno frontale e temporale (*frecce piene*).

La RM palesa la lesione a livello dell'APC di sinistra che si estende anteriormente alla cisterna prepontina e superiormente fino alla regione chiasmatica e della cisterna *ambiens*. Da notare l'intensità di segnale della lesione leggermente differente dall'intensità di segnale del liquido cefalorachidiano nelle sequenze T1 e T2 pesate (Figg. 7.9.2 e 7.9.3). La cisti epidermoide ha una diffusione marcatamente ristretta, mostrando alta intensità di segnale nelle sequenze pesate in diffusione (Fig. 7.9.4). Questa caratteristica è utile nella distinzione tra cisti aracnoidee, ipointense in DWI, e cisti epidermoidi.

Caso 7.10
■
Angiofibroma nasofaringeo (o giovanile)

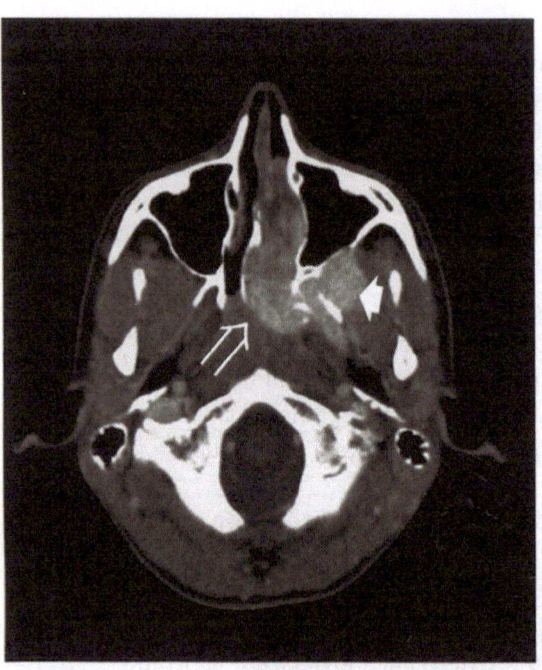

Fig. 7.10.1

Fig. 7.10.2

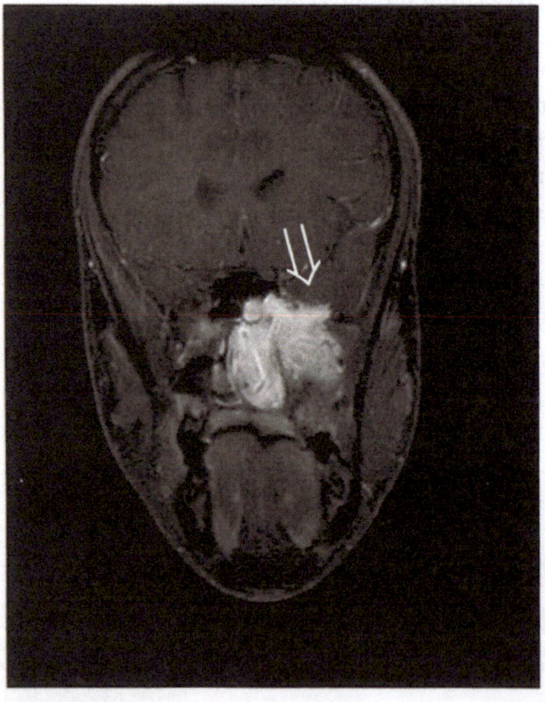

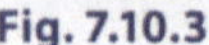

Fig. 7.10.3

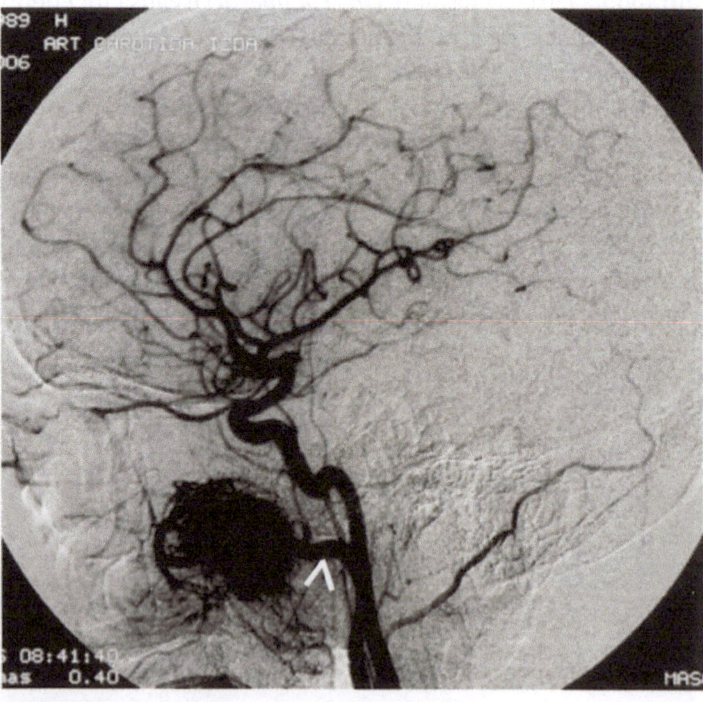

Fig. 7.10.4

Un ragazzo di 14 anni giunge all'osservazione con occlusione nasale, rinorrea continua ed epistassi occasionale. All'esame endoscopico viene individuata una lesione polipoide che emerge dal nasofaringe e riempie la cavità nasale posteriore sinistra.

Commenti

L'angiofibroma nasofaringeo è un tumore vascolare benigno del rinofaringe che colpisce prevalentemente soggetti di sesso maschile in età prepuberale o adolescenziale. I sintomi più frequenti sono l'ostruzione nasale monolaterale e l'epistassi spontanea. La lesione tipicamente sorge dal forame sfeno-palatino e spesso agisce come una lesione maligna erodendo il seno circostante, l'orbita o la volta cranica. Questo tumore è altamente vascolarizzato, con rifornimento prevalente dall'arteria mascellare interna, sebbene anche l'arteria faringea ascendente o l'arteria vidiana possano vascolarizzare la lesione.

Il trattamento di solito consiste in un'embolizzazione preoperatoria, per ridurre l'apporto ematico, seguita da resezione chirurgica (preferibilmente endoscopica). La radioterapia è riservata ai pazienti con resezione incompleta, patologia intracranica o ai casi ricorrenti.

Reperti radiologici

L'esame TC dopo mdc (Fig. 7.10.1) mostra una massa captante contrasto nella cavità nasale posteriore che si estende al cavo (*freccia aperta*). La lesione si sviluppa lateralmente alla fessura pterigomascellare e all'interno della fossa infratemporale (*freccia piena*) ed erode la parete posteriore del seno mascellare. Da notare l'aggressività del tumore che produce erosioni della grande ala dello sfenoide e del lato sinistro del *clivus*.

L'esame RM con sequenze T1 pesate valutate su piani assiali e coronali dopo somministrazione di mezzo di contrasto paramagnetico e saturazione del grasso (Figg. 7.10.2 e 7.10.3) evidenzia un intenso enhancement della lesione. Il piano di clivaggio è chiaramente individuabile. È visibile un nodulo che protrude all'interno della fossa durale media (*freccia aperta*); non è evidente coinvolgimento cerebrale.

DSA (Fig. 7.10.4) prima dell'embolizzazione. La lesione è irrorata da rami dell'arteria mascellare interna (*freccia aperta*).

Ringraziamenti

Gli Autori ringraziano F. DELGADO, A. CANO, M.J. RAMOS e R. OTEROS della Sezione di Neuroradiologia del Reina Sofía University Hospital in Cordoba, Spagna per il loro contributo alla preparazione di questo capitolo.

Letture consigliate

Libri

Clinical Neuroanatomy. 6th ed. Snell RS (2006) Lippincott Williams & Wilkins. ISBN-13: 9780781759939

Diagnostic Cerebral Angiography. 2nd ed. Osborn AG (1999) Lippincott Williams & Wilkins. ISBN-13: 9780397584048

Diagnostic Imaging: Brain. Osborn AG (2004) Elsevier-Amirsys. ISBN-13: 9780721629056

Diagnostic Imaging: Head and Neck. Harnsberger R (2004) Elsevier-Amirsys. ISBN-13: 9780721628905

Diagnostic Imaging: Spine. Ross J, Brant-Zawadzki M, Chen MZ, Moore KR (2005) Elsevier-Amirsys. ISBN-13: 9780721628806

Head and Neck Imaging. Som PM, Curtin HD (2003) Elsevier-Mosby. ISBN-13: 9780323009423

Magnetic Resonance Imaging of the Brain and Spine. 3rd ed. Atlas SW (2001) Lippincott Williams & Wilkins. ISBN-13: 9780781720366

Neurorradiología diagnóstica y terapéutica. Mercader JM, Viñuela F (2004) Elsevier-Masson. ISBN: 9788445813300

Neuroradiology. 2nd ed. Grossman RI, Yousem DM (2003) Elsevier-Mosby. ISBN-13: 9780323005081

Pediatric Neuroimaging 4th ed. Barkovich AJ (2005) Lippincott Williams & Wilkins. ISBN-13: 9780781757669

Siti web

http://ashnr.org

http://asnr.org/

http://esnr.org/00.asp

http://neuroguide.com/

http://neurorad.ucsf.edu/index.html

http://radiographics.rsnajnls.org/cgi/collection/neuroradiology

http://silan.org/Spanish/society.html

http://springerlink.com/content/100446/

http://stroke-university.com/

http://wfns.org/

Articoli

Abe O, Aoki S, Shirouzu I, Kunimatsu A, Hayashi N, Masumoto T, Mori H, Yamada H, Watanabe M, Masutani Y, Ohtomo K. MR imaging of ischemic penumbra. Eur J Radiol 2003; 46(1):67–78

Anslow P. Cranial bacterial infection. Eur Radiol 2004; 14 Suppl 3:E145–154

Barkovich AJ. MR imaging of the neonatal brain. Neuroimaging Clin N Am 2006; 16(1):117–135

Bode MK, Ruohonen J, Nieminen MT, Pyhtinen J. Potential of diffusion imaging in brain tumors: a review. Acta Radiol 2006; 47(6):585–594

Bonneville F, Sourour N, Biondi A. Intracranial aneurysms: an overview. Neuroimaging Clin N Am 2006; 16(3):371–382

Bonneville JF, Bonneville F, Cattin F. Magnetic resonance imaging of pituitary adenomas. Eur Radiol 2005; 15(3):543–548. Epub 2004 Dec 31

Brisman JL, Song JK, Newell DW. Cerebral aneurysms. N Engl J Med 2006; 355(9):928–939

Bravo-Rodriguez Fde A, Delgado Acosta F, Cano Sánchez A, Bautista Rodriguez MD. Trombosis venosa cerebral. Tratamiento mediante fibrinolisis local con alteplasa. Radiología 2002; 44(1):23–26

Bravo-Rodriguez Fde A, Espejo Herrero JJ, Bautista Rodriguez MD, Delgado Acosta F. Spontaneous dissection of vertebral arteries. Med Clin (Barc) 2004; 122(8):317–318

Burtscher IM, Holtas S. Proton magnetic resonance spectroscopy in brain tumours: clinical applications. Neuroradiology 2001; 43(5):345–352

Castillo M. Imaging of the upper cranial nerves I, III–VIII, and the cavernous sinuses. Neuroimaging Clin N Am 2004; 14(4):579–593

Caruso PA, Rincon S, Weber AL. Lesions of the maxilla: crossroads of the head and neck. Neuroimaging Clin N Am 2003; 13(3):411–426

Cha S. Update on brain tumor imaging: from anatomy to physiology. AJNR Am J Neuroradiol 2006; 27(3):475–487

Charil A, Yousry TA, Rovaris M, Barkhof F, De Stefano N, Fazekas F, Miller DH, Montalban X, Simon JH, Polman C, Filippi M. MRI and the diagnosis of multiple sclerosis: expanding the concept of "no better explanation". Lancet Neurol 2006; 5(10):841–852

Charles-Edwards EM, deSouza NM. Diffusion-weighted magnetic resonance imaging and its application to cancer. Cancer Imaging 2006; 6:135–143

Cognard C, Gobin YP, Pierot L, Bailly AL, Houdart E, Casasco A, Chiras J, Merland JJ. Cerebral dural arteriovenous fistulas: clinical and angiographic correlation with a revised classification of venous drainage. Radiology 1995; 194(3):671–680

Connor SE, Flis C, Langdon JD. Vascular masses of the head and neck. Clin Radiol 2005; 60(8):856–868

Cruz Junior LC, Sorensen AG. Diffusion tensor magnetic resonance imaging of brain tumors. Neurosurg Clin N Am 2005; 16(1):115–134

DeAngelis LM. Brain tumors. N Engl J Med 2001; 344(2):114–123

Delgado F, Bravo-Rodríguez FA, Bautista MD, Chirosa MA, Molina T, Martos JM, Canis M. Carotid pseudoaneurysms secondary to dissection: endovascular management with bare stent-graft. Cerebrovasc Dis 2005; 19(2):136–138

Diaz-Aguilera R, Martos-Becerra JM, Bravo-Rodriguez F, Ramos-Gomez MJ, Vinals-Torras M. Transient lesion in the corpus callosum associated with the use of antiepileptic drugs. Rev Neurol 2005; 41(4):254–255

Di Costanzo A, Scarabino T, Trojsi F, Giannatempo GM, Popolizio T, Catapano D, Bonavita S, Maggialetti N, Tosetti M, Salvolini U, d'Angelo VA, Tedeschi G. Multiparametric 3T MR approach to the assessment of cerebral gliomas: tumor extent and malignancy. Neuroradiology 2006; 48(9):622–631. Epub 2006 Jun 3

Drevelegas A. Extra-axial brain tumors. Eur Radiol 2005; 15(3):453–467

Essig M. MultiHance in brain perfusion. Eur Radiol 2004; 14 Suppl 7:O10–15

Esteban JM, Cervera V. Perfusion CT and angio CT in the assessment of acute stroke. Neuroradiology 2004; 46(9):705–715

Fiebach JB, Schellinger PD, Geletneky K, Wilde P, Meyer M, Hacke W, Sartor K. MRI in acute subarachnoid haemorrhage; findings with a standardised stroke protocol. Neuroradiology 2004; 46(1):44–48

Flis CM, Connor SE. Imaging of head and neck venous malformations. Eur Radiol 2005; 15(10):2185–2193. Epub 2005 Jul 8

Forsting M, Weber J. MR perfusion imaging: a tool for more than stroke. Eur Radiol 2004; 14 Suppl 5:M2–7

Fox AJ. Carotid endarterectomy trials. Neuroimaging Clin N Am 1996; 6(4):931–938

Gao PY, Osborn AG, Smirniotopoulos JG, Harris CP. Radiologic-pathologic correlation. Epidermoid tumor of the cerebellopontine angle. AJNR Am J Neuroradiol 1992; 13(3):863–872

Ge Y. Multiple sclerosis: the role of MR imaging. AJNR Am J Neuroradiol 2006; 27(6):1165–1176

Gil-Peralta A, Mayol A, Marcos JR, Gonzalez A, Ruano J, Boza F, Duran F. Percutaneous transluminal angioplasty of the symptomatic atherosclerotic carotid arteries. Results, complications, and follow-up. Stroke 1996; 27(12):2271–2273

Glenn OA, Barkovich J. Magnetic resonance imaging of the fetal brain and spine: an increasingly important tool in prenatal diagnosis: part 2. AJNR Am J Neuroradiol 2006; 27(9):1807–1814

Glenn OA, Barkovich AJ. Magnetic resonance imaging of the fetal brain and spine: an increasingly important tool in prenatal diagnosis, part 1. AJNR Am J Neuroradiol 2006; 27(8):1604–1611

Gonzalez A, Mayol A, Martinez E, Gonzalez-Marcos JR, Gil-Peralta A. Mechanical thrombectomy with snare in patients with acute ischemic stroke. Neuroradiology 2007; 49(4):365–372

Guglielmi G, Viñuela F, Dion J, Duckwiler G. Electrothrombosis of saccular aneurysms via endovascular approach. Part 2: Preliminary clinical experience.J Neurosurg 1991; 75(1):8–14

Hillis AE, Wityk RJ, Beauchamp NJ, Ulatowski JA, Jacobs MA, Barker PB. Perfusion-weighted MRI as a marker of response to treatment in acute and subacute stroke. Neuroradiology 2004; 46(1):31–39

Higashida RT, Meyers PM. Intracranial angioplasty and stenting for cerebral atherosclerosis: new treatments for stroke are needed! Neuroradiology 2006; 48(6):367–372

Higashida RT, Furlan AJ, Roberts H, Tomsick T, Connors B, Barr J, Dillon W, Warach S, Broderick J, Tilley B, Sacks D; Technology Assessment Committee of the American Society of Interventional and Therapeutic Neuroradiology; Technology Assessment Committee of the Society of Interventional Radiology. Trial design and reporting standards for intra-arterial cerebral thrombolysis for acute ischemic stroke. Stroke 2003; 34(8):e109–137

Hutter A, Schwetye KE, Bierhals AJ, McKinstry RC. Brain neoplasms: epidemiology, diagnosis, and prospects for cost-effective imaging. Neuroimaging Clin N Am 2003; 13(2):237–250

Jellison BJ, Field AS, Medow J, Lazar M, Salamat MS, Alexander AL. Diffusion tensor imaging of cerebral white matter: a pictorial review of physics, fiber tract anatomy, and tumor imaging patterns. AJNR Am J Neuroradiol 2004; 25(3):356–369

Jensen ME, Dion JE. Percutaneous vertebroplasty in the treatment of osteoporotic compression fractures. Neuroimaging Clin N Am 2000; 10(3):547–568

Kai Y, Hamada J, Morioka M, Yano S, Todaka T, Ushio Y. Appropriate interval between embolization and surgery in patients with meningioma. AJNR Am J Neuroradiol 2002; 23(1):139–142

Kane I, Sandercock P, Wardlaw J. Magnetic resonance perfusion diffusion mismatch and thrombolysis in acute ischaemic stroke: a systematic review of the evidence to date. J Neurol Neurosurg Psychiatry 2007; 78(5):485–491. Epub 2006 Oct 20

Kim LJ, Spetzler RF. Classification and surgical management of spinal arteriovenous lesions: arteriovenous fistulae and arteriovenous malformations. Neurosurgery 2006; 59(5 Suppl 3):S195–201

Korteweg T, Tintore M, Uitdehaag B, Rovira A, Frederiksen J, Miller D, Fernando K, Filippi M, Agosta F, Rocca M, Fazekas F, Enzinger C, Matthews P, Parry A, Polman C, Montalban X, Barkhof F. MRI criteria for dissemination in space in patients with clinically isolated syndromes: a multicentre follow-up study. Lancet Neurol 2006; 5(3):221–227

Lasjaunias PL, Chng SM, Sachet M, Alvarez H, Rodesch G, Garcia-Monaco R. The management of vein of Galen aneurysmal malformations. Neurosurgery 2006; 59(5 Suppl 3):S184–194

Lai R, Rosenblum MK, DeAngelis LM. Primary CNS lymphoma: a whole-brain disease? Neurology 2002; 59(10):1557–1562

Law M, Yang S, Wang H, Babb JS, Johnson G, Cha S, Knopp EA, Zagzag D. Glioma grading: sensitivity, specificity, and predictive values of perfusion MR imaging and proton MR spectroscopic imaging compared with conventional MR imaging. AJNR Am J Neuroradiol 2003; 24(10):1989–1998

Law M. MR spectroscopy of brain tumors. Top Magn Reson Imaging 2004; 15(5):291–313

Leira R, Davalos A, Silva Y, Gil-Peralta A, Tejada J, Garcia M, Castillo J; Stroke Project, Cerebrovascular Diseases Group of the Spanish Neurological Society. Early neurologic deterioration in intracerebral hemorrhage: predictors and associated factors. Neurology 2004; 63(3):461–467

Majos C, Alonso J, Aguilera C, Serrallonga M, Coll S, Acebes JJ, Arus C, Gili J. Utility of proton MR spectroscopy in the diagnosis of radiologically atypical intracranial meningiomas. Neuroradiology 2003; 45(3):129–136. Epub 2003 Feb 19

Mathis JM, Barr JD, Jungreis CA, Yonas H, Sekhar LN, Vincent D, Pentheny SL, Horton JA. Temporary balloon test occlusion of the internal carotid artery: experience in 500 cases. AJNR Am J Neuroradiol 1995; 16(4):749–754

Mezzapesa DM, Petruzzellis M, Lucivero V, Prontera M, Tinelli A, Sancilio M, Carella A, Federico F. Multimodal MR examination in acute ischemic stroke. Neuroradiology 2006; 48(4):238–246

Mitra D, Herwadkar A, Soh C, Gholkar A. Follow-up of intracranial aneurysms treated with matrix detachable coils: a single-center experience. AJNR Am J Neuroradiol 2007; 28(2):362–367

Molyneux AJ. Ruptured intracranial aneurysms – clinical aspects of subarachnoid hemorrhage management and the International Subarachnoid Aneurysm Trial. Neuroimaging Clin N Am 2006; 16(3):391–396

Molyneux A, Kerr R, Stratton I, Sandercock P, Clarke M, Shrimpton J, Holman R; International Subarachnoid Aneurysm Trial (ISAT) Collaborative Group. International Subarachnoid Aneurysm Trial (ISAT) of neurosurgical clipping versus endovascular coiling in 2143 patients with ruptured intracranial aneurysms: a randomised trial. Lancet 2002; 360(9342):1267–1274

Munoz del Castillo F, Jurado Ramos A, Bravo-Rodriguez F, Delgado Acosta F, Lopez Villarejo P. Endoscopic surgery of nasopharyngeal angiofibroma. Acta Otorrinolaringol Esp 2004; 55(8):369–375

Murphy KJ, Deramons H. Percutaneous vertebroplasty in benign and malignant disease. Neuroimaging Clin N Am 2000; 10(3):535–545

Murray TJ. Diagnosis and treatment of multiple sclerosis. BMJ 2006; 332(7540):525–527

Osborn AG, Preece MT. Intracranial cysts: radiologic-pathologic correlation and imaging approach. Radiology 2006; 239(3):650–664

Parizel PM, Van Goethem JW, Ozsarlak O, Maes M, Phillips CD. New developments in the neuroradiological diagnosis of craniocerebral trauma. Eur Radiol 2005; 15(3):569–581

Pinero P, Gonzalez A, Mayol A, Martinez E, Gonzalez-Marcos JR, Boza F, Cayuela A, Gil-Peralta A. Silent ischemia after neuroprotected percutaneous carotid stenting: a diffusion-weighted MRI study. AJNR Am J Neuroradiol 2006; 27(6):1338–1345

Poussaint TY, Rodriguez D. Advanced neuroimaging of pediatric brain tumors: MR diffusion, MR perfusion, and MR spectroscopy. Neuroimaging Clin N Am 2006; 16(1):169–192

Provenzale JM, Mukundan S, Barboriak DP. Diffusion-weighted and perfusion MR imaging for brain tumor characterization and assessment of treatment response. Radiology 2006; 239(3):632–649

Reijneveld JC, van der Grond J, Ramos LM, Bromberg JE, Taphoorn MJ. Proton MRS imaging in the follow-up of patients with suspected low-grade gliomas. Neuroradiology 2005; 47(12):887–891. Epub 2005 Aug 20

Rivera PP, Willinsky RA, Porter PJ. Intracranial cavernous malformations. Neuroimaging Clin N Am 2003; 13(1):27–40

Rovira A, Grive E, Rovira A, Alvarez-Sabin J. Distribution territories and causative mechanisms of ischemic stroke. Eur Radiol 2005; 15(3):416–426

Rovira A, Orellana P, Alvarez-Sabin J, Arenillas JF, Aymerich X, Grive E, Molina C, Rovira-Gols A. Hyperacute ischemic stroke: middle cerebral artery susceptibility sign at echo-planar gradient-echo MR imaging. Radiology 2004; 232(2):466–473

Rovira A, Pericot I, Alonso J, Rio J, Grive E, Montalban X. Serial diffusion-weighted MR imaging and proton MR spectroscopy of acute large demyelinating brain lesions: case report. AJNR Am J Neuroradiol 2002; 23(6):989–994

Rovira A, Rovira-Gols A, Pedraza S, Grive E, Molina C, Alvarez-Sabin J. Diffusion-weighted MR imaging in the acute phase of transient ischemic attacks. AJNR Am J Neuroradiol 2002; 23(1):77–83

Rovira A, Pedraza S, Molina C, Capellades J, Grive E, Rovira A, Montaner J. Diffusion-weighted magnetic resonance in the diagnosis of acute subcortical infarcts. Rev Neurol 2000; 30(10):914–919

Sanchez-Arjona MB, Sanz-Fernandez G, Franco-Macias E, Gil-Peralta A. Cerebral hemodynamic changes after carotid angioplasty and stenting. AJNR Am J Neuroradiol 2007; 28(4):640–644

Schaefer PW, Copen WA, Lev MH, Gonzalez RG. Diffusion-weighted imaging in acute stroke. Neuroimaging Clin N Am 2005; 15(3):503–530

Schellinger PD, Fiebach JB, Hacke W. Imaging-based decision making in thrombolytic therapy for ischemic stroke: present status. Stroke 2003; 34(2):575–583

Schievink WI. Spontaneous dissection of the carotid and vertebral arteries. N Engl J Med 2001; 344(12):898–906

Shetty SK, Lev MH. CT perfusion in acute stroke. Neuroimaging Clin N Am 2005; 15(3):481–501

Smith WS. Safety of mechanical thrombectomy and intravenous tissue plasminogen activator in acute ischemic stroke. Results of the multi Mechanical Embolus Removal in Cerebral Ischemia (MERCI) trial, part I. AJNR Am J Neuroradiol 2006; 27(6): 1177–1182

Srinivasan A, Goyal M, Al Azri F, Lum C. State-of-the-art imaging of acute stroke. Radiographics 2006; 26 Suppl 1:S75–95

Spetzler RF, Martin NA. A proposed grading system for arteriovenous malformations. J Neurosurg 1986; 65(4):476–483

Stadnik TW, Demaerel P, Luypaert RR, Chaskis C, Van Rompaey KL, Michotte A, Osteaux MJ. Imaging tutorial: differential diagnosis of bright lesions on diffusion-weighted MR images. Radiographics 2003; 23(1):e7

Sundgren PC, Dong Q, Gomez-Hassan D, Mukherji SK, Maly P, Welsh R. Diffusion tensor imaging of the brain: review of clinical applications. Neuroradiology 2004; 46(5):339–350

Tharin S, Golby A. Functional brain mapping and its applications to neurosurgery. Neurosurgery 2007; 60(4 Suppl 2):185–201

Thurnher MM, Castillo M. Imaging in acute stroke. Eur Radiol 2005; 15(3): 408–415

Urtasun F, Biondi A, Casaco A, Houdart E, Caputo N, Aymard A, Merland JJ. Cerebral dural arteriovenous fistulas: percutaneous transvenous embolization. Radiology 1996; 199(1):209–217

Valavanis A. The role of angiography in the evaluation of cerebral vascular malformations. Neuroimaging Clin N Am 1996; 6(3):679–704 van Gijn J, Kerr RS, Rinkel GJ. Subarachnoid haemorrhage. Lancet 2007; 369(9558):306–318

Vates GE, Chang S, Lamborn KR, Prados M, Berger MS. Gliomatosis cerebri: a review of 22 cases. Neurosurgery 2003; 53(2):261–271

Vattipally VR, Bronen RA. MR imaging of epilepsy: strategies for successful interpretation. Neuroimaging Clin N Am 2004; 14(3):349–372

Vinuela F, Duckwiler G, Mawad M. Guglielmi detachable coil embolization of acute intracraneial aneurysm: perioperative anatomical and clinical outcome in 403 patients. J Neurosurg 1997; 86(3):475–482

Weber AL, Caruso P, Sabates NR. The optic nerve: radiologic, clinical, and pathologic evaluation. Neuroimaging Clin N Am 2005; 15(1):175–201

Wetzel S, Bongartz G. MR angiography: supra-aortic vessels. Eur Radiol 1999; 9(7):1277–1284

White PM, Wardlaw JM, Lindsay KW, Sloss S, Patel DK, Teasdale EM. The non-invasive detection of intracranial aneurysms: are neuroradiologists any better than other observers? Eur Radiol 2003; 13(2):389–396

Wiebers DO. Unruptured intracranial aneurysms: natural history and clinical management. Update on the international study of unruptured intracranial aneurysms. Neuroimaging Clin N Am 2006; 16(3):383–390

Wilms G, Demaerel P, Sunaert S. Intra-axial brain tumours. Eur Radiol 2005; 15(3):468–484

Wintermark M. Brain perfusion-CT in acute stroke patients. Eur Radiol 2005; 15 Suppl 4:D28–31

Witte RJ, Lane JI, Driscoll CL, Lundy LB, Bernstein MA, Kotsenas AL, Kocharian A. Pediatric and adult cochlear implantation. Radiographics 2003; 23(5):1185–1200

Wittenberg KH, Adkins MC. MR imaging of nontraumatic brachial plexopathies: frequency and spectrum of findings. Radiographics 2000; 20(4):1023–1032

Yuh WT, Christoforidis GA, Koch RM, Sammet S, Schmalbrock P, Yang M, Knopp MV. Clinical magnetic resonance imaging of brain tumors at ultrahigh field: a state-of-the-art review. Top Magn Reson Imaging 2006; 17(2):53–61

Young RJ, Sills AK, Brem S, Knopp EA. Neuroimaging of metastatic brain disease. Neurosurgery 2005; 57(5 Suppl): S10–23

Juan Antonio Vallejo Casas e Angel C. Rebollo Aguirre
Luisa M. Mena Bares (Collaboratore)

Introduzione

La medicina nucleare è la specialità medica che si serve di isotopi radioattivi, radiazioni nucleari, cambiamenti elettromagnetici dei componenti nucleari e delle tecniche biofisiche per prevenire, diagnosticare e trattare condizioni patologiche.

In un esame di medicina nucleare, piccole quantità di radiofarmaci sono introdotte nel corpo mediante iniezione, ingestione o inalazione. I radiofarmaci sono sostanze che vengono captate da organi specifici e forniscono informazioni relative alla loro struttura e funzione. Il quantitativo di radiofarmaco usato è attentamente selezionato al fine di assicurare un esame accurato e, allo stesso tempo, fornire il minor quantitativo di esposizione alle radiazioni per il paziente. Un'apparecchiatura idonea all'acquisizione delle immagini (PET, SPECT o gamma camera) è impiegata per riconoscere nell'organo o nel tessuto bersaglio il radiofarmaco e mostrare immagini dell'area esaminata.

La capacità della medicina nucleare di determinare la presenza di una patologia è basata sulle trasformazioni biofisiche piuttosto che su quelle anatomiche.

L'uso clinico diffuso della medicina nucleare è iniziato nei primi anni Cinquanta con la somministrazione di radioiodio ai pazienti con patologie tiroidee. Negli anni Sessanta e seguenti la crescita della medicina nucleare è stata fenomenale. Già nel 1970 era possibile visualizzare la maggior parte degli organi del corpo. Nel 1971 l'Associazione Medica Americana ha riconosciuto ufficialmente la medicina nucleare come una specialità medica distinta.

La PET e la PET-TC diventeranno sempre più strumenti imprescindibili nella diagnosi e gestione delle patologie più critiche, grazie alle conoscenze sempre maggiori delle basi patologiche delle malattie e allo sviluppo di nuovi radiofarmaci. L'introduzione di nuovi agenti terapeutici, specie quelli legati alla radioimmunoterapia di molte condizioni oncologiche, darà alla medicina nucleare un ruolo prominente nella gestione e nel trattamento dei pazienti oncologici.

Caso 8.1
■
Morte cerebrale

Fig. 8.1.1   Fig. 8.1.2

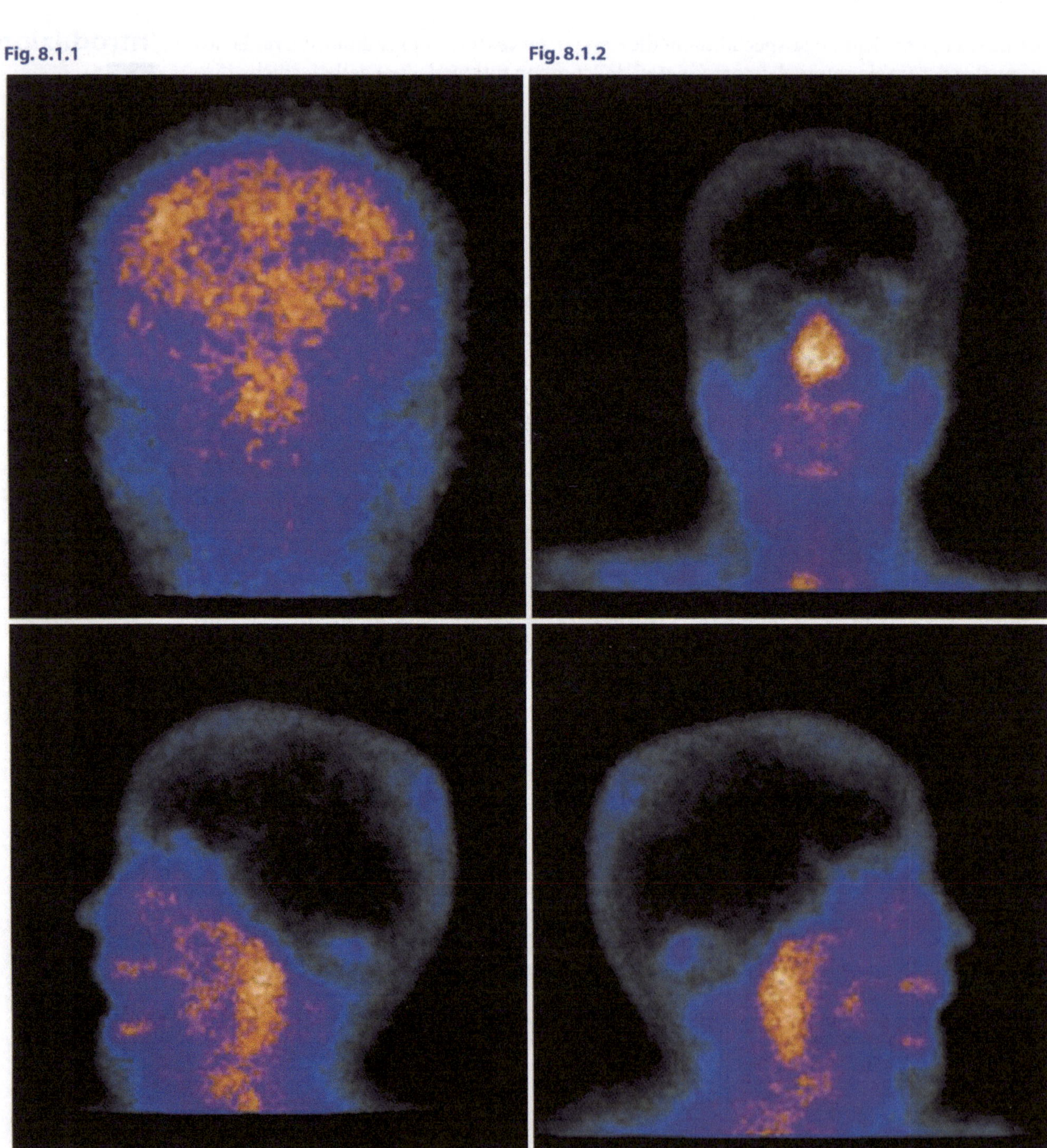

Fig. 8.1.3   Fig. 8.1.4

Una donna di 53 anni presenta perdita di coscienza, in seguito a un trauma occipitale. L'esame obiettivo iniziale ha mostrato midriasi areattiva con punteggio di Glasgow 3; 48 ore dopo il ricovero la paziente, in coma profondo, viene sottoposta a una scintigrafia cerebrale perfusionale con ^{99m}Tc esametilpropilenamina oxime (^{99m}Tc-HMPAO), al fine di confermare la diagnosi di morte cerebrale.

Il termine "morte cerebrale" è usato per identificare la perdita irreversibile delle funzioni di tutto l'encefalo e generalmente è accettato quale parametro di morte. L'accertamento della morte cerebrale ha guadagnato importanza nella moderna assistenza sanitaria per prevenire futili tentativi di attuare la ventilazione e la circolazione assistita per tempi prolungati e per assicurare la potenziale disponibilità degli organi per il trapianto.

Sebbene i medici siano concordi nel ritenere che il paziente possa essere considerato morto quando la perdita delle funzioni cerebrali sia totale e irreversibile, sono stati intrapresi differenti approcci per definire cosa costituisca la morte cerebrale. Per la diagnosi è essenziale un preciso esame clinico. Il ruolo degli esami di conferma differisce tra i vari paesi, ma questi sono in genere indicati quando una specifica parte dell'esame clinico non può essere eseguito o quando è considerata non affidabile. In alcune circostanze, gli esami di conferma possono essere utilizzati per abbreviare il periodo di osservazione clinica.

La scintigrafia cerebrale è un esame sicuro e affidabile e rappresenta un'alternativa ampiamente disponibile, che può essere eseguita velocemente e interpretata in maniera semplice. Non subisce l'influenza di aberrazioni metaboliche o intossicazioni farmacologiche. L'interferenza elettrica e la presenza di difetti cranici o traumi del cuoio capelluto non precludono la sua esecuzione. I radiofarmaci usati in scintigrafia (^{99m}Tc-HMPAO) non provocano effetti deleteri sui potenziali donatori di organi.

La scintigrafia con ^{99m}Tc-HMPAO è altamente sensibile e sembra essere specifica al 100%.

Dopo la somministrazione endovenosa di ^{99m}Tc-HMPAO in un paziente vivente, l'angiografia cerebrale di primo passaggio con il radionuclide mostra flusso nelle carotidi comuni e anche nelle regioni irrorate dalle arterie carotidi esterne e dalle arterie cerebrali medie. La visione anteriore statica (Fig. 8.1.1) evidenzia la distribuzione del radiofarmaco negli emisferi cerebrali.

Nella morte cerebrale, i complessi delle arterie cerebrali anteriori e medie non sono visualizzati al primo passaggio. Le immagini sequenziali planari anteriori, laterali sinistre e destre (Figg. 8.1.2-8.1.4) non mostrano il radiofarmaco nella corteccia cerebrale, nei nuclei della base o negli emisferi cerebellari. La presenza di una precoce e aumentata attività nella regione nasofaringea durante la scansione del flusso del radiofarmaco, noto come segno del "naso caldo", supporta ma non è diagnostico di morte cerebrale.

Caso 8.2
■
Emorragia gastrointestinale

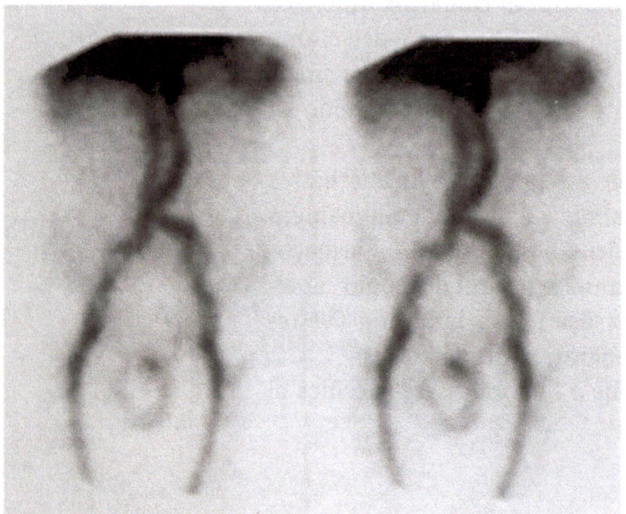

Fig. 8.2.1

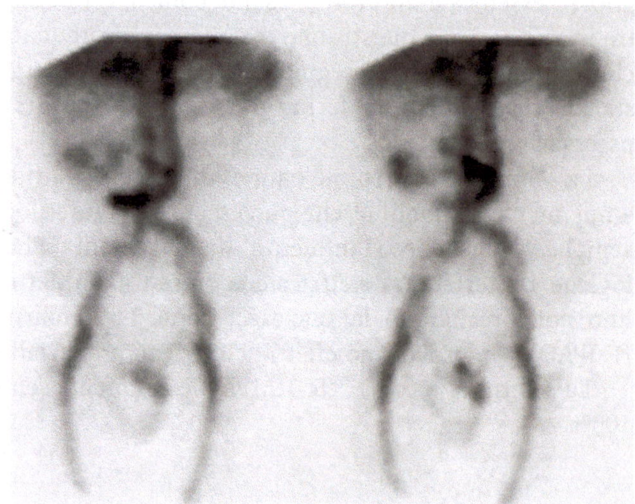

Fig. 8.2.2

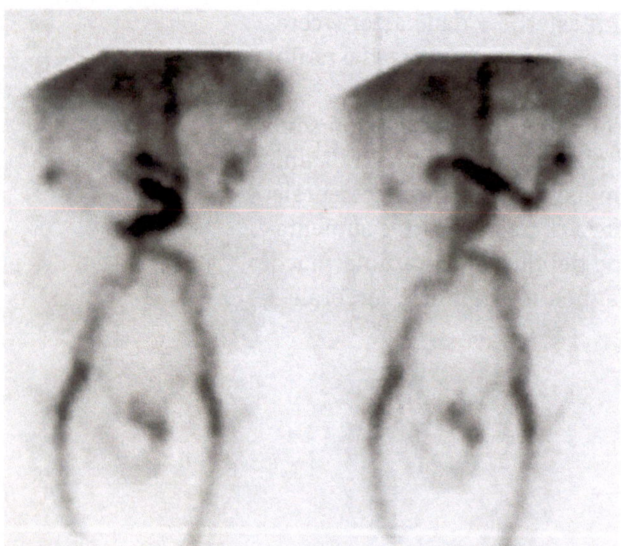

Fig. 8.2.3

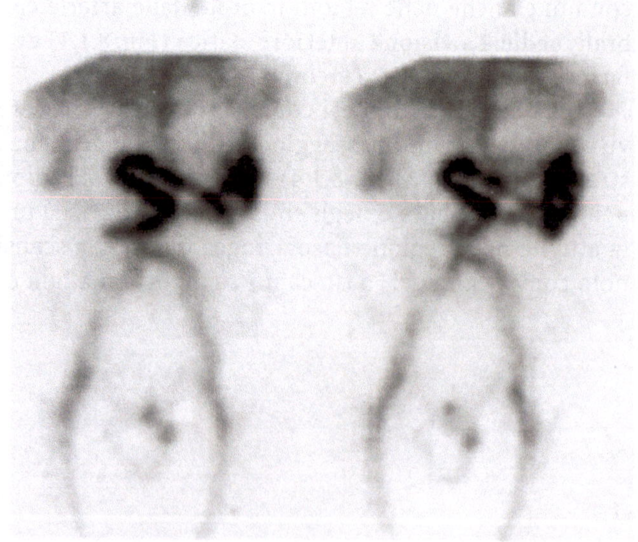

Fig. 8.2.4

Un uomo di 53 anni presenta un sospetto sanguinamento gastrointestinale con endoscopia negativa del tratto gastrointestinale superiore. Alla colonscopia, il sangue nell'intestino preclude la visualizzazione di eventuali lesioni. Si pone il sospetto di diverticolosi del piccolo intestino o di patologia infiammatoria intestinale. Il paziente è emodinamicamente instabile, con pallore e grave ipotensione, e necessita una trasfusione. Viene inviato al dipartimento di medicina nucleare per stabilire la localizzazione e l'estensione del sanguinamento gastrointestinale. Durante lo studio con radioisotopi, il paziente ha presentato un nuovo episodio di instabilità emodinamica ed è stata effettuata una seconda trasfusione.

La gestione efficace dei pazienti con sanguinamento acuto gastrointestinale spesso dipende dalla localizzazione accurata del punto di sanguinamento. Nel sanguinamento a sospetta origine dal tratto gastrointestinale inferiore, le tecniche medico-nucleari sono i metodi di scelta in quanto altamente sensibili.

Gli studi radioisotopici, specialmente con emazie marcate con ^{99m}Tc, possono riconoscere valori di sanguinamento bassi da 0,05 a 0,1 ml/min, mentre l'angiografia può solamente dimostrare sanguinamenti con valori di flusso maggiori di 0,5 ml/min. Le metodiche che si avvalgono di ^{99m}Tc- solfato colloide trovano applicazione in questo ambito.

La tecnica con emazie marcate mostra il vantaggio di avere una finestra temporale per la dimostrazione più lunga rispetto alle altre indagini diagnostiche. Nello stesso tempo, il paziente può essere trattato, se necessario, anche con una trasfusione di sangue durante l'esame.

La procedura di marcatura delle emazie è facile, veloce, sicura e non costosa.

La regione del sanguinamento viene visualizzata come un'area di anormale, focale accumulo di radiofarmaco. Un sanguinamento gastrointestinale acuto viene diagnosticato quando il radiofarmaco si muove in senso anterogrado o retrogrado nel lume intestinale.

Uno studio isotopico negativo per sanguinamento gastrointestinale indica l'assenza di sanguinamento e non è solitamente necessaria nessun altra tecnica di imaging.

La Figura 8.2.1 mostra i depositi ematici nelle strutture addominali maggiori, nel fegato e nella milza.

La Figura 8.2.2 rileva una focale attività nell'area media addominale, che deriva dal sangue fuoriuscito da un piccolo sito di sanguinamento intestinale. È possibile vedere tale movimento nel lume.

Le Figure 8.2.3 e 8.2.4 (60 e 90 minuti dopo l'iniezione) mostrano un nuovo episodio di sanguinamento nello stesso punto e la progressione anterograda nel lume del piccolo intestino.

La diagnosi di un sanguinamento attivo del piccolo intestino al livello del punto mostrato è stata confermata chirurgicamente.

Caso 8.3
■
Malattia infiammatoria intestinale

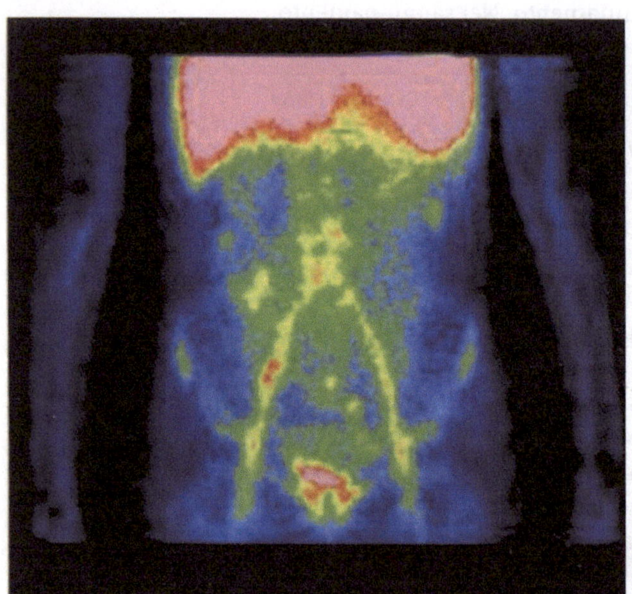

Fig. 8.3.1

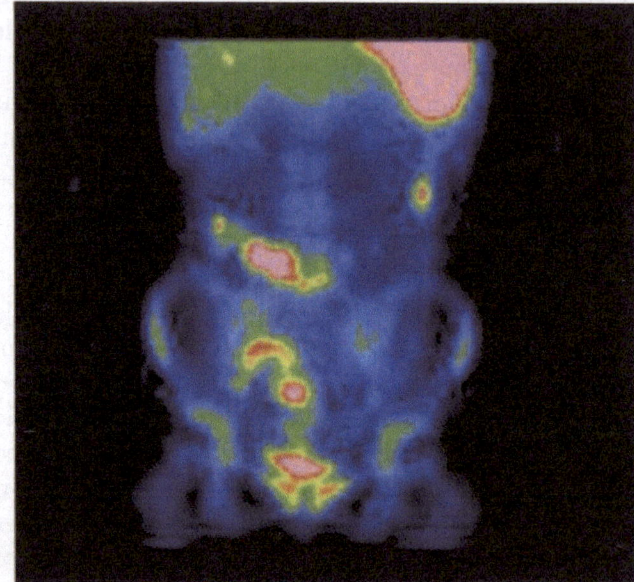

Fig. 8.3.2

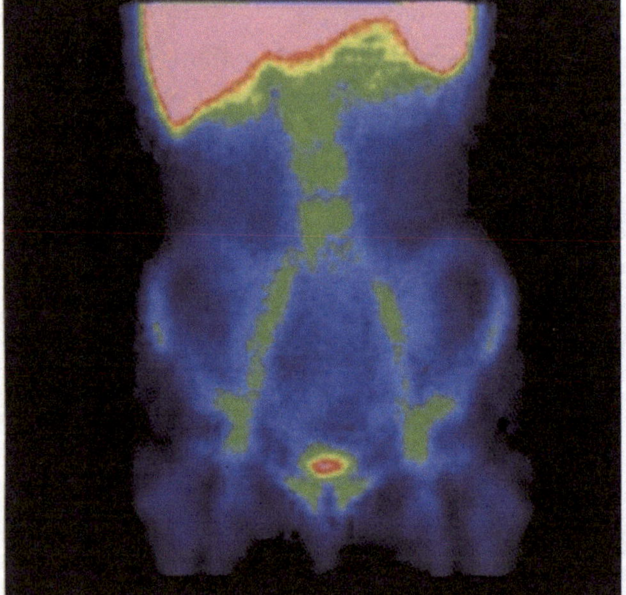

Fig. 8.3.3

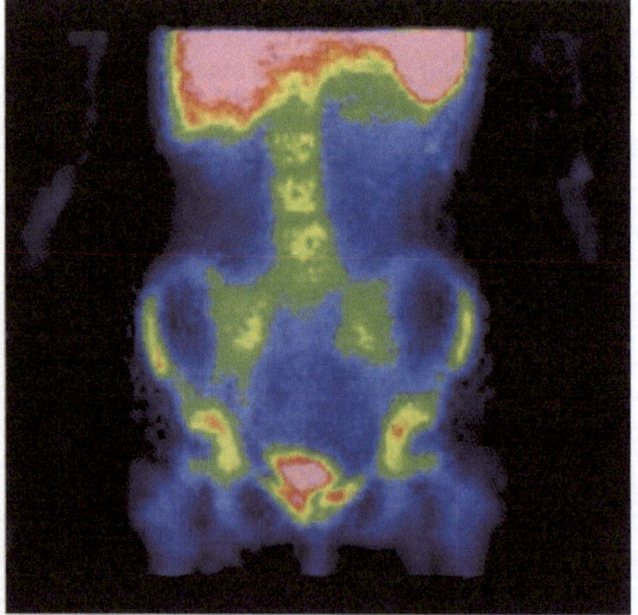

Fig. 8.3.4

Una bambina di 10 anni presenta dolore addominale. La paziente riporta una storia recente di episodi di dolore acuto, di perdita dell'appetito, di diminuzione di peso e di diarrea mucoide. I parametri biochimici sono indicativi per fenomeni infiammatori.

L'imaging mediante leucociti autologhi marcati con ^{99m}Tc-HMPAO è l'esame di primo livello per valutare la malattia infiammatoria intestinale.

La gestione della colite ulcerosa e del morbo di Crohn dipende dalla conoscenza della sede, dell'estensione e dell'attività dell'infiammazione e anche dalla presenza di complicanze. La scintigrafia con i leucociti marcati può fornire informazioni sulla localizzazione, sull'estensione e sulla gravità della patologia infiammatoria.

Le procedure di marcatura dei leucociti sono effettuate *in vitro*, dopo prelievo ematico, coagulazione del campione e centrifugazione per separare i globuli bianchi. Dopo un breve periodo di incubazione con il radio farmaco ^{99m}Tc-HMPAO, i leucociti marcati vengono iniettati nuovamente. Il controllo di qualità prima dell'iniezione è obbligatorio.

Le immagini sono acquisite a 30 (immagini precoci) e a 150 minuti (immagini tardive) dopo l'iniezione. I risultati sono generalmente facili da interpretare.

Le Figure 8.3.1 e 8.3.2 sono state ottenute durante l'episodio acuto e mostrano l'attività infiammatoria nell'ileo, nel cieco e nel colon trasverso con maggior intensità rispetto al normale (attività del midollo spinale a livello del rachide lombo-sacrale). Per aumentare l'accuratezza clinica, sia le immagini precoci che quelle tardive devono mostrare un assorbimento patologico. Se solo le immagini tardive mostrano un reperto anormale, si corre il rischio di ottenere un risultato falso positivo.

Dopo questo esame è stato infuso infliximab e il paziente è stato sottoposto a una nuova scansione con i leucociti marcati (Figg. 8.3.3 e 8.3.4) al fine di valutarne la risposta; questo studio ha mostrato una normale captazione nel midollo osseo, nel fegato e nella milza, senza captazione intestinale.

Caso 8.4
■
Disturbi del movimento

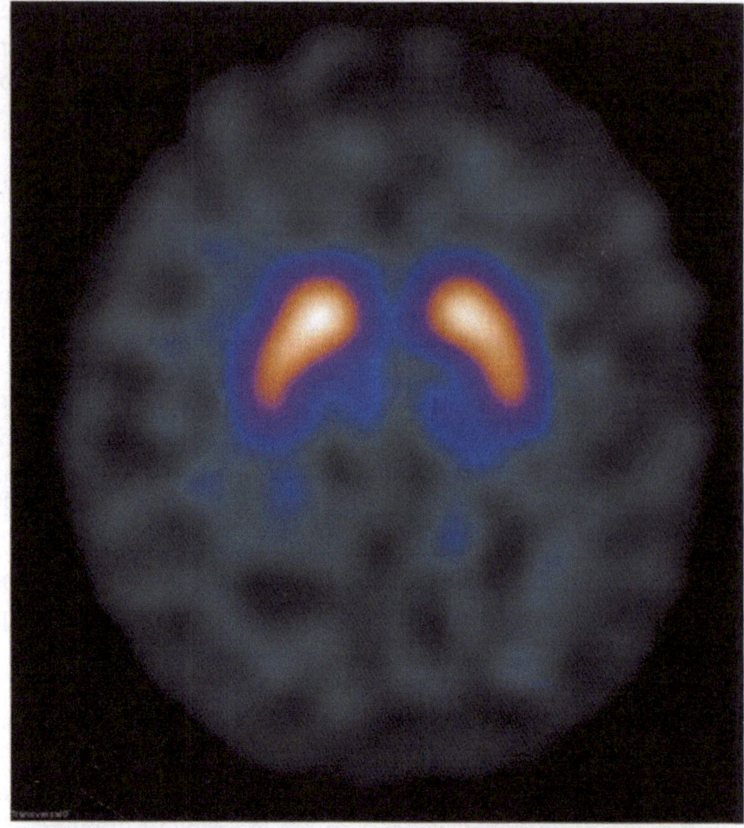

Fig. 8.4.1

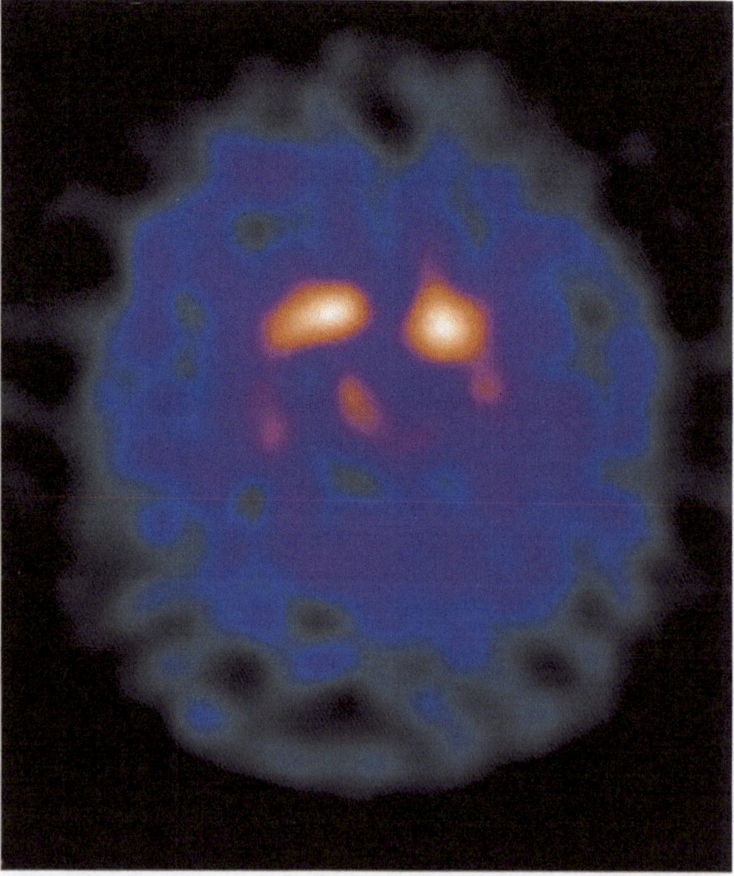

Fig. 8.4.2

Una donna di 78 anni lamenta un tremore agli arti superiori, più pronunciato a sinistra, e lievi sintomi depressivi. Il morbo di Parkinson o un parkinsonismo da farmaci sono le diagnosi potenziali.

L'imaging funzionale fornisce mezzi sensibili per riconoscere e caratterizzare modificazioni cerebrali nei disturbi di movimento.

I sintomi tipicamente includono il tremore, la rigidità e la bradicinesia. La principale caratteristica fisiopatologica è la degenerazione dei neuroni dopaminergici nigrostriatali. Il numero di neuroni dopaminergici striatali presinaptici è particolarmente diminuito nel morbo di Parkinson. Insieme alla paralisi progressiva sovranucleare e all'atrofia multisistemica, ne consegue una riduzione del trasporto di dopamina.

La SPECT con 123-Ioflupane (DaTSCAN®, General Electric Healthcare) ha dimostrato di essere sia sensibile che specifica nel riconoscimento di disfunzioni dopaminergiche in questi pazienti. Lo Ioflupane può differenziare il tremore essenziale dal morbo di Parkinson e le sindromi correlate.

I casi che possono beneficiare dello studio con Ioflupane includono la presentazione atipica, la comparsa precoce di tremore e i sospetti parkinsonismi da farmaci.

La Figura 8.4.1 mostra reperti fisiologici, con normale captazione striatale bilaterale (attività simmetrica nel putamen e caudato).

La Figura 8.4.2 è un'immagine tomografica del caso riportato, che mostra una captazione del putamen significativamente ridotta bilateralmente con attività confinata al nucleo caudato.

Questi reperti mostrano gravi danni dei tratti dopaminergici nigrostriatali, diagnostici per morbo di Parkinson.

L'123-I-Ioflupane ha avuto un impatto significativo nella gestione clinica di questo paziente, rendendo possibile un corretto trattamento.

Commenti

Reperti medico-nucleari

Caso 8.5
Ostruzione urinaria

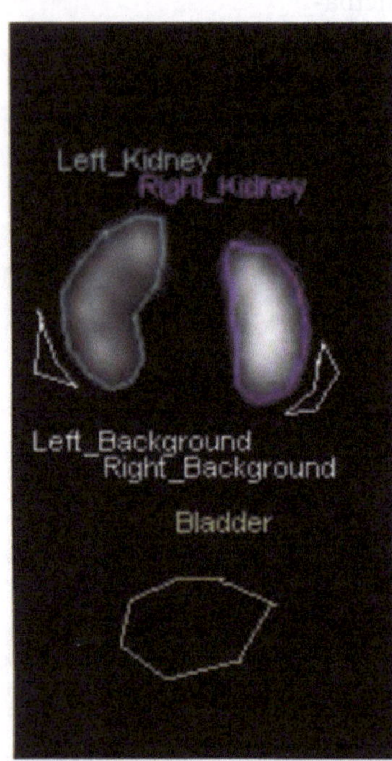

Fig. 8.5.1

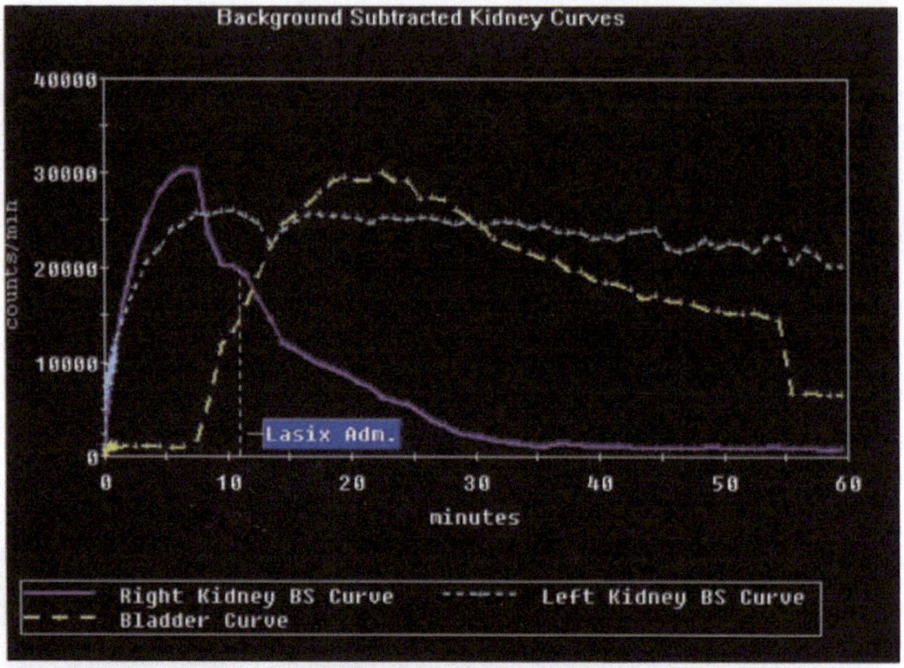

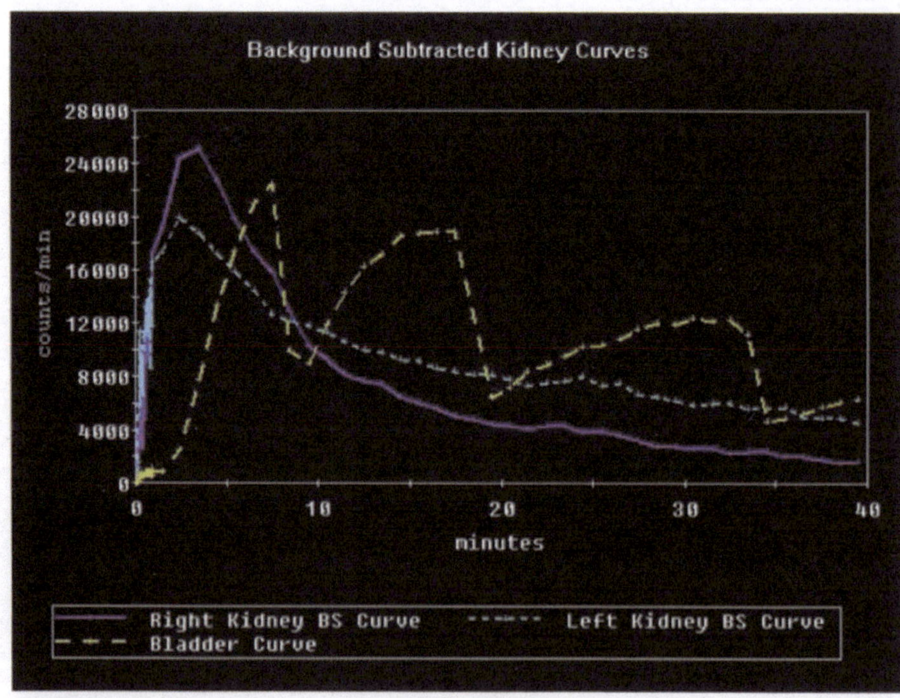

Fig. 8.5.2

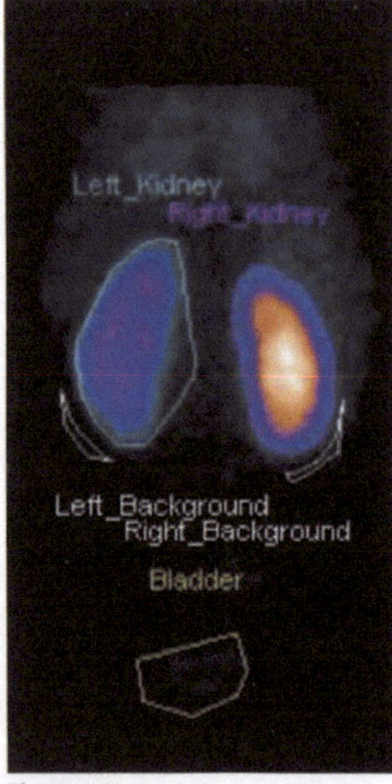

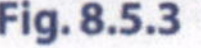

Fig. 8.5.3

Fig. 8.5.4

Una bambina di tre anni con storia di infezione del tratto urinario viene inviata al reparto di medicina nucleare dopo che un'ecografia ha mostrato un'idronefrosi sinistra. I reperti patologici a una scintigrafia renale hanno richiesto l'intervento chirurgico.

Un'ecografia di controllo quattro mesi dopo l'intervento chirurgico ha mostrato dilatazione persistente della pelvi.

Sono stati impiegati differenti radiotraccianti per valutare la funzione renale. Il ^{99m}Tc-mercaptoacetiltriglicina (MAG3) è correntemente il più largamente usato nel bambino; è secreto dai tubuli renali e ha un'efficienza di estrazione maggiore degli altri agenti filtrati dai glomeruli.

Dopo iniezione endovenosa, le immagini sono acquisite nella proiezione posteriore, con il bambino in posizione supina. Si acquisiscono immagini seriate nel tempo. Se si sospetta un'ostruzione urinaria, viene somministrata furosemide. A oggi, non vi è consenso in relazione al miglior tempo per l'iniezione del diuretico. Alcuni protocolli suggeriscono l'iniezione 15 minuti prima dell'iniezione del radiotracciante; comunque, il protocollo classico richiede l'iniezione del diuretico 20 minuti dopo.

Le curve tempo-attività generate al computer vengono ottenute da regioni di interesse tracciate sul rene (con correzione del rumore di fondo). In pazienti normali, questa curva mostra una rapida e intensa concentrazione del tracciante, con un tempo di picco inferiore ai 5 minuti. Dopo il picco, l'attività diminuisce più velocemente (fino a meno del 50% del valore di picco a 20 minuti). Possiamo anche confrontare quantitativamente la funzione di un rene rispetto all'altro.

L'idronefrosi è una delle indicazioni più frequenti alla scintigrafia renale. La scintigrafia renale consente di differenziare una dilatazione pelvica renale in assenza di ostruzione da una in presenza di ostruzione renale. Nell'idronefrosi ostruttiva il punto medio di *washout* sulla curva è maggiore di 20 minuti. Comunque, la diagnosi deve essere posta prendendo in considerazione l'intero studio con il radionuclide: la morfologia e la dimensione dei reni, l'intensità della captazione renale, il tempo di transito corticale e la presentazione del tracciante nel sistema collettore sono tutti fattori importanti.

La Figura 8.5.1 mostra la differenza di captazione parenchimale tra i due reni, con un rene sinistro aumentato di dimensioni e una bassa intensità dell'attività del MAG3.

Sulla curva del renogramma (Fig. 8.5.2), la morfologia del rene destro (*linea rosa*) è normale; il rene sinistro (*linea blu*) è dilatato e ostruito e non risponde all'iniezione del diuretico.

L'ecografia post-chirugica (non riportata) evidenzia idronefrosi persistente.

Il renogramma con ^{99m}Tc-MAG3 (Fig. 8.5.3) rivela la differenza di captazione tra i due reni; comunque, la curva del rene sinistro (Fig. 8.5.4, *linea blu*) si è normalizzata rispetto all'esame precedente.

Sebbene persistano le caratteristiche morfologiche anormali, lo studio funzionale mostra la risoluzione dell'uropatia ostruttiva (Fig. 8.5.4).

Caso 8.6
■
Malattia polmonare tromboembolica

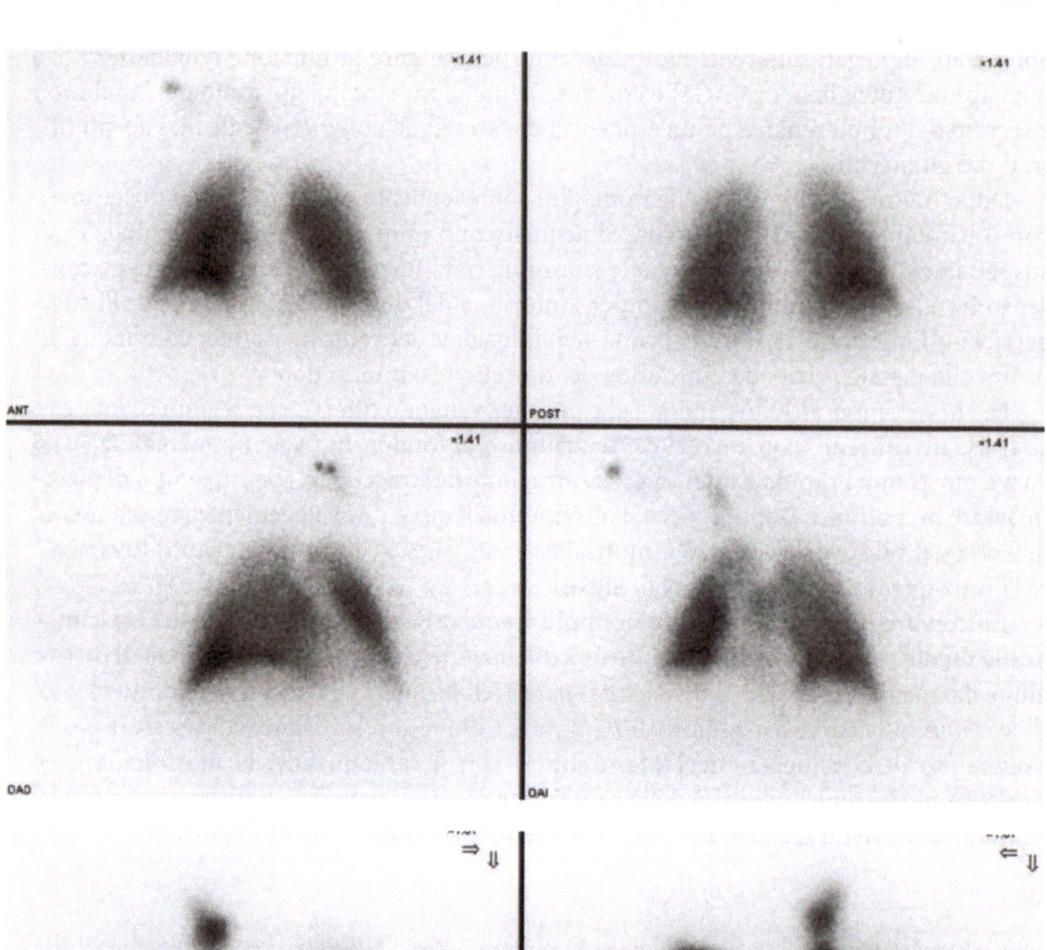

Fig. 8.6.1

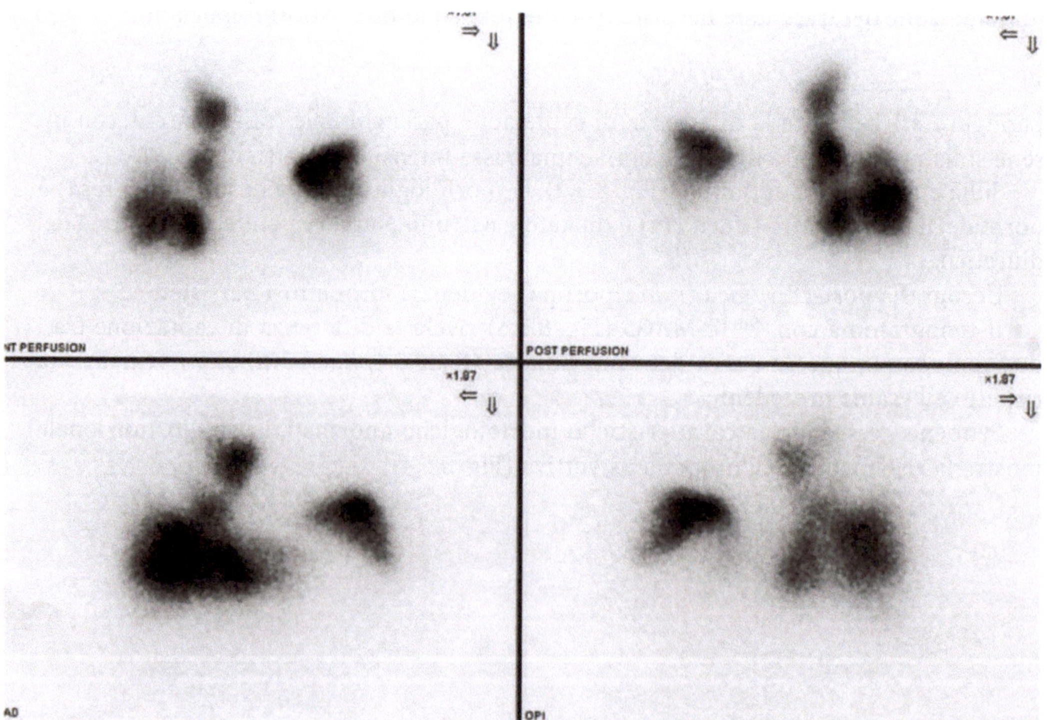

Fig. 8.6.2

Un uomo di 65 anni si presenta al pronto soccorso con dispnea e dolore toracico laterale manifestatosi acutamente. L'emogasanalisi mostra ipossiemia e ipocapnia. La radiografia del torace è negativa.

Il paziente viene inviato nel reparto di medicina nucleare per una scintigrafia ventilatoria-perfusionale per valutare il sospetto clinico di tromboembolia polmonare.

La tromboembolia polmonare è una condizione potenzialmente a rischio di vita. La grande maggioranza di embolie polmonari origina dagli arti inferiori. Il trauma degli arti inferiori e l'immobilizzazione possono essere fattori predisponenti.

I segni e i sintomi clinici della tromboembolia polmonare sono aspecifici. La triade classica di dolore toracico, tromboflebite ed emottisi si riscontra solo in un terzo dei pazienti. D'altra parte, l'embolia polmonare può essere asintomatica.

L'angiografia polmonare è la modalità più specifica per la diagnosi; comunque, tale tecnica è invasiva e non è adatta allo screening.

Gli studi scintigrafici per la tromboembolia polmonare sono costituiti da un imaging simultaneo della ventilazione polmonare e del flusso ematico. I principali reperti per la diagnosi sono la permanenza di una normale ventilazione associata a una perfusione polmonare alterata, il cosiddetto *mismatched defect*.

L'imaging ventilatorio può servirsi di gas inerti radioattivi (costosi e di disponibilità limitata) o di aerosol radiomarcati (ampiamente usati). L'uso dell'aerosol richiede la cooperazione del paziente per coordinare il respiro.

L'analisi di perfusione polmonare viene praticata dopo lo studio di ventilazione. Lo studio perfusionale implica l'iniezione endovenosa di microparticelle di proteine umane (albumina sierica umana) marcata con Tecnezio 99m. La distribuzione della radioattività polmonare è proporzionale al flusso ematico polmonare.

La Figura 8.6.1 mostra uno studio ventilatorio con ^{99m}Tc-Technegas. In tutti i pazienti è sempre necessario effettuare acquisizioni multiple. In questo studio possiamo notare la distribuzione uniforme dell'aerosol a tutti e due i polmoni, senza difetti ventilatori.

Lo studio di perfusione mostra molteplici difetti di alterata perfusione, che indicano un'alta probabilità di tromboembolia polmonare (Fig. 8.6.2).

In questo scenario clinico, uno studio di ventilazione-perfusione con alta probabilità indica un'embolia polmonare, nel 90% dei casi.

Caso 8.7
■
Coronaropatia

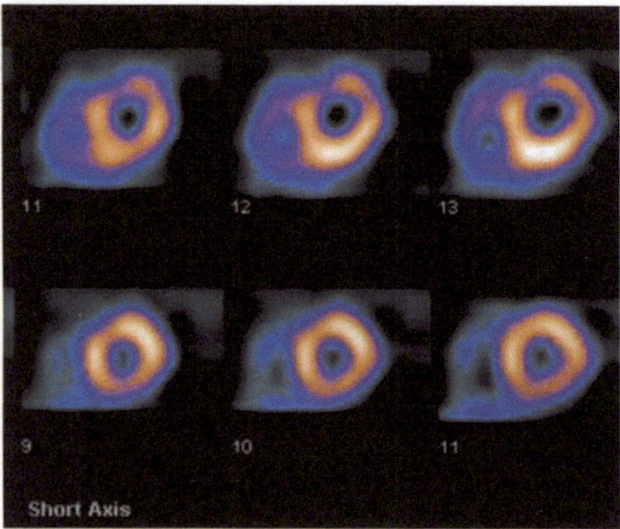

Fig. 8.7.1

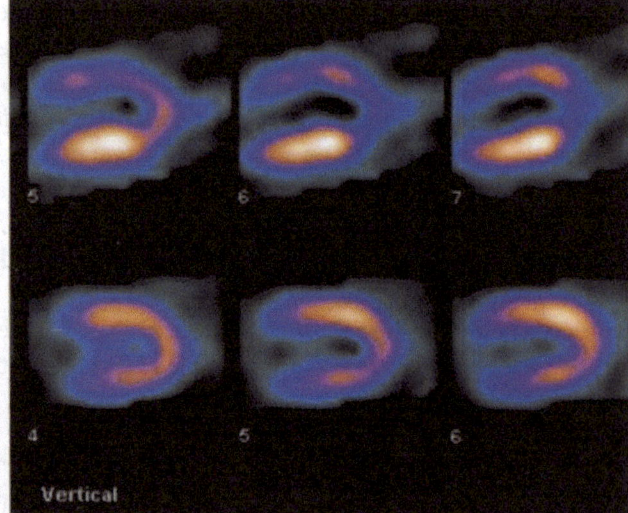

Fig. 8.7.2

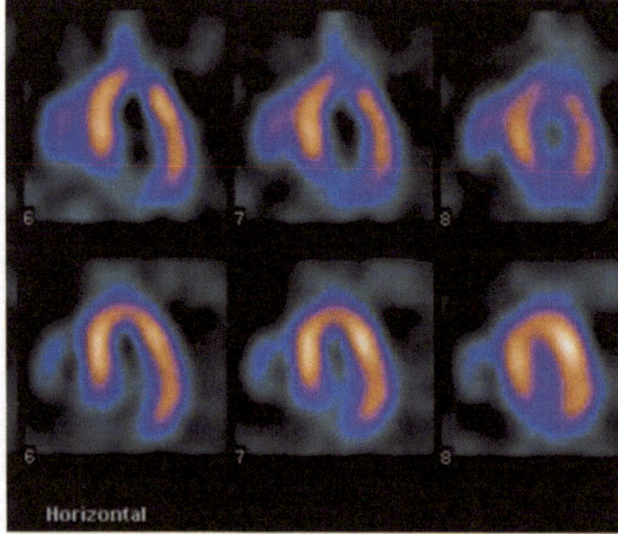

Fig. 8.7.3

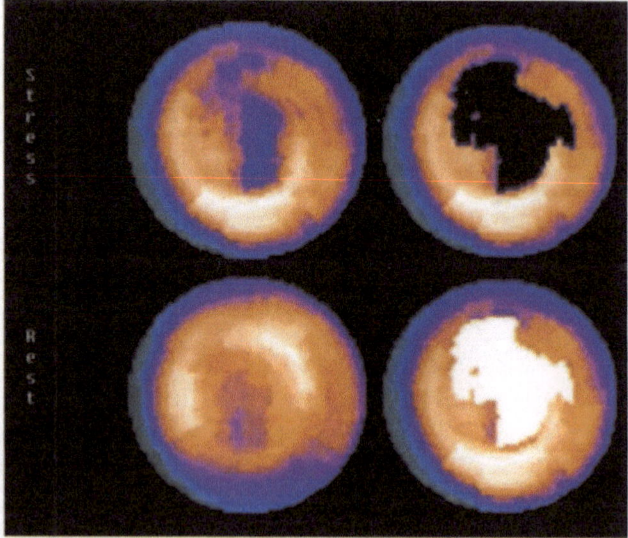

Fig. 8.7.4

Un uomo di 60 anni presenta dolore oppressivo toracico, non direttamente correlato all'esercizio fisico. Il paziente riferisce una tendenza al facile affaticamento e occasionalmente dispnea.

È stato un forte fumatore in passato e ha manifestato vari episodi di angina, che sono divenuti più frequenti nei due mesi precedenti. L'ECG mostra un sottoslivellamento del tratto ST.

Si sospetta una coronaropatia e il paziente viene inviato al dipartimento di medicina nucleare per valutare il flusso ematico miocardico.

La coronaropatia è una evenienza clinica comune. Molti pazienti presentano sintomi atipici che rendono l'indagine diagnostica necessaria in pazienti con dolore toracico acuto o cronico.

Sono stati sviluppati molti derivati del ^{99m}Tc per gli studi di perfusione miocardica che hanno rimpiazzato l'uso classico di 201-Tl. La captazione miocardica iniziale è legata in maniera lineare al flusso ematico regionale, senza un'apprezzabile ridistribuzione.

Per confrontare la perfusione miocardica a riposo e sotto stress, devono essere somministrate due iniezioni, generalmente in giornate separate, di radiofarmaco. L'uso più importante di questa tecnica è per dimostrare l'ischemia miocardica e riconoscere il tessuto miocardico vitale. L'imaging di perfusione miocardica è uno strumento potente per la stratificazione del rischio e per formulare strategie di gestione di una larga varietà di pazienti.

La procedura sotto stress può essere attuata durante l'esercizio o attraverso un'iperemia coronarica indotta da farmaci (adenosina o dobutamina). Allo stato attuale possiamo anche analizzare la cinesi parietale attraverso l'acquisizione cardiosincronizzata con buona correlazione tra lo studio della cinesi parietale regionale e l'ecocardiografia.

Aree di diminuita o assente perfusione nelle immagini sotto stress che si presentano meno gravi o normali nelle altre immagini possono essere dovute a ischemia. Un difetto di perfusione costante è normalmente imputabile a infarto miocardico.

Le immagini SPECT sono state ottenute 45 minuti dopo la somministrazione endovenosa di ^{99m}Tc-tetrofosmina (MYOVIEW®, General Electric Healthcare) durante il test sotto stress. Questo esame mostra un'area di diminuita perfusione a carico della parete anteriore e dell'apice, con difetti di contrazione a livello della medesima regione.

Due giorni dopo è stato eseguito lo studio a riposo. In questo caso, la parete miocardica ha evidenziato una normale perfusione in tutti i territori.

L'area di rischio miocardico è apprezzabile negli assi corto, verticale e orizzontale nello studio sotto stress (Figg. 8.7.1-8.7.3, immagini in alto).

La mappa polare (Fig. 8.7.4) mostra un esteso e grave difetto reversibile.

Tali reperti sono diagnostici per coronaropatia e il paziente viene inviato all'angiografia coronarica. La cateterizzazione cardiaca ha mostrato una stenosi grave dell'arteria discendente anteriore sinistra dovuta a placche ateromasiche ed è stata effettuata un'angioplastica.

Caso 8.8

Adenoma paratiroideo

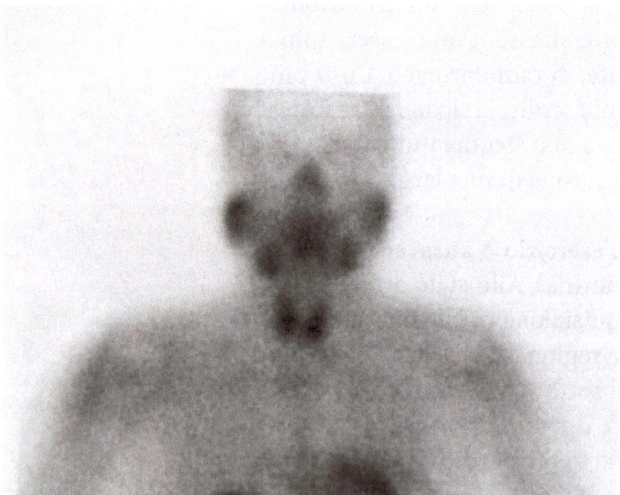

Fig. 8.8.1

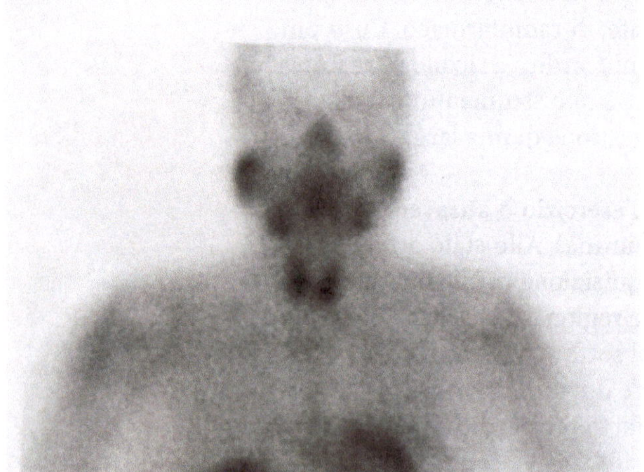

Fig. 8.8.2

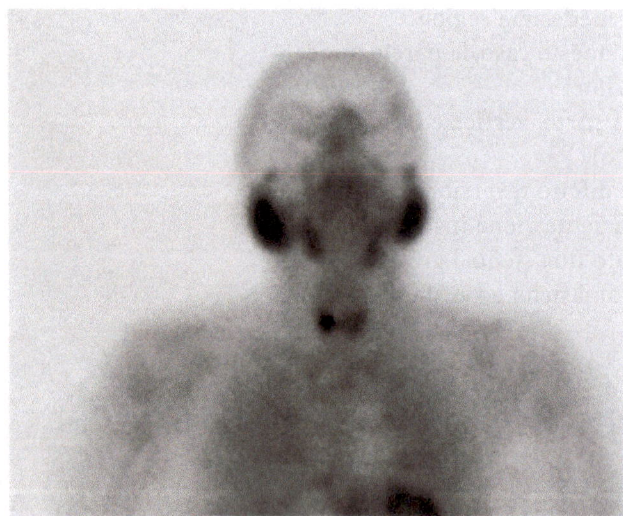

Fig. 8.8.3

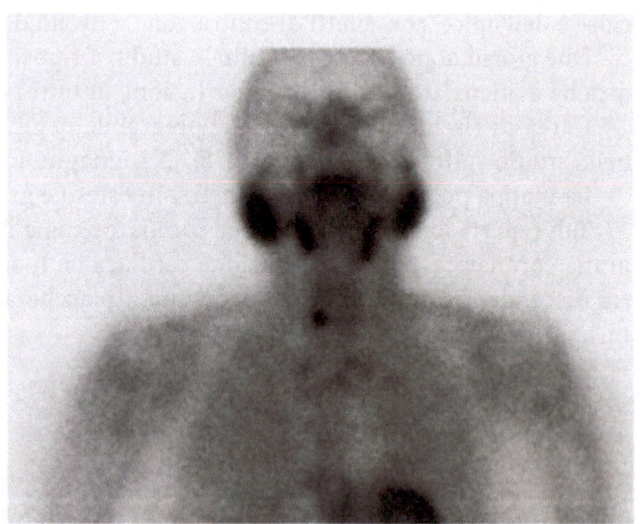

Fig. 8.8.4

Una donna asintomatica di 47 anni presenta esami di laboratorio che depongono per aumento del valore del paratormone. All'esame obiettivo il collo appare morfologicamente nella norma. L'ecografia del collo risulta non conclusiva e, quindi, la paziente viene inviata all'esame scintigrafico.

L'iperparatiroidismo primario è causato dall'iperfunzionamento delle ghiandole paratiroidee. Si caratterizza per la secrezione di un quantitativo di paratormone maggiore rispetto al necessario per il mantenimento dei normali livelli sierici di calcio. La maggior parte dei pazienti con iperparatiroidismo si presenta asintomatica.

Sebbene ci siano alcuni limiti legati alle piccole dimensioni delle ghiandole paratiroidee, nelle mani di un operatore esperto l'ecografia del collo è una tecnica utile per valutare le anomalie paratiroidee. La TC e la RM dimostrano effettivamente la posizione e l'aumento di dimensioni delle paratiroidi.

I metodi scintigrafici per lo studio delle paratiroidi includono la sottrazione di tallio-201/ tecnezio-99m e i composti dell'isonitrile (^{99m}Tc- sestamibi). Entrambe le procedure hanno mostrato un alto grado di affidabilità nella pratica clinica. La scintigrafia paratiroidea deve essere attuata solo quando ci sia un'evidenza laboratoristica di iperparatiroidismo.

Dopo l'iniezione endovenosa di radiotracciante (^{99m}Tc-sestamibi), le immagini precoci (ottenute a 15 minuti) sono confrontate con quelle tardive (a 2 ore). Il sestamibi presenta un *washout* più rapido nella tiroide (le immagini precoci mostrano normalmente la morfologia tiroidea) rispetto al tessuto paratiroideo. La differenza di captazione può essere dovuta all'aumentato numero di mitocondri nelle cellule dell'adenoma.

La Figura 8.8.1 mostra l'aspetto normale di un'acquisizione precoce con una normocaptazione di ^{99m}Tc-sestamibi nella ghiandola tiroide, nelle ghiandole salivari e nel miocardio. L'immagine tardiva (Fig. 8.8.2) evidenzia un *washout* nel tessuto tiroideo e nel tessuto paratiroideo non patologico.

Nell'acquisizione precoce (Fig. 8.8.3), l'aumentata captazione è evidente nel polo inferiore di destra della tiroide. Nell'immagine tardiva (Fig. 8.8.4), la captazione tiroidea è sfumata con chiara visualizzazione dell'adenoma nella paratiroide inferiore di destra.

Caso 8.9

■
Nodulo polmonare singolo. Valutazione PET-TC

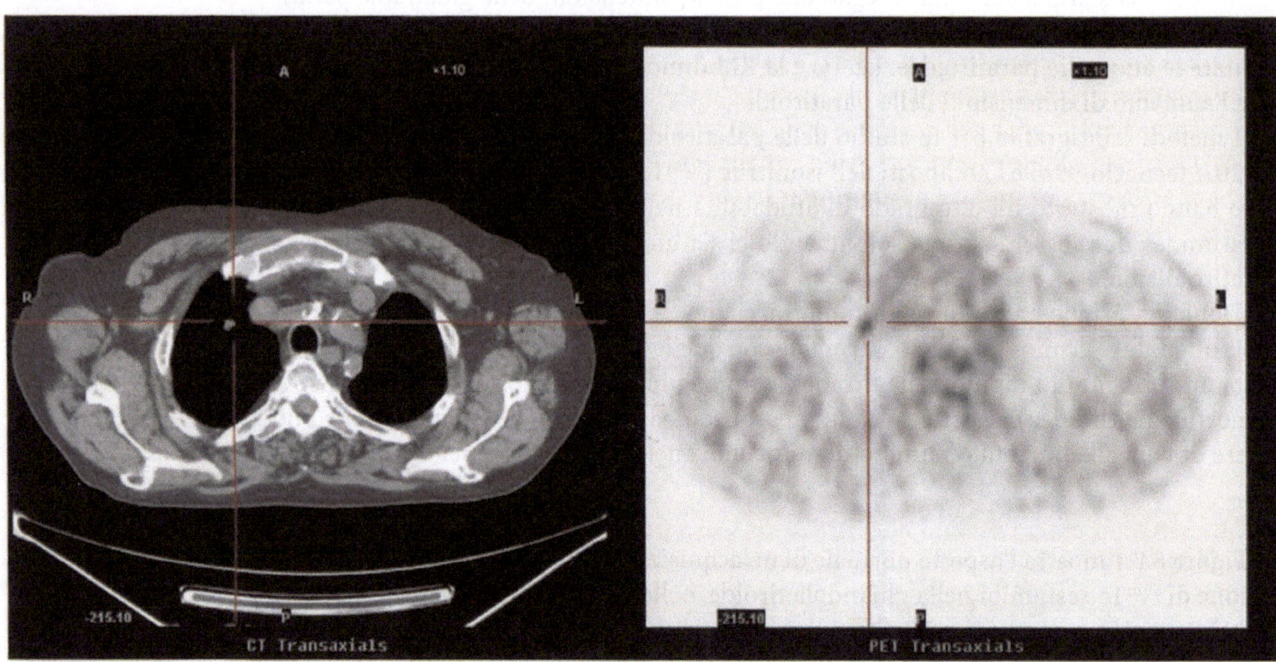

Fig. 8.9.1

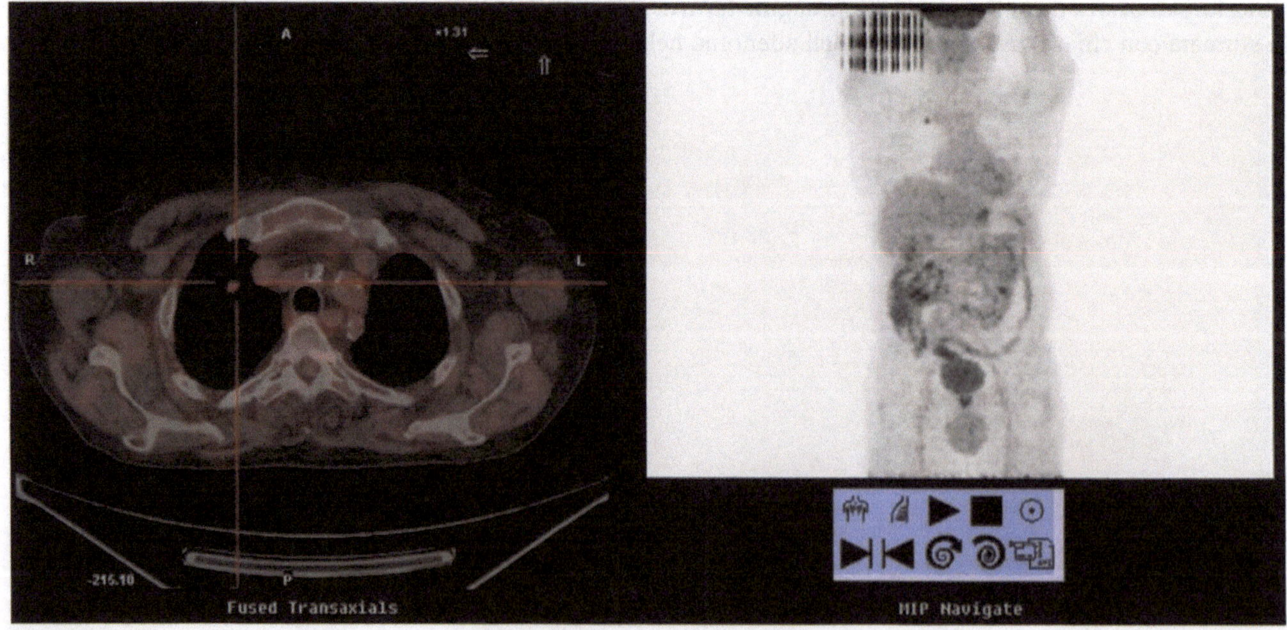

Fig. 8.9.2

Una donna di 68 anni con un nodulo polmonare solitario non calcifico con margini lobulati che misura 1x 0,9 cm, osservato alla TC, viene inviata al dipartimento di medicina nucleare per valutare la natura benigna o maligna di tale reperto.

Si definisce nodulo polmonare solitario una lesione singola rotondeggiante non associata ad altre lesioni polmonari, in assenza di linfoadenopatie. Più del 40% dei noduli polmonari solitari è maligno nella maggior parte delle serie riportate.

La sensibilità e specificità della 18-F-fluorodeossiglucosio (18-FDG) PET è alta. Qualsiasi grado di captazione di FDG deve essere inizialmente considerato sospetto per malignità (sebbene le lesioni benigne possano anch'esse esibire differenti gradi di captazione dell'FDG).

Un esame PET negativo indica che il nodulo ha un'alta probabilità di essere benigno, ma una piccola percentuale di noduli senza attività glicolitica alla PET è maligna e dunque è necessario un controllo a distanza.

Noduli più piccoli di 1 cm vengono valutati al meglio mediante TC con mezzo di contrasto.

Due immagini PET (a 1 e 3 ore dopo l'iniezione) e la valutazione delle modificazioni nel valore standard di captazione (SUV) aumentano l'accuratezza. La captazione di FDG delle lesioni maligne appare aumentata nelle acquisizioni tardive, mentre le lesioni benigne presentano un indice uguale o inferiore nella seconda scansione. Ciò è particolarmente utile in SUV intorno a 2,5 I.

La TC mostra il nodulo polmonare solitario a livello del lobo superiore di destra (Fig. 8.9.1).

L'immagine PET (Fig. 8.9.2) evidenzia un'attività glicolitica focale moderatamente aumentata in questa area, con un SUV di 7,2 (range di malignità).

L'immagine PET-TC assiale (Fig. 8.9.3) rivela un nodulo polmonare solitario ipermetabolico nel lobo superiore di destra. La lesione viene considerata maligna e il paziente viene inviato a resezione; l'esame istologico ha confermato la malignità della lesione.

Esprimiamo la nostra gratitudine nei confronti di Jose R. Infante de la Torre (Badajoz Hospital) per aver fornito le immagini.

Commenti

Reperti medico-nucleari

Caso 8.10
■
Linfoma. Valutazione PET-TC

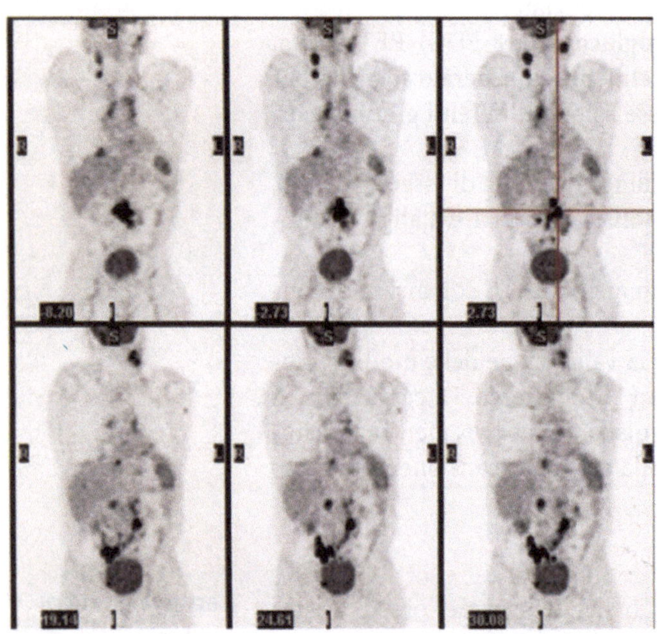

Fig. 8.10.1

Fig. 8.10.2

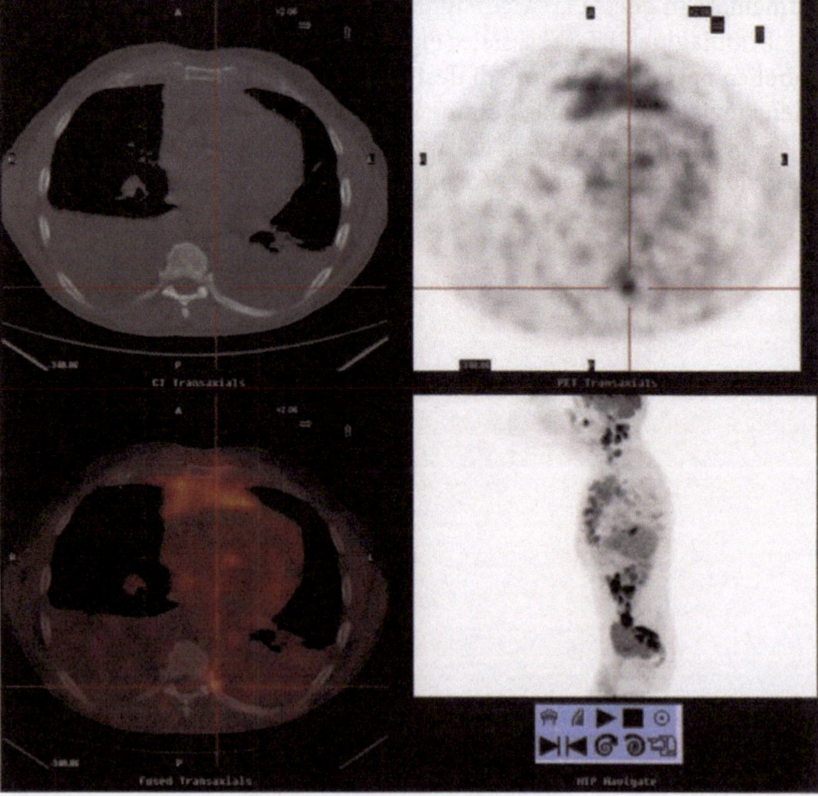

Fig. 8.10.3

Un uomo di 40 anni con un linfoma non Hodgkin nodulare viene inviato per la stadiazione prima che sia intrapreso un approccio terapeutico.

Lo scopo principale della combinazione di PET e TC in un singolo apparecchio è quello di determinare il sito anatomico di captazione metabolica di tracciante PET.

Lo studio TC-PET solitamente inizia con un tomogramma TC, per definire l'area di studio, seguito dalla scansione TC e, finalmente, dalle immagini PET. Le immagini TC vengono usate per la correzione dell'attenuazione dei dati PET.

Il 18-FDG è il radiotracciante più comunemente usato nella PET. Ha dimostrato grande utilità per varie indicazioni oncologiche, cardiologiche e neurologiche.

La qualità principale della PET è la grande risoluzione contrastografica rispetto alle altre tecniche di imaging anatomico. La PET può riconoscere la patologia in fase precoce prima che i cambiamenti anatomici risultino evidenti. Normalmente, ha un maggior rapporto segnale-rumore nella distinzione tra aree patologiche e aree normali. Gli svantaggi sono la sensibilità per le piccole lesioni, che aumenta la possibilità di falsi positivi di natura infiammatoria, infettiva o di altra eziologia benigna. La TC-PET ha risolto il problema della localizzazione anatomica delle sole immagini PET e, allo stesso tempo, ha aumentato l'accuratezza di tale tecnica. L'unico svantaggio della TC-PET rispetto alla sola PET sono gli artefatti.

Il valore di captazione standardizzato (SUV) è una misura semiquantitativa dell'attività nella regione di interesse, che viene normalizzata per superficie, peso e volume iniettato. Possiamo usare il SUV come strumento per confrontare esami differenti dello stesso paziente (valutazione della risposta al trattamento o condizione clinica); comunque, il SUV deve essere usato con cautela per le decisioni riguardanti le soglie. Esiste una scarsa evidenza che i valori SUV siano superiori all'interpretazione visiva nel raggiungere una diagnosi corretta.

Lo studio con il 18-FDG evidenzia un esteso linfoma. Lo studio PET coronale (Fig. 8.10.1) mostra captazione nei linfonodi cervicali, mediastinici, ascellari e retroperitoneali. Le immagini TC-PET (Fig. 8.10.2) sono maggiormente sensibili sia per la patologia linfonodale che per quella extralinfonodale (sensibilità del 94%).

La Figura 8.10.3 mostra la procedura per localizzare un linfonodo paravertebrale sospetto per natura maligna. È da notare l'utilità della TC-PET nel determinare la localizzazione anatomica dell'aumentata captazione.

In questo gruppo di pazienti, la TC-PET pretrattamento è molto utile ai fini della stadiazione. La TC-PET è anche valida nella valutazione della risposta alla terapia (la mancanza di risposta suggerisce che sia cambiato il regime di trattamento) e nell'analisi di una recidiva.

Ringraziamo Jose R. Infante de la Torre (Badajoz Hospital) per aver fornito le immagini.

Letture consigliate

Libri

Atlas of PET/CT Imaging in Oncology. Czernin J, Dahlbom M, Ratib O, Schiepers C (2004) Berlin-Heidelberg: Springer-Verlag. ISBN-13: 9783540209522

Cardiac PET and PET/CT Imaging. Di Carli MF, Lipton MJ (2007) Berlin-Heidelberg: Springer-Verlag. ISBN-13: 9780387352756

Diagnostic Nuclear Medicine. Sandler MP, Coleman MP, Paton JA, Wackers FJ, Gottschalk A (2004) Philadelphia: Lippincott Williams & Wilkins. ISBN-13: 9780781732529

Nuclear Cardiology: Practical Applications. Heller GV, Hendel RC (2004) New York: McGraw-Hill. ISBN-13: 9780071386357

Nuclear Medicine: in Clinical Diagnosis and Treatment. Ell PJ, Gambhir SS (2004) Edinburgh: Churchill Livingstone. ISBN-13: 9780443073120

Nuclear Medicine: The Requisites. Ziessman HA, O'Malley JP, Thrall JH (2007) New York: Elsevier. ISBN-13: 9780323029469

Pediatric Nuclear Medicine/PET. Treves ST (2007) New York: Springer-Verlag. ISBN-13: 9780387323213

PET and PET/CT: A clinical guide. Lin EC, Alavi A (2005) New York: Thieme. ISBN-13: 9781588904003

Physics and Radiobiology of Nuclear Medicine. Saha GB (2006) Berlin-Heidelberg: Springer-Verlag. ISBN-13: 9780387307541

The Pathophysiologic Basis of Nuclear Medicine. Elgazzar AH (2006) Berlin-Heidelberg: Springer-Verlag. ISBN-13: 9783540239925

Siti web

http://biomedcentral.com/bmcnuc/med
http://bnms.org.uk
http://brighamrad.harvard.edu/education/online/introduction.html
http://eamn.org
http://gamma.wustl.edu/home.htlm
http://nucmedinfo.com
http://semn.es
http://snmjournals.org
http://snm.org
http://springerlink.com

Articoli

Cervello

Claus JJ, van Harskamp F, Breteler MM, Krenning EP, de Koning I, van der Cammen TJ, Hofman A, Hasan D. The diagnostic value of SPECT with Tc 99m HMPAO in Alzheimer's disease: a population-based study. Neurology 1994; 44:454–461

Conrad GR, Sinha P. Scintigraphy as a confirmatory test of brain death. Semin Nucl Med 2003; 33(4):312–323

Costa DC, Motteux IM, McCready AC. Diagnosis of brain death with technetium 99m hexamethylpropylene amine oxime. Eur J Nucl Med 1991; 18(7):503–506

de la Riva A, Gonzalez FM, Llamas-Elvira JM, et al. Diagnosis of brain death: superiority of perfusion studies with 99Tcm-HMPAO over conventional radionuclide cerebral angiography. Br J Radiol 1992; 65(772):289–294

Donohoe KJ, Frey KA, Gerbaudo VH, Mariani G, Nagel JS, Shulkin B. Procedure guideline for brain death scintigraphy. J Nucl Med 2003; 44(5):846–851

Dougall NJ, Bruggink S, Ebmeier KP. Systematic review of the diagnostic accuracy of ^{99m}Tc-HMPAO-SPECT in dementia Am J Geriatr Psychiatry 2004; 12(6):554–570

Gordon I. Cerebral blood flow imaging in paediatrics: a review. Nucl Med Commun 1996; 17(12):1021–1029

Kurtek RW, Lai KK, Tauxe WN, Eidelman BH, Fung JJ. Tc-99m hexamethylpropylene amine oxime scintigraphy in the diagnosis of brain death and its implications for the harvesting of organs used for transplantation. Clin Nucl Med 2000; 25(1):7–10

Uchida Y, Minoshima S, Okada S, Kawata T, Ito H. Diagnosis of dementia using perfusion SPECT imaging at the patient's initial visit to a cognitive disorder clinic. Clin Nucl Med 2006; 31(12):764–773

Weckesser M, Schober O. Brain death revisited: utility confirmed for nuclear medicine. Eur J Nucl Med 1999; 26(11):1387–1391

Disturbi del movimento

Booij J, Speelman JD, Horstink MW, Wolters EC. The clinical benefit of imaging striatal dopamine transporters with [^{123}I]FP-CIT SPET in differentiating patients with presynaptic parkinsonism from those with other forms of parkinsonism. Eur J Nucl Med 2001; 28(3):266–272

Catafau AM, Tolosa E; DaTSCAN Clinically Uncertain Parkinsonian Syndromes Study Group. Impact of dopamine transporter SPECT using ^{123}I-Ioflupane on diagnosis and management of patients with clinically uncertain Parkinsonian syndromes. Mov Disord 2004; 19(10):1175–1182

Filippi L, Manni C, Pierantozzi M, Brusa L, Danieli R, Stanzione P, Schillaci O. 123I-FP-CIT in progressive supranuclear palsy and in Parkinson's disease: a SPECT semiquantitative study. Nucl Med Commun 2006; 27(4):381–386

Lorberboym M, Djaldetti R, Melamed E, Sadeh M, Lampl Y. 123I-FP-CIT SPECT imaging of dopamine transporters in patients with cerebrovascular disease and clinical diagnosis of vascular parkinsonism. J Nucl Med 2004; 45(10):1688–1693

Marshall V, Grosset D. Role of dopamine transporter imaging in routine clinical practice. Mov Disord 2003; 18(12):1415–1423

Marshall VL, Patterson J, Hadley DM, Grosset KA, Grosset DG. Two-year follow-up in 150 consecutive cases with normal dopamine transporter imaging. Nucl Med Commun 2006; 27(12):933–937

McKeith I, O'Brien J, Walker Z, Tatsch K, Booij J, Darcourt J, Padovani A, Giubbini R, Bonuccelli U, Volterrani D, Holmes C, Kemp P, Tabet N, Meyer I, Reininger C; DLB Study Group. Sensitivity and specificity of dopamine transporter imaging with 123I-FP-CIT SPECT in dementia with Lewy bodies: a phase III, multicentre study. Lancet Neurol 2007; 6(4):305–313

Schillaci O, Pierantozzi M, Filippi L, Manni C, Brusa L, Danieli R, Bernardi G, Simonetti G, Stanzione P. The effect of levodopa therapy on dopamine transporter SPECT imaging with ([123])I-FP-CIT in patients with Parkinson's disease. Eur J Nucl Med Mol Imaging 2005; 32(12):1452–1456

Spiegel J, Mollers MO, Jost WH, Fuss G, Samnick S, Dillmann U, Becker G, Kirsch CM. FP-CIT and MIBG scintigraphy in early Parkinson's disease. Mov Disord 2005; 20(5):552–561

Coronaropatia

Cerqueira MD. Nuclear cardiology: finally a one-stop shop for diagnosis, risk stratification, and management of coronary artery disease. Clin Cardiol 2006; 29(9 Suppl 1):I26–33

Elhendy A, Bax JJ, Poldermans D. Dobutamine stress myocardial perfusion imaging in coronary artery disease. J Nucl Med 2002; 43(12):1634–1646

Hendel RC, Jamil T, Glover DK. Pharmacologic stress testing: new methods and new agents. J Nucl Cardiol 2003; 10(2):197–204

Heo J, Iskandrian AS. Technetium-labeled myocardial perfusion agents. Cardiol Clin 1994; 12(2):187–198

Iskandrian AS. Adenosine myocardial perfusion imaging. J Nucl Med 1994; 35(4):734–736

Kontos MC, Tatum JL. Imaging in the evaluation of the patient with suspected acute coronary syndrome. Semin Nucl Med 2003; 33(4):246–258

Metz LD, Beattie M, Hom R, Redberg RF, Grady D, Fleischmann KE. The prognostic value of normal exercise myocardial perfusion imaging and exercise echocardiography: a meta-analysis. J Am Coll Cardiol 2007; 49(2):227–237

Russell RR 3rd, Zaret BL. Nuclear cardiology: present and future. Curr Probl Cardiol 2006; 31(9):557–629

Tamaki N, Morita K. SPET in cardiology. Diagnosis, prognosis, and management of patients with coronary artery disease. Q J Nucl Med Mol Imaging 2005; 49(2):193–203

Udelson JE, Shafer CD, Carrio I. Radionuclide imaging in heart failure: assessing etiology and outcomes and implications for management. J Nucl Cardiol 2002; 9(5 Suppl):40S–52S

Emorragia gastrointestinale

Feingold DL, Caliendo FJ, Chinn BT, et al. Does hemodynamic instability predict positive technetium-labeled red blood cell scintigraphy in patients wit acute lower gastrointestinal bleeding? A review of 50 patients. Dis Colon Rectum 2005; 48(5):1001–1004

Ford PV, Bartold SP, Fink-Bennett DM, Jolles PR, Lull RJ, Maurer AH, Seabold J. Procedure guideline for gastrointestinal bleeding and Meckel's diverticulum scintigraphy. Society of Nuclear Medicine. J Nucl Med 1999; 40(7):1226–1232

Howarth DM, Tang K, Lees W. The clinical utility of nuclear medicine imaging for the detection of occult gastrointestinal haemorrhage. Nucl Med Commun 2002; 23(6):591–594

Infante JR, Gonzalez FM, Vallejo JA, Torres M, Pacheco C, Latre JM. False-positive results of a gastrointestinal bleeding study caused by an ectopic kidney. Clin Nucl Med 2000; 25(8):645–646

Kan JH, Funaki B, O'Rourke BD, Ward MB, Appelbaum DE. Delayed ^{99m}Tc-labeled erythrocyte scintigraphy in patients with lower gastrointestinal tract hemorrhage: effect of positive findings on clinical management. Acad Radiol 2003; 10(5):497–501

Lefkovitz Z, Cappell MS, Kaplan M, Mitty H, Gerard P. Radiology in the diagnosis and therapy of gastrointestinal bleeding. Gastroenterol Clin North Am 2000; 29(2):489–512

Olds GD, Cooper GS, Chak A, Sivak M, Chiteale AA, Wong RCK. The yield of bleeding scans in acute lower gastrointestinal hemorrhage. J Clin Gastroenterol 2005; 39(4):273–277

Ponzo F, Zhuang H, Liu FM, Lacorte LB, Moussavian B, Wang S, Alavi A. Tc-99m sulfur colloid and Tc-99m tagged red blood cell methods are comparable for detecting lower gastrointestinal bleeding in clinical practice. Clin Nucl Med 2002; 27(6):405–409

Zettinig G, Staudenherz A, Leitha T. The importance of delayed images in gastrointestinal bleeding scintigraphy. Nucl Med Commun 2002; 23(8):803–808

Zuckier LS. Acute gastrointestinal bleeding. Semin Nucl Med 2003; 33(4):297–311

Malattia infiammatoria intestinale

Alberini JL, Badran A, Freneaux E, Hadji S, Kalifa G, Devaux JY, Dupont T. Technetium-99m HMPAO-labeled leukocyte imaging compared with endoscopy, ultrasonography, and contrast radiology in children with inflammatory bowel disease. J Pediatr Gastroenterol Nutr 2001; 32(3):278–286

Bennink R, Peeters M, D'Haens G, Rutgeerts P, Mortelmans L. Tc-99m HMPAO white blood cell scintigraphy in the assessment of the extent and severity of an acute exacerbation of ulcerative colitis. Clin Nucl Med 2001; 26(2):99–104

Charron M. Pediatric inflammatory bowel disease imaged with Tc-99m white blood cells. Clin Nucl Med 2000; 25(9):708–715

Grahnquist L, Chapman SC, Hvidsten S, Murphy MS. Evaluation of ^{99m}Tc-HMPAO leukocyte scintigraphy in the investigation of pediatric inflammatory bowel disease. J Pediatr 2003; 143(1):48–53

Gyorke T, Duffek L, Bartfai K, Mako E, Karlinger K, Mester A, Tarjan Z. The role of nuclear medicine in inflammatory bowel disease. A review with experiences of aspecific bowel activity using immunoscintigraphy with ^{99m}Tc anti-granulocyte antibodies. Eur J Radiol 2000; 35(3):183–192

Lachter J, Isseroff HN, Yasin K, Keidar Z, Israel O. Radiolabeled leukocyte imaging in inflammatory bowel disease: a prospective blinded evaluation. Hepatogastroenterology 2003; 50(53):1439–1441

Martin-Comin J, Prats E. Clinical applications of radiolabeled blood elements in inflammatory bowel disease. Q J Nucl Med 1999; 43(1):74–82

Martin-Comin J. Radiolabelled white blood cells in inflammatory bowel diseases. Nucl Med Commun 2002; 23(11):1039–1040

Peters AM. Nuclear medicine imaging in infection and inflammation. J R Coll Physicians Lond 1998; 32(6):512–519

Stokkel MP, Reigman HE, Pauwels EK. Scintigraphic head-to-head comparison between ^{99m}Tc-WBCs and ^{99m}Tc-LeukoScan in the evaluation of inflammatory bowel disease: a pilot study. Eur J Nucl Med Mol Imaging 2002; 29(2):251–254

Malattia polmonare tromboembolica

Giordano A, Angiolillo DJ. Current role of lung scintigraphy in pulmonary embolism. Q J Nucl Med 2001; 45(4):294–301

Hagen PJ, Hartmann IJ, Hoekstra OS, Stokkel MP, Teule GJ, Prins MH. How to use a gestalt interpretation for ventilation-perfusion lung scintigraphy. J Nucl Med 2002; 43(10):1317–1323

Hartmann IJ, Hagen PJ, Stokkel MP, Hoekstra OS, Prins MH. Technegas versus (81m)Kr ventilation-perfusion scintigraphy: a comparative study in patients with suspected acute pulmonary embolism. J Nucl Med 2001; 42(3):393–400

Hatabu H, Uematsu H, Nguyen B, Miller WT Jr, Hasegawa I, Gefter WB. CT and MR in pulmonary embolism: A changing role for nuclear medicine in diagnostic strategy. Semin Nucl Med 2002; 32(3):183–192

Itti E, Nguyen S, Robin F, Desarnaud S, Rosso J, Harf A, Meignan. Distribution of ventilation/perfusion ratios in pulmonary embolism: an adjunct to the interpretation of ventilation/perfusion lung scans. J Nucl Med 2002; 43(12):1596–1602

Meignan MA. Lung ventilation/perfusion SPECT: the right technique for hard times. J Nucl Med 2002; 43(5):648–651

Rizzo-Padoin N, Farina A, Le Pen C, Duet M, Mundler O, Leverge R. A comparison of radiopharmaceutical agents used for the diagnosis of pulmonary embolism. Nucl Med Commun 2001; 22(4):375–381

Schumichen C. V/Q-scanning/SPECT for the diagnosis of pulmonary embolism. Respiration 2003; 70(4):329–342

Wilson HT, Meagher TM, Williams S. Combined helical computed tomographic pulmonary angiography and lung perfusion scintigraphy for investigating acute pulmonary embolism. Clin Radiol 2002; 57(1):33–36

Worsley DF, Alavi A. Radionuclide imaging of acute pulmonary embolism. Semin Nucl Med 2003; 33(4):259–278

Imaging delle paratiroidi

Coakley AJ. Parathyroid imaging. Nucl Med Commun 1995; 16(7):522–533

de Jonge FA, Pauwels EK, Hamdy NA. Scintigraphy in the clinical evaluation of disorders of mineral and skeletal metabolism in renal failure. Eur J Nucl Med 1991; 18(10):839–855

Giordano A, Rubello D, Casara D. New trends in parathyroid scintigraphy. Eur J Nucl Med 2001; 28(9):1409–1420

Gotthardt M, Lohmann B, Behr TM, et al. Clinical value of parathyroid scintigraphy with technetium-99m methoxyisobutylisonitrile: discrepancies in clinical data and a systematic metaanalysis of the literature. World J Surg 2004; 28(1):100–107. Epub 2003 Nov 26

Hiromatsu Y, Ishibashi M, Nishida H, Okuda S, Miyake I. Technetium-99m tetrofosmin parathyroid imaging in patients with primary hyperparathyroidism. Intern Med 2000; 39(2):101–106

Kettle AG, O'Doherty MJ. Parathyroid imaging: how good is it and how should it be done? Semin Nucl Med 2006; 36(3):206–211

McBiles M, Lambert AT, Cote MG, Kim SY. Sestamibi parathyroid imaging. Semin Nucl Med 1995; 25(3):221–234

Mitchell BK, Kinder BK, Cornelius E, Stewart AF. Primary hyperparathyroidism: preoperative localization using technetium-sestamibi scanning. J Clin Endocrinol Metab 1995; 80(1):7–10

Palestro CJ, Tomas MB, Tronco GG. Radionuclide imaging of the parathyroid glands. Semin Nucl Med 2005; 35(4):266–276

Smith JR, Oates ME. Radionuclide imaging of the parathyroid glands: patterns, pearls, and pitfalls. Radiographics. 2004; 24(4):1101–1115

Renografia diuretica

Boubaker A, Prior J, Antonescu C, Meyrat B, Frey P, Delaloye AB. F+0 renography in neonates and infants younger than 6 months: an accurate method to diagnose severe obstructive uropathy. J Nucl Med 2001; 42(12):1780–1788

Dubovsky EV, Russell CD, Bischof-Delaloye A, Bubeck B, Chaiwatanarat T, Hilson AJ, Rutland M, Oei HY, Sfakianakis GN, Taylor A Jr. Report of the Radionuclides in Nephrourology Committee for evaluation of transplanted kidney (review of techniques). Semin Nucl Med 1999; 29(2):175–188

Eskild-Jensen A, Gordon I, Piepsz A, Frokiaer. Congenital unilateral hydronephrosis: a review of the impact of diuretic renography on clinical treatment. J Urol 2005; 173(5):1471–1476

Gordon I. Assessment of pediatric hydronephrosis using output efficiency. J Nucl Med 1997; 38(9):1487–1489

Koelliker SL, Cronan JJ. Acute urinary tract obstruction. Imaging update. Urol Clin North Am 1997; 24(3):571–582

Koff SA, Binkovitz L, Coley B, Jayanthi V. Renal pelvis volume during diuresis in children with hydronephrosis: implications for diagnosing obstruction with diuretic renography. J Urol 2005; 174(1):303–307

O'Reilly PH. Obstructive uropathy. Q J Nucl Med 2002; 46(4):295–303

Piepsz A, Ham HR. Pediatric applications of renal nuclear medicine. Semin Nucl Med 2006; 36:16–35

Taylor A Jr, Nally JV. Clinical applications of renal scintigraphy. AJR Am J Roentgenol 1995; 164(1):31–41

Wong DC, Rossleigh MA, Farnsworth RH. F+0 diuresis renography in infants and children. J Nucl Med 1999; 40(11):1805–1811

PET nel Linfoma

Baudard M, Comte F, Conge AM, Mariano-Goulart D, Klein B, Rossi JF. Importance of [18F]fluorodeoxyglucose-positron emission tomography scanning for the monitoring of responses to immunotherapy in follicular lymphoma. Leuk Lymphoma 2007; 48(2):381–388

Brepoels L, Stroobants S, Verhoef G. PET and PET/CT for response evaluation in lymphoma: current practice and developments. Leuk Lymphoma 2007; 48(2):270–282

Burton C, Ell P, Linch D. The role of PET imaging in lymphoma. Br J Haematol 2004; 126(6):772–784

Collins CD. PET in lymphoma. Cancer Imaging 2006; 6: S63–70

Jerusalem G, Hustinx R, Beguin Y, Fillet G. Evaluation of therapy for lymphoma. Semin Nucl Med 2005; 35(3):186–196

Juweid ME, Stroobants S, Hoekstra OS, et al. Imaging Subcommittee of International Harmonization Project in Lymphoma. Use of positron emission tomography for response assessment of lymphoma: consensus of the Imaging Subcommittee of International Harmonization Project in Lymphoma. J Clin Oncol 2007; 25(5):571–578

Kazama T, Faria SC, Varavithya V, Phongkitkarun S, Ito H, Macapinlac HA. FDG PET in the evaluation of treatment for lymphoma: clinical usefulness and pitfalls. Radiographics 2005; 25(1):191–207

Kirby AM, George Mikhaeel N. The role of FDG PET in the management of lymphoma: practical guidelines. Nucl Med Commun 2007; 28(5):355–357

Kumar R, Maillard I, Schuster SJ, Alavi A. Utility of fluorodeoxyglucose-PET imaging in the management of patients with Hodgkin's and non-Hodgkin'"s lymphomas. Radiol Clin North Am 2004; 42(6):1083–1100

Mikhaeel NG. Use of FDG-PET to monitor response to chemotherapy and radiotherapy in patients with lymphomas. Eur J Nucl Med Mol Imaging 2006; 33 Suppl 1:22–26

PET nel nodulo polmonare singolo

Aquino SL, Kuester LB, Muse VV, Halpern EF, Fischman AJ. Accuracy of transmission CT and FDG-PET in the detection of small pulmonary nodules with integrated PET/CT. Eur J Nucl Med Mol Imaging 2006; 33(6):692–696

Bruzzi JF, Munden RF. PET/CT imaging of lung cancer. J Thorac Imaging 2006; 21(2):123–136

Bunyaviroch T, Coleman R. PET evaluation of lung cancer. J Nucl Med 2006; 47(3):451–469

Coleman RE. PET in lung cancer. J Nucl Med 1999; 40(5):814–820

Goerres GW, von Schulthess GK, Steinert HC. Why most PET of lung and head-and-neck cancer will be PET/CT. J Nucl Med 2004; 45 Suppl 1:66S–71S

Jeong YJ, Yi CA, Lee KS. Solitary pulmonary nodules: detection, characterization, and guidance for further diagnostic workup and treatment. AJR Am J Roentgenol 2007; 188(1):57–68

Kim SK, Allen-Auerbach M, Goldin J, Fueger BJ, Dahlbom M, Brown M, et al. Accuracy of PET/CT in characterization of solitary pulmonary lesions. J Nucl Med 2007; 48(2):214–220

Kuehl H, Veit P, Rosenbaum SJ, Bockisch A, Antoch G. Can PET/CT replace separate diagnostic CT for cancer imaging? Optimizing CT protocols for imaging cancers of the chest and abdomen. J Nucl Med 2007; 48 Suppl 1:45S–57S

Mavi A, Lakhani P, Zhuang H, Gupta NC, Alavi A. Fluorodeoxyglucose-PET in characterizing solitary pulmonary nodules, assessing pleural diseases, and the initial staging, restaging, therapy planning, and monitoring response of lung cancer. Radiol Clin North Am 2005; 43(1):1–21, ix

Yi CA, Lee KS, Kim BT, Choi JY, Kwon OJ, Kim H, Shim YM, Chung MJ. Tissue characterization of solitary pulmonary nodule: comparative study between helical dynamic CT and integrated PET/CT. J Nucl Med 2006; 47(3):443–450

PEDRO DALTRO, L. CELSO HYGINO CRUZ JR, RENATA DO A. NOGUEIRA E
MIRRIAM T. C. PORTO

Introduzione

Il vecchio detto che recita "un bambino non è un adulto piccolo" è perfetto per illustrare l'importanza della branca pediatrica nel campo radiologico. Come disse Lefèbvre (il padre della Società Europea di Radiologia Pediatrica, ESRP) nel 1958: "Poiché in pediatria perdere tempo comporta il rischio di perdere una vita o di procurare una disabilità permanente per tutta la vita... i radiologi che esaminano i bambini devono essere ben informati e competenti".

Tutti i centri medici importanti dovrebbero disporre di un radiologo pediatra, poiché sussistono importanti differenze anatomiche tra bambini e adulti; inoltre, diverse malattie, con caratteristiche peculiari, colpiscono i bambini. Infine, i bambini sono estremamente vulnerabili agli effetti delle radiazioni ionizzanti; per questo le tecniche di imaging di scelta sono spesso diverse. Come tutti i radiologi, quelli che lavorano in pediatria devono essere al corrente delle continue novità nelle tecniche di imaging e conoscere bene le malattie così come i nuovi trattamenti disponibili.

La radiologia pediatrica si può dire si sia fermamente imposta nel 1945 con la pubblicazione della prima edizione del libro *Pediatric X-ray Diagnosis* di John Caffey (Year Book Publishers, Chicago). Questo libro fissa le linee guida per l'imaging dei pazienti pediatrici: era ed è conosciuto come "il Libro" in quanto è stato il primo punto di riferimento disponibile.

Nella seconda metà del XX secolo, la radiologia pediatrica ha subito grandi cambiamenti negli Stati Uniti, soprattutto a Boston sotto la guida del Dr. Edward B.D. Neuhauser. Il dipartimento del Dr. Neuhauser è stato successivamente riconosciuto come "il riferimento della radiologia pediatrica". Allo stesso tempo, molti medici europei hanno studiato e lavorato per migliorare la radiologia pediatrica: il Dott. Lefèbvre, J. Sauvegrain, Cl. Fauré, H. Kaufman, U. Rudhe e altri. L'Europa vanta oggi eccezionali professori nell'area della radiologia pediatrica in tutto il continente.

PEDRO DALTRO
Membro Onorario dell'ESPR
Ex-presidente della SLARP

Caso 9.1
■
Displasia dell'anca

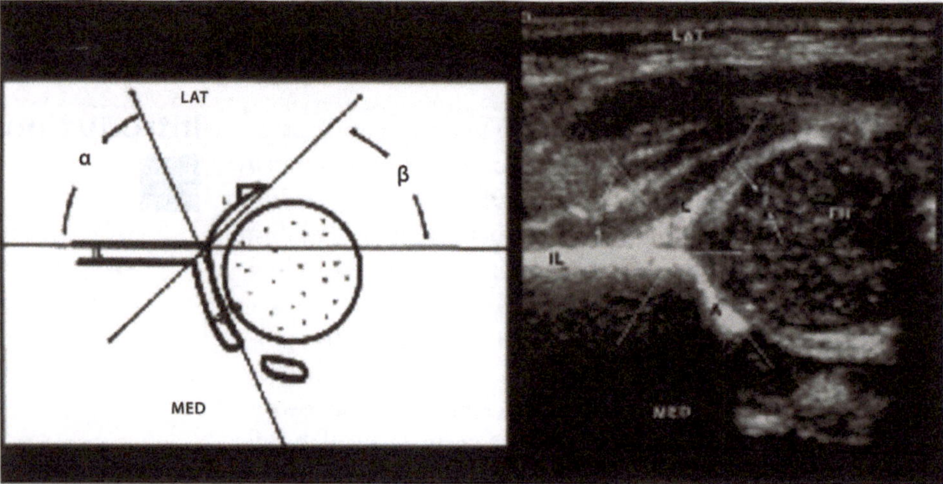

Fig. 9.1.1

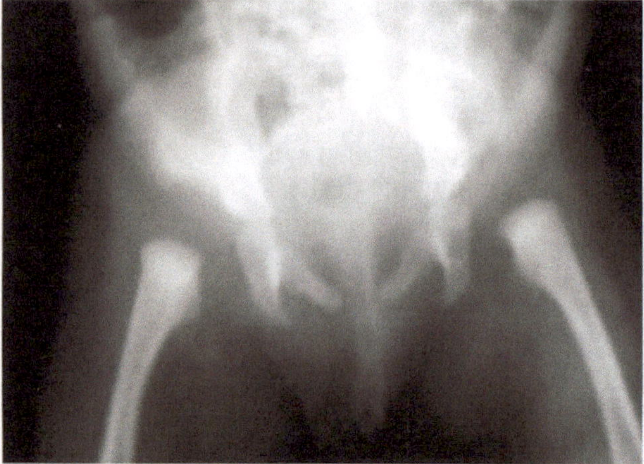

Fig. 9.1.2

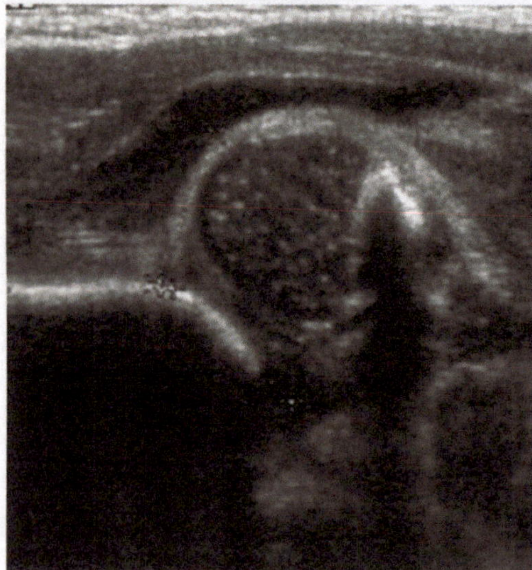

Fig. 9.1.3

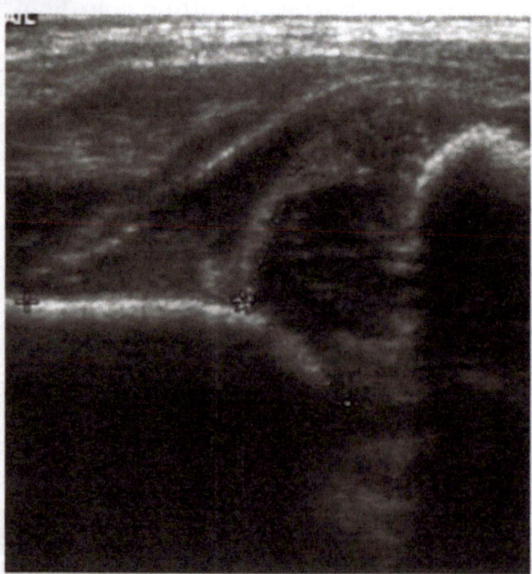

Fig. 9.1.4

Una bambina con presentazione podalica al parto presenta, durante la manovra di Ortolani, scatti bilaterali caratteristici nel portare la testa del femore dentro e fuori dall'acetabolo.

Lo sviluppo della displasia dell'anca è considerato parte di un'instabilità pelvica generalizzata (instabilità dei legamenti e dell'articolazione); ha una frequenza dello 0,1%. In accordo con molti studi, più del 60% dei neonati con sospetta displasia dell'anca diventa stabile all'età di una settimana, mentre l'88% all'età di 2 mesi. Il rimanente 12% dei bambini con manovra di Ortolani positiva mostra instabilità residua dell'anca.

La displasia dell'anca può associarsi a disordini neuromuscolari come paralisi cerebrale, mielomeningocele, artrogriposi o sindrome di Larsen. Un diagnosi precoce è essenziale per valutare l'evoluzione della displasia acetabolare. La displasia dell'anca può essere difficile da riconoscere nei bambini più grandi e la diagnosi tardiva è associata a peggiori risultati del trattamento.

Segni radiografici: tardiva ossificazione della testa femorale; risalita verso l'alto e lateralmente del femore; tetto acetabolare piatto; sviluppo di uno pseudoacetabolo nei casi di vecchia data; passaggio delle linee verticali di Perkins medialmente alla porzione mediale della metafisi femorale.

Segni ecografici (tecnica di Graf): l'ecografia è il metodo di prima scelta per la valutazione, in quanto può evidenziare minimi gradi di lassità articolare. Lo studio dinamico con pressione posteriore e in abduzione dell'anca è utile per valutare sublussazione o dislocazione. Sono stati descritti quattro tipi di anca in accordo con le misure dell'angolo alfa e beta e con lo sviluppo dell'acetabolo. La misurazione degli angoli mostra una grande sovrapposizione tra anca normale e anormale (Fig. 9.1.1). Il tipo 1 è considerato normale (angolo alfa maggiore di 60 gradi). Il tipo 4 include il più alto grado di displasia dell'anca.

L'RX (Fig. 9.1.2) dimostra la dislocazione laterale dell'anca rispetto alla linee verticali di Perkins. L'ecografia dell'anca destra e sinistra in flessione, vista in coronale (Figg. 9.1.3 e 9.1.4), evidenzia la testa del femore dislocata fuori dall'acetabolo.

Caso 9.2
■
Stenosi ipertrofica del piloro

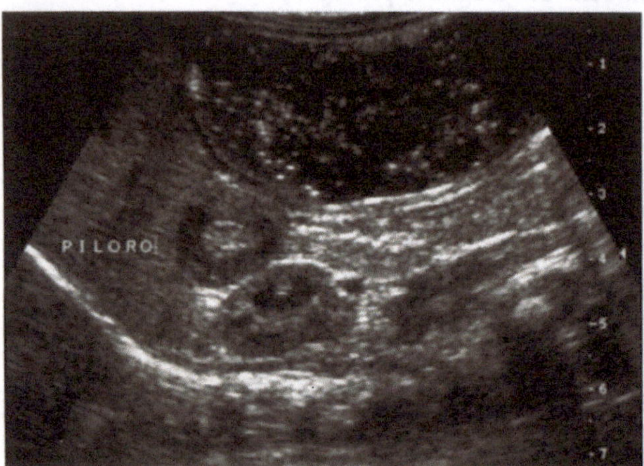

Fig. 9.2.1

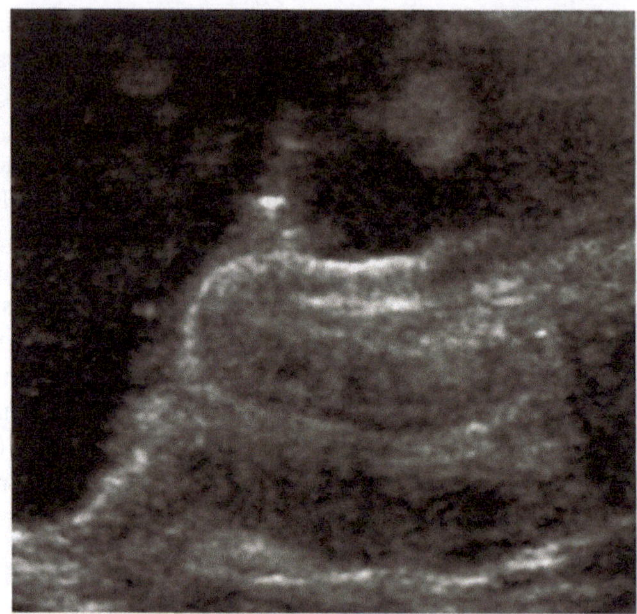

Fig. 9.2.2

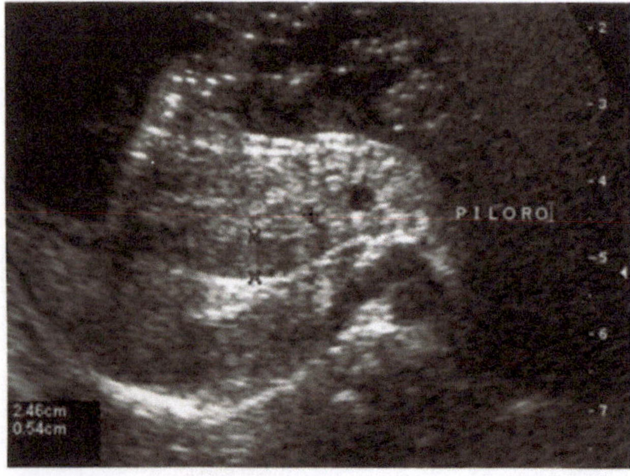

Fig. 9.2.3

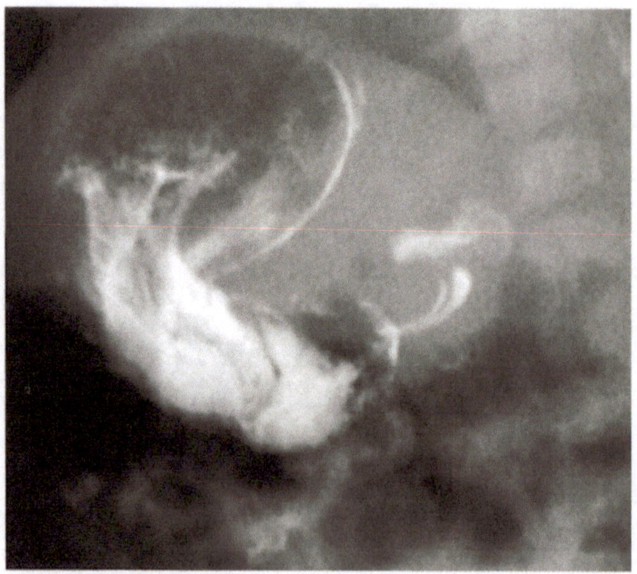

Fig. 9.2.4

Un neonato di 4 settimane si presenta con vomito non biliare che inizialmente è lieve ma peggiora in vomito impellente.

La Stenosi Ipertrofica del Piloro (SIP) è la più comune malattia gastrointestinale dell'infanzia che richiede chirurgia. Il rapporto maschi:femmine è di 4-6:1. I sintomi di SIP possono presentarsi durante la prima settimana di vita (il picco è a tre settimane), ma in casi rari può presentarsi più tardivamente a 5 mesi. Il vomito è il sintomo principale, progredisce da un semplice rigurgito a vomito imperioso. Può essere presente costipazione, perdita di peso, disidratazione e alcalosi ipocloremica. L'esame obiettivo può rivelare una massa palpabile pilorica (oliva) e una peristalsi visibile. L'eziologia del SIP è sconosciuta, ma si sospetta una componente genetica quando nella famiglia è presente più di un figlio affetto. L'ipertrofia e l'iperplasia dello strato circolare del muscolo a livello del piloro sono visibili alle biopsie.

L'ecografia è la metodica di imaging di scelta, in quanto consente una rapida diagnosi e trattamento. I segni radiografici includono distensione gastrica e diminuzione della componente aerea nella porzione distale del colon. Generalmente si richiede uno studio seriato del tratto gastrointestinale superiore dopo un'ecografia negativa o se sussiste il dubbio circa altre cause di ostruzione, come la malrotazione o il volvolo strozzato.

Per l'esame ecografico, il paziente è posto in posizione supina e decubito laterale destro e lo stomaco è riempito con una soluzione di acqua e destrosio o latte materno.

La regione antropilorica viene valutata con scansioni assiali e longitudinali.

Sul piano assiale nei pazienti con SIP, il piloro è come una ciambella, con muscolo ipertrofico iperecogeno attorno alla mucosa gastrica. Lo spessore pilorico deve essere misurato su piani assiali e longitudinali. La diagnosi di SIP può essere emessa se lo spessore del muscolo a livello del piloro è maggiore di 3 mm e la lunghezza del canale è maggiore di 18 mm. L'estensione e lo spessore pilorico, rispettivamente maggiori di 14 mm e 9 mm, consentono di porre diagnosi di SIP.

L'ecografia addominale effettuata con sonde lineari e convex mostra lo stomaco ripieno e l'aspetto a ciambella caratteristico della stenosi pilorica (Fig. 9.2.1). L'ecografia longitudinale evidenzia un muscolo pilorico ispessito (5 cm) e un canale pilorico allungato (25 mm) (Figg. 9.2.2 e 9.2.3).

Allo studio seriato del tratto gastrointestinale superiore, il canale pilorico appare ristretto e allungato (Fig. 9.2.4).

Caso 9.3
■
Invaginazione

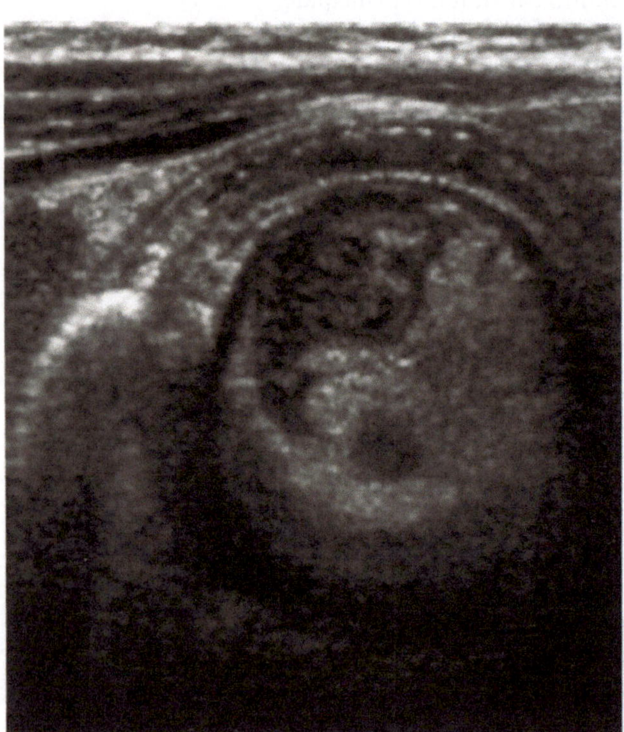

Fig. 9.3.1

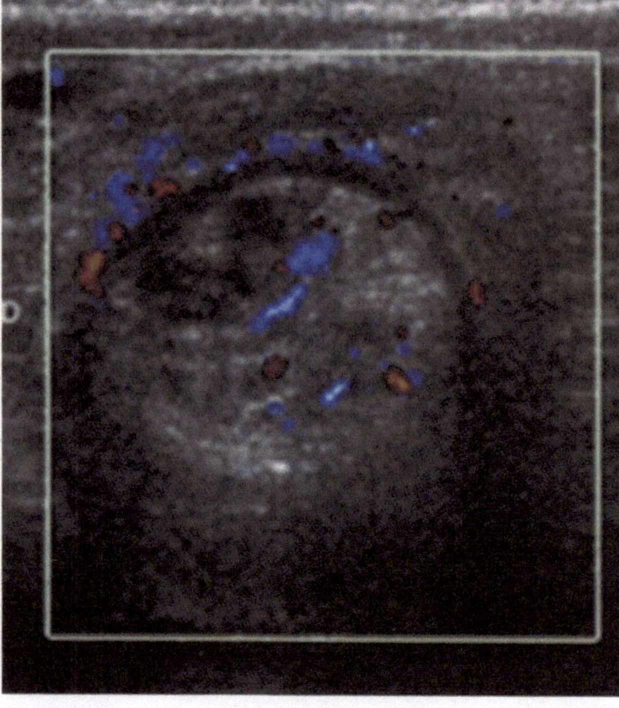

Fig. 9.3.2

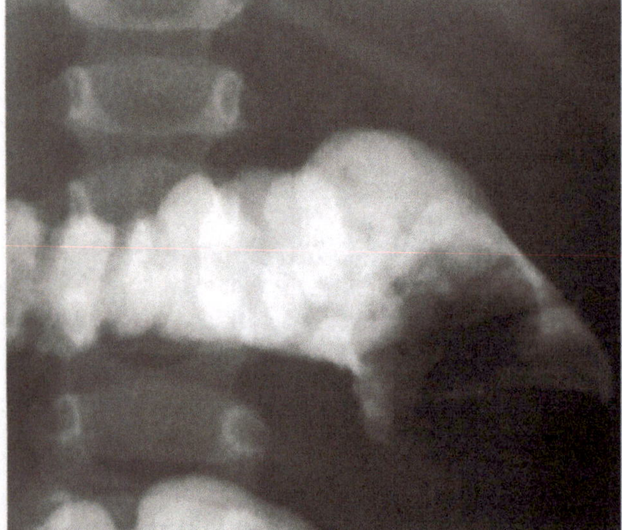

Fig. 9.3.3

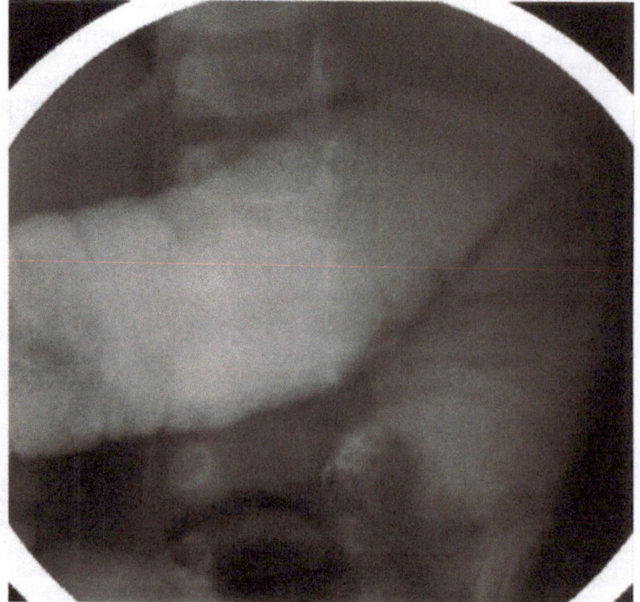

Fig. 9.3.4

Un bambino di 9 mesi si presenta con irritabilità, vomito, dolore addominale crampiforme e sanguinamento rettale con feci a gelatina di lampone.

L'intussuscezione o invaginazione di una porzione dell'intestino nel segmento distale contiguo è un'emergenza addominale comune nei bambini. Il segmento prossimale è conosciuto come invaginato mentre la porzione distale come invaginante.

L'invaginazione idiopatica è la causa più comune di ostruzione del piccolo intestino nei gruppi di bambini più piccoli. Considerando la diagnosi posta nel gruppo tra 2 mesi e 3 anni, il 50% di tutte le invaginazioni è diagnosticato durante il primo anno di vita e il 24% durante il secondo anno. I maschi sono colpiti più del doppio rispetto alle femmine.

In più del 90% dei casi, le invaginazioni sono ileo-coliche, mentre meno comuni sono le entero-enteriche e le colo-coliche. Le invaginazioni ileo-coliche si repertano solitamente nel lato destro dell'addome, generalmente in un punto specifico. L'invaginazione ileo-ileale si manifesta più frequentemente nei neonati e nei bambini più grandi (>5 anni) e il segmento intestinale interessato è più corto che in quelle ileo-coliche. La riduzione imaging guidata è il trattamento di scelta e la riduzione pneumatica ecoguidata è una tecnica affidabile ed efficace per la riduzione non chirurgica delle invaginazioni pediatriche.

L'immagine ecografica mostra una massa con anelli alternati iper- e ipoecogeni; dimostra il tipico segno dello "pseudo-rene" nelle immagini longitudinali. Il color Doppler evidenzia cambiamenti della vascolarizzazione nello "pseudo-rene". I segni radiografici più comuni sono: riduzione dell'aria nel quadrante inferiore destro; mancata visualizzazione del cieco pieno d'aria; menisco di una massa di tessuto molle delineato nel colon pieno d'aria e ostruzione del piccolo intestino.

L'ecografia effettuata con sonde lineari e convex mostra il segno caratteristico a bersaglio dell'invaginazione nella scansione assiale (Fig. 9.3.1) e nella scansione assiale color Doppler (Fig. 9.3.2). Il clisma con contrasto idrosolubile rileva la testa dell'invaginazione ileocolica nel colon ascendente (Figg. 9.3.3 e 9.3.4).

Caso 9.4
■
Polmonite rotonda

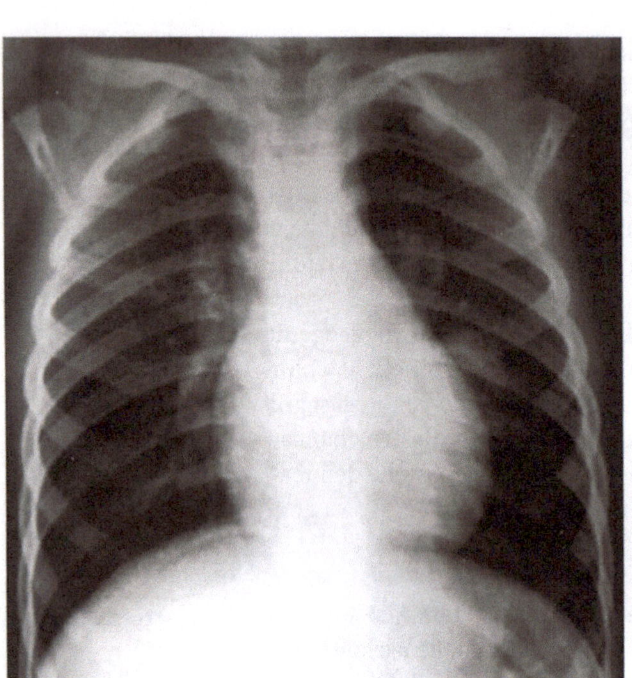

Fig. 9.4.1

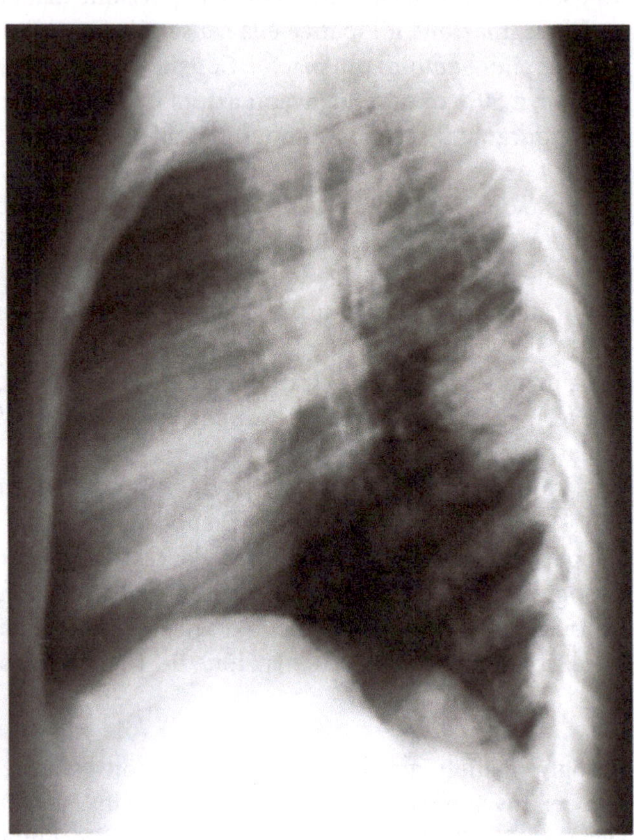

Fig. 9.4.2

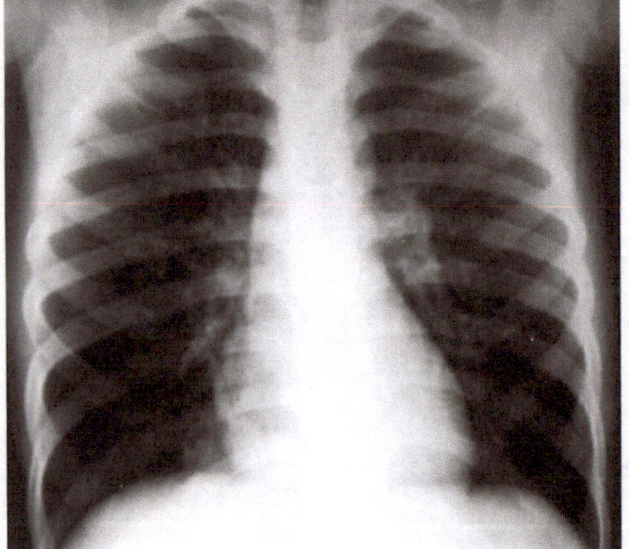

Fig. 9.4.3

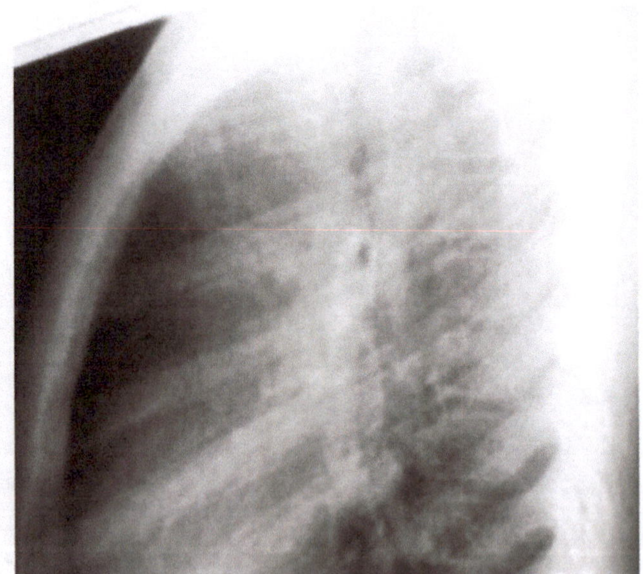

Fig. 9.4.4

Un bambino di 5 anni si presenta al pronto soccorso con tosse, febbre e dolore toracico.

Meno dell'1% delle polmoniti si presenta come lesioni polmonari circolari. La forma rotondeggiante corrisponde alla fase iniziale della polmonite. Può essere interpretata in modo errato come una malattia neoplastica o un processo infiammatorio focale. L'infiammazione focale inizia in un bronco segmentario e si diffonde in modo centripeto attraverso i vasi linfatici e i pori di Kohn, fino a raggiungere la superficie pleurica, determinando un aspetto sferico.

Le polmoniti circolari di dimensioni elevate sono associate a febbre ed elevazione della conta leucocitaria, mentre molte polmoniti rotonde piccole sono associate a emocromo normale e assenza di febbre.

La polmonite rotonda colpisce i bambini molto più frequentemente degli adulti. I microrganismi che più comunemente ne sono la causa sono lo *Streptococcus pneumoniae*, la *Klebsiella pneumoniae*, il *Mycobacterium tuberculosis* o l'*Haemophilus influenzae*. La diagnosi differenziale della polmonite rotonda nei bambini con più di 8 anni deve basarsi sul sospetto di una sindrome da immunodeficienza (con agenti infettivi atipici, come funghi) o di malattie maligne come il neuroblastoma.

La presentazione più comune della polmonite rotonda all'RX è un'opacità polmonare circolare con bordi irregolari e broncogramma aereo nell'addensamento. La polmonite rotonda ha un tempo molto breve di raddoppiamento. Generalmente si localizza nei segmenti posteriori dei lobi inferiori. La lesione, il più delle volte, scompare rapidamente dopo trattamento antibiotico.

Il confronto con un RX del torace precedente, se disponibile, è la chiave per stabilire la diagnosi. Il pronto riconoscimento di questa malattia è importante per evitare una ripetizione inutile di RX del torace o di TC, che implicano un'esposizione in più ai raggi X. Se il bambino ha sintomi di infezione polmonare e all'RX del torace è visibile un "addensamento rotondeggiante", un esame in più come la TC non è necessario.

L'RX del torace mostra un'opacità nodulare con margini irregolari (Figg. 9.4.1 e 9.4.2), non evidente all'RX effettuata 2 mesi prima. L'RX di follow-up 10 giorni dopo, alla fine del trattamento antibiotico, dimostra la scomparsa quasi completa della massa rotondeggiante (Figg. 9.4.3 e 9.4.4).

Caso 9.5

Malformazione cistica adenomatoide congenita

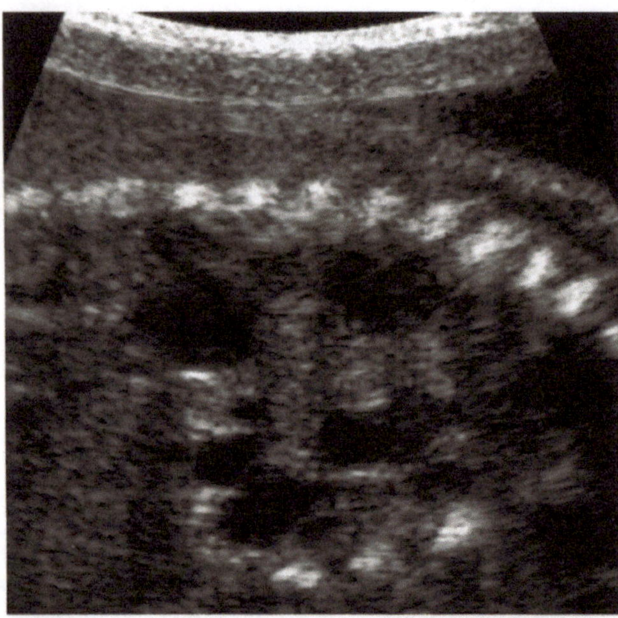

Fig. 9.5.1

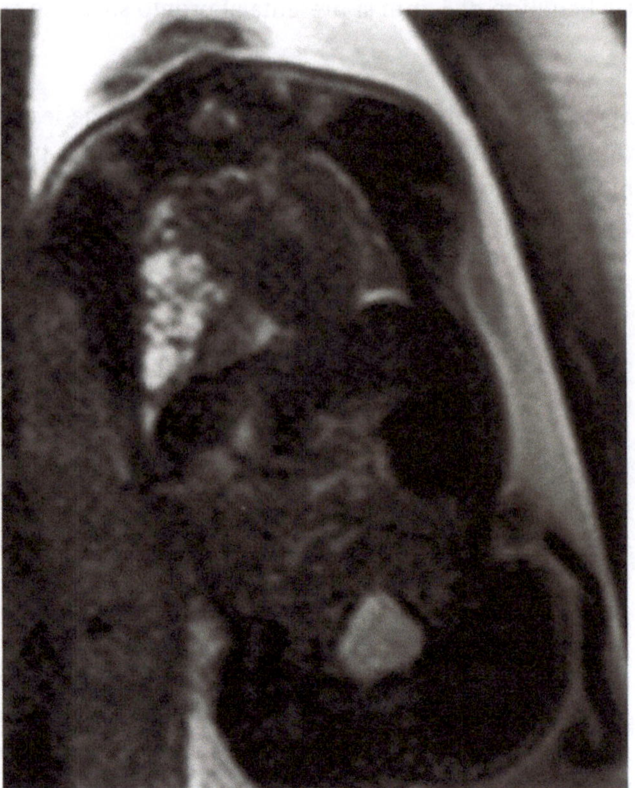

Fig. 9.5.2

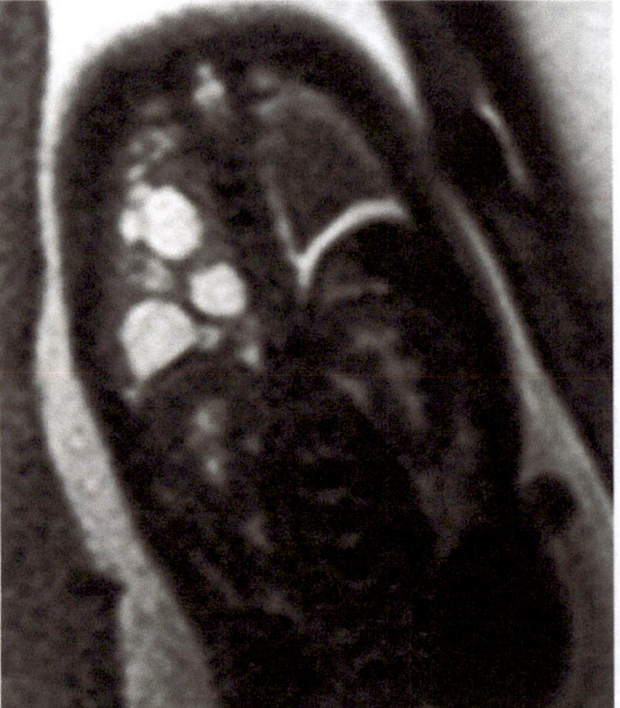

Fig. 9.5.3

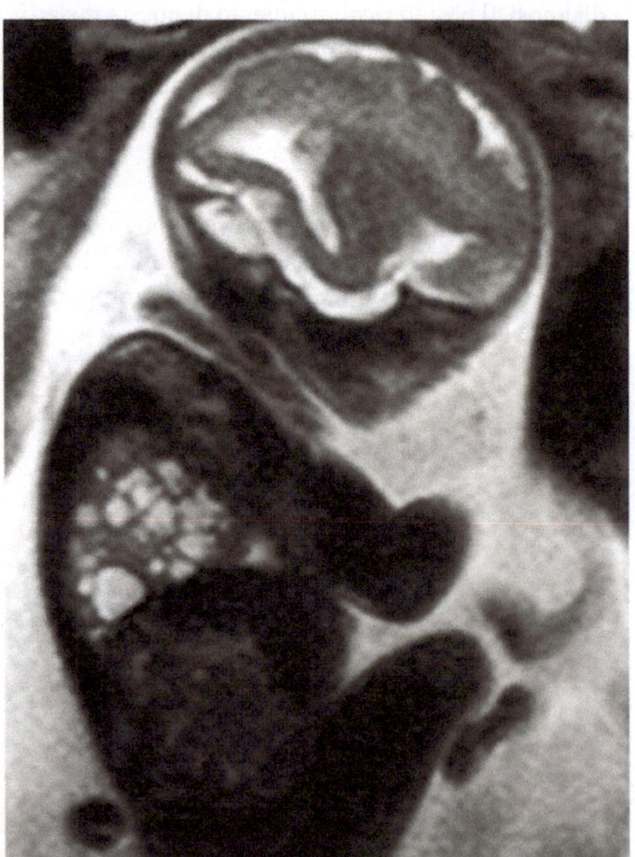

Fig. 9.5.4

Un'ecografia prenatale ha messo in evidenza una formazione ecogena a livello del polmone destro fetale.

La Malformazione Cistica Adenomatoide Congenita (MCAC) costituisce il 25% di tutte le malformazioni congenite del polmone. Nei neonati si presenta con i sintomi da stress respiratorio.

Macroscopicamente è una massa polmonare congenita dovuta alla proliferazione della componente adenomatosa bronchiolare; tali lesioni vengono diagnosticate spesso con lo screening ecografico prenatale o con RM, consentendo il trattamento prima della nascita.

I neonati possono essere asintomatici alla nascita e, in alcuni casi, la MCAC si presenta tardivamente, con infezioni polmonari ricorrenti ed emottisi. La classificazione di Stoker ne distingue tre tipi: tipo I, grandi cisti; tipo II, piccole cisti e tipo III, massa solida con cisti visualizzabili al solo esame microscopico.

La resezione resta il trattamento di scelta per ridurre il rischio di infezioni ricorrenti e di trasformazione maligna (rara). Nella diagnosi differenziale devono essere inserite il sequestro polmonare, l'ernia diaframmatica congenita e la polmonite complicata con necrosi cavitaria.

L'ecografia prenatale può visualizzare la MCAC come una massa polmonare ecogena, con o senza componenti cistiche; comunque, l'ecostruttura può essere variabile in relazione al tipo di MCAC ed è determinata dalla grandezza e dal numero di cisti. La forma più comune è una massa con componenti solide o cistiche, anche se può essere completamente solida o totalmente cistica (MCAC tipo III). Le cisti possono essere di grandezza uniforme o variabile. Poichè comunicano con l'albero bronchiale, possono contenere aria subito dopo la nascita (da ore a giorni). Le lesioni sono tipicamente singole e non prediligono un particolare lobo (diagnosi differenziale con l'enfisema lobare congenito). Anche nei pazienti asintomatici con diagnosi prenatale la radiografia e la TC del torace sono necessarie per una valutazione completa di MCA.

L'ecografia prenatale mostra una lesione ecogena eterogenea con aree cistiche nel polmone destro del feto (Fig. 9.5.1). Alla risonanza magnetica prenatale, la massa mostra una lesione confluente loculata iperintensa con aspetto di massa cistica multisettata, come rilevato nelle immagini HASTE coronali (Figg. 9.5.2 e 9.5.3) e sagittale (Fig. 9.5.4). Alla nascita è presente stress respiratorio.

Caso 9.6

Neuroblastoma

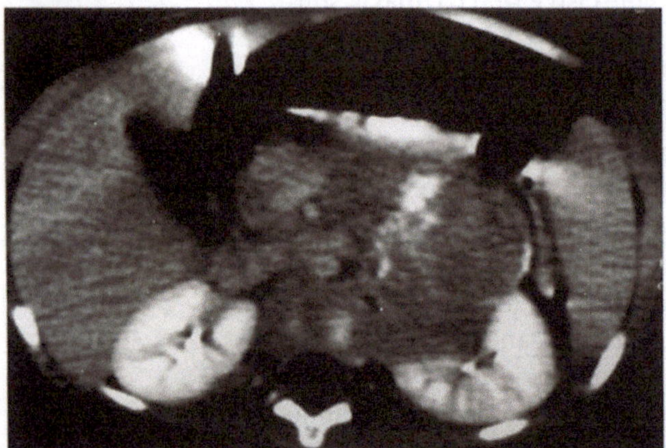

Fig. 9.6.1

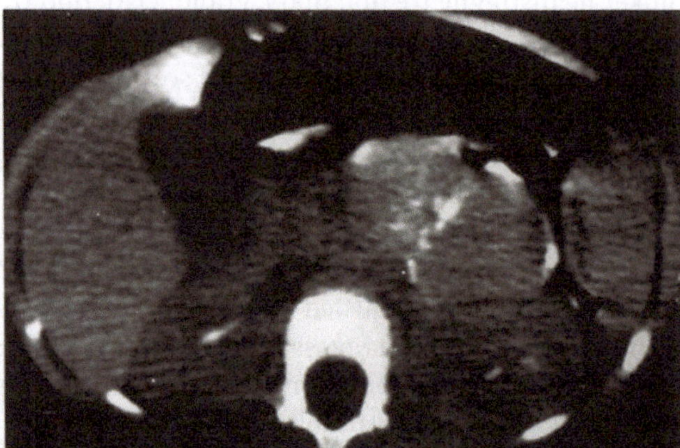

Fig. 9.6.2

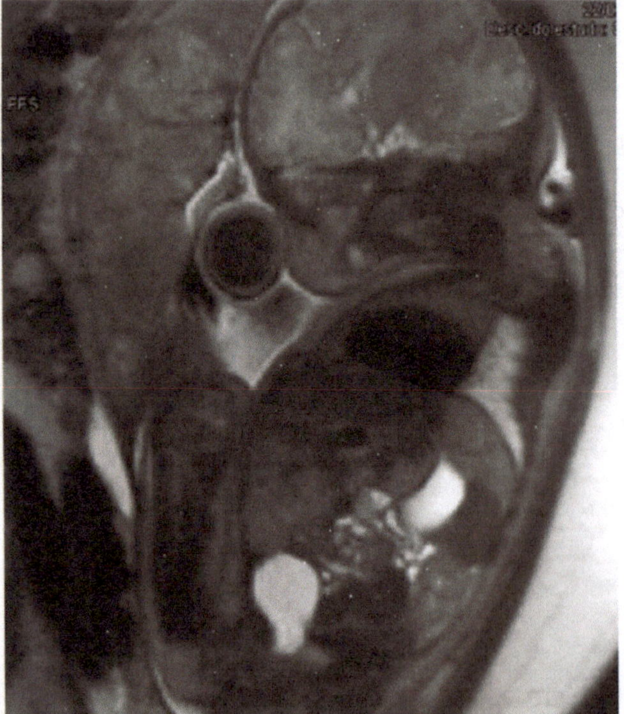

Fig. 9.6.3

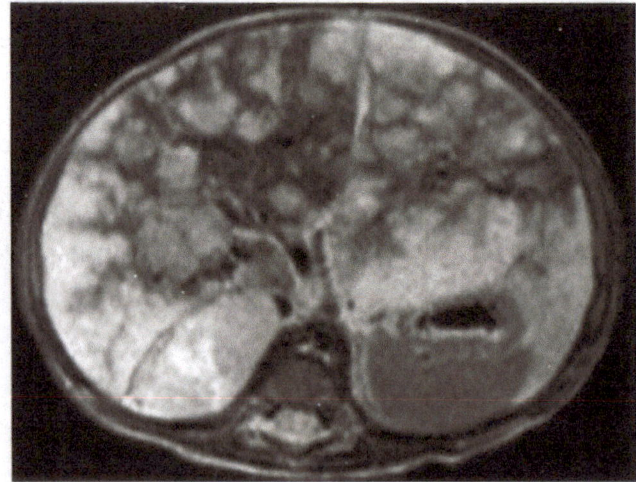

Fig. 9.6.4

Caso I: un bambino di 4 anni presenta massa addominale dolorosa, fissa rispetto ai piani sottostanti, che attraversa la linea mediana.

Caso II: all'ecografia prenatale viene osservata una massa addominale (non riportata) in un feto maschio.

Il neuroblastoma è il più comune tumore solido intraaddominale durante il primo anno di vita e il terzo più comune tumore maligno dell'età pediatrica. Ha un'incidenza clinica di 1 su 8-10 000 bambini e il rapporto maschi-femmine è di 2:1. In genere insorge in età più precoce di quanto non accada per il tumore di Wilms. Circa il 97% dei casi di neuroblastoma viene diagnosticato in bambini con meno di 8 anni di vita, ma può essere scoperto anche in epoca prenatale grazie all'ecografia ostetrica.

Il neuroblastoma deriva dalla crescita incontrollata dei precursori del sistema nervoso simpatico, che originano dalle cellule della cresta neurale. Ha una presentazione variabile in relazione al sito primario di origine e alla diffusione metastatica. Considerando quanto riportato in letteratura, la percentuale di casi che va incontro a risoluzione spontanea è molto variabile. I segni dello stadio avanzato includono aumento delle dimensioni del fegato, depositi tumorali sottocutanei, sporgenza dei bulbi oculari per metastasi retrobulbari. L'estensione dalla sede retroperitoneale al canale vertebrale può determinare paraplegia. L'infiltrazione del midollo osseo può causare anemia e trombocitopenia, mentre le metastasi corticali provocano intenso dolore.

Il SSIN (Sistema di Stadiazione Internazionale del Neuroblastoma) contiene una serie di criteri clinici, radiologici e chirurgici ben precisi per la stadiazione del tumore.

La diagnosi differenziale include il tumore di Wilms, il linfoma e le lesioni non neoplastiche. La diagnosi di neuroblastoma può essere difficoltosa nel 10% dei casi, specialmente in quei tumori che non formano prodotti di degradazione delle catecolamine.

L'RX diretto dell'addome consente di visualizzare microcalcificazioni all'interno della massa e la radiografia del torace, in rare occasioni, può mostrare metastasi polmonari. L'ecografia è una metodica non invasiva che fornisce informazioni circa la lateralità, la consistenza e la grandezza della massa. La TC dell'addome permette di distinguere l'origine renale, surrenalica e paraspinale della formazione primitiva e fornisce informazioni sulle eventuali stazioni linfonodali coinvolte, l'infiltrazione dei vasi e le metastasi a distanza. La RM consente di quantificare il grado di invasione midollare ed è molto sensibile nell'identificare il coinvolgimento dell'osso, evitando l'uso della scintigrafia.

Caso I: la TC senza mezzo di contrasto mostra una massa retroperitoneale con calcificazioni intralesionali (Fig. 9.6.1). Dopo somministrazione del mezzo di contrasto, la massa presenta un potenziamento disomogeneo (Fig. 9.6.2).

Caso II: la RM fetale mostra una massa surrenalica (Fig. 9.6.3) e ripetizioni metastatiche al fegato (Fig. 9.6.4). Dopo la nascita il bambino era asintomatico.

Caso 9.7
■
Tumore di Wilms

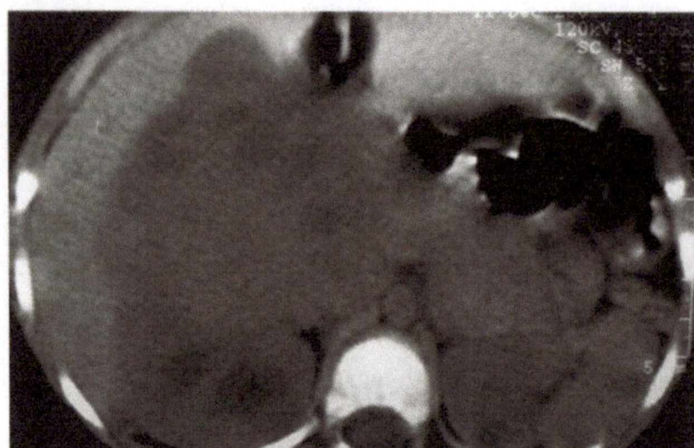

Fig. 9.7.1

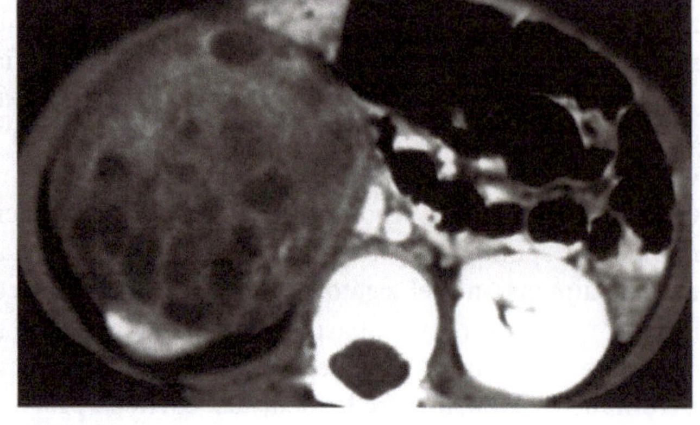

Fig. 9.7.2

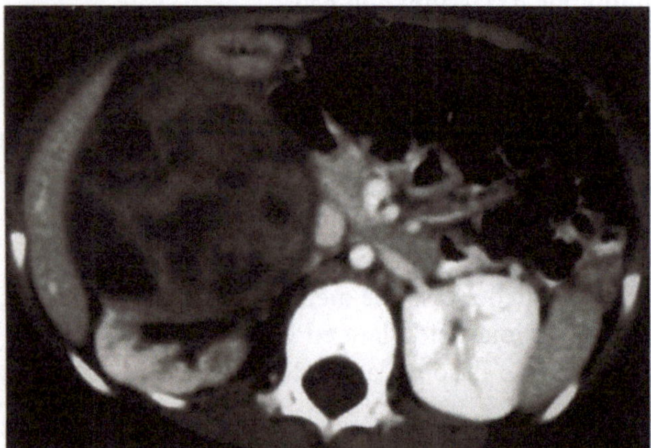

Fig. 9.7.3

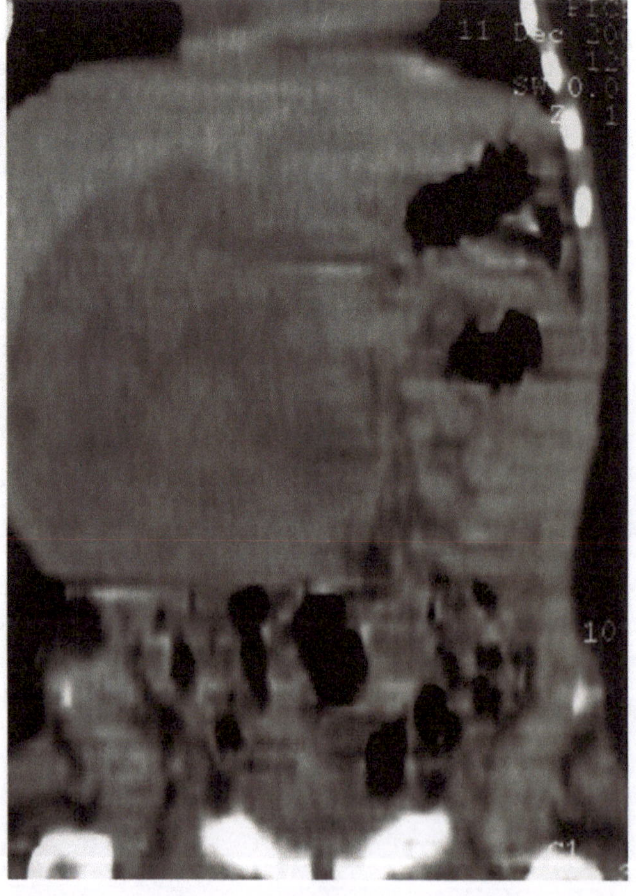

Fig. 9.7.4

Un bambino di 3 anni presenta una massa palpabile addominale, ematuria, dolore addominale e ipertensione.

Il tumore di Wilms (neuroblastoma maligno) è il più frequente tumore maligno riscontrato nei bambini ed è la terza più comune patologia maligna dell'infanzia. Tipicamente insorge nel primo anno di vita, in più dell'80% dei casi con età al di sotto dei 5 anni. Nel 5-10% dei casi è bilaterale. È spesso sporadico, ma nell'1-2% dei casi ha incidenza familiare.

La presenza di anomalie genito-urinarie, come il criptorchidismo e l'ipospadia, e di sindromi associate, come l'anidria sporadica, le sindromi di Beckwiht-Wiedemann o di Denys-Drash, suggeriscono un tumore di Wilms.

La diagnosi in un ragazzo con sospetto neuroblastoma ha tre obiettivi:

1. confermare la localizzazione del tumore e l'origine renale, distinguendolo da altre masse addominali, come il neuroblastoma o i tumori epatici;
2. analizzare l'estensione del tumore per valutarne l'estensione locoregionale e il coinvolgimento della vena renale;
3. escludere metastasi o la patologia bilaterale.

Il tumore di Wilms è un'estesa massa tumorale molto eterogenea, che sporge dalla capsula renale, disloca gli organi adiacenti e può assumere un aspetto esofitico. Comunemente, infiltra la vena renale e le vene tributarie della vena cava inferiore. Ha un'estensione essenzialmente locoregionale e comprime il parenchima renale circostante, con margini irregolari e spesso con una pseudocapsula prominente. Meno comunemente possono osservarsi piccole aree a densità lipidica o calcificazioni intralesionali. Il tumore è, in genere, ipovascolare e mostra scarso potenziamento dopo mezzo di contrasto. La probabilità di metastasi polmonari è del 20%.

L'ecografia è generalmente la prima tecnica di indagine, ma spesso è difficile visualizzare l'intera massa in una singola immagine. L'eco Doppler può essere d'aiuto nella valutazione dell'estensione delle eventuali formazioni trombotiche e dei fenomeni compressivi venosi.

La TC è la metodica che consente di stabilire la diagnosi e di stadiare il tumore; l'accuratezza diagnostica della RM è simile a quella della TC, ma ha il vantaggio di non utilizzare le radiazioni ionizzanti. La multiplanarità della RM permette di identificare la sede d'origine delle grandi masse addominali. La più comune modalità di presentazione del tumore di Wilms alla RM è quella di un'estesa massa eterogenea con bassa intensità del segnale nelle sequenze T1 pesate ed elevata intensità del segnale nelle immagini T2.

La TC senza mezzo di contrasto dimostra un'estesa massa che disloca anteriormente il rene destro (Fig. 9.7.1); dopo somministrazione di mezzo di contrasto, si osserva il potenziamento della lesione e del parenchima renale (Figg. 9.7.2 e 9.7.3). La Figura 9.7.4 evidenzia una ricostruzione coronale del tumore.

Caso 9.8
■ Medulloblastoma

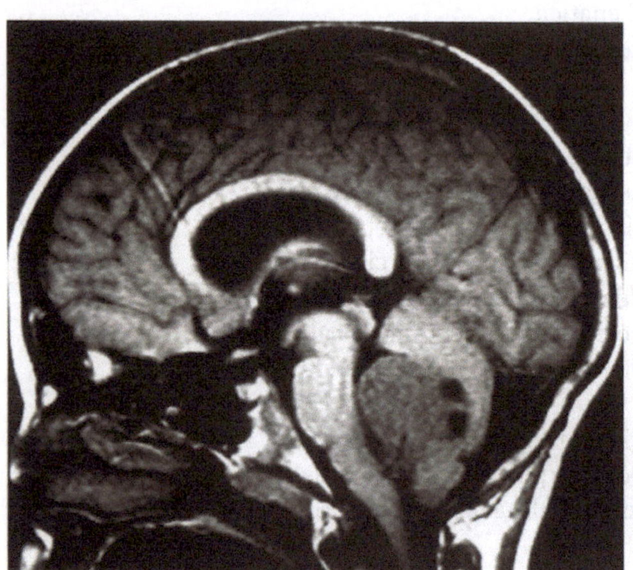

Fig. 9.8.1

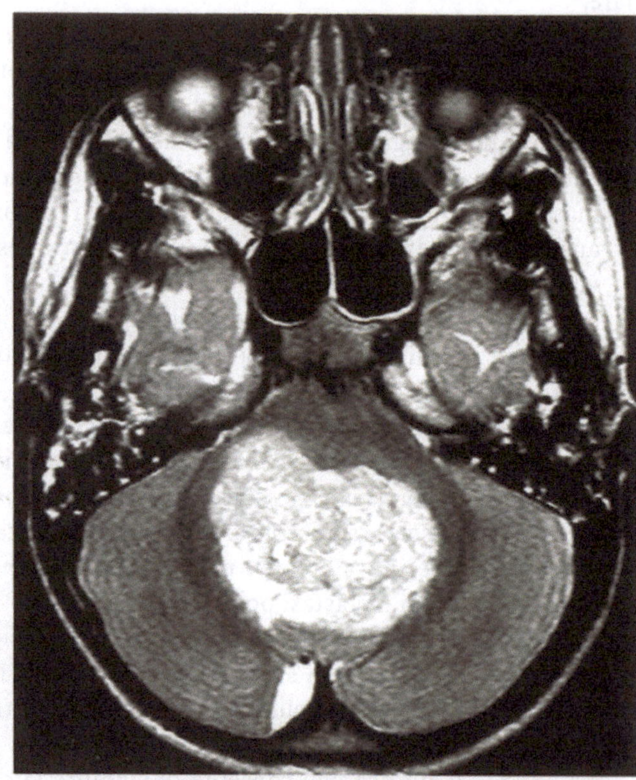

Fig. 9.8.2

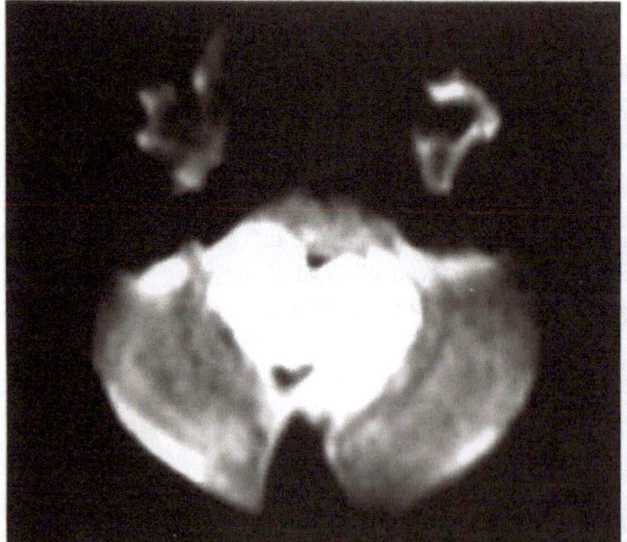

Fig. 9.8.3

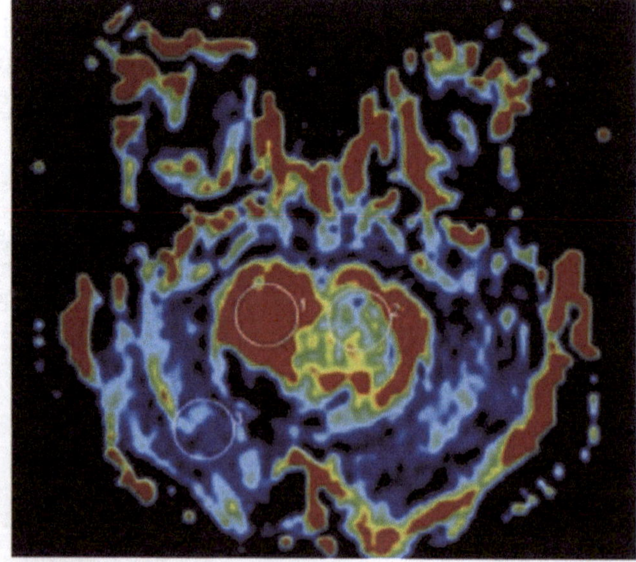

Fig. 9.8.4

Un bambino di 7 anni presenta mal di testa, atassia, nausea e vomito.

Il medulloblastoma è il più comune tumore primitivo del sistema nervoso centrale. Insorge nell'infanzia, includendo il 15-20% di tutti i tumori cerebrali pediatrici e il 6-8% di tutte le neoplasie del sistema nervoso centrale. È raro che si verifichi nell'età adulta, sebbene possa insorgere nella terza e quarta decade di vita. Si localizza frequentemente nel quarto ventricolo, originando dal velo midollare superiore e, nella maggior parte dei casi, dal verme cerebellare. Quasi la totalità dei pazienti presenta sintomatologia per meno di tre mesi; sintomi comuni sono instabilità, mal di testa e vomito. I pazienti soffrono anche di goffaggine e incapacità a eseguire compiti semplici, come scrivere. La diagnosi viene emessa nei primi 3 mesi dall'insorgenza dei sintomi, in quanto si tratta di un tumore a rapida crescita. La lesione tende a invadere le altre aree del cervello e la corda midollare. Nel 33% dei casi, alla diagnosi si osserva diffusione metastatica meningea.

La TC mostra una ben definita formazione iperdensa, che potenzia dopo mdc e determina un edema vasogenico e idrocefalo ostruttivo. Nel contesto della massa tumorale, possono osservarsi anche degenerazione cistico-necrotica. Nel 20% dei casi sono presenti calcificazioni; rari i fenomeni emorragici. Alla RM la lesione appare ipointensa nelle sequenze T1 e iperintensa nelle T2 pesate, con potenziamento disomogeneo dopo somministrazione endovenosa di mezzo di contrasto. Le immagini in diffusione evidenziano una restrizione della diffusione dovuta all'ipercellularità tumorale. Le sequenze di perfusione mostrano invece un incremento perfusionale nella sede della lesione. La spettroscopia RM aiuta nello stabilire la diagnosi, poiché questo tumore mostra un picco elevato di colina, con riduzione dell'N-acetil aspartato e, occasionalmente, incremento di lipidi e acido lattico.

L'immagine sagittale RM T1 pesata (Fig. 9.8.1) mostra una massa espansiva nel quarto ventricolo, che comprime il cervelletto e disloca anteriormente il tronco cerebrale. L'immagine assiale T2 pesata (Fig. 9.8.2) dimostra una massa espansiva rotondeggiante iperintensa che occupa il quarto ventricolo e determina idrocefalo ostruttivo, meglio osservabile in Figura 9.8.1. Il medulloblastoma è una neoplasia a elevata cellularità, con alto rapporto nucleo-citoplasma e che si presenta iperintensa nelle sequenze assiali in diffusione (Fig. 9.8.3), per il ridotto movimento browniano delle molecole d'acqua. La mappa volumetrica del flusso ematico cerebrale (Fig. 9.8.4) evidenzia un incremento della perfusione a livello della lesione, indicando la presenza di neoangiogenesi.

Caso 9.9
■
Agenesia del corpo calloso

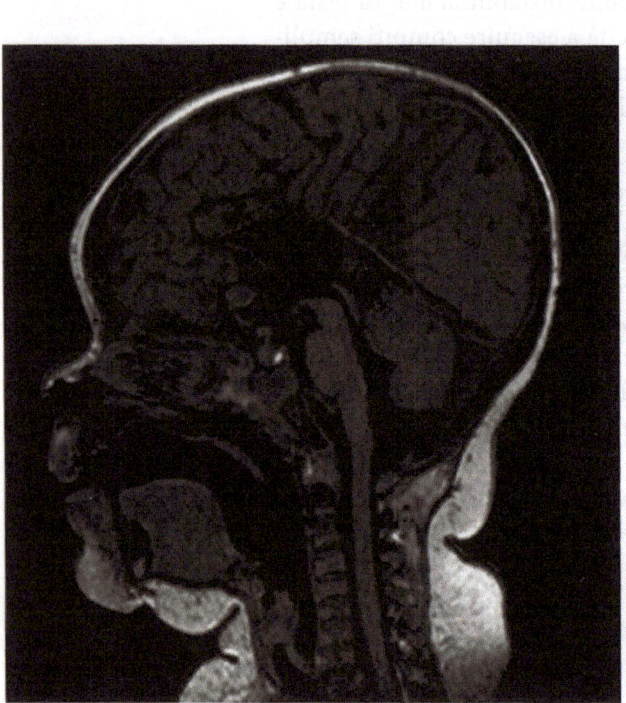

Fig. 9.9.1

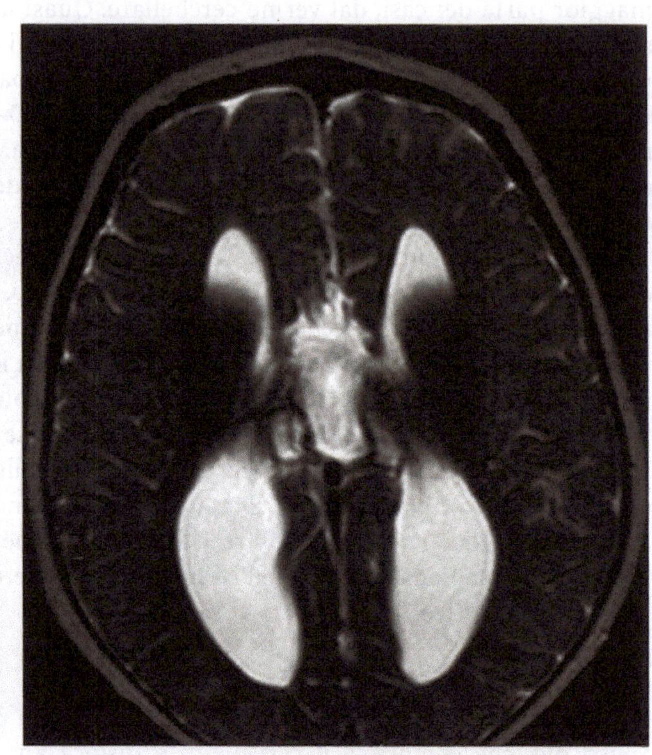

Fig. 9.9.2

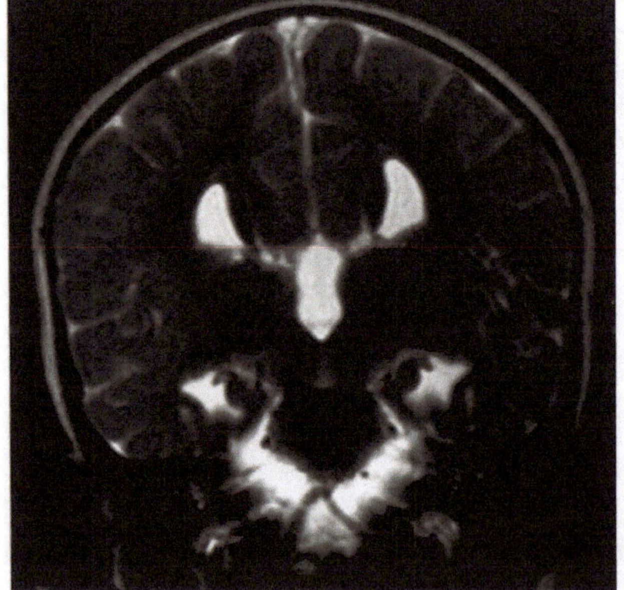

Fig. 9.9.3

Fig. 9.9.4

Bambino di 15 mesi, con ritardo dello sviluppo e crisi epilettica. Non erano state osservate complicanze durante la gestazione e il parto.

L'Agenesia del Corpo Calloso (ACC) è un raro difetto che si evidenzia alla nascita in 1 su 4000 bambini. Il corpo calloso può essere totalmente o parzialmente assente. Quindi, il termine agenesia del corpo calloso viene utilizzato anche per descrivere l'intero spettro di anomalie del corpo calloso. Sebbene la patologia sia molto rara, viene riscontrata sempre più frequentemente per il crescente utilizzo clinico della RM cerebrale. L'ACC può verificarsi in associazione con altre anomalie cerebrali, inclusa la malformazione di Chiari, la sindrome di Dandy-Walker, la schizencefalia e l'oloprosencefalia, oppure con anomalie di altri apparati, come il muscolo-scheletrico e il genito-urinario, oppure anche con anomalie facciali della linea mediana. Per un difetto embriogenetico, gli assoni del corpo calloso non attraversano la linea mediana e formano un fascio di sostanza bianca orientata longitudinalmente, detto fascio di Probst, localizzato medialmente ai ventricoli laterali.

Sebbene l'ACC sia stata riscontrata in individui asintomatici, è in genere considerata un potenziale marker del danno neurologico. L'anomalia può avere effetti che possono essere lievi o moderato-gravi, in relazione alla presenza di anomalie cerebrali associate. Il quoziente intellettivo può essere normale, con una lieve compromissione dell'abilità di stabilire una corrispondenza tra modelli visivi; tuttavia, i bambini con malformazioni cerebrali gravi possono presentare ritardo mentale, crisi epilettiche, idrocefalo e spasticità.

La RM è la modalità diagnostica di scelta per la sua grande sensibilità nel descrivere la disgenesia del corpo calloso e le associate anomalie cerebrali. Le immagini sagittali T1 pesate dimostrano chiaramente l'estensione della disgenesia e la disposizione radiale delle circonvoluzioni. Le immagini assiali evidenziano una netta linea di separazione parallela ai ventricoli laterali, associata a colpocefalia (dilatazione del corno posteriore). Il fascicolo calloso longitudinale non decussa ed è visualizzabile supero-medialmente ai ventricoli laterali, soprattutto nelle immagini assiali e coronali. Le immagini coronali possono anche rilevare la forma a "tridente" del corno frontale, l'aspetto a "buco di serratura" del corno temporale e l'ippocampo verticale. La displasia e l'eterotopia corticale vengono dimostrate con le sequenze *Inversion-Recovery* (IR) 3D. Le immagini in diffusione sono utili nella valutazione dell'assetto della sostanza bianca e del fascio di fibre del corpo calloso.

La RM cerebrale dimostra l'agenesia del corpo calloso. L'immagine sagittale T1 pesata (Fig. 9.9.1) evidenzia l'assenza del corpo calloso lungo la linea mediana, con circonvoluzioni disposte a raggiera intorno a un terzo ventricolo con prominenza superiore. L'immagine assiale T2 pesata (Fig. 9.9.2) rileva i due ventricoli laterali paralleli, con aspetto appuntito dei corni anteriori e dilatazione di quelli posteriori, caratteristica della colpocefalia. Nell'immagine T2 pesata coronale (Fig. 9.9.3) si osserva l'aspetto appuntito dei corni frontali e la forma a buco di serratura di quelli temporali, associati a verticalizzazione dell'ippocampo. È presente il fascio di Probst: questi fasci di sostanza bianca compatta decorrono longitudinalmente e determinano l'invaginazione della porzione supero-mediale dei ventricoli laterali ampiamente distanziati. L'immagine coronale con metodica *tensor-diffusion* (Fig. 9.9.4) dimostra l'orientamento del fascio principale di fibre sulla mappa colorimetrica, dove il rosso si riferisce alla direzione orizzontale, il verde a quella longitudinale, il blu all'orientamento dall'alto verso il basso. Le fibre di connessione aberranti (fascio di Probst) possono essere facilmente identificate come un tratto verde in entrambi gli emisferi.

Caso 9.10
■
Tethered cord

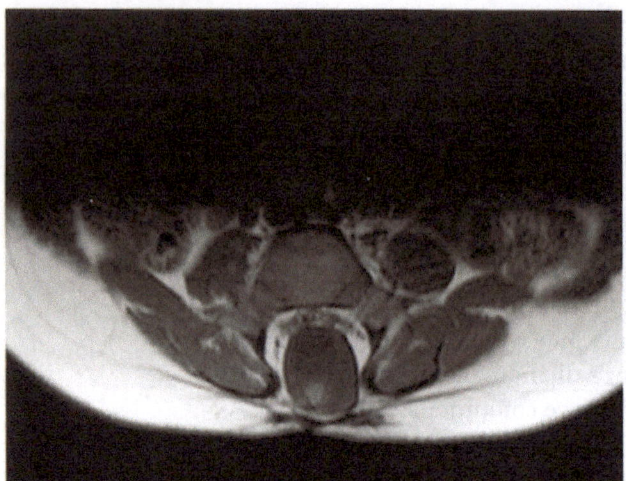

Fig. 9.10.1

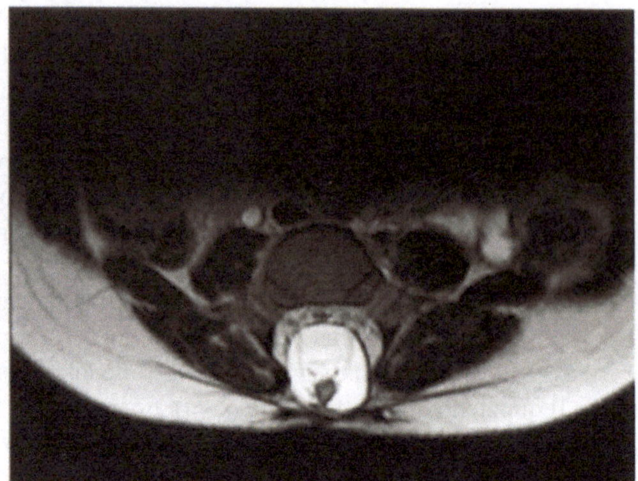

Fig. 9.10.2

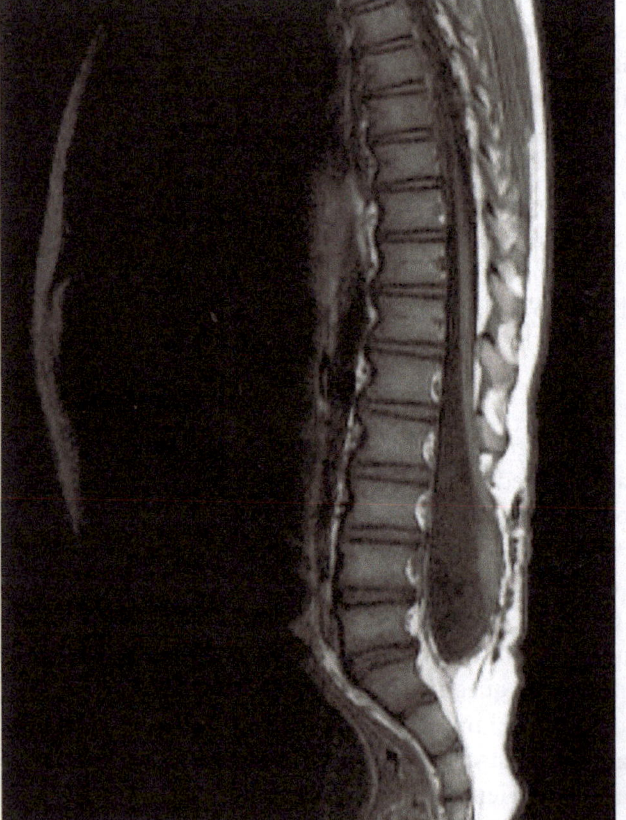

Fig. 9.10.3

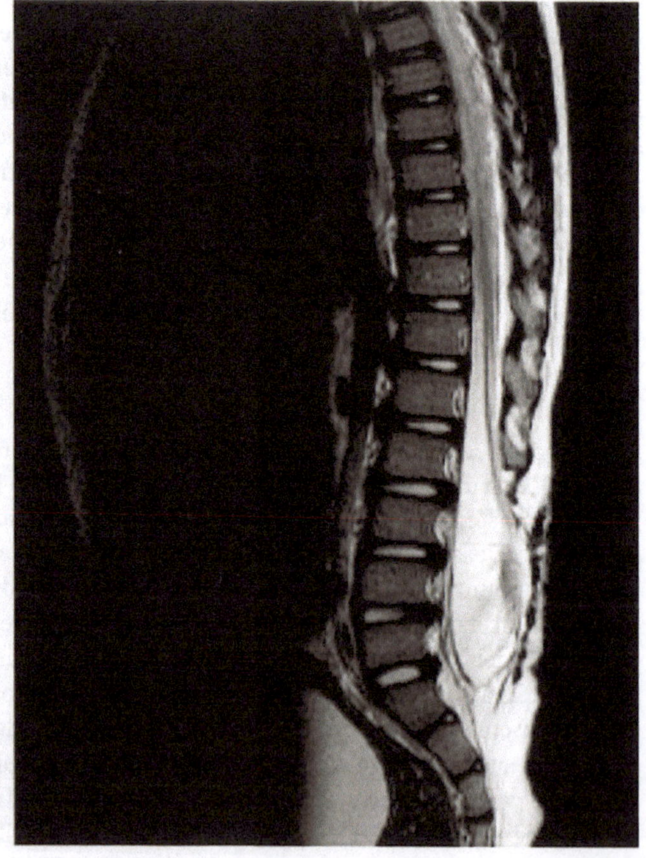

Fig. 9.10.4

Un ragazzo di 5 anni si presenta con mal di schiena e debolezza degli arti inferiori, associata a lieve atrofia muscolare e incontinenza urinaria. L'esame fisico mette in evidenza alterazione dei riflessi agli arti inferiori e una tumefazione dei tessuti molli a livello lombare, con scoliosi lieve.

Il difetto nel processo di regressione midollare può determinare la sindrome *tethered cord*. Questa anomalia spinale può presentarsi in associazione con altre deformità neurologiche e ortopediche, disturbi gastrointestinali e urinari, alterazioni motorie e sensoriali degli arti inferiori, disturbi dell'andatura e scoliosi. Può essere presente l'associazione di VACTERL (*Vertebrae, Anus, Cardiovascular Tree, Esophagus, Renal system, Limb buds*) che si manifesta con difetti congeniti a carico di vertebre, ano, sistema cardiovascolare, trachea, esofago, sistema renale e radici degli arti. I sintomi insorgono in genere in età scolare, tra i 4 e i 6 anni e durante il picco di crescita puberale. I due generi maschile e femminile sono colpiti in ugual modo. I sintomi di solito sono progressivi e l'intervento chirurgico troppo precoce può alterare il decorso della patologia, determinando miglioramento e stabilizzazione dei sintomi neurologici come la debolezza muscolare, la disfunzione sensoriale, il dolore e l'incontinenza sfinterica.

Le evidenze alla radiografia possono rientrare in un quadro di normalità o evidenziare disrafismo midollare e incompleta fusione posteriore. La TC dimostra anche le eventuali anomalie ossee associate, lo slargamento del sacco durale e la localizzazione del *filum* terminale in sede postero-inferiore. L'ecografia evidenzia dinamicamente la riduzione o l'assenza del movimento della corda midollare, il cono midollare ancorato in posizione estremamente bassa e il *filum* terminale ispessito. La RM è la tecnica diagnostica di scelta nel sospetto di una sindrome *tethered cord*. La sua multiplanarità permette un'analisi completa delle anomalie midollari e delle alterazioni associate, come il lipoma e il meningocele.

La RM mostra disrafismo della colonna lombare e spina bifida. Le immagini sagittali T1 (Fig. 9.10.1) e T2 pesate (Fig. 9.10.2) evidenziano una corda midollare allungata e assottigliata, il *filum* terminale ispessito e il cono midollare ancorato in basso, dorsalmente, in contatto con il sacco durale. Notare lo slargamento della porzione inferiore del sacco e il disrafismo midollare. Le immagini assiali T1 (Fig. 9.10.3) e T2 (Fig. 9.10.4) pesate mostrano anche l'ampliamento del sacco durale e la dislocazione infero-posteriore del *filum* terminale in basso e posteriormente alla cauda equina spostata dorsalmente.

Letture consigliate

Libri

Caffey's Pediatric Diagnostic Imaging. Kuhn JP, Slovis TL, Haller JO (2003) Philadelphia: Mosby, 2003. ISBN-13: 9780323011099

Diagnostic Imaging: Pediatric. Donnelly LF (2005) Salt Lake City: AMIRSYS. (Philadelphia: Elsevier). ISBN-13: 9781416023333

Fundamentals of Pediatric Radiology. Donnelly LF (2001) Philadelphia: W.B. Saunders. ISBN-13: 9780721690612

Imaging of the newborn infant, and young child. 5th ed. Swischuk LE (2003) Philadelphia: Lippincott Williams & Wilkins. ISBN-13: 9780781734585

Pediatric Body CT. Siegel MJ (1999) Philadelphia: Lippincott Williams & Wilkins. ISBN-13: 9780781712491

Pediatric Chest Imaging. Lucaya J, Strife JL (2002) Springer-Verlag, Berlin-Heidelberg. ISBN-13: 9783540675273

Pediatric Neuroimaging. Barkovich AJ (2005) Philadelphia: Lippincott Williams & Wilkins. ISBN-13: 9780781717403

Pediatric Sonography. 3rd ed. Siegel MJ (2002) Philadelphia: Lippincott Williams & Wilkins. ISBN-13: 9780781727532

Pediatric Uroradiology. Fotter R (2001) Springer-Verlag, Berlin-Heidelberg. ISBN-13: 9783540436850

Pratical Pediatric Imaging: Diagnostic Radiology of Infants and Children. 3rd ed. Kirks DR, Griscom NT (1997) Philadelphia: Lippincott-Raven. ISBN-13: 9780316494731

Siti web

http://auntminnie.com/index.asp?sec=def
http://hawaii.edu/medicine/pediatrics/pemxray/pemxray.html
http://pediatricradiology.com/
http://pediatric-radiology.com/
http://pediatricradiologyinfo.com/
http://pedrad.info/
http://pedsradiology.com/
http://radiologyeducation.com/
http://rsna.org/Education/archive/bestcases.cfm
http://.uhrad.com/pedsarc.htm

Articoli

Accardo J, Kammann H, Hoon AH Jr. Neuroimaging in cerebral palsy. J Pediatr 2004; 145(2 Suppl):S19–27

Adamsbaum C, Moutard ML, Andre C, Merzoug V, Ferey S, Quere MP, Lewin F, Fallet-Bianco C. MRI of the fetal posterior fossa. Pediatr Radiol 2005; 35(2):124–140. Epub 2004 Nov 23

Amini A, Liu JK, Kestle JR. Disseminated medulloblastoma. J Neurooncol 2006; 80(2):157–158. Epub 2006 Sep 26

Applegate KE, Anderson JM, Klatte EC. Intestinal malrotation in children: a problem-solving approach to the upper gastrointestinal series. Radiographics 2006; 26(5):1485–1500

Argyropoulou MI, Kiortsis DN. MRI of the hypothalamic-pituitary axis in children. Pediatr Radiol 2005; 35(11):1045–1055. Epub 2005 Jun 1

Arthur R. Magnetic resonance imaging in preterm infants. Pediatr Radiol 2006; 36(7):593–607. Epub 2006 May 19

Atkinson DS Jr. Computed tomography of pediatric stroke. Semin Ultrasound CT MR 2006; 27(3):207–218

Avni FE, Garel L, Cassart M, Massez A, Eurin D, Didier F, Hall M, Teele RL. Perinatal assessment of hereditary cystic renal diseases: the contribution of sonography. Pediatr Radiol 2006; 36(5):405–414. Epub 2006 Feb 4. Erratum in: Pediatr Radiol 2006; 36(7):731

Bacon S, Clinkard J, Taylor RE. Paediatric medulloblastoma associated with poor prognosis and short volume doubling time. Br J Radiol 2005; 78(935):1059–1060

Barkovich AJ, Simon EM, Walsh CA. Callosal agenesis with cyst: a better understanding and new classification. Neurology 2001; 56:220–227

Bedeschi MF, Bonaglia MC, Grasso R, Pellegri A, Garghentino RR, Battaglia MA, Panarisi AM, Di Rocco M, Balottin U, Bresolin N, Bassi MT, Borgatti R. Agenesis of the corpus callosum: clinical and genetic study in 63 young patients. Pediatr Neurol 2006; 34(3):186–193

Boesch RP, Daines C, Willging JP, Kaul A, Cohen AP, Wood RE, Amin RS. Advances in the diagnosis and management of chronic pulmonary aspiration in children. Eur Respir J 2006; 28(4):847–861

Bousvaros A, Kirks DR, Grossman H. Imaging of neuroblastoma: an overview. Pediatr Radiol 1986; 16(2):89–106

Brisse H, Ollivier L, Edeline V, Pacquement H, Michon J, Glorion C, Neuenschwander S. Imaging of malignant tumours of the long bones in children: monitoring response to neoadjuvant chemotherapy and preoperative assessment. Pediatr Radiol 2004; 34(8):595–605. Epub 2004 Apr 22

Burrows PE, Dubois J, Kassarjian A. Pediatric hepatic vascular anomalies. Pediatr Radiol 2001; 31(8):533–545

Bush A, Davies J. Early detection of lung disease in preschool children with cystic fibrosis. Curr Opin Pulm Med 2005; 11(6):534–538

Byrne AT, Geoghegan T, Govender P, Lyburn ID, Colhoun E, Torreggiani WC. The imaging of intussusception. Clin Radiol 2005; 60(1):39–46. Erratum in: Clin Radiol 2005; 60(3):412

Cass DL, Crombleholme TM, Howell LJ, Stafford PW, Ruchelli ED, Adzick NS. Cystic lung lesions with systemic arterial blood supply: a hybrid of congenital cystic adenomatoid malformation and bronchopulmonary sequestration. J Pediatr Surg 1997; 32(7):986–990

Cleveland RH. A radiologic update on medical diseases of the newborn chest. Pediatr Radiol 1995; 25(8):631–637

Corness JA, McHugh K, Roebuck DJ, Taylor AM. The portal vein in children: radiological review of congenital anomalies and acquired abnormalities. Pediatr Radiol 2006; 36(2):87–96, quiz 170-1. Epub 2005 Nov 12

Cross JH. Neurocutaneous syndromes and epilepsy-issues in diagnosis and management. Epilepsia 2005; 46 Suppl 10:17–23

Crowley JJ, Sarnaik S. Imaging of sickle cell disease. Pediatr Radiol 1999; 29(9):646–661

Daltro P, Fricke BL, Kline-Fath BM, Werner H, Rodrigues L, Fazecas T, Domingues R, Donnelly LF. Prenatal MRI of congenital abdominal and chest wall defects. AJR Am J Roentgenol 2005; 184(3):1010–1016

Daltro P, Fricke BL, Kuroki I, Domingues R, Donnelly LF. CT of congenital lung lesions in pediatric patients. AJR Am J Roentgenol 2004; 183(5):1497–1506

Daneman A, Navarro O. Intussusception. Part 1: a review of diagnostic approaches. Pediatr Radiol 2003; 33(2):79–85. Epub 2002 Nov 19

Daneman A, Epelman M, Blaser S, Jarrin JR. Imaging of the brain in full-term neonates: does sonography still play a role? Pediatr Radiol 2006; 36(7):636–646. Epub 2006 May 16

Darge K, Trusen A, Gordjani N, Riedmiller H. Intrarenal reflux: diagnosis with contrast-enhanced harmonic US. Pediatr Radiol 2003; 33(10):729–731. Epub 2003 Aug 20

de Mello RR, Dutra MV, Ramos JR, Daltro P, Boechat M, de Andrade Lopes JM. Lung mechanics and high-resolution computed tomography of the chest in very low birth weight premature infants. Sao Paulo Med J 2003; 121(4):167–172. Epub 2003 Oct 29

de Mello RR, Dutra MV, Ramos JR, Daltro P, Boechat M, Lopes JM. Neonatal risk factors for respiratory morbidity during the first year of life among premature infants. Sao Paulo Med J 2006; 124(2):77–84

Diefenbach KA, Breuer CK. Pediatric inflammatory bowel disease. World J Gastroenterol 2006; 12(20):3204–3212

Dubois J, Garel L. Imaging and therapeutic approach of hemangiomas and vascular malformations in the pediatric age group. Pediatr Radiol 1999; 29(12):879–893

Ebel KD. Uroradiology in the fetus and newborn: diagnosis and follow-up of congenital obstruction of the urinary tract. Pediatr Radiol 1998; 28(8):630–635

Epelman M, Daneman A, Blaser SI, Ortiz-Neira C, Konen O, Jarrin J, Navarro OM. Differential diagnosis of intracranial cystic lesions at head US: correlation with CT and MR imaging. Radiographics 2006; 26(1):173–196

Erichsen D, Sellstrom H, Andersson H. Small bowel intussusception after blunt abdominal trauma in a 6-year-old boy: case report and review of 6 cases reported in the literature. J Pediatr Surg 2006; 41(11):1930–1932

Franken EA Jr, Smith JA, Smith WL. Tumors of the chest wall in infants and children. Pediatr Radiol 1977; 6(1):13–18

Frush DP. Pediatric CT: practical approach to diminish the radiation dose. Pediatr Radiol 2002; 32(10):714–717; discussion 751–754. Epub 2002 Aug 29

Garel C. New advances in fetal MR neuroimaging. Pediatr Radiol 2006; 36(7):621–625. Epub 2006 May 3

Garel C. The role of MRI in the evaluation of the fetal brain with an emphasis on biometry, gyration and parenchyma. Pediatr Radiol 2004; 34(9):694–699. Epub 2004 Jul 28

Garel C, Brisse H, Sebag G, Elmaleh M, Oury JF, Hassan M. Magnetic resonance imaging of the fetus. Pediatr Radiol 1998; 28(4):201–211

Garcia-Pena P, Lucaya J, Hendry GM, McAndrew PT, Duran C. Spontaneous involution of pulmonary sequestration in children: a report of two cases and review of the literature. Pediatr Radiol 1998; 28(4):266–270

Grattan-Smith JD, Jones RA. MR urography in children. Pediatr Radiol 2006; 36(11):1119–1132; quiz 1228-1229. Epub 2006 Jun 22

Gressens P, Luton D. Fetal MRI: obstetrical and neurological perspectives. Pediatr Radiol 2004; 34(9):682–684. Epub 2004 Jul 23

Haller JO, Cohen HL. Pediatric HIV infection: an imaging update. Pediatr Radiol 1994; 24(3):224–230

Haller JO, Ginsberg KJ. Tuberculosis in children with acquired immunodeficiency syndrome. Pediatr Radiol 1997; 27(2):186–188

Harris TM, Cohen MD. Abdominal magnetic resonance imaging. Pediatr Radiol 1989; 20(1–2):10–19

Hawass ND, Badawi MG, al-Muzrakchi AM, al-Sammarai AI, Jawad AJ, Abdullah MA, Bahakim H. Horseshoe lung: differential diagnosis. Pediatr Radiol 1990; 20(8):580–584

Helton KJ, Fouladi M, Boop FA, Perry A, Dalton J, Kun L, Fuller C. Medullomyoblastoma: a radiographic and clinicopathologic analysis of six cases and review of the literature. Cancer 2004; 101(6):1445–1454

Hedlund G. Congenital frontonasal masses: developmental anatomy, malformations, and MR imaging. Pediatr Radiol 2006; 36(7):647–662; quiz 726-727. Epub 2006 Mar 11

Hetts SW, Sherr EH, Chao S, Gobuty S, Barkovich AJ. Anomalies of the corpus callosum: an MR analysis of the phenotypic spectrum of associated malformations. AJR Am J Roentgenol 2006; 187(5):1343–1348

Hsu YR, Lee SY. Prenatal diagnosis of congenital cystic adenomatoid malformation. Chang Gung Med J 2004; 27(1):61–65

Jamieson DH. Imaging intracranial tuberculosis in childhood. Pediatr Radiol 1995; 25(3):165–170

Keller MS. Musculoskeletal sonography in the neonate and infant. Pediatr Radiol 2005; 35(12):1167–1173; quiz 1293. Epub 2005 Aug 3

Kim MJ, Lee KY. Bronchiolitis obliterans in children with Stevens-Johnson syndrome: follow-up with high resolution CT. Pediatr Radiol 1996; 26(1):22–25

Kirks DR. Air intussusception reduction: "the winds of change". Pediatr Radiol 1995; 25(2):89–91

Koch BL. Cystic malformations of the neck in children. Pediatr Radiol 2005; 35(5):463–477. Epub 2005 Mar 23

Kornreich L, Schwarz M, Karmazyn B, Cohen IJ, Shuper A, Michovitz S, Yaniv I, Fenig E, Horev G. Role of MRI in the management of children with diffuse pontine tumors: a study of 15 patients and review of the literature. Pediatr Radiol 2005; 35(9):872–879. Epub 2005 May 26

Lamego CM, Torloni H. Colorectal adenocarcinoma in childhood and adolescent. Report of 11 cases and review of the literature. Pediatr Radiol 1989; 19(8):504–508

Laor T. MR imaging of soft tissue tumors and tumor-like lesions. Pediatr Radiol 2004; 34(1):24–37. Epub 2003 Dec 12

Lee SK, Kim DI, Kim J, Kim DJ, Kim HD, Kim DS, Mori S. Diffusion-tensor MR imaging and fiber tractography: a new method of describing aberrant fiber connections in developmental CNS anomalies. Radiographics 2005; 25(1):53–65; discussion 66-68

Manson DE, Sikka S, Reid B, Roifman C. Primary immunodeficiencies: a pictorial immunology primer for radiologists. Pediatr Radiol 2000; 30(8):501–510

May JA, Krieger MD, Bowen I, Geffner ME. Craniopharyngioma in childhood. Adv Pediatr 2006; 53:183–209

McCahon E. Lung tumours in children. Paediatr Respir Rev 2006; 7(3):191–196. Epub 2006 Aug 4

McCarville MB, Hoffer FA, Gingrich JR, Jenkins JJ 3rd. Imaging findings of hemorrhagic cystitis in pediatric oncology patients. Pediatr Radiol 2000; 30(3):131–138

McCollough M, Sharieff GQ. Abdominal pain in children. Pediatr Clin North Am 2006; 53(1):107–137, vi

McHugh K. Renal and adrenal tumours in children. Cancer Imaging 2007; 7:41–751

Mendelson KG, Fallat ME. Pediatric injuries: prevention to resolution. Surg Clin North Am 2007; 87(1):207–228, viii

Mercado-Deane MG, Burton EM, Howell CG. Transverse colon volvulus in pediatric patients. Pediatr Radiol 1995; 25(2):111–112

Meyer JS, Mackenzie W. Malignant bone tumors and limb-salvage surgery in children. Pediatr Radiol 2004; 34(8):606–13. Epub 2004 Jun 19. Erratum in: Pediatr Radiol 2004; 34(12):1030

Moore GJ. Proton magnetic resonance spectroscopy in pediatric neuroradiology. Pediatr Radiol 1998; 28(11):805–814

Moskowitz SM, Gibson RL, Effmann EL. Cystic fibrosis lung disease: genetic influences, microbial interactions, and radiological assessment. Pediatr Radiol 2005; 35(8):739–757. Epub 2005 May 3

Navarro O, Daneman A. Intussusception. Part 3: Diagnosis and management of those with an identifiable or predisposing cause and those that reduce spontaneously. Pediatr Radiol 2004; 34(4):305–312; quiz 369. Epub 2003 Oct 8

Navarro O, Nunez-Santos E, Daneman A, Faria P, Daltro P. Malignant peripheral nerve-sheath tumor arising in a previously irradiated neuroblastoma: report of 2 cases and a review of the literature. Pediatr Radiol 2000; 30(3):176–180

Nazir Z, Qazi SH, Ahmed N, Atiq M, Billoo AG. Pulmonary agenesis--vascular airway compression and gastroesophageal reflux influence outcome. J Pediatr Surg 2006; 41(6):1165–1169

Neil JJ, Inder TE. Imaging perinatal brain injury in premature infants. Semin Perinatol 2004; 28(6):433–443

Nelson MD Jr, Maher K, Gilles FH. A different approach to cysts of the posterior fossa. Pediatr Radiol 2004; 34(9):720–732. Epub 2004 Jul 30

Neumann G, Benz-Bohm G, Rister M. Wegener's granulomatosis in childhood. Review of the literature and case report. Pediatr Radiol 1984; 14(5):267–271

Newman B. Congenital bronchopulmonary foregut malformations: concepts and controversies. Pediatr Radiol 2006; 36(8):773–791. Epub 2006 Mar 22

Nijs E, Callahan MJ, Taylor GA. Disorders of the pediatric pancreas: imaging features. Pediatr Radiol 2005; 35(4):358–373; quiz 457. Epub 2004 Nov 5

Nofech-Mozes Y, Rachmel A, Schonfeld T, Schwarz M, Steinberg R, Ashkenazi S. Difficulties in making the diagnosis of Hirschsprung disease in early infancy. J Paediatr Child Health 2004; 40(12):716–719

Oddone M, Granata C, Vercellino N, Bava E, Toma P. Multimodality evaluation of the abnormalities of the aortic arches in children: techniques and imaging spectrum with emphasis on MRI. Pediatr Radiol 2005; 35(10):947–960. Epub 2005 Jun 23

Osorio A, Kessler RM, Guruprasad H, Isaacson G. Isolated intrathoracic presentation of Mycobacterium avium complex in an immunocompetent child. Pediatr Radiol 2001; 31(12):848–851

Owens C. Pearls and pitfalls in HRCT in children. Paediatr Respir Rev 2006; 7 Suppl 1:S44–49. Epub 2006 Jun 5

Pedicelli G, Ciarpaglini LL, De Santis M, Leonetti C. Congenital bronchial atresia (CBA). A critical review of CBA as a disease entity and presentation of a case series. Radiol Med (Torino) 2005; 110(5–6):544–553

Pfluger T, Czekalla R, Koletzko S, Munsterer O, Willemsen UF, Hahn K. MRI and radiographic findings in Currarino's triad. Pediatr Radiol 1996; 26(8):524–527

Prayer D, Brugger PC, Prayer L. Fetal MRI: techniques and protocols. Pediatr Radiol 2004; 34(9):685–693. Epub 2004 Jul 28

Puderbach M, Kauczor HU. Assessment of lung function in children by cross-sectional imaging: techniques and clinical applications. Pediatr Radiol 2006; 36(3):192–204, quiz 280-281. Epub 2005 Nov 15

Reid JR. Complications of pediatric paranasal sinusitis. Pediatr Radiol 2004; 34(12):933–942. Epub 2004 Jul 27

Roebuck DJ, Olsen O, Pariente D. Radiological staging in children with hepatoblastoma. Pediatr Radiol 2006; 36(3):176–182. Epub 2005 Dec 10

Roebuck DJ, Perilongo G. Hepatoblastoma: an oncological review. Pediatr Radiol 2006; 36(3):183–186. Epub 2006 Jan 11

Rossi A, Cama A, Consales A, Gandolfo C, Garre ML, Milanaccio C, Pavanello M, Piatelli G, Ravegnani M, Tortori-Donati P. Neuroimaging of pediatric craniopharyngiomas: a pictorial essay. J Pediatr Endocrinol Metab 2006; 19 Suppl 1:299–319

Rutherford M, Srinivasan L, Dyet L, Ward P, Allsop J, Counsell S, Cowan F. Magnetic resonance imaging in perinatal brain injury: clinical presentation, lesions and outcome. Pediatr Radiol 2006; 36(7):582–592. Epub 2006 May 16

Rutherford M, Ward P, Allsop J, Malamatentiou C, Counsell S. Magnetic resonance imaging in neonatal encephalopathy. Early Hum Dev 2005; 81(1):13–25. Epub 2004 Nov 19

Safriel YI, Haller JO, Lefton DR, Obedian R. Imaging of the brain in the HIV-positive child. Pediatr Radiol 2000; 30(11):725–732

Samuel M, Burge DM. Management of antenatally diagnosed pulmonary sequestration associated with congenital cystic adenomatoid malformation. Thorax 1999; 54(8):701–706

Sargent MA. What is the normal prevalence of vesicoureteral reflux? Pediatr Radiol 2000; 30(9):587–593

Schmahmann S, Haller JO. Neonatal ovarian cysts: pathogenesis, diagnosis and management. Pediatr Radiol 1997; 27(2):101–105

Shemie SD, Pollack MM, Morioka M, Bonner S. Diagnosis of brain death in children. Lancet Neurol 2007; 6(1):87–92

Simon EM. MRI of the fetal spine. Pediatr Radiol 2004; 34(9):712–719. Epub 2004 Jul 28

Sittig SE, Asay GF. Congenital cystic adenomatoid malformation in the newborn: two case studies and review of the literature. Respir Care 2000; 45(10):1188–1195

Sivit CJ. Imaging the child with right lower quadrant pain and suspected appendicitis: current concepts. Pediatr Radiol 2004; 34(6):447–453. Epub 2004 Apr 23

Soper JR, De Silva M. Infantile myofibromatosis: a radiological review. Pediatr Radiol 1993; 23(3):189–194

Stanton M, Davenport M. Management of congenital lung lesions. Early Hum Dev 2006; 82(5):289–295. Epub 2006 Apr 3

Strouse PJ. Disorders of intestinal rotation and fixation ("malrotation"). Pediatr Radiol 2004; 34(11):837–851. Epub 2004 Sep 4

Tiddens HA. Chest computed tomography scans should be considered as a routine investigation in cystic fibrosis. Paediatr Respir Rev 2006; 7(3):202–208. Epub 2006 Aug 2

Tokumaru AM, Horiuchi K, Kaji T, Kohyama S, Sakata I, Kusano S. MRI findings of recurrent herpes simplex encephalitis in an infant. Pediatr Radiol 2003;33(10):725–728. Epub 2003 Jul 19

Triulzi F, Parazzini C, Righini A. Patterns of damage in the mature neonatal brain. Pediatr Radiol 2006; 36(7):608–620. Epub 2006 May 18

Tsitouridis I, Tsinoglou K, Morichovitou A, Stratilati S, Siouggaris N, Kontaki T. Scimitar syndrome versus meandering pulmonary vein: evaluation with three-dimensional computed tomography. Acta Radiol 2006; 47(9):927–932

Veyrac C, Couture A, Saguintaah M, Baud C. Brain ultrasonography in the premature infant. Pediatr Radiol 2006; 36(7):626–635. Epub 2006 May 3

Vezina LG. Neuroradiology of childhood brain tumors: new challenges. J Neurooncol 2005; 75(3):243–252

Volle E, Kaufmann HJ. Pulmonary alveolar microlithiasis in pediatric patients –review of the world literature and two new observations. Pediatr Radiol 1987; 17(6):439–442

Wilms G, Demaerel P, Sunaert S. Intra-axial brain tumours. Eur Radiol 2005; 15(3):468–484. Epub 2004 Dec 31

Wihlborg C, Babyn P, Ranson M, Laxer R. Radiologic mimics of juvenile rheumatoid arthritis. Pediatr Radiol 2001; 31(5):315–326

White KS, Grossman H. Wilms' and associated renal tumors of childhood. Pediatr Radiol 1991; 21(2):81–88

Wootton-Gorges SL, Thomas KB, Harned RK, Wu SR, Stein-Wexler R, Strain JD. Giant cystic abdominal masses in children. Pediatr Radiol 2005; 35(12):1277–1288. Epub 2005 Sep 9

Zar H, McIvor B, Furlan G, Jedeikin L, Pitcher R. Congenital lung mass in an asymptomatic patient. S Afr Med J 2006; 96(6):512–513

Zacharia TT, Jaramillo D, Poussaint TY, Korf B. MR imaging of abdominopelvic involvement in neurofibromatosis type 1: a review of 43 patients. Pediatr Radiol 2005; 35(3):317–322. Epub 2004 Oct 27

Zarewych ZM, Donnelly LF, Frush DP, Bisset GS 3rd. Imaging of pediatric mesenteric abnormalities. Pediatr Radiol 1999; 29(9):711–719

Zimmerman RA, Bilaniuk LT. Neuroimaging evaluation of cerebral palsy. Clin Perinatol 2006; 33(2):517–544

Ecografia 10

PEDRO SEGUI E SIMONA ESPEJO

L'ecografia è la metodica di imaging maggiormente utilizzata e più rapidamente cresciuta. Il suo successo è basato su specifici vantaggi rispetto ad altre modalità:

- Non ci sono rischi né controindicazioni legate al suo uso.
- La risoluzione spaziale delle immagini ottenute con ultrasuoni ad elevata frequenza è maggiore rispetto a quella di altre modalità come la TC e la RM; tale caratteristica è particolarmente evidente quando sono esaminate strutture superficiali.
- Le qualità dinamiche degli ultrasuoni sono uniche, permettono un'osservazione in tempo reale dei movimenti di muscoli e tendini, pulsatilità e peristalsi. Possono essere apprezzati gli effetti di compressione, della manovra di Valsalva e della gravità.
- L'effetto Doppler può essere usato per ottenere misurazioni quantitative della velocità del sangue e per delineare le mappe di flusso.
- Gli ecografi moderni sono piccoli e permettono di ottenere immagini di alta qualità. Ecografi portatili possono essere utilizzati in unità di terapia intensiva, sale operatorie, unità di emergenza.
- Gli ultrasuoni sono ampiamente usati per guidare biopsie e procedure interventistiche.
- L'esame ecografico permette di comunicare direttamente con il paziente e le informazioni che riferisce come, ad esempio, l'area di massima dolorabilità, sono estremamente importanti per un esame mirato.
- L'ecografia è relativamente poco costosa, soprattutto se messa a confronto con TC e RM.

L'ecografia viene utilizzata per lo studio del corpo umano da più di 50 anni, ma ecografi che permettessero l'imaging in tempo reale non sono apparsi fino al 1975. Dopo i miglioramenti ottenuti nella scala dei grigi, l'aggiunta della tecnica Doppler ha aumentato molto le capacità dell'ecografia. Gli ultrasuoni, al giorno d'oggi, si stanno evolvendo rapidamente. I più recenti sviluppi includono l'imaging armonico tissutale, la tecnica *spatial compound*, l'imaging a esteso campo visivo (FOV), la tecnica *coded pulse excitation*, la focalizzazione elettronica della sezione o del piano di immagine, l'imaging 3D e 4D e molte innovazioni nella tecnica Doppler. Un'altra novità è rappresentata dall'uso di mdc intravascolari costituiti da microbolle, che sono stati inizialmente introdotti per gli studi vascolari Doppler e recentemente vengono utilizzati per la caratterizzazione di lesioni focali.

Oltre a queste innovazioni tecniche bisogna tener conto del fatto che il valore dell'ecografia è determinato in ultima analisi dall'esperienza e dall'addestramento dell'operatore che esegue e interpreta l'esame. La popolarità dell'ecografia e la disponibilità di ecografi a basso costo hanno determinato una rapida proliferazione del suo uso in mani inesperte, con la conseguenza di esami mal condotti e di un aumento delle diagnosi errate che hanno iniziato a screditare questa modalità di imaging.

Caso 10.1

■ Colecistite acuta

Un uomo di 66 anni si presenta al pronto soccorso con dolore addominale da circa 3 giorni localizzato al quadrante superiore destro. È presente grave leucocitosi in assenza di febbre. L'ecografia mostra segni di colecistite acuta e calcoli. Viene praticata una colecistectomia per via laparotomica in emergenza. All'esame chirurgico e istologico si osservano l'infiammazione acuta e la necrosi della parete (colecistite gangrenosa) senza perforazione.

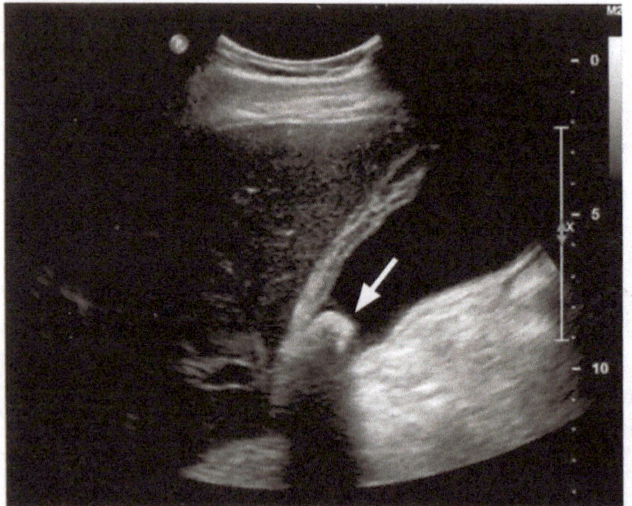

Fig. 10.1.1

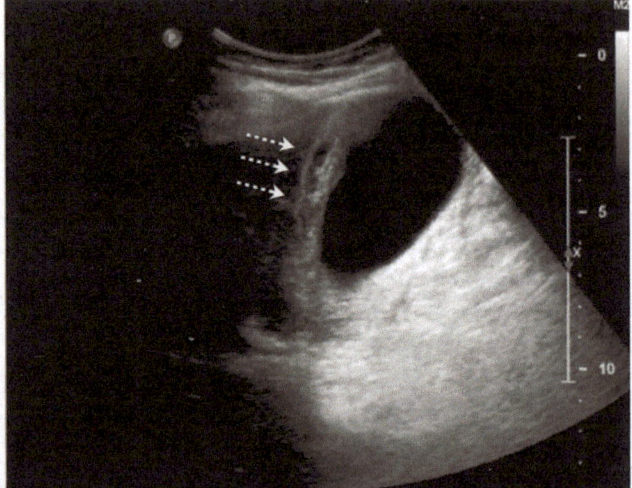

Fig. 10.1.2

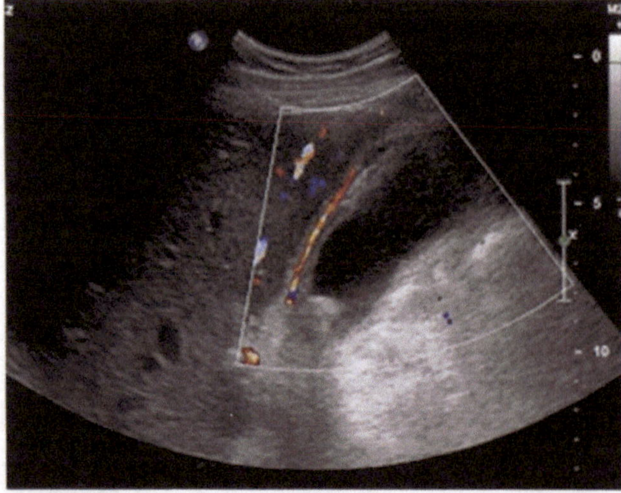

Fig. 10.1.3

La colecistite acuta risulta dall'ostruzione dell'infundibulo della colecisti o del dotto cistico con infiammazione della parete colecistica. Approssimativamente il 95% dei casi è legato all'ostruzione da calcoli. La colecistite acuta si manifesta con dolore persistente al quadrante superiore destro che può irradiarsi alla scapola destra. Nausea, vomito, febbre e leucocitosi sono comuni.

L'ecografia è generalmente la metodica strumentale di prima scelta nei pazienti in cui si sospetta una colecistite acuta. Nei casi non complicati, i segni ecografici includono la presenza di calcoli (spesso incuneati nell'infundibulo della colecisti o nel dotto cistico), segno di Murphy positivo alla pressione effettuata con la sonda ecografica, colecisti distesa (più di 4x10 cm di diametro), ispessimento della parete superiore a 3 mm, versamento pericolecistico. Di questi, i primi due sono considerati i più specifici.

Il segno ecografico di Murphy è il dolore localizzato in corrispondenza della colecisti ed è positivo quando la pressione applicata con la sonda sulla colecisti determina la comparsa di forte dolore. La combinazione di calcoli e segno di Murphy ha un valore predittivo positivo superiore al 90%. Questo segno può essere assente in pazienti con alterazioni della sensibilità, quando sono stati somministrati farmaci antidolorifici o nei casi di colecistite gangrenosa.

L'ispessimento della parete è un reperto variabile nella colecistite acuta. Inoltre, molte possono essere le cause dell'ispessimento della parete della colecisti oltre alla colecistite; per tale motivo questo reperto è meno specifico.

Il versamento pericolecistico è presente nel 20% circa dei pazienti e la sua comparsa implica uno stadio più avanzato di colecistite. È di solito visualizzato come una raccolta focale adiacente alla parete della colecisti.

La colecistite gangrenosa è una forma grave e avanzata di colecistite acuta, con aumentata probabilità di morte e morbilità. Il segno ecografico è rappresentato dalla presenza di un ispessimento eterogeneo o striato della parete colecistica, diffusamente irregolare per la presenza di focali interruzioni o aggetti nel lume. Il segno di Murphy può essere assente. Tuttavia, un aspetto striato della parete della colecisti è comune, anche se si può ritrovare nella colecistite non complicata e in altre condizioni che causano edema. Membrane intraluminali e interruzioni sono molto specifiche ma poco frequenti.

La colecistite enfisematosa è una rara complicanza della colecistite acuta ed è associata alla presenza di batteri anaerobi. Più del 50% dei pazienti è diabetico. Il gas può essere intraluminale o intramurale. Il gas intraluminale può essere riconosciuto dagli echi isolati nel lume. Il gas intramurale è più difficile da identificare, perché può mimare le calcificazioni parietali della colecisti a porcellana.

La colecistite alitiasica si può osservare in pazienti molto deperiti. In questi casi, l'ecografia è spesso equivoca perché tali pazienti, in condizioni estremamente gravi, presentano una colecisti distesa, con pareti ispessite anche in assenza di infiammazione e il segno di Murphy non è evocabile. La TC può essere più specifica, ma la diagnosi è spesso difficile da porre con qualsiasi tecnica diagnostica.

L'immagine ecografica della colecisti sui piani sagittale (Fig. 10.1.1) e trasversale (Fig. 10.1.2) dimostra la distensione della colecisti, un calcolo incuneato nell'infundibulo (*freccia*) e l'ispessimento della parete con aspetto striato (*frecce tratteggiate*). È presente il segno di Murphy ecografico. Questi reperti possono essere trovati nella colecistite acuta non complicata o nella gangrenosa. Il color Doppler (Fig. 10.1.3) mostra l'ipervascolarizzazione della parete colecistica, che però non è un segno specifico.

Caso 10.2
■ Appendicite

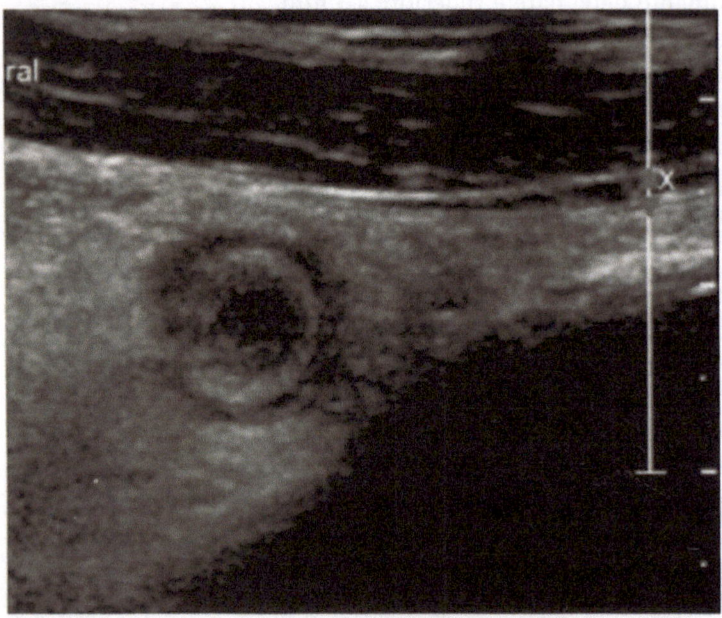

Fig. 10.2.1

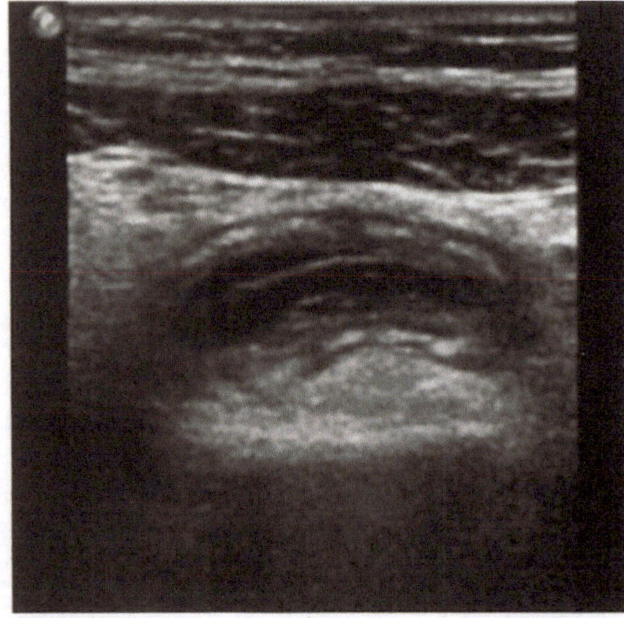

Fig. 10.2.2

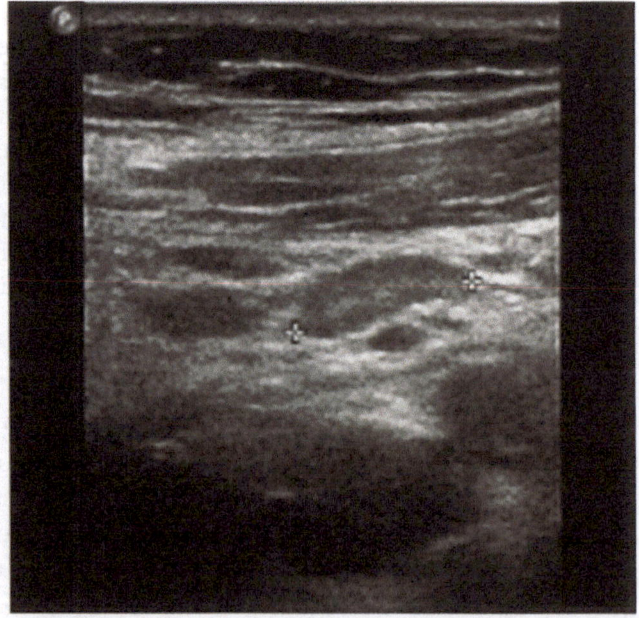

Fig. 10.2.3

Una giovane di 12 anni si reca al pronto soccorso per la comparsa da un giorno di dolore epigastrico e a livello del quadrante inferiore di destra, febbre e vomito. L'esame obiettivo dimostra dolorabilità a livello del quadrante inferiore destro. Gli esami di laboratorio rilevano la presenza di leucocitosi neutrofila. L'ecografia evidenzia un'appendicite acuta senza segni di perforazione. Dopo chirurgia, l'appendice infiammata non appare perforata. L'esame istologico dimostra un quadro di appendicite flemmonosa.

L'appendicite acuta è una delle emergenze chirurgiche addominali più frequenti nel mondo occidentale. L'accuratezza complessiva della diagnosi clinica è approssimativamente dell'80%, con un tasso di appendicectomie false negative del 20% circa e un'incidenza media di perforazione del 20%. Le nuove tecniche di imaging (TC ed ecografia con graduale compressione) hanno la potenzialità di migliorare questi risultati. L'esame di un paziente con sospetta appendicite spesso inizia con una sonda convex da 3.5-5 MHz. La sonda lineare è utilizzata in seguito, per ottenere immagini più dettagliate.

Il tipico aspetto dell'appendice infiammata è l'ispessimento parietale, una struttura incomprimibile fissa, simile a una salsiccia, a fondo cieco, estremamente dolorabile. L'appendice è considerata ingrandita quando il suo diametro esterno antero-posteriore sotto compressione misura, sul piano trasversale, 6 mm o più. Il diametro medio massimo è di 9 mm. Coproliti si rilevano nel 30% delle appendici infiammate e appaiono come foci iperecogeni, con coni d'ombra netti. Il grasso adiacente del mesoappendice può essere infiammato, iperecogeno e meno comprimibile e, se l'infiammazione peggiora, questo tessuto adiposo tende ad aumentare di volume attorno all'appendice. Se si verifica una perforazione, scompare la dilatazione dell'appendice, mentre i cambiamenti nel grasso perienterico sono più evidenti. Pazienti valutati con molto ritardo dalla comparsa dell'appendicite possono mostrare la presenza di una massa non comprimibile di grasso attorno all'appendice, frammista a zone marginali scarsamente ipoecogene (flemmone) o a una raccolta fluida (ascesso). Una piccola quantità di fluido libero intraperitoneale non è specifica, ma può essere presente sia nelle appendiciti perforate che in quelle non perforate, così come in altre condizioni. Una larga parte di fluido intraperitoneale in presenza di appendicite spesso rappresenta pus legato alla perforazione dell'appendice.

Il color Doppler è anch'esso utile. La vascolarizzazione circonferenziale della parete appendicolare infiammata è un segno importante di infiammazione attiva. In caso di gangrena, il segnale può essere ridotto o assente.

Ecografia e TC hanno simili valori predittivi positivi e negativi (entrambi superiori al 90%) per la diagnosi di appendicite. La scelta tra le due metodiche dipende dalle preferenze e dalla presenza di operatori esperti. L'esperienza dell'operatore gioca un ruolo molto importante nella valutazione ecografica di pazienti con dolore localizzato al quadrante destro inferiore e la curva di apprendimento è considerevole. Il sesso del paziente, l'età e la corporatura sono fattori molto importanti. L'ecografia è anche considerata l'esame iniziale nei bambini, nelle giovani donne e durante la gravidanza. In pazienti con segni ecografici equivoci, soprattutto se obesi, è indicata la TC.

Le immagini ecografiche assiale (Fig. 10.2.1) e longitudinale (Fig. 10.2.2) del quadrante addominale destro inferiore ottenute con una sonda lineare mostrano una struttura tubulare a fondo cieco che misura 10 cm di diametro con una parete laminata. L'appendice non è comprimibile. L'immagine assiale (Fig. 10.2.3) evidenzia alcuni linfonodi (*puntatori di misura*) vicino l'ileo terminale, segno frequente nell'appendicite acuta.

Caso 10.3
■
Diverticolite acuta del colon

Un uomo di 43 anni viene ricoverato con dolore al quadrante inferiore sinistro e febbre da un giorno. L'esame obiettivo rivela dolorabilità, contrattura di protezione a livello dell'addome inferiore sinistro. Gli esami di laboratorio mostrano leucocitosi con neutrofilia. I segni ultrasonografici sono suggestivi di diverticolite non complicata del colon. Viene instaurata una terapia antibiotica conservativa che determina scomparsa dei sintomi in pochi giorni. La resezione chirurgica (sigmoidectomia) viene effettuata 3 mesi dopo in elezione. L'esame istologico mostra diverticolosi e diverticolite cronica senza segni di malignità.

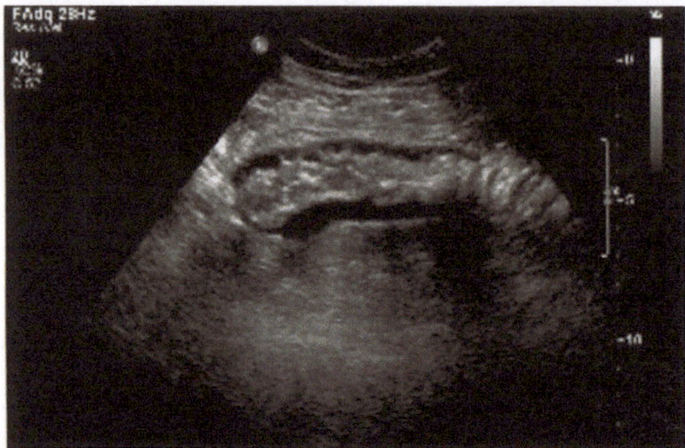

Fig. 10.3.1

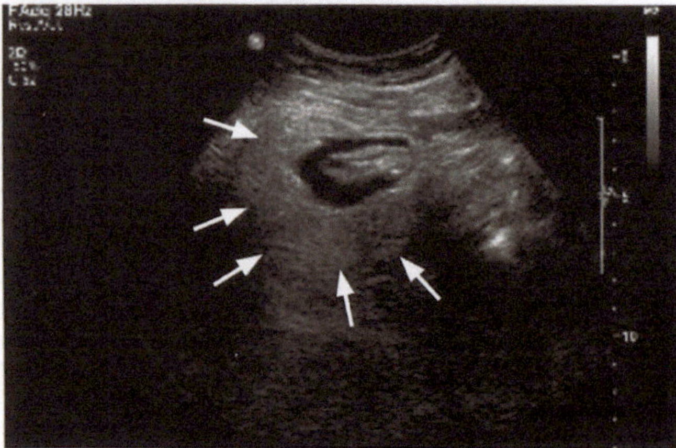

Fig. 10.3.2

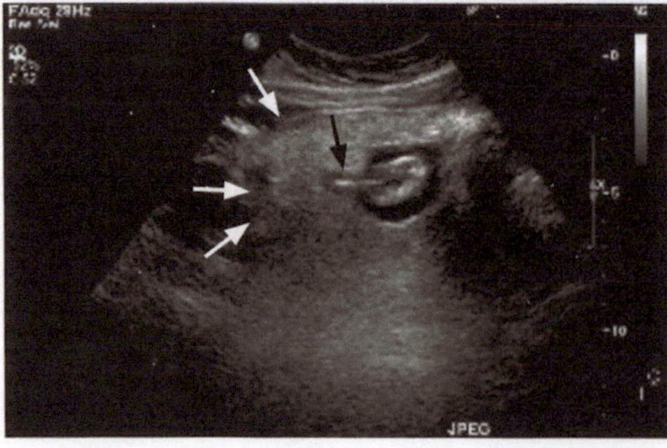

Fig. 10.3.3

La diverticolite è una causa comune di dolore addominale sinistro nella popolazione adulta. È correlata ai cambiamenti infiammatori che interessano i diverticoli acquisiti, molto spesso nel colon discendente e sigmoideo. La diverticolite si osserva in più del 25% dei pazienti con diverticolosi nota. La diagnosi non è sempre chiara ed è posta sulla base della clinica: la presentazione classica è con dolore localizzato e contrattura di protezione a livello dell'addome inferiore sinistro, febbre e leucocitosi. Tuttavia il numero di errori diagnostici è relativamente alto. La diagnosi differenziale include infezioni del tratto urinario, coliche renali, ulcera perforata in sede pelvica, annessiti, carcinoma del sigma, infiammazione dell'appendice epiploica. La diverticolite è considerata non complicata (semplice) in presenza di peridiverticolite o flemmone e complicata quando associata a ostruzione, perforazione, fistola o formazione di ascessi. Questa informazione può aiutare a stabilire l'opportunità di un trattamento medico o chirurgico. Molti Autori raccomandano una valutazione radiologica di tutti i pazienti con diverticolite clinicamente sospetta, entrambi per confermare la diagnosi e per chiarire la sede e l'estensione del processo infiammatorio. Il colon discendente normale e la parte superiore del sigma possono essere facilmente identificati all'ecografia, virtualmente in tutti i pazienti, a causa della costante localizzazione nel solco sinistro paracolico. Nella diverticolosi lo strato muscolare è sovente ispessito e diverticoli contenenti coproliti possono facilmente essere riconosciuti come strutture rotondo-ovalari voluminose, intensamente iperecogene, con ombre acustiche localizzate nello strato esterno del colon. Nella diverticolite acuta si verifica di frequente un ispessimento locale (>3 mm) della parete intestinale. Il grasso pericolico infiammato che circonda i coproliti è visualizzato come un anello iperecogeno, non comprimibile e la compressione graduale determina dolorabilità locale. Il grasso infiammato deve essere presente per la diagnosi di diverticolite (l'ispessimento della parete intestinale può essere visto nella diverticolosi). Successivamente, si sviluppa un piccolo ascesso paracolico (<1 cm), i coproliti si disintegrano, spesso con l'evacuazione di pus attraverso la parete indebolita nel lume del colon e i sintomi scompaiono in pochi giorni. In circa il 20-30% dei pazienti, la diverticolite segue un decorso complicato da larghi ascessi diverticolari (>2,5 cm) dimostrati come masse ipoecogene ben definite, localizzate nelle vicinanze pericoliche (con e senza componente aerea), fistole o perforazione libera; questi pazienti sono quelli che meno rispondono al trattamento conservativo. La diverticolite destra è molto meno frequente. Interessa diverticoli congeniti o veri e si presenta più frequentemente in giovani donne. La parete intestinale può essere ispessita e i diverticoli infiammati sono identici alla forma acquisita nell'emicolon sinistro.

La differenziazione tra diverticolite e neoplasie del colon perforate può essere molto difficile con ogni tecnica di imaging. Una volta che la componente infiammatoria si è ridotta, in ogni paziente con diverticolite trattato in maniera conservativa dovrebbero essere richiesti il clisma opaco o la colonscopia, al fine di escludere la presenza di una neoplasia.

L'ecografia consente di ottenere risultati simili a quelli della TC nella diagnosi di diverticolite acuta, con una sensibilità tra l'84 e il 100%. L'ecografia può essere considerata la tecnica iniziale di imaging nei pazienti che si presentano con dolore localizzato ai quadranti inferiore dell'addome o pelvico; la TC si utilizza come metodica di prima istanza nei pazienti con sospetto clinico di perforazione intraperitoneale libera o per la rivalutazione nei casi di ecografia dubbia. Tuttavia, molte istituzioni considerano la TC la tecnica di scelta per la diagnosi in pazienti con sospetto clinico di diverticolite acuta.

Le immagini ultrasonografiche longitudinale (Fig. 10.3.1) e trasversale (Fig. 10.3.2) dimostrano un ispessimento ipoecogeno della parete del sigma. Da notare il circostante tessuto iperecogeno incomprimibile, che rappresenta il grasso infiammatorio (*frecce*). L'immagine ecografica trasversale a un livello differente (Fig. 10.3.3) evidenzia l'infiammazione di un diverticolo (*freccia nera*) e del tessuto adiposo peridiverticolare (*frecce bianche*).

Caso 10.4

■ Epididimorchite

Un uomo di 33 anni si presenta per l'insorgenza acuta di dolore all'emiscroto destro, senza sintomi urinari o febbre. Nel sospetto di torsione del testicolo, viene effettuata un'eco Doppler che rivela un aumento volumetrico dell'epididimo destro, con iperemia di testicolo ed epididimo, asimmetrici rispetto al controlaterale. Dopo la diagnosi di epididimorchite destra, il paziente viene trattato con antibiociti e antinfiammatori e mostra una completa guarigione in pochi giorni.

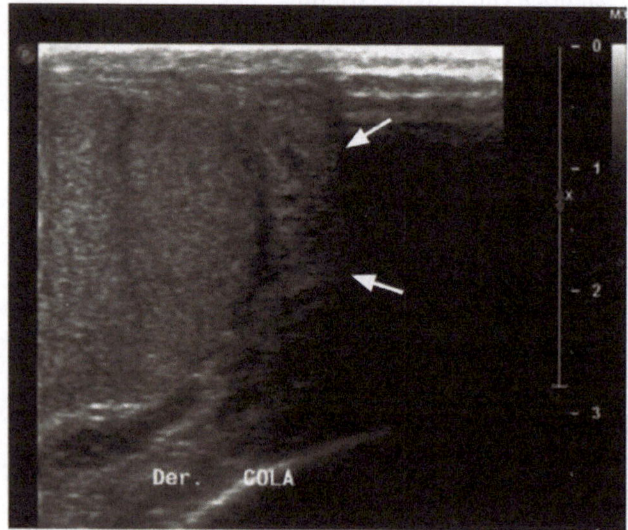

Fig. 10.4.1

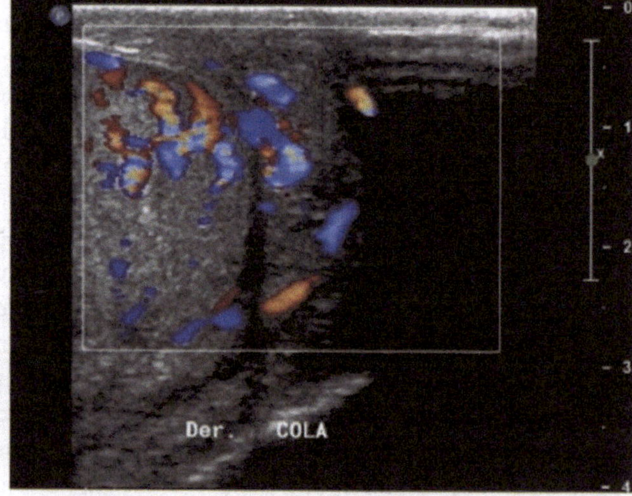

Fig. 10.4.2

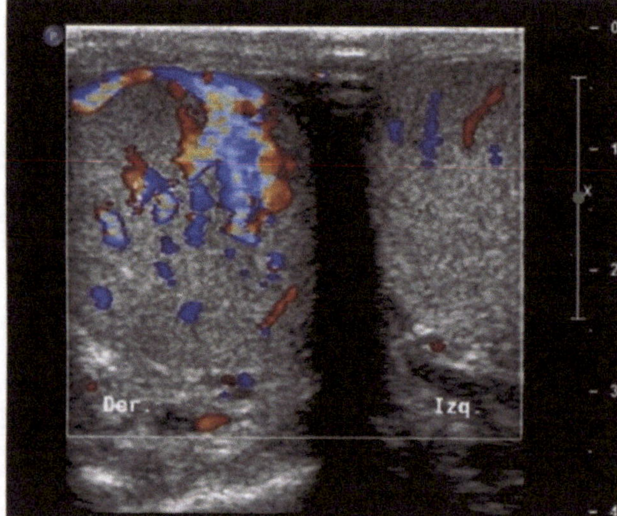

Fig. 10.4.3

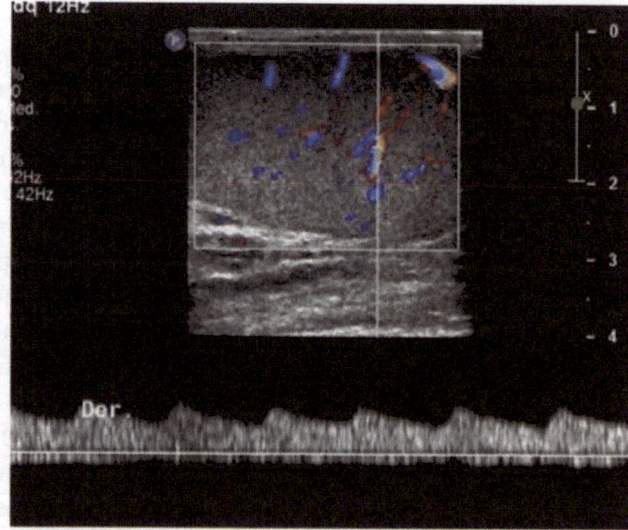

Fig. 10.4.4

La diagnosi differenziale per il dolore testicolare acuto comprende la torsione testicolare, l'infezione (epididimorchite, epididimite oppure orchite), la torsione dell'appendice del testicolo, il trauma, l'ernia inguinale incarcerata, l'emorragia intratumorale e le vasculiti.

Le cause più frequenti di dolore scrotale acuto negli adolescenti e in uomini adulti sono l'epididimorchite e l'epididimite acuta. Patogeni comuni sono *Clamidia trachomatis*, *Neisseria gonorrea*, *Escherichia coli* e *Proteus mirabilis*. L'epididimite inizialmente colpisce la coda dell'epididimo e successivamente interessa corpo e testa. L'orchite si manifesta nel 20-40% dei casi di epididimite. L'orchite primitiva senza epididimite è relativamente rara, ma può essere causata da HIV o virus del morbillo.

I pazienti con epididimorchite spesso si presentano con dolore, gonfiore dello scroto e, contemporaneamente, segni di infezione sistemica. La storia clinica, inoltre, può essere atipica e l'insorgenza relativamente acuta dei sintomi può simulare una torsione. Inoltre, molti pazienti con torsione del testicolo spesso non presentano i classici sintomi e segni e questa condizione può mimare un'epididimorchite, con un tasso di falsi positivi del 50% circa per la diagnosi di torsione del testicolo basata unicamente sui segni clinici. Nei pazienti in cui storia ed esame obiettivo non rivelano i sintomi classici, l'ecografia è utile per differenziare la torsione dall'infezione.

All'esame ecografico l'epididimo appare generalmente aumentato di volume e ipoecogeno. In molti casi sono presenti idrocele reattivo o piocele, con ispessimento della parete scrotale. Nei casi in cui è coinvolto il testicolo, si può evidenziare il suo ingrandimento con ipoecogenicità diffusa. Successivamente (spesso poche ore dopo), l'aspetto ecografico evolve da un pattern diffuso a uno caratterizzato da aree ipoecogene focali ben definite. Questi elementi non sono specifici. La torsione può presentarsi con aspetto simile e un pattern ecografico eterogeneo può essere difficile da differenziare da lesioni neoplastiche. Poiché i segni non sono specifici, la componente Doppler è sempre essenziale.

L'aumento del flusso sanguigno all'epididimo e al testicolo all'esame Doppler è un criterio ben codificato per la diagnosi di epididimorchite. È importante confrontare la vascolarizzazione di entrambi gli epididimi. L'aumentata vascolarizzazione nell'epididimorchite acuta presenta un quadro ad alto flusso e a bassa resistenza. In volontari normali, l'indice di resistenza nei testicoli è raramente inferiore a 0,5, ma più della metà dei pazienti con epididimorchite mostra un indice di resistenza inferiore a 0,5.

Con la guarigione, i reperti ecografici spesso si risolvono completamente. In tutti i casi di disomogeneità testicolare diagnosticati come epididimorchite, la diagnosi può essere riconsiderata se l'ecografia non dimostra miglioramenti dopo il trattamento antibiotico.

Complicanze si sviluppano in circa il 50% degli uomini con epididimorchite: queste includono formazione di ascessi, necrosi, comparsa di ematomi e infarto con conseguente atrofia testicolare.

L'immagine ecografica longitudinale (Fig. 10.4.1) mostra un aumento di volume della coda dell'epididimo destro (*frecce*). L'immagine color Doppler (Fig. 10.4.2) evidenzia marcata iperemia. L'immagine assiale color Doppler di entrambi i testicoli (Fig. 10.4.3) rileva iperemia del testicolo destro (lato sinistro) e chiara asimmetria rispetto al testicolo sinistro (lato destro). L'immagine con Doppler pulsato del testicolo destro (Fig. 10.4.4) mostra il flusso a livello testicolare tipico dell'epididimorchite con indice di resistenza inferiore a 0,5.

Caso 10.5
■ Trombosi venosa profonda

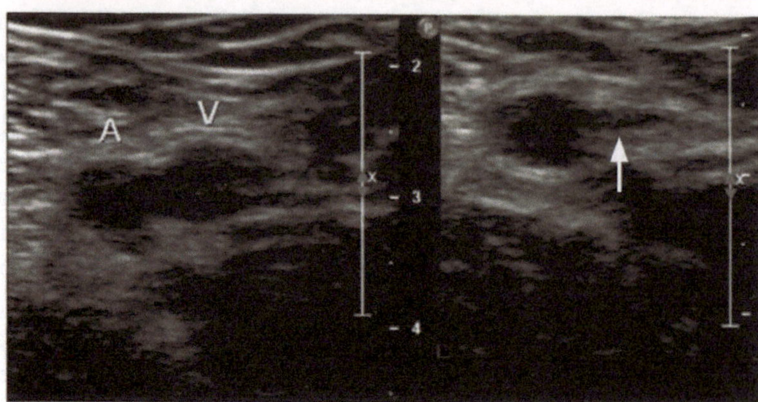

Fig. 10.5.1

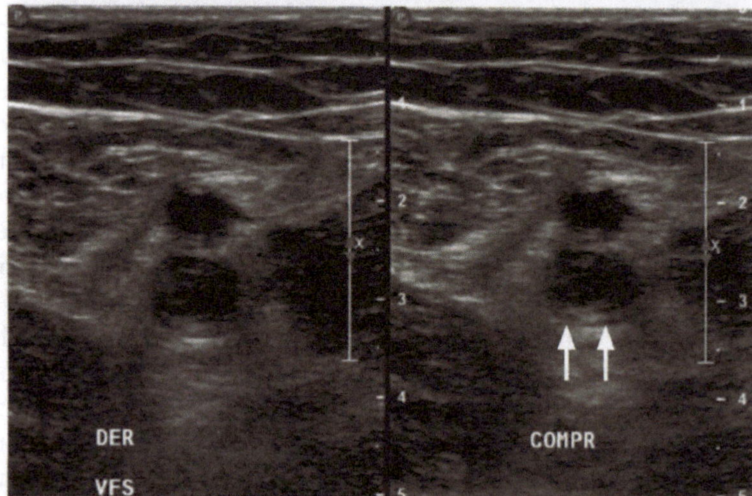

Fig. 10.5.2

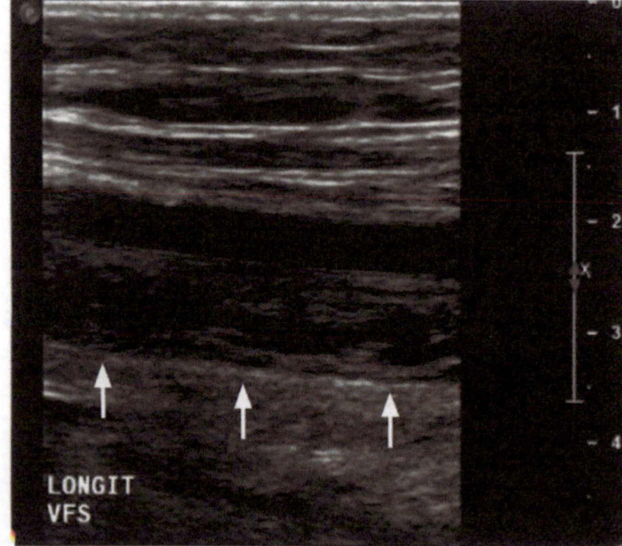

Fig. 10.5.3

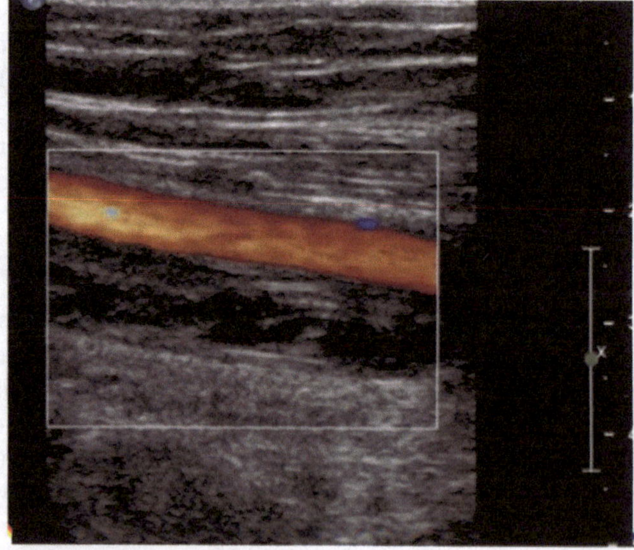

Fig. 10.5.4

Un uomo di 51 anni riferisce la graduale comparsa di dolore e gonfiore localizzato a livello del polpaccio destro da 5 giorni. Il paziente è stato immobilizzato per 3 settimane a causa di una distorsione della caviglia. Lo studio ecografico delle vene della gamba destra mostra la presenza di trombosi venosa profonda a livello del segmento femoro-popliteo. È stato attuato un trattamento anticoagulante che ha portato a una rapida scomparsa dei sintomi.

La Trombosi Venosa Profonda (TVP) è un problema comune nell'emergenze. Solitamente, la TVP inizia nelle vene del polpaccio e, nel tempo, progredisce prossimalmente. Meno del 20% dei pazienti con trombosi venosa profonda ha una trombosi isolata nelle vene della gamba. La trombosi isolata della regione iliaco-femorale si evidenzia solo nel 10% pazienti con TVP degli arti inferiori, mentre è una presentazione comune nelle donne in gravidanza, solitamente dal lato sinistro. Più sono centrali i trombi più è probabile il rischio di embolia polmonare. Circa il 50% dei pazienti con TVP sviluppa emboli polmonari, sebbene molti di questi possano essere subsegmentari e non diagnosticati. I pazienti con trombosi acuta delle vene poplitee e del polpaccio generalmente si presentano con sintomi come dolore unilaterale e gonfiore a livello del polpaccio e questa condizione può essere associata con *calor*, *rubor* e *dolor*.

I segni e i sintomi di TVP sono notoriamente indistinguibili: per questo è spesso necessario un test di screening non invasivo. La Compressione UltraSonografica (CUS) è la procedura diagnostica di scelta per la valutazione di pazienti con sospetta TVP. È stato dimostrato che è altamente sensibile e specifica per la diagnosi di TVP, particolarmente a livello degli arti inferiori nei pazienti sintomatici. La sensibilità e la specificità sono di circa il 100% a livello del segmento femoro-popliteo. La sensibilità si riduce nei trombi isolati del polpaccio e nei pazienti asintomatici. La CUS del sistema venoso profondo degli arti inferiori è effettuata con il paziente in posizione supina, con la gamba extraruotata e leggermente flessa a livello del ginocchio. I pazienti possono essere posti in posizione prona per valutare la fossa poplitea e occasionalmente seduti, se si presentano difficoltà nell'identificare i vasi venosi del polpaccio. È comunemente usato un trasduttore lineare con una frequenza di 5-12 MHz. La sonda, posta trasversalmente, viene spostata in senso prossimo-distale sulla gamba, seguendo la vena femorale comune, la vena femorale superficiale e la poplitea fino alla sua biforcazione. Viene applicata con il trasduttore, a intervalli di 1 cm, una leggera pressione: in assenza di TVP, il lume della vena collassa. Il segno più specifico di TVP è il mancato collasso del lume venoso. Nella TVP acuta, la vena trombizzata è distesa e l'ecogenicità del coagulo è variabile. Duplex e color Doppler non sono richiesti, ma possono essere utili. Né spettri né flusso possono essere dimostrati a livello dell'occlusione totale e si verifica mancanza di risposta fasica nel segmento distale a questa. Il valore del CUS a livello delle vene del polpaccio quando le vene prossimali sono normali rimane controverso.

Esame ecografico di un volontario sano (Fig. 10.5.1). Immagine trasversale della vena femorale superficiale (*V*) e dell'arteria (*A*). Le immagini senza compressione (lato sinistro) e con compressione (lato destro) mostrano che, in assenza di trombosi, la compressione risulta in un completo collasso delle pareti della vena (*freccia*), mentre l'arteria rimane pervia. Nel nostro paziente con trombosi della vena femorale, l'immagine assiale (Fig. 10.5.2) mostra una vena superficiale femorale non comprimibile (*frecce*). L'immagine ultrasonografica longitudinale (Fig. 10.5.3) evidenzia la vena distesa (posteriore all'arteria) con coagulo intraluminale (*frecce*). L'immagine color Doppler longitudinale (Fig. 10.5.4) rileva flusso normale nell'arteria femorale superficiale e assenza di flusso nella vena femorale superficiale.

Caso 10.6

Linfoma di Hodgkin

Una donna di 47 anni si presenta alla nostra attenzione per la comparsa da due mesi di una massa localizzata al lato destro del collo, senza febbre o perdita di peso. L'esame obiettivo rivela la presenza di noduli palpabili a livello del lato destro del collo. Viene eseguita un'ecografia cervicale che mostra multiple linfoadenopatie localizzate in sede giugulare, sovraclaveare e nel triangolo posteriore, suggestive per la diagnosi di linfoma. Un linfonodo sovraclaveare viene escisso chirurgicamente e l'esame istologico è positivo per linfoma di Hodgkin. La TC per la stadiazione mostra linfoadenopatie cervicali senza interessamento toracico o addominale. La paziente inizia la chemioterapia.

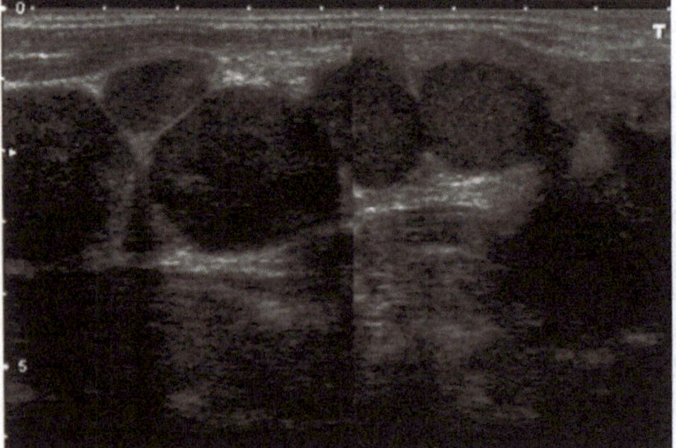

Fig. 10.6.1

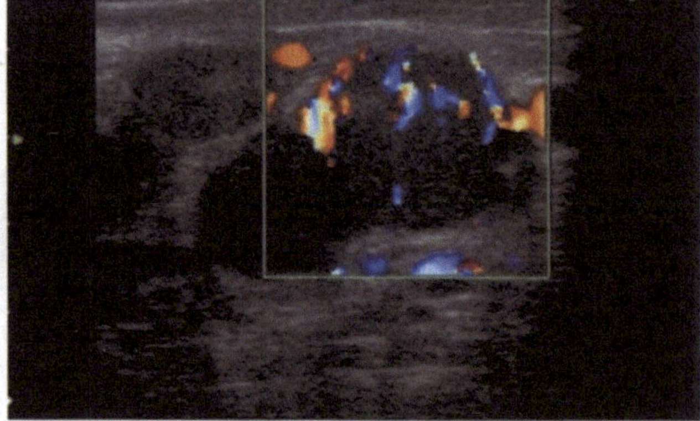

Fig. 10.6.2

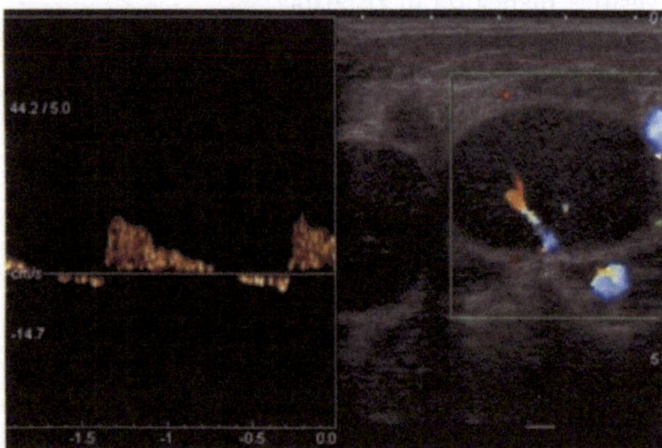

Fig. 10.6.3

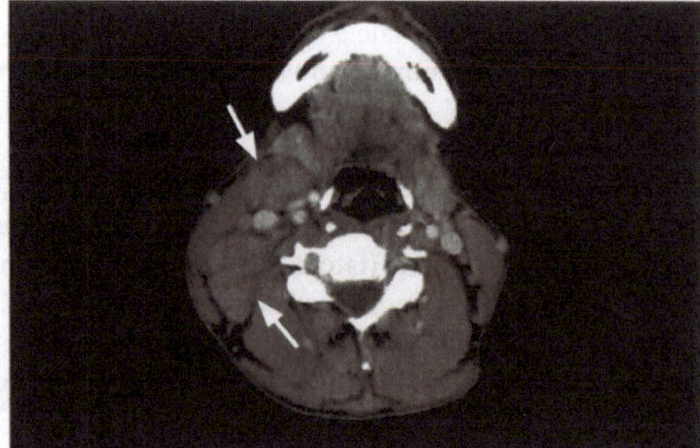

Fig. 10.6.4

La malattia di Hodgkin è un linfoma a cellule B. Nell'80-90% dei pazienti, la prima manifestazione del Linfoma di Hodgkin (LH) è la linfoadenopatia, più frequentemente localizzata al collo. L'ecografia ad alta risoluzione può essere utilizzata come modalità di prima scelta per valutare masse dei tessuti molli cervicali.

L'ecografia è un'utile metodica di imaging per la valutazione di linfonodi periferici. L'ecografia in scala di grigi è ampiamente utilizzata per la valutazione di numero, dimensioni, sede, forma, margini, edema dei tessuti molli e architettura interna dei linfonodi. Il Doppler spettrale con misurazioni della resistenza vascolare, il color Doppler e il power Doppler possono in alcuni casi essere utili. L'ecografia ad alta risoluzione è correntemente utilizzata nella valutazione diagnostica dell'interessamento linfonodale dei pazienti con carcinomi di testa e collo (linfonodi cervicali), tumori del seno (linfonodi ascellari), melanomi (linfonodi periferici locoregionali) e molte altre neoplasie. I linfonodi normali e reattivi tendono a essere ovalari e a presentare un ilo ecogeno. Il limite superiore del diametro minore di linfonodi normali e reattivi varia con la sede (5-8 mm per i cervicali). I linfonodi maligni (metastatici e linfomatosi) sono generalmente rotondeggianti e con ilo anecogeno. La necrosi centrale (coagulativa-ecogena o cistica-anecogena) è sempre presente. L'ipertrofia corticale eccentrica è un segno utile per indicare l'infiltrazione focale del tumore in un linfonodo.

Sia nei linfomi Hodgkin che non Hodgkin, i linfonodi tendono a essere rotondeggianti, ipoecogeni, senza ecogenicità dell'ilo e mostrano reticolazione intranodale.

L'ago aspirato e la biopsia sono generalmente diagnostiche per LH, ma possono non fornire abbastanza materiale per permettere una classificazione istologica. È quindi richiesta la biopsia escissionale dei linfonodi per apprezzare pienamente l'architettura linfonodale.

La stadiazione dell'LH consiste nella determinazione di sede ed estensione della malattia, nella definizione dei fattori prognostici e delle manifestazioni che possono determinare la scelta del trattamento. In poche parole, la stadiazione è basata sul numero di linfonodi coinvolti, sulla sede sovra- e/o sottodiaframmatica, sul coinvolgimento viscerale e sulla presenza di sintomi B (febbre, perdita di peso, sudorazione notturna).

La TC del torace è utile poiché ha il ruolo potenziale di influenzare il trattamento iniziale. La stadiazione sottodiaframmatica è ostacolata da risultati TC falsi negativi dovuti all'incapacità della metodica di individuare LH nei linfonodi di dimensioni normali e alla difficoltà di determinare la presenza di malattia a livello della milza sia con TC che con ecografia. Sebbene l'interessamento del midollo osseo sia poco comune, la biopsia midollare è generalmente raccomandata. La RM sembra essere sensibile per la valutazione dell'interessamento di osso e di midollo osseo. Tuttavia, questa modalità mostra lo svantaggio che solo una piccola area del corpo può essere esaminata. La PET è una metodica promettente per la stadiazione di pazienti con LH.

L'ecografia del triangolo cervicale posteriore destro (Fig. 10.6.1) mostra linfonodi multipli rotondeggianti, aumentati di volume. I linfonodi appaiono omogenei, ipoecogeni e con ilo anecogeno. L'immagine color Doppler (Fig. 10.6.2) evidenzia linfonodi ipervascolari. Il Doppler spettrale (Fig. 10.6.3) rileva un pattern di flusso ad alta resistenza con inversione diastolica, caratteristica generalmente di malignità. La TC con mdc (Fig. 10.6.4) mostra linfonodi aumentati di volume a destra con densità omogenea (*frecce*).

Caso 10.7
■ Endometriosi della parete addominale

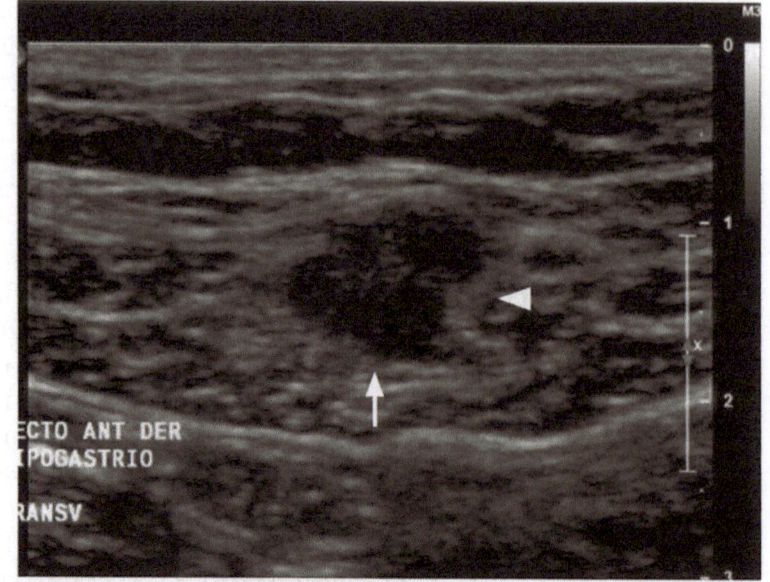

Fig. 10.7.1

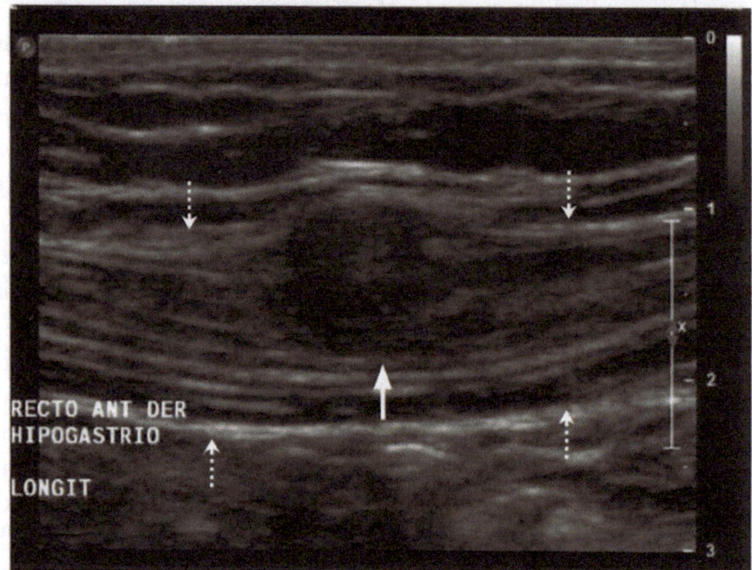

Fig. 10.7.2

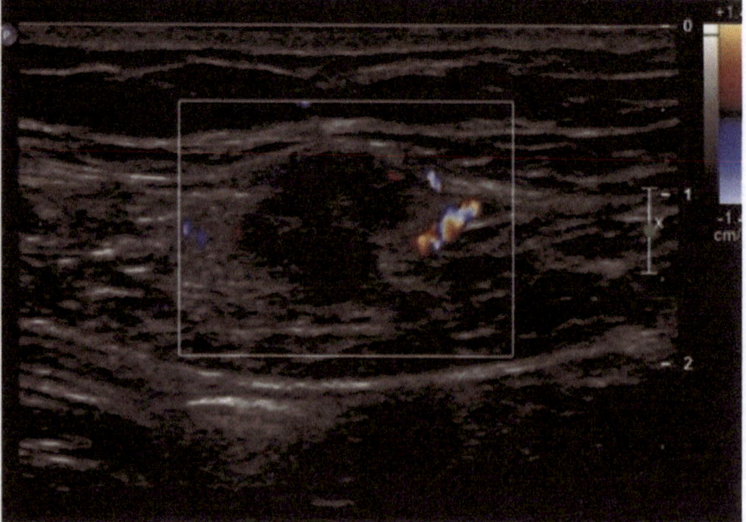

Fig. 10.7.3

Una donna di 37 anni si presenta con dolore localizzato al quadrante inferiore destro dell'addome da due mesi. Il dolore è ciclico, aumenta durante i cicli mestruali. La donna ha in anamnesi patologica remota un taglio cesareo con incisione di Pfannenstiel due anni prima. L'esame obiettivo non evidenzia masse palpabili. L'ecografia rivela un nodulo solido focale nel muscolo retto dell'addome. La biopsia eco-guidata è inconclusiva, mostrando fibrosi. Il nodulo viene escisso chirurgicamente. L'esame istologico dimostra tessuto endometriale infiltrante il muscolo.

L'endometriosi è classicamente definita come la presenza di ghiandole endometriali funzionanti e stroma al di fuori della cavità uterina. L'endometriosi è un problema clinico comune e importante nelle donne, predominante nell'età riproduttiva. Il sito più comunemente interessato è l'ovaio, ma virtualmente tutti gli organi pelvici possono esserne affetti e l'endometriosi può esser presente in sedi non ginecologiche.

L'endometriosi può ritrovarsi in corrispondenza di cicatrici chirurgiche, generalmente in seguito a operazioni ginecologiche. L'endometriosi della parete addominale può osservarsi dopo interventi chirurgici sulla pelvi che violano la cavità uterina, come tagli cesarei, che favoriscono l'impianto di tessuto endometriale, e ciò solitamente si osserva in assenza di storia clinica di endometriosi pelvica. Altre lesioni, come quelle dell'ombelico, si ritiene che si sviluppino spontaneamente. L'endometriosi della parete addominale può essere difficile da diagnosticare, sia clinicamente che con l'imaging, e spesso è confusa con altre condizioni anomale come un granuloma su cicatrice, un'ernia incisionale, un ascesso, un ematoma, una cisti sebacea o tumori maligni.

L'endometriosi della parete addominale può manifestarsi clinicamente come una massa palpabile, in un arco di tempo che spazia da settimane ad anni dopo un intervento chirurgico, con dolore ciclico focale associato al ciclo mestruale, localizzata vicino o sotto la cicatrice chirurgica. Tuttavia, molte pazienti si presentano con dolore costante non associato a ciclo mestruale e non è sempre presente una massa palpabile.

I segni ecografici dell'endometriosi della parete addominale sono vari. Il più comune è la presenza di una lesione solida, ipoecogena con vascolarizzazione interna all'esame color o power Doppler. La reazione infiammatoria all'impianto endometriale può essere vista come un cercine iperecogeno. Masse cistiche, cisti complesse e masse solide sono state descritte, ma sono poco comuni. Le lesioni possono essere confinate alla guaina del muscolo retto, localizzate nel grasso sottocutaneo oppure possono presentarsi come infiltranti entrambi i lati. I segni ecografici sono aspecifici, ma l'ernia, l'ematoma e l'ascesso possono essere esclusi in virtù dell'aspetto solido e del flusso Doppler interno.

L'aspirazione con ago sottile (FNA) eco-guidata è una procedura diagnostica rapida e accurata che permette di escludere la malignità. Se la FNA risulta inconclusiva, come può accadere nel caso di endometriomi di natura fibrosa, può essere considerata una biopsia addizionale con esame istologico. Le opzioni terapeutiche per l'endometriosi della parete addominale sono la terapia farmacologica o l'escissione chirurgica.

Le immagini ecografiche assiale (Fig. 10.7.1) e longitudinale (Fig. 10.7.2) mostrano una massa solida ipoecogena di 13×7 mm (*freccia*) con margini irregolari confinati alla guaina del retto dell'addome (*freccia tratteggiata*). Un anello iperecogeno circoscrive parzialmente il nodulo (*testa di freccia*). L'immagine color Doppler (Fig. 10.7.3) mostra un anello periferico vascolarizzato.

Caso 10.8

■

Stenosi carotidea

Un uomo di 66 anni si presenta con comparsa improvvisa di disartria, instabilità posturale e disorientamento. La TC d'urgenza non evidenzia segni acuti. La RM cerebrale al quinto giorno di ricovero mostra piccoli infarti in entrambi gli emisferi cerebrali. L'ecografia Doppler rivela stenosi significative (>70%) all'origine della carotide interna destra (ICA). L'angiografia digitale con sottrazione conferma una stenosi del 90% e viene impiantato uno stent per via endovascolare. Il paziente risulta asintomatico dopo un anno.

Commenti

L'ictus è la terza causa più importante di morte nei paesi sviluppati e una delle fonti maggiori di disabilità. Il fattore di rischio più conosciuto per lo sviluppo di eventi cerebrovascolari è la stenosi grave della carotide interna (ICA). Tre studi randomizzati,

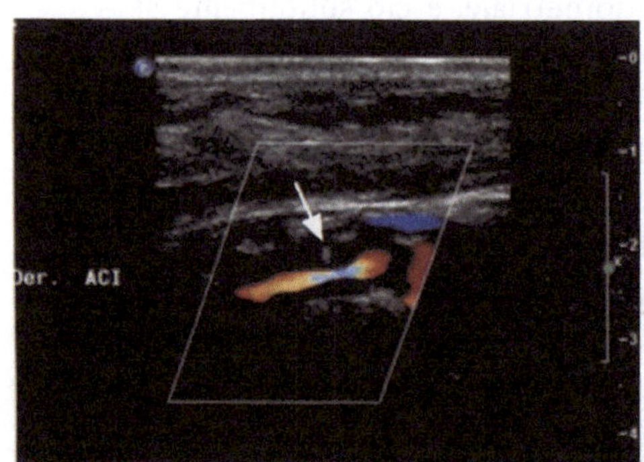

Fig. 10.8.1

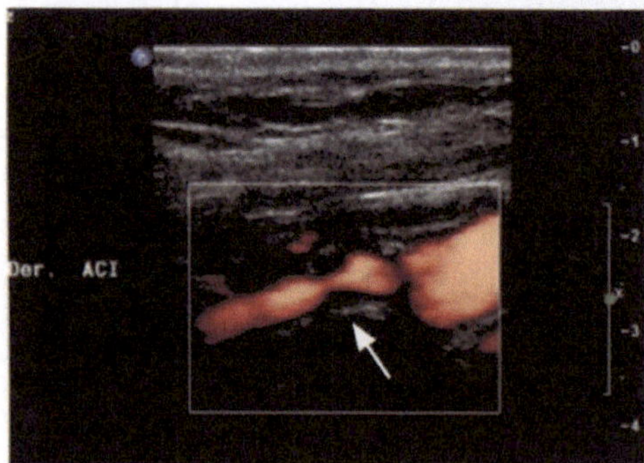

Fig. 10.8.2

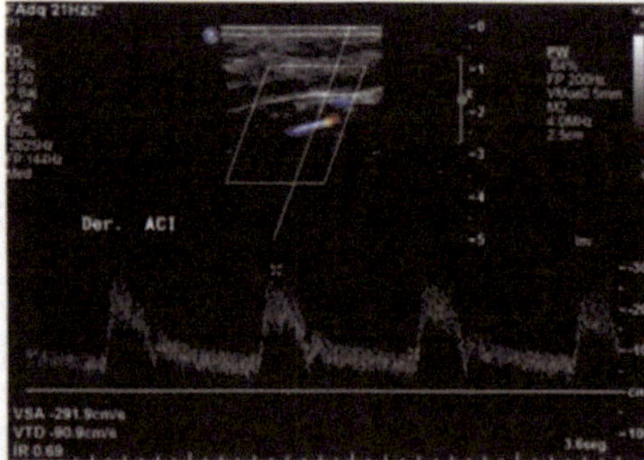

Fig. 10.8.3

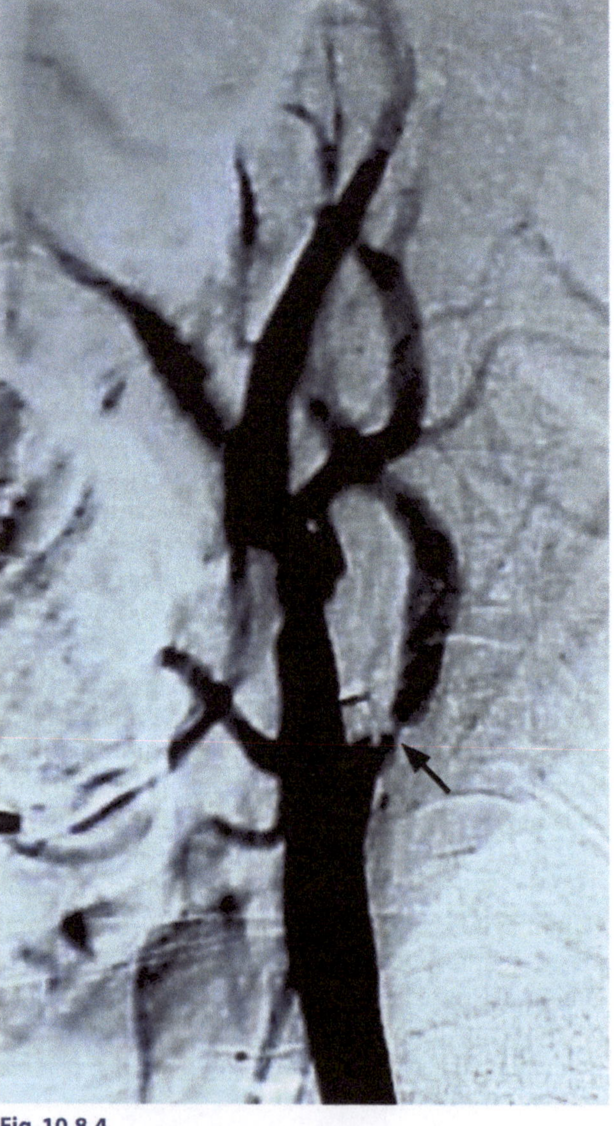

Fig. 10.8.4

multicentrici, su larga scala, pubblicati tra il 1991 e il 1995 raccomandano l'endoarterectomia carotidea nei pazienti sintomatici con stenosi >60% dell'ICA e nei pazienti asintomatici con stenosi >70%. Negli ultimi anni, l'impianto di *stent* nell'arteria carotide è stato dimostrato essere sicuro e efficace e sembra rappresentare un'alternativa minimamente invasiva all'endoarterectomia. L'angiografia digitale con sottrazione è considerata la modalità di imaging di riferimento per quantificare il grado di stenosi, ma è un esame invasivo con un rischio relativamente alto di mortalità e morbilità. L'ecografia Duplex è un esame non invasivo eccellente per differenziare le stenosi significative da quelle non significative ed è una tecnica largamente accettata per lo screening di pazienti con stenosi extracraniche da aterosclerosi. Altri esami non invasivi sono l'angiografia con TC e con RM. L'esame ecografico per l'ICA deve essere condotto in modo standardizzato in scala di grigi, color Doppler e Doppler spettrale. L'onda Doppler deve essere ottenuta con un angolo di insonazione inferiore o uguale a 60°. All'aumento della gravità della stenosi corrisponde una modificazione del pattern di flusso nella carotide. La stenosi che riduce il diametro di oltre il 50% può aumentare la velocità del picco sistolico (VPS) e fa sì che il profilo del flusso sia più omogeneo al punto di massima stenosi. La velocità del picco sistolico rimane elevata fino a 1-2 cm oltre la stenosi. È necessario posizionare attentamente il volume campione nell'area di maggiore stenosi. Il color Doppler serve come guida per l'ecografista: i siti in cui si osserva *aliasing* hanno probabilmente un alto picco di velocità e corrispondono ad aree con stenosi di grado elevato che devono essere valutate con l'analisi dell'onda Doppler.

Il Doppler non può essere usato per prevedere con certezza la percentuale di stenosi. Il consenso degli esperti raccomanda la stratificazione del grado di stenosi negli stadi seguenti: normale (assenza di stenosi), <50% di stenosi, 50-69% di stenosi, maggiore o uguale a 70% di stenosi ma inferiore alla subocclusione, subocclusione e occlusione. La diagnosi di subocclusione e di occlusione si basa, oltre che sulle misure velocimetriche Doppler, sulla scala dei grigi e sul color e/o power Doppler. La VPS nell'ICA e la presenza di una placca sono i parametri da utilizzare nella valutazione di una stenosi dell'ICA. Due parametri addizionali, il rapporto di VPS tra ICA e CCA (arteria carotide comune) possono non essere rappresentativi dell'estensione della malattia, a causa di fattori tecnici o clinici (lesioni tandem, stenosi ad alto grado controlaterali, discrepanza tra valutazione della placca visualizzata o VPS dell'ICA, elevata VPS della CCA o bassa portata).

L'ICA è considerata normale quando la VPS è inferiore a 125cm/sec e non sono visibili ecograficamente placche. Una stenosi <50% può essere diagnosicata quando la VPS nell'ICA è inferiore a 125cm/sec e la placca è visibile. Una stenosi dell'ICA del 50-69% è diagnosticata quando la VPS nell'ICA è compresa tra 125 e 230 cm/sec. Una stenosi >70% può essere diagnosticata quando la VPS è maggiore di 230 cm/sec, con evidenza in scala dei grigi e al color Doppler di una placca che determina la riduzione del lume. Nei casi di subocclusione, i parametri della velocità non possono essere applicati: la diagnosi è stabilita principalmente con la dimostrazione al color o al power Doppler di un lume marcatamente ristretto. L'occlusione dovrebbe essere sospettata quando con il power e il color Doppler non compare flusso spettrale.

Le immagini longitudinali di color Doppler (Fig. 10.8.1) e power Doppler (Fig. 10.8.2) dell'ICA destra prossimale mostrano una placca eterogenea con stenosi apparentemente moderata-grave (*frecce*). L'eco-Duplex (Fig. 10.8.3) evidenzia un'onda pulsata Doppler alta con VPS di 290 cm/s al punto di massima stenosi. Questa velocità è segno di stenosi grave (superiore al 70%, ma inferiore alla subocclusione). L'angiografia digitale (Fig. 10.8.4) rivela una stenosi grave dell'ICA prossimale di circa il 90% (*freccia*).

Caso 10.9
■
Dissezione della carotide

Un ragazzo di 17 anni si presenta al pronto soccorso per l'insorgenza, da 2 giorni, di parestesie e debolezza all'arto inferiore sinistro. Due settimane prima è caduto accidentalmente da una giostra in un parco giochi, con dolore, durato per circa 1 giorno, al lato destro del collo. L'esame obiettivo ha rilevato emiparesi sinistra. La RM del cranio mostra alcuni foci ischemici nell'emisfero cerebrale destro. I segni ultrasonografici Doppler sono fortemente suggestivi di dissezione della carotide interna con ematoma intramurale. L'angiografia digitale conferma questi reperti. Il paziente viene trattato con anticoagulanti e mostra un'evoluzione clinica buona.

Commenti

La dissezione della carotide extracranica è una causa poco comune di sintomi cerebrovascolari ed è responsabile di circa l'1% degli ictus ischemici; tuttavia, è responsabile del 10-25% degli ictus nei giovani adulti. Sebbene la classificazione della dissezione della carotide interna (ICA) come traumatica o spontanea possa essere chiara clinicamente, non ci sono differenze angiografiche tra i due gruppi. I traumi esterni possono essere minimi nel primo gruppo e dissezioni spontanee possono essere legate in pochi casi a un'arteriopatia sottostante, come la displasia fibromuscolare. Il meccanismo della dissezione lungo gli strati della parete vasale si ritiene si manifesti con una lacerazione dell'intima, che permette al sangue intraluminale di penetrare tra gli strati della parete vasale o, alternativamente, con l'emorragia diretta dai *vasa vasorum* della tonaca media.

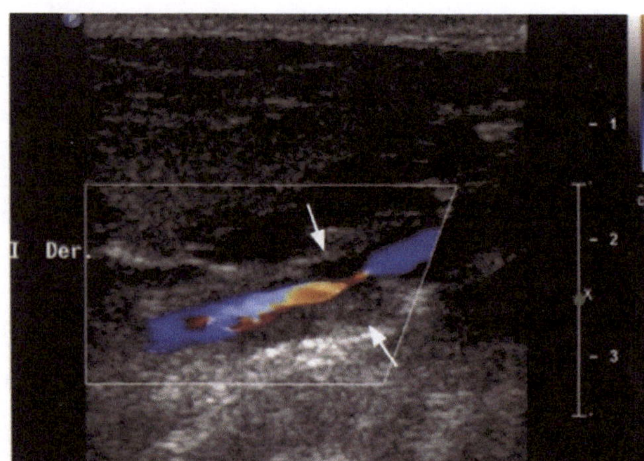

Fig. 10.9.1

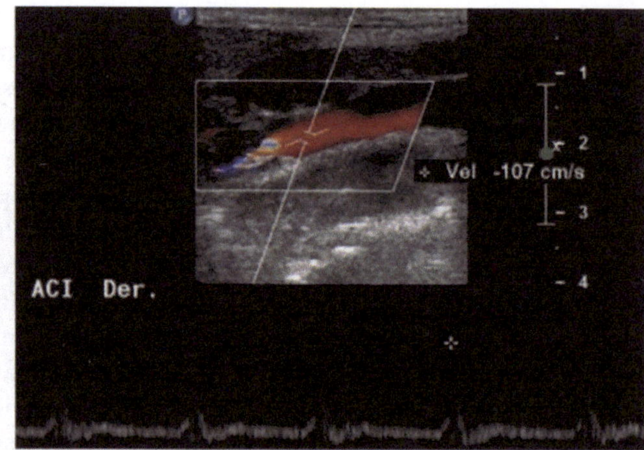

Fig. 10.9.2

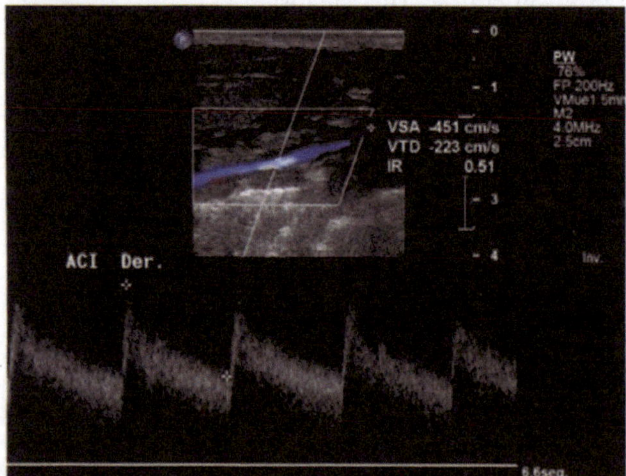

Fig. 10.9.3

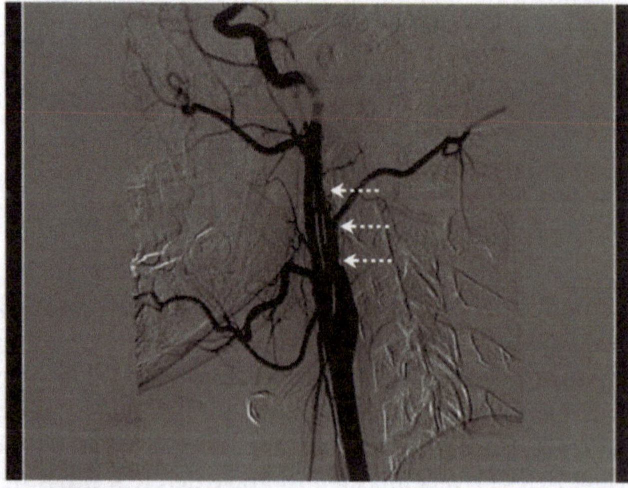

Fig. 10.9.4

L'ematoma disseca longitudinalmente lungo la media. Quando l'ematoma giace sotto l'intima, si verifica un restringimento del lume o l'occlusione. Se l'ematoma dissecante penetra nell'avventizia, si forma uno pseudoaneurisma. Il falso lume si forma se il sangue rientra nel lume vero; il falso lume può rimanere pervio, risolversi completamente o trombizzare e causare restringimento del vero lume.

Il tipico paziente con dissezione della carotide si presenta con dolore da un lato della testa, della faccia o del collo, accompagnato da una sindrome di Horner parziale, a cui segue, ore o giorni dopo, un'ischemia retinica o cerebrale. Questa triade di sintomi è presente in meno di 1/3 dei pazienti. Infarti cerebrali sono riportati nel 50% dei casi e attacchi ischemici transitori (TIA) nel 20% dei pazienti con dissezione dell'ICA.

La più comune localizzazione per una dissezione spontanea dell'ICA è il segmento cervicale, 2-3 cm distalmente al bulbo carotideo. Le dissezioni si estendono per una lunghezza variabile, ma raramente raggiungono il tratto intrapetroso dell'ICA. In assenza di arteriopatia, la dissezione ricorrente è rara. L'angiografia intraarteriosa è stata considerata il *gold standard* nella diagnosi di dissezione, ma è attualmente rimpiazzata da tecniche di imaging non invasive. Il più comune segno angiografico, riportato in più del 50% dei casi, è la stenosi irregolare che inizia 2-3 cm circa distalmente al bulbo carotideo. Altri segni angiografici meno comuni (5-30% dei casi) sono l'occlusione a forma di fiamma, il restringimento affusolato dell'ICA ("coda di topo" o "segno della corda") e gli pseudoaneurismi. Tutti questi elementi sono indicativi di dissezione, ma non sono specifici. L'unico segno patognomonico è il flap intimale con il doppio lume, ma questi sono visibili in meno del 10% dei casi. L'angiografia non permette di vedere direttamente la parete vasale quando il lume falso è trombizzato. L'ecografia consente di visualizzare direttamente i reperti patologici, fornisce informazioni emodinamiche sulla direzione del flusso e sulla velocità e permette di valutare la parete vascolare e la pervietà del lume. Il segno più comune con la scala di grigi è la presenza di un trombo ipoecogeno (corrispondente all'ematoma intramurale o trombosi del falso lume) 2-3 cm cranialmente al bulbo, con o senza il restringimento del lume. La presenza di un flap (membrana) intimale nel lume in sezione assiale e longitudinale è patognomonica, ma questo segno è poco comune. Il segno al Doppler spettrale più comune nell'ICA patologica è il pattern di alta resistenza o l'assenza di segnale nei casi di totale occlusione. Un altro quadro spettrale meno frequente è l'onda spettrale smorzata (pattern bifasico di bassa ampiezza). La visualizzazione dell'ematoma intramurale combinata con il flusso ad alta resistenza suggerisce fortemente la dissezione. La sensibilità diagnostica dell'ecografia si riduce se la dissezione dell'ICA risulta in una stenosi di basso grado, perché in questi casi la scala dei grigi e i segni spettrali possono essere normali. L'ecografia è meno affidabile per le localizzazioni nel segmento prepetroso e nel canale carotideo.

A oggi, la diagnosi di dissezione carotidea è essenzialmente stabilita con la RM cervicale e con l'angio-RM. La prima può permettere di visualizzare direttamente l'ematoma intramurale, che è segno di dissezione, mentre la seconda consente di ottenere immagini angiografiche. Tuttavia, la RM non è sempre disponibile e in molti centri si esegue l'ecografia. Inoltre, gli studi ecografici di follow-up possono documentare la ricanalizzazione, la stabilizzazione o l'occlusione vascolare progressiva.

L'ecografia color Doppler in longitudinale (Fig. 10.9.1) della carotide interna destra (ICA) dimostra un ematoma ipoecogeno (*freccia*) che comprime il vero lume dell'arteria carotide interna 2 cm cranialmente al bulbo. L'eco color (Fig. 10.9.2) e il Doppler spettrale dell'ICA subito al di sotto della dissezione evidenziano un'onda trifasica ad alta resistenza. Il Doppler spettrale a livello del punto di massima stenosi (Fig. 10.9.3) rileva un picco di velocità sistolica molto alto, superiore a 4m/s. L'angiografia digitale (Fig. 10.9.4) conferma la presenza di una stenosi irregolare (*frecce tratteggiate*) che inizia 2 cm distalmente al bulbo carotideo.

Caso 10.10
■
Melanoma coroidale

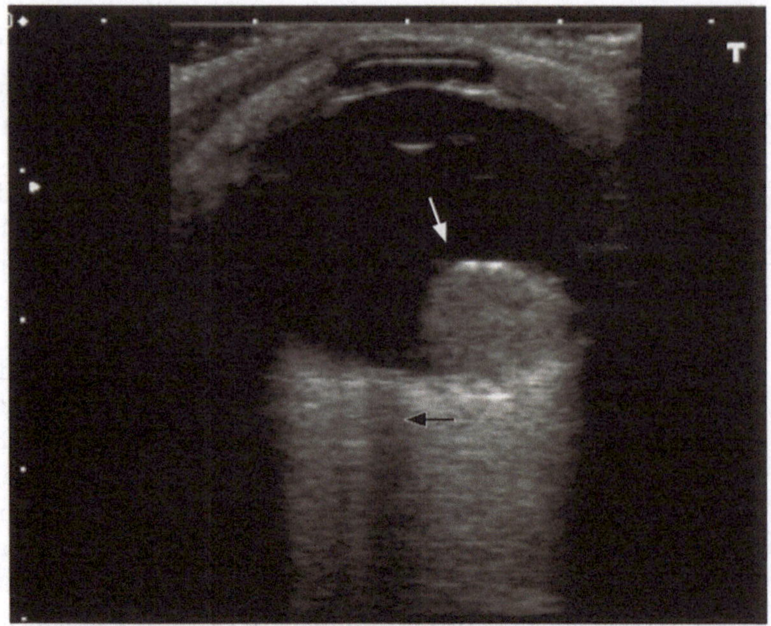

Fig. 10.10.1

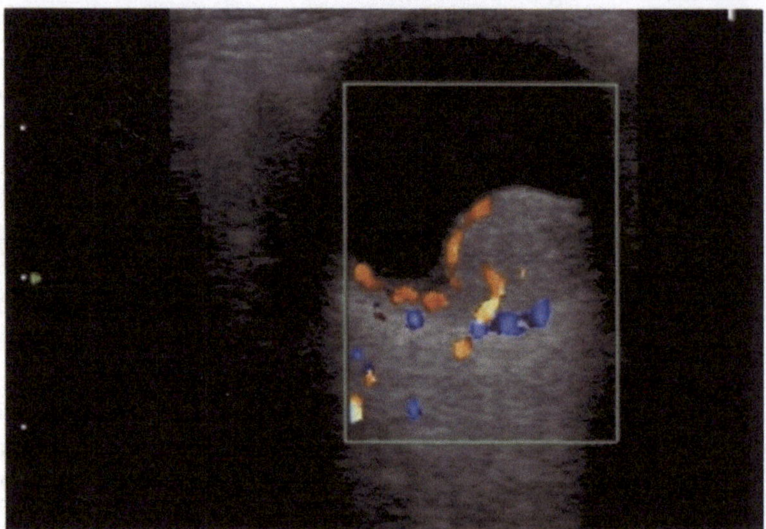

Fig. 10.10.2

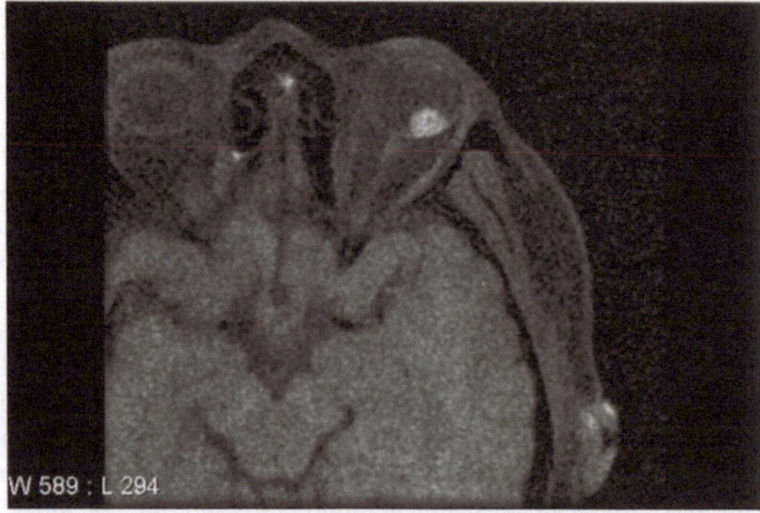

Fig. 10.10.3

Una donna di 57 anni si presenta con riduzione dell'acuità visiva. La visita oculistica evidenzia una lesione focale di colore marrone, sospetta per melanoma coroidale. L'ecografia e la risonanza magnetica mostrano una massa con aspetti tipici di melanoma senza segni di invasione extraoculare o di complicanze. Non vengono evidenziate metastasi a distanza. Viene effettuata l'enucleazione.

Il melanoma maligno è il tumore intraoculare più comune negli adulti. Si osserva molto più spesso nello strato coroide che nell'iride o nel corpo ciliare. Molti melanomi possono originare da nevi preesistenti. L'apparenza clinica del melanoma maligno è variabile, ma spesso si presenta con una riduzione dell'acuità visiva e un deficit del campo visivo. Una massa coroidale circoscritta, variamente pigmentata, viene identificata all'esame oculistico. In molti casi, il tumore può essere amelanotico. Inizialmente il tumore è piatto; successivamente aumenta di volume determinando una lesione caratteristica a forma di fungo che si accresce nella cavità del vitreo. Il melanoma coroidale può generalmente essere diagnosticato con accuratezza con l'oftalmoscopia, la fluorangiografia o l'ecografia. Gli errori diagnostici non sono rari. Lesioni superiori a 3 mm di dimensioni sono spesso ben visibili con la TC e la RM. Le lesioni di dimensioni minori sono meglio evidenziate con l'ecografia. L'estensione extraoculare del tumore viene meglio valutata con la RM. L'ecografia tipicamente mostra una massa ipoecogena rotondeggiante o a forma di fungo che a volte è accompagnata da un sollevamento marginale della retina. Di solito è evidente un anello sottile iperecogeno e ciò rappresenta una combinazione del sollevamento della retina sollevata e della presenza di vasi sanguigni periferici. Con l'ecografia è estremamente facile sovrastimare la penetrazione negli strati della parete del globo oculare. Il melanoma coroidale è un tumore ipervascolare e il color Doppler mostra vasi penetranti e circondanti la lesione. Questo segno è utile per differenziare il melanoma da lesioni non neoplastiche come, ad esempio, le ampie emorragie sottoretiniche, che non presentano una componente vascolare.

Il melanoma dell'occhio può essere complicato dal sollevamento della retina e da un'emorragia nel vitreo. Queste complicanze possono essere evidenziate con l'ecografia.

Molte lesioni maligne e benigne, tra cui l'emangioma coroidale, i nevi coroidali, le metastasi dell'uvea e i distacchi della coroide e della retina, possono essere scambiate con il melanoma coroidale maligno. L'emangioma coroidale viene comunemente confuso con il melanoma maligno. Molti Autori hanno descritto l'utilità della risonanza magnetica nella valutazione e differenziazione dei melanomi uveali da lesioni simili. A causa delle proprietà paramagnetiche della melanina, i melanomi uveali appaiono relativamente iperintensi nelle immagini pesate in T1, rendendo possibile la diagnosi differenziale con un elevato grado di accuratezza.

La gestione dei melanomi sospetti, sia clinicamente che all'imaging, è stata oggetto di controversie. L'enucleazione non previene la metastatizzazione. Il melanoma coroidale di meno di 10 mm di diametro e 3 mm di spessore ha una prognosi relativamente favorevole. I melanomi coroidali clinicamente stabili vengono trattati conservativamente e seguiti nel tempo. Quando invece vi è un'evidente crescita tumorale, può essere indicata l'enucleazione. Tuttavia in questi casi, prima dell'enucleazione, è opportuno escludere la presenza di metastasi a distanza.

L'immagine ecografica assiale in scala di grigi (Fig. 10.10.1) mostra una massa rotondeggiante ipoecogena (*freccia bianca*) con un anello iperecogeno. Notare il nervo ottico, visibile come una banda ipoecogena che si estende posteriormente (*freccia nera*). L'immagine ultrasonografica color Doppler (Fig. 10.10.2) mette in evidenza i vasi sanguigni che circondano e penetrano nel tumore. Le immagini pesate in T1 con soppressione di grasso (Fig. 10.10.3) rivelano una massa iperintensa, tipica del melanoma, senza estensione retrobulbare.

Letture consigliate

Libri

Categorical course in diagnostic radiology: findings at US-what do they mean? Cooperberg PL (2002) Oak Brook (IL). Radiological Society of North America publications

Diagnostic Ultrasound. 3rd ed. Rumack CM, Wilson S, Charboneau JW, Johnson JA (2005) St. Louis (MO). Elsevier-Mosby. ISBN-13: 9780323020237

Introduction to Vascular Ultrasonography. 5th ed. Zwiebel W, Pellerito J (2004) Philadelphia (PA). Elsevier-Saunders. ISBN-13: 9780721606316

General and Vascular Ultrasound: case review series. 2nd ed. Middleton WD (2007) Philadelphia (PA). Elsevier-Saunders. ISBN-13: 9781416039891

Musculoskeletal Ultrasound. 2nd ed. van Holsbeeck M, Introcaso J (2001) St. Louis (MO) Elsevier-Mosby. ISBN-13: 9780323000185

Peripheral Vascular Sonography. 2nd ed. Polak JF (2004) Philadelphia (PA). Lippincott Williams & Wilkins. ISBN-13: 9780781748711

Practical Musculoskeletal Ultrasound. McNally E (2004) St. Louis (MO). Elsevier-Churchill Livingstone. ISBN-13: 9780443073502

Syllabus: A Special Course in Ultrasound. Bluth EI, Arger PH, Hertzberg BS, Middleton WD (1996) Oak Brook (IL). Radiological Society of North America publications

Ultrasound: A Practical Approach to Clinical Problems. Bluth EI, Arger PH, Benson CB, Ralls PW, Siegel MJ (2007) 2nd ed. New York (NY). Thieme. ISBN-13: 9783131168320

Vascular Diagnosis with Ultrasound. 2nd ed. Hennerici MG, Neuerburg-Heusler D (2006) New York (NY). Thieme. ISBN-13: 9783131038326

Siti web

http://aium.org
http://auntminnie.com
http://emedicine.com
http://med-ed.virginia.edu/courses/rad/edus/index.htlm
http://radiographics.rsnajnls.org/cgi/collection/ultrasound
http://sonoworld.com
http://sru.org

Articoli

Bartolotta TV, Midiri M, Quaia E, et al. Benign focal liver lesions: spectrum of findings on SonoVue-enhanced pulse-inversion ultrasonography. Eur Radiol 2005; 15:1643–1649

Basu S, Howlet DC. High-resolution ultrasound in the evaluation of the nonacute testis. Abdom Imaging 2001; 26:425–432

Beggs I. Pictorial review: Imaging of peripheral nerve tumours. Clin Radiol 1997; 52:8–17

Bennett GL, Balthazar EJ. Ultrasound and CT evaluation of emergent gallbladder pathology. Radiol Clin North Am 2003; 41:1203–1216

Bialek EJ, Jakubowski W, Zajkowski P, et al. US of the major salivary glands: anatomy and spatial relationships, pathologic conditions, and pitfalls. Radiographics 2006; 26:745–763

Bianchi S, Martinoli C, Abdelwahab IF. High-frequency ultrasound examination of the wrist and hand. Skeletal Radiol 1999; 28:121–129

Bianchi S, Martinoli C, Abdelwahab IF. Ultrasound of tendon tears. Part 1:general considerations and upper extremity. Skeletal Radiol 2005; 34:500–512

Bianchi S, Martinoli C, Bianchi-Zamorani MP, et al. Ultrasound of the joints. Eur Radiol 2002; 12:56–61

Bianchi S, Poletti PA, Martinoli C, et al. Ultrasound appearance of tendon tears. Part 2: lower extremity and myotendinous tears. Skeletal Radiol 2006; 35:63–77

Birnbaum BA, Wilson SR. Appendicitis at the millennium. Radiology 2000; 215:337–348

Boote EJ. AAPM/RSNA physics tutorial for residents: Topics in US: Doppler US techniques: concepts of blood flow detection and flow dynamics. Radiographics 2003; 23:1315–1327

Bottelli R, Tibballs J, Hochhauser D, et al. Ultrasound screening for hepatocellular carcinoma (HCC) in cirrhosis: the evidence for an established clinical practice. Clin Radiol 1998; 53:713–716

Boyse TD, Fessell DP, Jacobson JA, et al. US of soft-tissue foreign bodies and associated complications with surgical correlation. Radiographics 2001; 21:1251–1256

Brannigan M, Burns PN, Wilson SR. Blood flow patterns in focal liver lesions at microbubble-enhanced US. Radiographics 2004; 24:921–935

Brown DL, Doubilet PM, Miller FH, et al. Benign and malignant ovarian masses: selection of the most discriminating gray-scale and doppler sonographic features. Radiology 1998; 208:103–110

Brown ED, Chen MY, Wolfman NT, et al. Complications of renal transplantation: evaluation with US and radionuclide imaging. Radiographics 2000; 20:607–622

Bureau NJ, Chhem RK, Cardinal E. Musculoskeletal infections: US manifestations. Radiographics 1999; 19:1585–1592

Bushby LH, Miller FN, Rosairo S, et al. Scrotal calcification: ultrasound appearances, distribution and aetiology. Br J Radiol 2002; 75:283–288

Carr JC, Hanly S, Griffin J, et al. Sonography of the patellar tendon and adjacent structures in pediatric and adult patients. AJR Am J Roentgenol 2001; 176:1535–1539

Catalano O, Nunziata A, Lobianco R, et al. Real-time harmonic contrast material-specific US of focal liver lesions. Radiographics 2005; 25:333–349

Chau CL, Griffith JF. Musculoskeletal infections: ultrasound appearances. Clin Radiol 2005; 60:149–159

Chin EE, Zimmerman PT, Grant EG. Sonographic evaluation of upper extremity deep venous thrombosis. J Ultrasound Med 2005; 24:829–838

Cook JL, Dewbury K. The changes seen on high-resolution ultrasound in orchitis. Clin Radiol 2000; 55:13–18

Cornuz J, Pearson SD, Polak JF. Deep venous thrombosis: complete lower extremity venous US evaluation in patients without known risk factors. Radiology 1999; 211:637–641

Crossin JD, Muradali D, Wilson SR. US of liver transplants: normal and abnormal. Radiographics 2003;23:1093–1114

Davison BD, Polak JF. Arterial injuries: a sonographic approach. Radiol Clin North Am 2004; 42:383–396

Deurdulian C, Mittelstaedt CA, Chong WK, et al. US of acute scrotal trauma: optimal technique, imaging findings, and management. Radiographics 2007; 27:357–369

Dogra V, Bhatt S. Acute painful scrotum. Radiol Clin North Am 2004; 42:349–363

Dogra VS, Gottlieb RH, Oka M, et al. Sonography of the scrotum. Radiology 2003; 227:18–36

Durr-e-Sabih, Khan AN, Craig M, et al. Sonographic mimics of renal calculi. J Ultrasound Med 2004; 23:1361–1367

Esen G. Ultrasound of superficial lymph nodes. Eur J Radiol 2006; 58:345–359

Flis CM, Jager HR, Sidhu PS. Carotid and vertebral artery dissections: clinical aspects, imaging features and endovascular treatment. Eur Radiol 2007; 17:820–834

Fraser JD, Anderson DR. Deep venous thrombosis: recent advances and optimal investigation with US. Radiology 1999; 211:9–24

Fraser JD, Anderson DR. Venous protocols, techniques, and interpretations of the upper and lower extremities. Radiol Clin North Am 2004; 42:279–296

Frates MC, Benson CB, Charboneau JW, et al. Management of thyroid nodules detected at US: Society of Radiologists in Ultrasound consensus conference statement. Radiology 2005; 237:794–800

Gahn G, von Kummer R. Ultrasound in acute stroke: a review. Neuroradiology 2001; 43:702–711

Gaitini D, Soudack M. Diagnosing carotid stenosis by Doppler sonography: state of the art. J Ultrasound Med 2005; 24:1127–1136

Gore RM, Yaghmai V, Newmark GM, et al. Imaging benign and malignant disease of the gallbladder. Radiol Clin North AM 2002; 40:1307–1323

Grant EG, Benson CB, Moneta GL, et al. Carotid artery stenosis; gray-scale and Doppler US diagnosis – Society of Radiologists in Ultrasound consensus conference. Radiology 2003; 229:340–346

Hanbidge AE, Lynch D, Wilson SR. US of the peritoneum. Radiographics 2003; 23:663–685

Hangiandreou NJ. AAPM/RSNA physics tutorial for residents: Topics in US: B-mode US: basic concepts and new technology. Radiographics 2003; 23:1019–1033

Hensen JH, Van Breda AC, Puylaert JB. Abdominal wall endometriosis: clinical presentation and imaging features with emphasis on sonography. AJR Am J Roentgenol 2006; 186:616–620

Hermsen K, Chong WK. Ultrasound evaluation of abdominal aortic and iliac aneurysms and mesenteric ischemia. Radiol Clin North Am 2004; 42:365–381

Horrow MM, Stassi J. Sonography of the vertebral arteries: a window to disease of proximal great vessels. AJR Am J Roentgenol 2001; 177:53–59

Howlett DC, Alyas F, Wong KT, et al. Sonographic assessment of the submandibular space. Clin Radiol 2004; 59:1070–1078

Howlett, DC, Marchbank ND, Sallomi DF. Ultrasound of the testis. Clin Radiol 2000; 55:595–601

Inampudi P, Jacobson JA, Fessell DP, et al. Soft-tissue lipomas: accuracy of sonography in diagnosis with pathologic correlation. Radiology 2004; 233:763–767

Jacobson JA. Ultrasound in sport medicine. Radiol Clin North Am. 2002; 40:363–386

Jamadar DA, Jacobson JA, Theisen SE, et al. Sonography of the painful calf: differential considerations. AJR Am J Roentgenol 2002; 179:709–716

Kaakaji Y, Nghiem HV, Nodell C, et al. Sonography of obstetric and gynecologic emergencies: Part II, gynecologic emergencies. AJR Am J Roentgenol 2000; 174:651–656

Kessler N, Cyteval C, Gallix B, et al. Appendicitis: evaluation of sensitivity, specificity, and predictive values of US, Doppler US, and laboratory findings. Radiology 2004; 230:472–478

Khoury V, Cardinal E, Bureau NJ. Musculoskeletal sonography: a dynamic tool for usual and unusual disorders. AJR Am J Roentgenol 2007; 188:W63–W73

Kim EK, Park CS, Chung WY, et al. New Sonographic criteria for recommending fine-needle aspiration biopsy of nonpalpable solid nodules of the thyroid. AJR Am J Roentgenol 2002; 178:687–691

Koh DM, Burke S, Davies N, et al. Transthoracic US of the chest: clinical uses and applications. Radiographics 2002; 22:1e

Kono Y, Mattrey RF. Ultrasound of the liver. Radiol Clin North Am 2005; 43:815–826

Kruskal JB, Newman PA, Sammons LG, et al. Optimizing Doppler and Color flow US: application to hepatic sonography. Radiographics 2004; 24:657–675

Landwehr P, Schulte O, Voshage G. Ultrasound examination of carotid and vertebral arteries. Eur Radiol 2001; 11:1521–1534

Ledermann HP, Börner N, Strunk H, et al. Bowel wall thickening on transabdominal sonography. AJR Am J Roentgenol 2000; 174:107–117

Lieb WE. Color Doppler imaging of the eye and orbit. Radiol Clin N Am 1998; 36:1059–1099

Lin J, Fessell DP, Jacobson JA, et al. An illustrated tutorial of musculoskeletal sonography: Part I, introduction and general principles. AJR Am J Roentgenol. 2000; 175:637–345

Lin J, Fessell DP, Jacobson JA, et al. An illustrated tutorial of musculoskeletal sonography: Part 3, lower extremity. AJR Am J Roentgenol 2000; 175:1313–1321

Lin J, Jacobson JA, Fessell DP, et al. An illustrated tutorial of musculoskeletal sonography: Part 2, upper extremity. AJR Am J Roentgenol 2000; 175:1071–1079

Lin J, Jacobson JA, Fessell DP, et al. An illustrated tutorial of musculoskeletal sonography: Part 4, musculoskeletal masses, sonographically guided interventions and miscellaneous topics. AJR Am J Roentgenol 2000; 175:1711–1719

Madani G, Beale T. Inflammatory conditions of the salivary glands. Semin Ultrasound CT MR 2006; 27:440–451

Martinez-Noguera A, D'Onofrio. Ultrasonography of the pancreas. 1. Conventional imaging. Abdom Imaging 2007; 32:136–149

Martinoli C, Bianchi S, Gandolfo N, et al. US of nerve entrapments in osteofibrous tunnels of the upper and lower limbs. Radiographics 2000; 20:199S–217S

Martinoli C, Bianchi S, Prato N, et al. US of the shoulder: non-rotator cuff disorders. Radiographics 2003; 23:381–401

McGahan JP, Richards J, Fogata ML. Emergency ultrasound in trauma patients. Radiol Clin North Am 2004; 42:417–425

McGahan JP, Richards J, Gillen M. The focused abdominal sonography for trauma scan: pearls and pitfalls. J Ultrasound Med 2002; 21:789–800

McGahan JP, Richards JR. Blunt abdominal trauma: the role of emergent sonography and a review of the literature. AJR Am J Roentgenol 1999; 172:897–903

McGahan JP, Wang L, Richards JR. From the RSNA refresher courses: Focused abdominal US for trauma. Radiographics 2001; 21:191S–199S

McNamara MM, Lockhart ME, Robbin ML. Emergency Doppler evaluation of the liver and kidneys. Radiol Clin North Am 2004; 42:397–415

Miller FN, Rosairo S, Clarke JL, et al. Testicular calcification and microlithiasis association with primary intra-testicular malignancy in 3477 patients. Eur Radiol. 2007; 17:363–369

Naik KS, Bury RF. Review: Imaging the thyroid. Clin Radiol 1998; 53:630–639

Nakamoto DA, Haaga JR. Emergent ultrasound interventions. Radiol Clin North Am 2004; 42:457–478

Nikolaidis P, Amin RS, Hwang CM, et al. Role of sonography in pancreatic transplantation. Radiographics 2003; 23:939–949

Paspulati RM, Bhatt S. Sonography in benign and malignant renal masses. Radiol Clin North Am 2006; 44:787–803

Puylaert JB. Ultrasonography of the acute abdomen: gastrointestinal conditions. Radiol Clin N Am 2003; 41:1227–1242

Rajiah P, Lim YY, Taylor P. Renal transplant imaging and complications. Abdom Imaging 2006; 31:735–746

Reeder SB, Desser TS, Weigel RJ, et al. Sonography in primary hyperparathyroidism: review with emphasis on scanning technique. J Ultrasound Med. 2002; 21:539–552

Ripollés T, Agramunt M, Martínez MJ, et al. The role of ultrasound in the diagnosis, management and evolutive prognosis of acute left-sided colonic diverticulitis: a review of 208 patients. Eur Radiol 2003; 13:2587–2595

Romero JM, Lev MH, Chan ST, et al. US of neurovascular occlusive disease: interpretive pearls and pitfalls. Radiographics 2002; 22:1165–1176

Rubens DJ. Hepatobiliary imaging and its pitfalls. Radiol Clin North Am. 2004; 42:257–278

Rutten MJ, Jager GJ, Blickman JG. From the RSNA refresher courses: US of the rotator cuff: pitfalls, limitations and artifacts. Radiographics 2006; 26:589–604

Saifuddin A, Burnett SJ, Mitchell R. Pictorial review: Ultrasonography of primary bone tumours. Clin Radiol 1998; 53:239–246

Schellong SM, Schwarz T, Hallbritter K, et al. Complete compression ultrasonography of the leg veins as a single test for the diagnosis of deep vein thrombosis. Thromb Haemost 2003; 89:228–234

Sheth S, Hamper UM, Stanley LB et al. US guidance for thoracic biopsy: a valuable alternative to CT. Radiology 1999; 210:721–726

Sidhu PS. Clinical and imaging features of testicular torsion: role of ultrasound. Clin Radiol. 1999; 54:343–352

Stewart VR, Sidhu PS. The testis: the unusual, the rare and the bizarre. Clin Radiol 2007; 62:289–302

Strauss S, Gottlieb P, Kessler A, et al. Non-neoplastic intra-testicular lesions mimicking tumour on ultrasound. Eur Radiol 2000; 10:1628–1635

Stuart RM, Koh ES, Breidahl WH. Sonography of peripheral nerve pathology. AJR Am J Roentgenol. 2004; 182:123–129

Tahmasebpour HR, Buckley AR, Cooperberg PL, et al. Sonographic examination of the carotid arteries. Radiographics 2005; 25:1561–1575

Teefey SA, Roarke MC, Brink JA, et al. Bowel wall thickening: differentiation of inflammation from ischemia with color Doppler and Duplex US. Radiology 1996; 198:547–551

Tessler FN, Tublin ME. Thyroid sonography: current applications and future directions. AJR Am J Roentgenol. 1999; 173:437–443

Tublin ME, Bude RO, Platt JF. The resistive index in renal Doppler sonography: where do we stand? AJR Am J Roentgenol 2003; 80:885–892

Vourganti S, Agarwal PK, Bodner DR, et al. Ultrasonographic evaluation of renal infections. Radiol Clin North Am 2006; 44:763–775

Weber TM. Sonography of benign renal cystic disease. Radiol Clin North Am 2006; 44:777–786

Wernecke K. Ultrasound study of the pleura. Eur Radiol. 2000; 10:1515–1523

Wilson SR, Burns PN. An algorithm for the diagnosis of focal liver masses using microbubble contrast-enhanced pulse-inversion sonography. AJR Am J Roentgenol 2006; 186:1401–1412

Ying M, Ahuja A. Sonography of neck lymph nodes. Part I: Normal lymph nodes. Clin Radiol 2003; 58:351–358